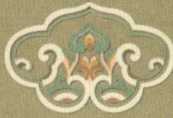

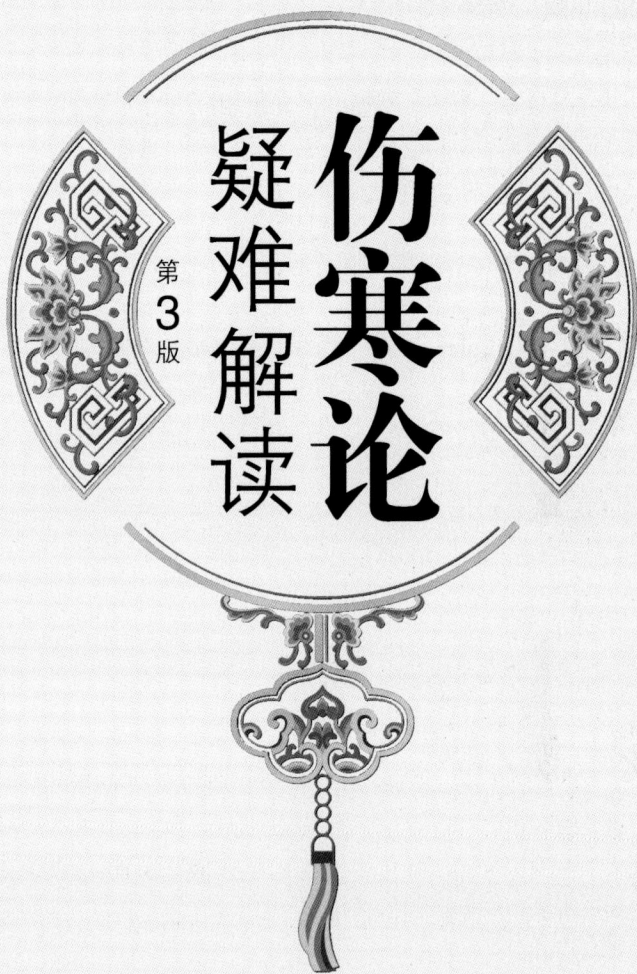

伤寒论

疑难解读

第3版

李心机 著

人民卫生出版社
·北京·

图书在版编目（CIP）数据

伤寒论疑难解读 / 李心机著 . -- 3 版 . -- 北京 ：
人民卫生出版社，2025. 5. -- ISBN 978-7-117-37965-6

Ⅰ. R222.29

中国国家版本馆 CIP 数据核字第 20253F8T75 号

| 人卫智网 | www.ipmph.com | 医学教育、学术、考试、健康，购书智慧智能综合服务平台 |
| 人卫官网 | www.pmph.com | 人卫官方资讯发布平台 |

伤寒论疑难解读

Shanghanlun Yinan Jiedu

第 3 版

著　　者：李心机

出版发行：人民卫生出版社（中继线 010-59780011）

地　　址：北京市朝阳区潘家园南里 19 号

邮　　编：100021

E - mail：pmph @ pmph.com

购书热线：010-59787592　　010-59787584　　010-65264830

印　　刷：鸿博睿特（天津）印刷科技有限公司

经　　销：新华书店

开　　本：710×1000　1/16　　印张：32　　插页：2

字　　数：507 千字

版　　次：2009 年 1 月第 1 版　　2025 年 5 月第 3 版

印　　次：2025 年 6 月第 1 次印刷

标准书号：ISBN 978-7-117-37965-6

定　　价：109.00 元

打击盗版举报电话：010-59787491　E-mail：WQ @ pmph.com

质量问题联系电话：010-59787234　E-mail：zhiliang @ pmph.com

数字融合服务电话：4001118166　　E-mail：zengzhi @ pmph.com

内容提要

本书在第 2 版基础上结合作者近 15 年来读书、讲学、临床的体会，汲取版本学家近 20 年来仲景书版本学研究成果，对《伤寒论》中的疑点、难点又作出了进一步的思考与挖掘，并对与《金匮要略》有关联的若干问题略作阐释。全书分上、中、下三篇。本书内容主要从以下三个方面展开：一是结合《伤寒论》版本学研究成果，对赵刻宋本《伤寒论》全书所涉及的文化与医学文献背景有关联的若干问题，如国子监牒符、哲学的阴阳与医学的阴阳，以及气的物质属性与医学中气的生命属性等等，从历史与哲学，从认识论与方法论入手进行论述，并提出了崭新的观点。二是对赵刻宋本《伤寒论》包括《辨脉法》《平脉法》《伤寒例》《辨痓湿暍脉证》以及"诸可"与"诸不可"各篇中的基本理论、文本与方药研究中的疑难点，考辨阐释，正本清源。运用"让张仲景自己为自己作注释，让《伤寒论》自己诠解自己"的原则与方法，寻绎仲景思路，对《伤寒论》研究史上的"误读传统"进行梳理厘正。三是通过对疑难点的辨疑解惑，从方法论上强调必须运用中医思维方式思考中医学术，必须运用以象求意的方法领悟，运用中医学术话语表达其中的蕴意。

作者简介

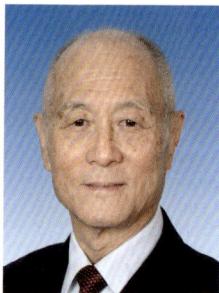

|李心机|

（1942—），山东省烟台市人，山东中医药大学教授。2020年被山东省卫生健康委员会、山东省人力资源和社会保障厅评选为山东名老中医。

1962年考入山东中医学院（现山东中医药大学），1968年毕业，从事中医临床工作10年后，于1978年考入山东中医学院研究生，师从著名中医学家李克绍先生攻读伤寒论专业，1981年毕业后留校任教，从事《伤寒论》教学、研究与临床工作。历任山东省第七、八、九届政协委员。2008年退休，退休前任山东中医药大学中医文献研究所所长。

40余年来，致力于《伤寒论》理论与临床思路研究，提出把《伤寒论》置于中国传统文化大背景和医学文献历史背景中研究的新思路，倡导"让张仲景自己为自己作注释，让《伤寒论》自己诠解自己"的学术主张。对《伤寒论》文本的阐释，践行"符合文理，符合医理，符合事理，符合义理"的学术准则。正本清源，寻求《伤寒论》的本义，"还《伤寒论》的本来面目"。

1999年在人民卫生出版社出版了《伤寒论疑难解读》第1版，意在突显《伤寒论》的疑难，重心是"点"，力在深度。2003年在人民卫生出版社出版了《伤寒论通释》，意在突显"系统"，重心是"面"，力在广度。2004年在人民卫生出版社出版了《伤寒论图表解》，意在简明直观，重心是"简"，力在通俗。此后相继于2018年山东科学技术出版社出版融医案、医话、医事于一体的从医回忆录《沂源山区从医记》，2020年人民卫生出版社出版《赵刻宋本伤寒论疏证》，同年10月山东科学技术出版社出版《伤寒解惑论述义》，2022年中华书局出版《伤寒论》译注。

序

　　心机师兄是 1978 年国家恢复研究生教育后的第一届研究生,也是家父招收的首届硕士研究生,学习、研究《伤寒论》60 余年。他受过正统规范的传统教育,继承了先父《伤寒论》研究的学术思想、思路与方法,具有扎实的专业功底,加之他本人做事认真,持之以恒,锲而不舍,求索孜孜不倦,治学严谨求实,数十年来发表了很多论文,出版了多种《伤寒论》学术专著。对传统的以旧注为基础诠释《伤寒论》的方法提出疑问,通过对前人注释的批判与扬弃,破除由来已久所形成的顽固的"误读传统",在理论与方法上都有新的开拓。他倡导"让张仲景自己为自己作注释,让《伤寒论》自己诠解自己"的学术主张,在《伤寒论》研究方法上辟出了一条新径。

　　心机师兄埋头著书数十年,对《伤寒论》的研究,是从最基础的地方做起,立言求真、求精,所做论证扎实可信,其成就有目共睹,在《伤寒论》学术界有很大影响。

　　师兄与我同一个属相,都属马,年长我 12 岁,是我尊敬的兄长。几十年的交往,我们既是师兄弟,又是好朋友,我在临床上遇到困惑之处,不分时间和地点即可与他讨论,使我受益匪浅,我也经常以师兄为榜样督促自己。

　　《伤寒论》流传了近 2 000 年,由于历代的转抄,语言的变迁,注家的局限,诠释中不乏差错,引发纷扰如云,对其原文的解读、注释,多蔽其原意,形成了师兄在本书中所说的"误读传统","误读"一旦形成了"传统",无疑就会一代一代地误导后学。师兄著就《伤寒论疑难解读》,运用考辨与阐释相结合的方法,其最根本的着眼点就是探求文本原义,纠谬正误,正本清源,回归仲景本旨。从仲景书中的脉症,求索伤寒发病的病机;书中对气的理论和三阴三阳理论,探索论证尤为翔实,可谓力透纸背,在《伤寒论》研究乃至岐黄医术发展史上作出了重要贡献。

　　师兄常对我讲起家父《伤寒解惑论》对他人生的影响,此言不虚。2020年师兄在山东科学技术出版社出版《伤寒解惑论述义》,对《伤寒解惑论》作出全面、深刻、准确的解读与阐释。他的专著《伤寒论疑难解读》传承了《伤寒解惑论》的学术思想,其书中的研究方向、研究思路与研究方法乃至遣词措意,以及行文风格都与《伤寒解惑论》一脉相承,从中可以看出《伤寒解惑论》的影子。

1999年《伤寒论疑难解读》在第1版出版之时,就获得了学术界广泛好评,历经再版,现又充实10多年来的研究心得,推出第3版。可以说,20余年来《伤寒论疑难解读》的出版历程,浓缩了心机师兄漫漫40余年深耕《伤寒论》所取得的成就,也铸就了他的《伤寒论》人生之路。细读此书,真可启发思维,引导深入。是书第3版刊行,必将如杏林拂春风,功在当代,利在千秋。

今幸蒙师兄邀约嘱托,不胜荣幸,粗陋文字愧作此序。

李树沛

2024年2月6日于历下天竺苑

第3版自序

《伤寒论疑难解读》第1版于1999年由人民卫生出版社出版,次年又加印了一次。2009年推出第2版。时隔15年左右,第3版又即将面世,本书立意的重心仍在深度。

本书自1999年第1版出版以来,至今第3版已历经了25年左右。书中的论题主要是从我57岁到82岁之间25年来断断续续完成的,同时,书中的文章因议论的视点不同,角度不同,因此在体例形式、体裁结构,乃至文字文风等方面都会有些差异,这也是不能避免的人生沧桑的痕迹,算是顺其自然吧。

在这期间,2003年在人民卫生出版社出版了《伤寒论通释》,这本书当时的立意是想突出研究的系统性,重心是通彻,从"面"上展开,力在广度。2004年在人民卫生出版社出版《伤寒论图表解》,当时的立意是简明直观,重心是简易,力在通俗。2000年前后10多年间,经过《伤寒论》版本学家的努力,《伤寒论》版本研究取得重要成果,发现明代赵开美翻刻宋版《伤寒论》还存世五部,而且经过版本学家的努力陆续得以出版。这时我发现2003年出版的《伤寒论通释》还达不到真正的"全",同时关于版本流传的表述还不够完善,于是在人民卫生出版社的支持下,2020年出版了《赵刻宋本伤寒论疏证》,当时的立意就是追求我心目中的"完美",重心是"全面"、系统。本书是《伤寒论》研究史上首次对赵刻宋本拓展至包括卷前各篇序文、卷后跋文以及国子监牒文,全书十卷二十二篇全部卷篇章节文字,依原顺序,逐篇逐条论释。2022年由中华书局出版以赵刻宋本为底本的《伤寒论》译注,本书全本全注全译,白话译注,追求准确规范。此外,2018年由山东科学技术出版社出版融医案医话医事于一体的从医回忆录《沂源山区从医记》;2020年出版《伤寒解惑论述义》,这是对恩师李克绍先生《伤寒解惑论》的诠解与释义,也是对影响我一生的《伤寒解惑论》学习体会的总结。20多年来,伴随着对《伤寒论》的研读,在完成上述7部著述的过程中,也收获积累了一些研读心得。

学界多数人都知道,背《伤寒论》并不难,"读"而且能"读"进去,则是一件比较困难的事情。我读《伤寒论》之所以能取得点滴收获且积累心得，这离不开早年时期恩师的教诲。青年时期在李克绍先生身边读研究生，先生在不同的场合曾多次对我说，《伤寒论》背得很熟固然很好，但只是背熟，还远远不够，关键是你千万别被旧注牵着鼻子走，而初学的人总是身不由己，不知不觉地会跟着走。所以还是要先读白文，要反复读。《伤寒论》是常读常新的，刚开始时，你会感到生疏，如果反复熟读原文，你就有了一种愿望，想"字求其训，句索其旨"，这时你自然而然地就会产生一些想法，就会有所心得。先生耳提面命，让我牢记在心，这是先生把自己学习《伤寒论》的体验传授给我，为此，先生还专门为我题词"探赜索隐，钩深致远"以勉励。这是终生难忘的教诲，我一直没有忘记先生的教导。

早在 1978 年，刚刚创办的山东中医学院学报第 1 期曾发表先生的《伤寒解惑论》（上），那是我本科毕业后，时隔 10 年，在远离济南的沂蒙偏僻山区，第一次又听到先生的音信，心中激动难言。当年读本科时，先生为我们 1962 年级学生讲授两学期总共 200 课时的伤寒论课，先生思维敏捷，说理明白，长于思辨，见解新颖，令同学们由衷钦佩，心生景仰。15 年后初读先生研究《伤寒论》的大文章《伤寒解惑论》，虽然似懂非懂，但心中感到非常亲切，令我心驰神往。

在学报上最初发表的《伤寒解惑论》的正文前面，有一段短小的序文曰"写作缘起"，是先生简要回顾自己早年学习《伤寒论》的心得与写作心路。先生在序文中说，学习《伤寒论》时，"遇到过不少的难题，为了解决这些难题，查文献，翻旧注，走了不少弯路。这虽然也解决了一些问题，但总的来说，收效不大。对于一些关键性的问题，仍然是糊涂的""关键性的疑难问题之所以产生，而又长期得不到解决，是和学习《伤寒论》的方法紧密地联系在一起的""从前是钻进故纸堆里，死记硬背，人云亦云，依样葫芦。旧注钻进牛角尖去，我也走到牛角尖去。旧注争论不休，我也蒙头转向。所以长期被关在《伤寒论》的大门之外。后来觉得此路不通，就改变了学习方法，破除迷信，解放思想，从发现问题和解决问题的方法上下功夫：一切旧注，只作参考，有分析，有批判，能肯定，能否定，最后并以一定的实践经验作检验。这样，就觉得研究《伤寒论》的大门开了，过去的一些疑难问题一个接一个地消融了不少"。这一段宝贵的文字，在 1978 年底山东科学技术出版社正式出版时被删去了，使得这一段有关先生早年学习《伤寒论》切身体会的记叙文字弥加珍贵。这是1978年上半年的事情。

1978年夏天,我参加国家恢复研究生招生后的第一届研究生考试,被山东中医学院(现山东中医药大学)录取,秋季入学,有幸成为先生的开门研究生。当我10年后第一次返回母校见到先生时,先生68岁,已步入老年了。那一年我36岁,虽将进入不惑之年,但是,面对《伤寒论》,困惑的东西却是太多了,正规的有压力的学习生活对我来说已不再是件轻松的事情。先生一向是不苟言笑,非常严谨,读本科时同学们都有些怕他,所以在学习上我一点也不敢怠慢。尽管我很努力,即使不讲什么崇高的学习目标,单单不能给先生丢脸这一条,还是把我压得有一段时间抑郁。现在回想起来,记忆犹深。

先生所讲的自身早年读《伤寒论》的体会,这不仅是先生自己的亲身经历和体验,也是诸多学《伤寒论》,研究《伤寒论》,讲授《伤寒论》的人共同遇到的问题。问题的关键是没有摆脱旧注的羁绊,尤其是没有走出成无己"注解"的藩篱,承讹踵谬而不能自觉。

先生的才华与智慧体现在他的独立思考、批判精神与批判思维。

在先生身边,我得到了潜移默化的熏陶浸润。先生的教诲,"尊重古人,又不迷信古人""一切旧注,只作参考,有分析,有批判,能肯定,能否定",让我懂得面对旧注,既要有怀疑精神,又要具备慎思求证的治学态度。不能人云亦云,不能盲目地认为成无己说的,柯韵伯说的,尤在泾说的,或张志聪说的就是正确的。而是要具备"有辨识能力的判断",要思考注家们提出见解的依据、理由是什么,这些依据、理由成立不成立,是不是糊弄人的搪塞,是不是这些注家自己也不明白,只是毫无根据抛出的臆想。先生的耳提面命,使我对《伤寒论》的研究思路与方法,颇有些领悟。原来一直令我"困惑的东西"不是来自张仲景《伤寒论》本身,而是来自旧注的误导以及由一代一代的误导所形成的"误读传统"。

我从《伤寒解惑论》中找到了自己研读《伤寒论》的方向与方法,从中我归纳出两条原则作为我自己的践行准则。一是我在本书第1版中倡导的"让张仲景自己为自己作注释,让《伤寒论》自己诠解自己"的原则与方法。这就要求所作出的诠释,尽可能地在仲景书中包括赵刻宋本《伤寒论》六病诸篇以及《辨脉法》《平脉法》《伤寒例》《辨痉湿暍脉证》各篇,以及"诸可"与"诸不可"等全书十卷二十二篇,《金匮要略》各篇和《金匮玉函经》《脉经》各篇中找到依据。二是要争取做到所作出的诠释尽可能地"符合文理,符合医理,符合事理,符合义理",在理论上说得通,与事实相符合,在临床上能得到印证。只有遵循这两条准则,才能提出有说服力的见解。当然这是一个无止境的努力过程。

我从《伤寒解惑论》中学会了校读方法。先生在《伤寒解惑论》中提出九条研读方法:"一、要正确理解当时医学上的名词术语。二、读于无字处和注意语法上的一些问题。三、内容不同的条文要有不同的阅读法。四、要有机地把有关条文联系在一起。五、解剖方剂注意方后注。六、要和《黄帝内经》《神农本草经》《金匮要略》结合起来。七、要与临床结合起来。八、对传统的错误看法要敢破敢立。九、对原文要一分为二。"我把先生提出的这九条学习《伤寒论》的方法大纲,归纳为三句话:一与《金匮要略》《金匮玉函经》和《脉经》等进行校读;二用《伤寒论》自身的条文相互校读;三根据条文文理、医理、事理、义理进行校读。要做到这三点,这就需要真诚地敬畏原典,默默地坚守文本研究,认真地阅读原文。在先生的教诲下,校读已成为我自己的一种读书习惯。

如脉"双弦","双弦"见于赵刻宋本《辨可下病脉证并治》篇第 19 条,文曰:"脉双弦而迟者,必心下硬。"又见于《金匮要略·痰饮咳嗽病脉证并治》篇,文曰:"脉双弦者,寒也……脉偏弦者,饮也。"在此"脉双弦"与"脉偏弦"并列。历来注家以及当今教材都把脉"双弦"讲成左右两手脉象皆弦,或是寸口有两条并列的脉管俱弦。把"脉偏弦"谬讲成"单弦",所谓"单弦"是指左手或右手脉象只有一侧见弦。这个解释是既不符合医理,又脱离临床的。

如果认真校读就会发现,《辨可下病脉证并治》篇第 19 条文本"脉双弦而迟者,必心下硬。脉大而紧者,阳中有阴也,可下之,宜大承气汤",此与《金匮要略·腹满寒疝宿食病脉证治》篇中的"其脉数而紧乃弦,状如弓弦,按之不移。脉数弦者,当下其寒;脉紧大而迟者,必心下坚;脉大而紧者,阳中有阴,可下之"大同。这两段条文对勘,可以发现,《辨可下病脉证并治》篇中的"脉双弦而迟……"一语,其文意源于《金匮要略·腹满寒疝宿食病脉证治》篇中的这段条文的后半段。不同之处,只是在《辨可下病脉证并治》篇中用"脉双弦而迟"替代了《金匮要略·腹满寒疝宿食病脉证治》篇中"脉紧大而迟"。如此不言自明,在张仲景心目中,"脉双弦而迟"等同于"脉紧大而迟"。这就是说"脉双弦"就是表述"脉紧大",也就是脉"更弦"。而"脉偏弦"根本就不是后世注家臆造的所谓"单弦",而是"略弦"的意思。

又如《辨脉法》第 12 条:"脉紧者,如转索无常也。"《金匮要略·腹满寒疝宿食病脉证治》云:"脉紧如转索无常者,有宿食也。"《脉经》中讲"紧脉数如切绳状"。这几句"如转索无常""脉紧如转索""紧脉数如切绳",经过李时珍《濒湖脉学》紧脉体状诗"举如转索切如绳,脉象因之得紧名"的传播而在业内几成定论。在中医学术中,人云亦云者多,影响深远。至现代的《中医诊断学》在讲到紧脉时,仍沿袭此说,如"脉来绷紧,状如牵绳索""脉来绷紧弹指,状如牵绳索""脉来绷急,状如牵绳转索"云云。讲的人把紧脉描绘成指下如绳索"旋转"那样搏动,讲得天花乱坠,实际上可能只是他自己的想象,他自己也从来没有体验到所谓的脉来"如绳索旋转"是一种什么样的感觉。其实,"脉紧如转索"只是用绳索的转动来表达脉的紧张度,因为瘫软堆在一起的绳索是紧不起来的。只有在"转动"状态下的绳索,才能保持一定程度的"紧"的形象。所以"脉来绷紧,状如牵绳索""脉来绷紧弹指,状如牵绳索",表达的是绳索转动的"象",用这个"象"来传神手指下紧脉的"紧张度"。

"索"只有"旋转"才能"紧"起来,"索"若是不"旋转",则是处于弛缓软绵状态,是既无"直"可言,也无"紧"可言的。

《伤寒例》第 19 条所云:"脉至如转索"不是直白地表述寸口脉象真如"转索"一样在转动,而是寓意强劲张力过度搏指的紧象。后世人包括当今教材、教学,所有把紧脉理解或解说成是具体的寸口脉在实际地"转动",此都是错误的。

再如,《辨厥阴病脉证并治》篇自宋代林亿等校定官刻《伤寒论》刊行后,不久,历代医家对其多有不同看法,引发争议颇多。自 20 世纪 30 年代陆渊雷提出"伤寒厥阴篇竟是千古疑案"之后,至今仍争议难息。李克绍先生早就指出:"厥阴病篇中,讲厥阴病的只有 4 条。"先生的教导为我指出方向,只要下功夫对仲景书进行认真仔细地校读就会发现,厥阴病篇中的"厥利呕哕"的内容均隐藏在《金匮要略》与《金匮玉函经》中,都能在《金匮要略》《金匮玉函经》中找到,如有关"利"的论述,自第 360 条至第 375 条的 16 条中,有 14 条见于《金匮要略·呕吐哕下利病脉证治》篇;另有第 369 条与第 373 条见于

《金匮玉函经·辨厥利呕哕病形证治》,恰合 16 条。

有关"呕"的论述,自第 376 条至第 379 条的 4 条全部见于《金匮要略·呕吐哕下利病脉证治》篇。

有关"哕"的论述只有第 380 条与第 381 条。其中第 380 条见于《金匮玉函经·辨厥利呕哕病形证治》,第 381 条见于《金匮要略·呕吐哕下利病脉证治》。

这就是说,厥阴病篇所附的"利""呕""哕"都找到了"来源地"。而"厥"则是伤寒发病过程中最常见症状。汉代人的饮食结构决定了汉代人热量不足。从汉代人的饮食结构、服装特点、居住条件、劳作强度,以及气候特点,可以想到汉代人对寒冷非常敏感。所以"手足逆冷"与"手足温热",在汉代是普通人日常生活中,测试人体状况、发病状况与判断病重危笃预后的常识,是医生诊断阳虚寒盛,阴阳离决,阳气外亡的标志性症状。在三阳三阴六病诸篇中,不论有没有关于"厥"的条文——在伤寒发病的不同阶段过程中,都可能出现"阴阳气不相顺接"的厥症。在辨厥阴病篇后,附"厥"的内容,意在重点深化讨论"厥"的病机与不同的表现。

"利""呕""哕"是杂病,在《伤寒论》中,一方面体现出《伤寒杂病论》在流传转抄过程中,被动分离形成的状态,另一方面也体现出在伤寒发病过程中,有很大的可能会勾牵起潜在的杂病。用现今的话说,就是流行病或传染病并发"基础病",此属内外合邪,是比较严重的病证。

在赵开美翻刻宋本中,《辨厥阴病脉证并治》篇篇目下有 5 个小字"厥利呕哕附"。"辨厥阴病"纷乱的根源出在成无己身上。成氏《注解伤寒论》中,《辨厥阴病脉证并治》篇篇目下删除了这 5 个至关重要的小字,从而使"厥利呕哕"的内容混入《辨厥阴病脉证并治》篇内。于是引发了《辨厥阴病脉证并治》篇长达数百年的纷乱。而"厥利呕哕附"的内容,在《伤寒论》的另一个传本《金匮玉函经》中,则是单列为《辨厥利呕哕病形证治》篇。这就证实了先生的结论,厥阴病篇中,有关"厥利呕哕"的内容都不属于厥阴病。

从以上新增加的内容中,举了 3 个例子,从中可以看出,所谓的"疑难问题",几乎都不是来自张仲景的文本原文,而是来自后世人的注释,是他们臆想谬解制造出来的。要想化解这些所谓的"疑难问题",只有抛开旧注,从旧注的误导中走出来。用先师的话说就是"要钻得进去,要跳得出来"。钻,就是钻研文本原文,先生说:"必须讲个究竟,必须钻得进去。只会照抄硬搬,知其然,而不知其所以然,是不应当的。"跳,就是从旧注的束缚中跳出来。先生再三强调,后世人对经典"所作的注疏,阅读时也要有分析,有批判,有的竟不是错在经典,而是错在为这些经典所作的注疏上,如果不加分析照搬不误,就会自误误人,流毒无穷"。

以上所举的 3 个例子,意在表达我从《伤寒解惑论》中体悟出的"让张仲景自己为自己作注释,让《伤寒论》自己诠解自己"及任何诠解都应当"符合文理,符合医理,符合事理,符合义理"的心路历程与思维轨迹。

当年,1999 年出版《伤寒论疑难解读》时,"疑难"二字,是撷取先师《伤寒解惑论》(上)首次在山东中医学院学报 1978 年第 1 期发表时,正文前的小序文《写作缘起》。"疑难解读"四个字是对"解惑"二字的训释。那时心中所思索的"疑难解读"四字,即寓含对《伤寒解惑论》"解惑"二字的延续与衍传的蕴意。

1978 年,我本科毕业在沂蒙山区基层医院工作 10 年之后,有幸来到李克绍先生身边。先生的言传身教,谆谆教诲,开启了我以后数十年的《伤寒论》人生。每当夜深人静,想起先生对我的期望与教诲,手把手的指导,都感怀在心,不能自已。当我的每一部著述出版时,心中都留下抹不去的遗憾,这就是未能留下恩师亲自为我学术专著写的序。先生在 1996 年 7 月 2 日辞世。那时,我的第一部学术专著《伤寒论疑难解读》正在紧张地进行中(我当时利用业余时间,主要是假日、周末与夜间进行写作),未能完成、修订中的书稿不敢拿出来呈送先生审阅,为此留下永久的遗憾。今承蒙先生哲嗣,李克绍伤寒学派学术传人,李克绍伤寒学派传承基地创始人,山东新中鲁中医医院李树沛院长为本书第 3 版作序,不胜感谢!

本书自 1999 年第 1 版,历经 2009 年第 2 版,至今第 3 版已时隔 25 年有余,因此全书各篇中的文字在体例、结构乃至行文风格方面略有差异。千虑之得或当有之,唯善读者采择焉。舛误未尽之处难免,敬请方家教正。

感佩居主人　李心机　时年八十二

2024 年 8 月 25 日于三步书屋

2版自序

人生,是一种渐悟;读《伤寒论》,也是渐悟。

在中国医学史上,学习医学的人,师徒相授,先学习《黄帝内经》《难经》《神农本草经》或流通的本草读物,再学习《伤寒论》《金匮要略》等,继而学习一些有关的方书;南宋以后歌诀体本草、汤头类读物日渐增多,至明代则开始逐渐流行,所以,明、清及以后,也有先学习《药性赋》《汤头歌》等通俗医学读物启蒙入门后,再回过头来学习《黄帝内经》《难经》《伤寒论》与《金匮要略》的。上述两种学习途径是并行的,共同之处都是在先前学习理论的基础上,一边读书,一边跟老师随诊学习,观摩老师诊病,经过几年观摩之后,在老师的指导下独立诊病。《伤寒论》与《金匮要略》担当的是指导临床诊病、用药、处方的任务。用现在的话说,《伤寒论》与《金匮要略》属于那个时代的临床学科的教科书。

《伤寒论》对中医学术来说,具有典范性、权威性,它是经过历史选择出来的最有价值、最能表现中医学术精髓的典籍之一,它是历史文化宝藏。

经典本身所具有的价值和意义,不论你怎样评价,也许都不会过分。

由于中医临床学科日渐分化,由于传统文化知识的断层,今人学习《伤寒论》已经不再局限在具体的一病一证一方了,而是更突显在医学思想的熏陶,思维方法的培育,诊疗思路的训练。形象地说就是跨越时空做张仲景的徒弟。

后世人要当张仲景的徒弟,已经不可能耳提面命了,只能从包括《伤寒论》在内的仲景书中求索。清代戏曲理论家李渔尚云:"尝怪天地之间,有一种文字即有一种文字之法脉准绳载之于书者,不异耳提面命。"(《闲情偶寄·词曲·授曲》)李渔虽然讲的是"填词制曲"理论,但他所说的"载之于书"的具有"耳提面命"功能的"法脉准绳",却与《伤寒论》对中医学术的影响,颇有些相通之处。《伤寒论》是"载之于书"的医学理论与诊疗实践相结合的"法脉准绳",它在当今执行着仲景"耳提面命"的无形指导,肩负着仲景跨越时空的使命。

著名作家王蒙先生说:"汉字本身代表了一种思维的方法,它与西方的实际是以欧洲为中心、以欧美为代表的文化之间,有相当多的区别。"从这段文字中我们可以得到启发,那就是《伤寒论》本身代表了中医学的思维方法,与以西医为代表的近、现代科学技术的思维方法之间,有着巨大的差异。

思维方法是对思维方式的运用或体现。如果说思维方式是比较一般、抽象的东西,那么思维方法则是比较特殊、具体的东西。所以,后世人欲做张仲景先生的弟子,企望得到先生耳提面命,从而在思维方式与思维方法上得到教益,那么,唯有学习仲景书,从中了解和学习张仲景是怎样看病的,张仲景是怎样思考的,张仲景是怎样辨证和用药的,只有这样,才能达到目的。而今人做张仲景的徒弟,尤重在中医学的思维方法的训练,从较浅的层面上,可以模仿仲景先生的方法和用药,在模仿中学习、提高;从较深的层次上,是要学习仲景先生是怎样实践《黄帝内经》的理论的,是怎样凝练、升华他自己提出的"观其脉证,知犯何逆,随证治之"的医学思想和在整体观指导下的辨证思路的。

他给人以示范,这就是经典,经典是永恒的。

意大利当代作家卡尔维诺说过:"经典是那些你经常听人家说'我正在重读……'而不是'我正在读……'的书。""经典是一本每次重读都好像初读那样带来发现的书。""经典是一本即使我们初读也好像是在重温我们以前读过的东西的书。""经典是这样一些书,它们带着以前的解释的特殊气氛走向我们,背后拖着它们经过文化或多种文化(或只是多种语言和风俗习惯)时留下的足迹。"

但是,经典难读。

尽管许多人士都在说着《伤寒论》,但是未必都认真地读过和读懂了《伤寒论》。著名作家、诗人叶延滨先生引用了对于经典的几种说法:①马克·吐温:"所谓经典,就是每个人都想读而不去读的东西。"②学生:"所谓经典,就是不想读,却要去读的东西。"③大学教师:"所谓经典,就是都不读,却都在说的东西。"

《伤寒论》是经典,《伤寒论》难读。

因为《伤寒论》难读,所以即使学习过《伤寒论》的人,未必能成为高明的中医专业的医生,而不学习《伤寒论》的人,则肯定高明不了。

我曾被一个问题困扰很久,即在《伤寒论》研究领域中,怎么会有那么多根本不是《伤寒论》固有的内容，却能堂而皇之地强加给张仲景，从而搅和得使《伤寒论》更加难读？

曾文正公尚云："读书以通训诂为本。"这就是说，读书必须正确地读懂它的原义，理解它的含义；既要区分古今，又要求实求真；语必溯源，事必数典。打个通俗的比方，如果把薯蓣（山药）讲成地瓜，尽管把地瓜讲得很深刻，很透彻，见解独到，但却是错误的，因为薯蓣根本就不是地瓜。之所以会犯这样的错误，是因为没有把书读懂，既没有求真，又没有溯源。读《伤寒论》也是这样，诸如不合文理、不合事理、不合医理的解释，如同把薯蓣讲成地瓜这样的事情，也是常常可见到的。

正本清源，"让张仲景自己为自己作注释"，"让《伤寒论》自己诠解自己"，"还《伤寒论》的本来面目"，这是我 40 多年来一直在思考、琢磨的问题，也是一直在努力去做的一件事情。

读《伤寒论》是为了学习张仲景的学问，这就要首先掌握读懂《伤寒论》的方法。只有真正读懂了《伤寒论》，才能知道张仲景先生在《伤寒论》里面都讲了些什么。如果不掌握读懂《伤寒论》的正确方法，那么，就可能误读《伤寒论》、曲解《伤寒论》，《伤寒论》研究史上的"误读传统"已经证明了这一点。

我们常常所说的《伤寒论》疑难问题，其实涉及的多数问题并不是来自《伤寒论》本身，而是后世一代一代注家（也包括今人在内）往往不加证明地、"大胆地"把自己的臆测作为"独到的见解"或"研究的新成果"强加给张仲景的。于是，形成了一代一代人不是在研究《伤寒论》，而是在研究后世注家们"见解"的局面，即后人们在不知不觉之中进行着对成无己、方有执、张志聪、柯韵伯等《伤寒论》研究的研究。

如，"张机基本上采取了六经传变的总原则，但每一病人是否都是按此顺序传变，以及什么时候传，则都认为没有一定，必须根据病人的具体表现来判定。所以有的传，有的不传，有的为循经传，有的为越经传，还有的为直中某经；有的一经病，有的还可二经或三经并病或合病"（贾得道.中医学史略[M].太原：山西人民出版社，1979：93）等等。不难看出，这一段作为张仲景的思想而引证的话，并不是张仲景《伤寒论》本意，而是成无己杜撰的"传经"，《伤寒论》里根本就没有所谓的什么"循经传""越经传""直中"之类东西。这种拿着原本不是《伤寒论》的内容强加给张仲景,再把它当作张仲景的东西去研究的现象,在《伤寒论》研究史上可谓比比皆是。

那些"仲景认为"的冒号下,多是作者把自己的见解当成《伤寒论》的意蕴,硬塞给初学者,鱼目混珠,误导后学。

这是研究对象的错位。

学习《伤寒论》没有捷径,有的只是"笨"方法——原原本本地"用心读"。所谓"原原本本",是指学习的对象是《伤寒论》而不是"《伤寒论》研究",不是后世人的注解;所谓"用心读",不只是勤奋、刻苦、认真,更重要的是"用心",要用心琢磨,这就必须打破"误读传统",走出"误读怪圈",一边思考一边读,一边琢磨一边读。这种深入扎实的校读方法,是带研究性质的读书方法,这是学习《伤寒论》的真正方法,只有积累到一定程度,方能悟出其中的道理。可以说,对《伤寒论》的学习、研究,千方法、万方法,最根本的方法就是文献学方法,这是研究经典最基本的方法。《伤寒论疑难解读》所遵循的就是这个方法。

以经典为师,以经典为法。

我们可以把《伤寒论》看作仲景先生的讲稿,把不同的传本假设成先生在不同时间或不同地方的不同的"讲稿"。要了解先生的思想,只读一种"讲稿"是不够的,还必须从对不同"讲稿"字里行间的对照中,求索本证本训,从而领略先生思想的真谛。这种读书方法就是校读。通过校读,才能真正读懂《伤寒论》。判断前人的解释是否正确,要看他解释得是否符合文理、事理、情理、常理,更要符合医理;最重要的是自己的任何理解都应当有根有据,有本证有本训,不能违背《伤寒论》原文原意而妄加臆测,从而做到"让张仲景自己为自己作注释","让《伤寒论》自己诠解自己"。通过跨越时空,做张仲景的弟子,受教于仲景先生的无形指导,在学术上和临床上才会更上一层楼。

与一些有关《伤寒论》的大部头的书比起来,笔者的《伤寒论疑难解读》只是一本小书。书是 1999 年出版的,次年又印了一次。这说明在中医业界同仁中有人愿意出钱买,在读者中间还是有些影响的。一个作者殚精竭虑,花费心血一页页写出的书,能让读者喜欢,这确是件让人高兴的事情。我常常收到海峡两岸及香港一些医生、教师和学生的来信、电话,除了讨论《伤寒论》里的有关问题之外,再就是向我索书。可惜,我手里少量的几本书也都送朋友和同仁了。算起来,离第一次出版已经 10 年了。2006 年夏天,在山东省威海市召开的全国中医药文献学术研讨会上见到人民卫生出版社的编辑,其间谈到了《伤寒论疑难解读》再版事宜。遂根据编辑建议,借再版的机会,对原书略作增订、充实,并对原来的篇目作适当调整。

这次再版,在原来的上篇——理论探源与发微中,有的篇目略作改动,从个别文字过长的篇目中析出部分内容作为独立的篇目,增加了《〈伤寒论〉、"〈伤寒论〉学"与"伤寒学"》和《〈伤寒论〉方法与学习〈伤寒论〉的方法》两篇文章。

中篇——方证思路与辨疑中,增加了《葛根汤与桂枝加葛根汤》《麻黄杏仁甘草石膏汤》两篇文章。

下篇——条文解读与义疏中,增加了《先其时发汗则愈》《"主之""宜""与"及其他》《"潮热"与"海潮"》《"发黄"与"胆汁外溢"》《"半在里半在外"与"半表半里"》《"发热恶寒"与"往来寒热"》《"但见一症便是"与"不必悉具"》几篇文章。另外还增加了从原中篇《太阳中风与桂枝汤证》一文中析出的《恶风与恶寒》和从原中篇《栀子豉汤证》中析出的《"虚烦"与"懊恼"》两篇文章。

虽曰"解读",却难以做到准,虽曰"增订",也难以做到全,投入了时间,投入了精力,再回过头来看,仍有遗失,也留下了缺憾,当然也有所得,这些只有请读者来评说。

好友刘更生教授多才艺,工篆刻,书中有数十处需要手写的甲骨文字和钟鼎文字是请刘君帮助书写的,在这里特别表示感谢。

回顾自己的人生经历,都离不开《伤寒论》,我喜欢这部书。《伤寒论》伴我几十年,滋润了我几十年,它深深地刻印在我的心底。我感激它。

李心机　时年六十六

于历下感佩居　2008 年 5 月 30 日午夜

1 版序

　　《伤寒杂病论》是东汉末年张仲景根据《黄帝内经》《难经》的理论,结合自己的临床经验撰写而成的。它是一部理论与实践相结合的典籍,其伟大成就举世瞩目,为中医学树立了辨证论治的典范,对中医学的发展起到了承前启后的作用。在流传过程中该书被析为《伤寒论》和《金匮要略》两部分。

　　《伤寒论》内涵丰富多彩,蕴藏着中医学理论瑰宝和方药精华,故历代医家多研究之。在诸多的古代医学论著中,各家从不同的角度,运用不同的方法,探讨、阐发了《伤寒论》的奥理,弘扬了仲景学术思想,扩大了《伤寒论》方药的临床应用,积累了宝贵的资料。

　　李心机教授从事《伤寒论》的研究和教学20余年,写成《伤寒论疑难解读》一书。是书运用考辨与阐释相结合的方法,对《伤寒论》的理论思路进行了研究。他对《伤寒论》的文化渊源和理论渊源进行了纵深求索,对哲学与医学两方面气的理论作了比较;对人体的气和医学理论中的气分别进行了独特的阐发;对三阴三阳理论,挖掘出宝贵的学术资料,进行了深刻而全面的论证并得出了全新的结论。本书对《伤寒论》研究史上的"误读传统"做了深入的剖析,对《伤寒论》中的具体方证进行了理论上的还原分析。他独辟蹊径,提出并运用"让《伤寒论》自己诠解自己"的原则和方法,以寻绎仲景的理论思路,对后世的若干"误读现象"进行了驳正,并作出了全新的、合理的、自然的解释,这有助于促进《伤寒论》学术研究从低水平的重复走向深刻。本书针对《伤寒论》中的句读和义理,进行了疏证,纠正了《伤寒论》研究史上,多遵汉唐义疏之例"注不破经,疏不破注"的随文敷饰之弊,提出了许多难能可贵的见解。

　　总之,本书内容新颖,观点独到,论据确凿,资料翔实,其研究方法具有创新性和启发性,是对《伤寒论》的难点、疑点进行解读和破译极有价值的一部书。是书之刊行,实增辉于轩岐,沾溉杏林,功非浅鲜!真可谓"春色满园关不住,一枝红杏出墙来"。是为序。

张珍玉

戊寅季春于山东中医药大学

1版自序

第一次接触《伤寒论》是20世纪60年代初。那时我在读大学本科一年级。中医学启蒙老师是张珍玉教授。张教授在开设的"内经讲义"和"内经辑要"两门课中，广征博引，常常引述《伤寒论》的内容以阐发《黄帝内经》的思想。就这样，在潜移默化中我逐渐知道了《伤寒论》是继《黄帝内经》之后又一部影响中医学术至深至远的经典著作。次年，李克绍教授开设伤寒论课，按赵刻宋本原文顺序讲授了200多课时。李教授独到的见解、严谨的论证和深邃的学术思想紧紧地吸引着我，令我在工作以后的数年里，一直希望能有跟教授进一步学习《伤寒论》的机会。

1978年，科学的春天到来，国家恢复了研究生招生制度。这一年，我又回到母校，师从李克绍教授，攻读硕士学位，使我的夙愿成为现实。这个机会对于已经做了十年临床工作的我来说，宝贵异常，于是我开始潜心探索深藏于《伤寒论》中的仲景理论思路。此后的20年中，我读了许多，想了许多，略有所得，弄懂了两点：

一是《伤寒论》的产生有两个大的背景：一个是先秦文化铺垫的中国传统文化背景，另一个是《黄帝内经》《神农本草经》等医学文献造就的医学背景。中医学根植于中国传统文化这块丰沃的土壤，生长繁茂，而《伤寒论》的基本理论既继承了传统文化的基因，又放大了《黄帝内经》《神农本草经》等医学文献的理论质点。因此，只有把《伤寒论》置于上述这两大背景中去认识，才有可能勾勒出它的理论轮廓，才有可能探测到它的理论深度。这就是说，研究《伤寒论》，应当对其进行文化、医学层面的纵深阐释和挖掘，而不仅仅是就《伤寒论》论《伤寒论》。只有这样，才有可能使《伤寒论》源于临床，回归临床，指导临床，使《伤寒论》的学术研究不断地走向繁荣。

二是朴实无华、意蕴深刻的《伤寒论》经过历代的注疏，虽然在一定程度上得到了阐发，但也长期存在着违背历史与逻辑的做法，即把后世人的认识与想法强加于《伤寒论》，尤其是把金元以后的思想强加于张仲景，于是注疏之

作虽汗牛充栋,而鱼目混珠者亦大有之。关于这一点,柯韵伯早就指出:

> "何前此注疏诸家,不将仲景书始终理会,先后合参,但随文敷衍,故彼此矛盾,黑白不辨,令碔砆与美璞并登,鱼目与夜光同珍,前此之疑辨未明,继此之迷途更远,学者将何赖焉!"

> "夫仲景之道,至平至易,仲景之门,人人可入。而使之茅塞如此,令学者如夜行歧路,莫之指归,不深可悯耶!"

《伤寒来苏集·自序》

在《伤寒论》研究史上,因因相袭的思维定势尤为突出,注家们恪守"注不破经,疏不破注"的传统,往往不求甚解地承袭前人的注释,从而形成比较顽固的"误读传统",它阻碍了对《伤寒论》理论的正确理解。

要打破这个"误读传统",我想应当运用考辨与阐释相结合的方法从两个方面入手:

一是对《伤寒论》的大文化背景和医学文献背景进行再认识。运用人类文化学的考察资料、文献记载,在比较与文化、学术背景的还原分析中,探寻《伤寒论》的文化渊源、理论原旨和它的深层意蕴。譬如,《伤寒论》以及整个中医学理论中的"气"的含义是什么? 一部《黄帝内经》"气"字 3 000 余见,怎样理解才能浮显其医学底蕴? 医学的气源于哲学的气,但医学的气又不同于哲学的气。它的根本差异,就在于医学认为,人体有气才有生命,没有气就没有生命。

在哲学看来,人死亡之后,精神也就消失了,但是,由物质构成的形体却依然存在。而在医学看来,一个没有生命的尸体虽然仍是由物质构成的,但却是没有气的。因此,结论是,在中医学理论中,人体的气具有生命力,气就是生命。

又如,长期以来,《伤寒论》乃至于中医学术界有一种说法,认为阴阳与三阴三阳源于《周易》,但事实上,《易经》与阴阳无涉,虽然《易传》讲阴阳,但那已经是《易经》之后 800 多年的事情。研究证实,阴、阳二字最早可见于殷商的契文。而三阴三阳之"三",则含有深层的文化底蕴,通过人类文化学方法挖掘出来的翔实资料表明,"三"在先人的心底,蕴含着对宇宙的直觉感悟和理性的认知。

二是要找出误读的"源"和"流",在对《伤寒论》六病诸篇,《辨脉法》

《平脉法》《伤寒例》和诸可、诸不可各篇,及《金匮玉函经》《金匮要略》等出自张仲景(或王叔和)之手的相关文献进行较全面考察的基础上,找出由于误读而导致的疑点或难点,进行梳理,尽量从仲景书中找出无可辩驳的确证,在这些确证的支持下,作出符合仲景理论思路的解释。譬如千百年来,注家们在诠解"结胸证"时,都把"结胸证"的主要表现只讲成心下与脘腹部的症状。试问,既然称之为"结胸",怎么可能没有胸部症状呢?这就是误读的结果。其实,在《伤寒论》中,仲景早已明言,结胸证有胸胁痛、硬、满的症状。"膈内拒痛"之"拒痛"二字,自方有执讲成膈气与邪气格拒以来,后世注家多因袭之。近世,则多讲成"疼痛拒按"。实际上,拒,当训为支,拒痛就是支痛,可引申为撑痛、胀痛,这才是结胸证最基本、最主要、最具有特征的症状。又如"虚烦"和"懊憹",注家们均诠解为"心中烦乱不宁"等,但在《伤寒论》中,仲景明言"懊憹而烦"。仲景把"懊憹"与"烦"并列对举,说明在仲景的理论思路中,"懊憹"绝无"烦"意。又如《伤寒论》第 73 条云:"伤寒,汗出而渴者,五苓散主之,不渴者,茯苓甘草汤主之。"在这里,汗出而渴用五苓散可以理解,而不渴者,用茯苓甘草汤则不可解,因为"不渴"不是症状,一个"不渴"的人用茯苓甘草汤,当从何说起呢?面对众说纷纭的后世注释,对诸如此类的疑点、难点,要作出合理的解释,正确的方法应当是对《伤寒论》的理、法、方、药在理论上进行还原分析,努力"让张仲景自己为自己作注释","让《伤寒论》自己诠解自己"。只有遵循这个原则,破译难点,解读疑点,才有可能寻绎到《伤寒论》作者的理论思路。

20 年来,自己也只是在这一方面结合教学作了一些尝试、探索和努力,有了一点点体会,现在把它整理出来,其中的成败得失,恭候方家教正,至为盼瞩。书稿付梓之际,蒙张珍玉教授赐序,深表谢忱。

李心机
于山东中医药大学
1998 年 1 月 18 日

凡 例

一、本书引证的《伤寒论》原文以 1991 年人民卫生出版社出版,刘渡舟主编的《伤寒论校注》为底本,原文改用简化字。条文序号悉依 1955 年重庆人民出版社出版,重庆市中医学会新辑宋本《伤寒论》(亦即今高等中医药院校《伤寒论》教材序号)。

二、本书引用《辨脉法》《平脉法》《伤寒例》《辨痉湿暍脉证》以及“诸可”与“诸不可”各篇原文序号悉依 2022 年中华书局出版李心机译注《伤寒论》。

三、本书引用的清代医案,其药物用量仍沿用原文。

目　录

上 篇　**理论探源与发微**

《伤寒论》、"《伤寒论》学"与"伤寒学" ……………………………… 2

《伤寒论》版本的近现代流传及赵刻本与成注本差异的影响 ……… 9

勤求古训　博采众方 …………………………………………………… 19

气是物质与气是生命 …………………………………………………… 23

整体观念与直觉思维 …………………………………………………… 32

藏、藏府与藏象 ………………………………………………………… 40

哲学的阴阳与医学的阴阳 ……………………………………………… 49

三与三阴三阳 …………………………………………………………… 56

伤寒发病与三阴三阳分证 ……………………………………………… 67

"传"与"传经" ………………………………………………………… 74

"六经提纲"与"非纲" ………………………………………………… 81

合病与并病 ……………………………………………………………… 88

发汗与汗法 ……………………………………………………………… 96

"主之""宜""与"及其他 …………………………………………… 104

《厥阴病篇》与厥阴病及"厥利呕哕附" ……………………………… 112

"搜采仲景旧论" ………………………………………………………… 128

国子监牒符 ……………………………………………………………… 129

《伤寒论》方法与学习《伤寒论》的方法 …………………………… 141

中 篇　**方证思路与辨疑**

太阳中风与桂枝汤证 …………………………………………………… 156

太阳伤寒与麻黄汤证 …………………………………………………… 161

桂枝麻黄各半汤证 173

桂枝二麻黄一汤证 177

桂枝二越婢一汤证 182

葛根汤与桂枝加葛根汤 187

桂枝去桂加茯苓白术汤证 192

大青龙汤证 200

小青龙汤证 209

麻黄杏仁甘草石膏汤 217

五苓散证 222

茯苓甘草汤证 227

栀子豉汤 230

大建中汤与小建中汤 236

大半夏汤与小半夏汤 239

大陷胸汤证与小陷胸汤证——兼论膈内拒痛与疼痛拒按 242

泻心汤与泻心汤证 249

十枣汤证 255

白虎汤证与白虎加人参汤证 257

大承气汤与小承气汤 260

少阳病与柴胡汤证 262

桂枝去芍药汤与桂枝加芍药汤 266

少阴病吴茱萸汤证——兼论烦躁与躁烦 270

甘草与甘草汤 276

四逆散证治 280

一方与二法 287

下 篇 条文解读与义疏

脉"如豆大,厥厥动摇者,名曰动" 294

"寸口脉沉而迟,关上小紧数" 295

"脉紧如转索" 297

"脉双弦""脉偏弦"与"脉浮而紧者名曰弦"　　304

少阴脉"如经"与胃气"如经"　　312

"脉有三菽六菽重"　　314

"翕奄沉名曰滑"　　316

"高""章""纲""惵""卑""损"　　318

伤寒与温病——太阳病篇第 6 条引发的思考　　322

恶风与恶寒　　338

"寒在骨髓"与"热在骨髓"　　341

"桂枝不中与之也"　　343

"喘家作"与"喘家作桂枝汤"　　344

"呕吐"与"咳吐"　　347

"先其时发汗则愈"　　353

麻黄"先煮去沫"与"沫令人烦"——兼论"烦"有三义　　355

"疑非仲景意"　　360

"目瞑"与"瞑目"　　362

"昼日烦躁不得眠"　　363

"渴"与"消渴"　　364

"发热恶寒"与"往来寒热"　　369

"但见一症便是"与"不必悉具"　　374

小便利　　377

"虚烦"与"懊恼"　　379

"七八日续得寒热"与"七八日续得寒热发作有时"　　386

痞与痞的"类似症"　　388

心、心中与心下　　397

惊与悸　　403

"半在里半在外"与"半表半里"　　412

"不可余药"与"余勿服"　　418

"潮热"与"海潮"　　419

"发黄"与"胆汁外溢"　　425

"脾约"与"脾弱"　　429

"格阳"与"戴阳" 433

"热多欲饮水"与"寒多不用水" 435

"哕"与"干呕" 436

膀胱与胞:藏津液与盛尿及其他 442

"马刀"与"马刀侠瘿" 457

"趺蹶"与"手指臂肿" 465

条文中自注例 474

跋 480

2版后记 485

1版后记 488

上 篇

理论探源与发微

《伤寒论》、"《伤寒论》学"与"伤寒学"

近几年来，《伤寒论》学术界经常有"伤寒学"的提法，关于什么是"伤寒学"，也很少有人认真地界定。思辨式地、很随意地、不加证明且没有论据地提出某种说法、观点，乃至"学说""流派"，这在目前中医学术界也算是司空见惯的现象。

《伤寒论》是约 1800 年前汉代张仲景撰著的。今人所见到的《伤寒论》是从《伤寒杂病论》漫长的流传过程中析出的，研究认为，今名《伤寒论》有可能是南北朝或隋唐间人所取 [①]。今人所见到的张仲景撰著的《伤寒论》，在中国医学史上是唯一的一部《伤寒论》，从现有医史文献所见，还没有发现另有同名的中医学术专著。因此，在中医学术界只要提《伤寒论》，那就是张仲景撰著的《伤寒论》。

《伤寒论》虽然是后世从《伤寒杂病论》中析出的，其《伤寒论》的命名也是出自后世人，但就"伤寒论"三个字，却是准确地表达了论中条文意蕴和内涵，这就是"论伤寒"。

《伤寒论》就是"论伤寒"。就是论述"伤寒"的发病、脉症、辨证、诊断、治疗以及预后。若从《伤寒论》的源头讲起，《伤寒杂病论》就是"论伤寒与杂病"。

应当指出，在中国医学史上，"论伤寒"的人，不仅仅只是仲景一人；"论伤寒"的学说也不会只有仲景一家。

在仲景之前，可以上溯及"黄帝内经"时代——从《黄帝内经》的肇始，到西汉后期之完善，对"伤寒"的发病、脉症、辨证、诊断、治疗早已有论及。

如《黄帝内经》中有关"伤寒"的论述多散在《素问》中的《热论》《评热病论》《刺热》以及《灵枢》中的《热病》《寒热病》等诸篇；"今夫热病者，皆伤寒之类也"，"人之伤于寒也，则为病热"则成为"伤寒"的经典命题；在治疗

---

① 张灿玾.中医古籍文献学［M］.北京:人民卫生出版社,1998:32.

原则方面,提出"其未满三日者,可汗而已,其满三日者,可泄而已",而在论述具体治疗方法时,多是用针刺。

1930 年在甘肃汉代张掖居延郡尉遗址中出土的木简其中一片记有"伤寒四物,乌喙十分,细辛六分,术十分,桂四分"。今人称之为"伤寒方"。1972 年甘肃武威出土的东汉医简,记有伤寒、大风、伏梁等病名,今人称为《治百病方》;《难经》中提出"伤寒有五",把伤寒分为中风、伤寒、湿温、热病、温病;《神农本草经》序录中,记载了包括伤寒、温疟、中恶、霍乱等 30 余种疾病。

《汉书·艺文志》记载有"医经七家""经方十一家",是指:

《黄帝内经》十八卷,《外经》三十七卷;

《扁鹊内经》九卷,《外经》十二卷;

《白氏内经》三十八卷,《外经》三十六卷;

《旁篇》二十五卷;

医经七家,二百一十六卷。

《五脏六腑痹十二病方》三十卷;

《五脏六腑疝十六病方》四十卷;

《五脏六腑瘅十二病方》四十卷;

《风寒热十六病方》二十六卷;

《泰始黄帝扁鹊俞拊方》二十三卷;

《五脏伤中十一病方》三十一卷;

《客疾五脏狂颠病方》十七卷;

《金创疭瘛方》三十卷;

《妇女婴儿方》十九卷;

《汤液经法》三十二卷;

《神农黄帝食禁》七卷;

经方十一家,共有二百七十四卷。

与"医经七家"相比较,"经方"已有了自己的特点,说明西汉时代,医学已有了流派雏形。

张仲景在《伤寒杂病论》序中虽然抨击"观今之医,不念思求经旨,以演其所知;各承家技,终始顺旧",但从其中"各承家技,终始顺旧""演其所知",也可以看出,当时不同于仲景"一家之说"的其他"各医家之说",已经形成了

"承""演"和"顺"的格局,且有一定的稳定性。

与张仲景几乎同时代(或略早一点)的华佗对伤寒的发病与治疗,则另有见解,他提出:"夫伤寒始得,一日在皮,当摩膏火灸之即愈,若不解者,二日在肤,可依法针,服解肌散发汗,汗出即愈。若不解,至三日在肌,复一发汗即愈。若不解者,止,勿复发汗也。至四日在胸,宜服藜芦丸,微吐之则愈;若病困,藜芦丸不能吐者,服小豆瓜蒂散,吐之则愈也……"①

今人已不能确考上述十一"家"都有哪些代表人物及其成就,但可以肯定的是,作为当时最为常见,最为多发、流行的伤寒的论治和方药,必是此"十一家"关注的重点之一。

魏晋时代的皇甫谧曾说:"伊尹以亚圣之才,撰用《神农本草》以为《汤液》。中古名医有俞跗、医缓、扁鹊,秦有医和,汉有仓公。其论皆经理识本,非徒诊病而已。汉有华佗、张仲景。其佗奇方异治,施世者多,亦不能尽记其本末。若知直祭酒刘季琰,病发于畏恶,治之而瘥。"又云:"仲景论广伊尹《汤液》为十数卷,用之多验。近代太医令王叔和撰次仲景遗论甚精,皆事施用。"②

至东汉末年,张仲景撰著《伤寒杂病论》时,是书虽系统地阐述了伤寒的发病、诊断、治疗与方药,并被后世人尊为中医辨证论治理论的奠基之作,但是,在仲景前后那个时代,在众多"论伤寒"的诸家中,当只是一家之言,或是影响最大的一家,但决不会是唯一的一家。

仲景之后,经陶弘景整理的西晋时期葛洪的《肘后备急方》,关于伤寒,记载有不同于张仲景《伤寒杂病论》的认识与治疗方法。

《外台秘要》卷第一有云:"诸论伤寒八家合一十六首。"王焘引述了魏晋之后至唐代,许多今人已见不到的佚失方书,其中不乏关于"伤寒"的论述与治疗,如深师方、范氏方、集验方、崔氏方、张文仲、许仁则方、刘氏方等。此反映出在仲景书还未得到广泛流传之前,医学对伤寒的认识。对此,汪琥曾有言:"外台序,诸论伤寒凡八家,以仲景为第一家。""愚按唐时王焘著外台方论,实节取上古诸家之说。"(《伤寒论辩证广注》)在仲景之后,两晋南北朝隋

---

① 孙思邈.千金方[M].刘清国等,校.北京:中国中医药出版社,1998:163.
② 皇甫谧.针灸甲乙经[M].北京:人民卫生出版社,1982:序.

唐五代时期,由于《伤寒论》并没有得到实际上的流传,所以,《伤寒论》所论述的理论与方法,并不处于主流地位。可以认为,在那个时期,还有另外一些处于主流或非主流地位的、以治疗伤寒为代表的热病理论与法则。所以,孙思邈说:"伤寒热病,自古有之。名贤睿哲,多所防御。至于仲景,特有神功,寻思旨趣,莫测其致。"①

"名贤睿哲,多所防御",反映出在那个时代,关于对伤寒发病与治疗的学问和实践,当是"百花齐放"的局面。

历史的偶然和必然,使今人只见到一部比较系统、比较完整的论述"伤寒"的学术典籍,这就是《伤寒论》。在中国漫长的医学史上,仅留下一部系统论治伤寒的专著,这在某种程度上,带有一定的偶然性。不能排除在中国医学史上曾经有过更多的关于论治"伤寒"的专著,只是由于两千年来,历史变迁,朝代更替,社会动荡,战争兵燹,水火灾害等,而湮没于世;另一方面《伤寒论》能够存世,也带有一定的必然性,《伤寒论》及其析出之前的原型——《伤寒杂病论》,以其系统性、创新性、实用性、临床验证性的优势得到历代医生的首肯与喜爱,从而在民间得到更多人的收藏,此正如孙思邈所言:"江南诸师,秘仲景要方不传。"正因为"秘而不传",所以才有"藏"的可能,才能"藏得住";因为"秘藏",所以才能够虽不流传,但却能得以"保存"。因此,《伤寒论》虽然在历史上几经隐显分合,但最终得以流传下来。它的流传,显示出它自身的实用价值和学术生命力。

至宋代治平二年林亿、高保衡等校勘《伤寒论》之后,《伤寒论》才逐渐彰显出它在医学中的地位,并得到流传的机会。可惜,林亿、高保衡等校勘的《伤寒论》未能得到持久的流传,至南宋时已流传不广,至明代万历年间,已少见于世。

《伤寒论》未能得到持久、广泛的流传,不能说世间没有伤寒病的流行,更不能说明世间没有论治伤寒的理论与方法。

《伤寒论》真正得到广泛流传,并真正成为中医学术的显学,是借助于金代成无己的《注解伤寒论》。于是,至宋金以后,在医家中研究《伤寒论》才成风气。

---

① 孙思邈.千金方[M].刘清国等,校.北京:中国中医药出版社,1998:610.

其中有一些医家是在学习、研究《伤寒论》的基础上,结合自己的实践,在临床上探索治疗伤寒的方法、方药,在理论上重新认识伤寒的发病,总结治疗伤寒的新思路。

这些医家共同的特点是在《伤寒论》理法方药的基础上,结合自己的心悟,创造性地诊治伤寒,在诊治伤寒的实践中,探索治疗伤寒的新理论、新思路、新治法、新方药。有人把他们的成就说成是对《伤寒论》的补充,这种说法并不准确,因为作为一部专著,其他人是无法进行补充的。实质上,他们探索的方向主要是对伤寒病的新认识和新的治疗方法。

如韩祗和认为伤寒发病始于阳气郁结,他重视阴阳虚盛辨证,提倡随天时气候阴阳消长,调整处方用药。按春夏时节变化,逐步减少温散力而酌增药物的清解力。他对张仲景麻黄汤和桂枝汤的辛温发汗方法,提出不同看法,他于汗法、温法中,参酌药力,轻清而立方,倡用辛凉解表之法,善用柴胡、薄荷、石膏、知母等辛凉清解之品。《伤寒微旨论》书中载四十余首方,均为韩氏本人的经验方,仲景方只强调了三个承气汤。另外,他创立的温阳退黄的方法和方剂,对后世治黄影响很大。

又如庞安时特别提出伤寒的病因是"寒毒"。他说:"《素问》云,冬三月,是谓闭藏,水冰地裂,无扰乎阳。又云,彼春之暖,为夏之暑,彼秋之忿,为冬之怒。是以严寒冬令,为杀厉之气也,故君子善知摄生,当严寒之时,周密居室而不犯寒毒。其有奔驰荷重,劳房之人,皆辛苦之徒也,当阳气闭藏,反扰动之,令郁发腠理,津液强渍,为寒所抟,肤腠反密,寒毒与营卫相浑,当是之时,勇者气行则已,怯者则着而成病矣。其即时成病者,头痛身疼,肌肤热而恶寒,名曰伤寒。"又曰,"桂枝汤自西北二方居人,四时行之无不应验,自江淮间地偏暖处,唯冬及春可行之,自春末及夏至发前,桂枝、麻黄、青龙内宜黄芩也。自夏至以后,桂枝内又须随证增知母、大青、石膏、升麻辈取汗也。"庞安时强调了伤寒发病是感着诸寒毒,且与素体禀赋、四时气候、地域关系密切[①]。其学虽源于仲景,但却不泥于仲景。

刘完素从研究《黄帝内经》入手,提出了"六气皆从火化"的观点,认为"风、寒、暑、湿、燥、火"六气都可以化生火热病邪。他根据《黄帝内经》"今夫

---

① 庞安时.伤寒总病论[M].王鹏,王振国,整理.北京:人民卫生出版社,2007:叙论.

热病者,皆伤寒之类也","未满三日者,可汗而已,其满三日者,可泄而已"的论述,认为外感初起,多是怫热郁结,虽有表证,但若用辛甘热药发散,可有发之不散,反使热病笃热之虞,严重者,可有发黄、惊狂之变。他认为,只有应用辛凉、甘寒解表之剂,才能表解热退;并提出治疗火热病应用辛凉解表、泻热养阴等原则,一改以往用辛温法治疗外感热病的方法。他创制的凉膈散、防风通圣散、天水散、双解散等,已被后世临床验证是疗效极佳的方剂。

刘完素治疗外感热病,不同于仲景《伤寒论》"先解表、后清里"的传统治则,而是强调表里双解,这既是医学理论的创新,同时又是不同于《伤寒论》的伤寒学发展。

通过上述对韩祗和、庞安时、刘完素关于伤寒病的医疗实践和理论建树的简要回顾,纵观中国医学史,可以认为,自《黄帝内经》以降,2000余年,医学从来没有间断过对"伤寒"的再认识和新探索,从而在中国医学史上,形成了庞大的"伤寒病学"或"伤寒学"。

什么是伤寒学? 一个极简单的方法是把"伤寒学"与"温病学"并列对举加以认识。温病学的定义是这样表述的:温病学是研究温病发生、发展规律及其诊治和预防方法的一门临床基础学科。它的目的与任务是:阐明温病的病因、发病、病理变化及其转归,以揭示温病的本质,研究温病的诊断方法、治疗和预防措施,提高中医医疗水平[①]。

温病学的定义肯定还有其他的表述,上面引述的这个定义是不是完整、准确,还可以讨论,不过有一点是非常正确的,这就是温病学研究的对象是温病,包括温病的发生、发展、诊疗和预防,而不是《温病条辨》《温热论》及其他。

若借鉴、套用温病学的定义,为伤寒学下一个定义的话,可以这样表述:伤寒学是研究伤寒发生、发展规律及其诊治和预防方法的一门临床基础学科。它的目的与任务是:阐明伤寒的病因、发病、病理变化及其转归,以揭示伤寒的本质,研究伤寒的诊断方法、治疗和预防措施,提高中医医疗水平。

《伤寒论》所阐述的理法方药等方面的内容是庞大的"伤寒学"体系中的一支根深叶茂的主干。必须指出,就目前所能见到的文献来看,《伤寒论》的理法方药等方面的内容虽然是"伤寒学"非常重要的内容,或最主要的内容,

---

① 杨进.温病学[M].北京:中国中医药出版社,2004:9.

但绝不是"伤寒学"的全部，从这一角度讲，所谓"伤寒学"绝不等同于《伤寒论》。

《伤寒论》的整体性、系统性包括它的内容与形式一体，理论与临床一体，条文与方药一体，而且还涵括历史与逻辑的统一。所谓"伤寒学"，虽然包括《伤寒论》的内容与方法等内核，但它却包括不了《伤寒论》的形式等外壳。从这一角度讲，所谓"伤寒学"也绝不等同于《伤寒论》。

因此，把《伤寒论》称为"伤寒学"或"伤学"是谬误的，是对中国医学史的扭曲。

宋金时代以后，历经明清，乃至当代，还有一批医家对《伤寒论》这部书进行训诂、考证、注释、诠解，包括对作者张仲景的研究，对《伤寒杂病论》的传本分合的研究，对论中的条文进行集注、方药疏证等；不论是逐条诠解，集各家之注，还是所谓的"类证""类方"，拆分组合，这些工作的目的都是让人读懂或是自己读懂《伤寒论》这部书。

如成无己对《伤寒论》全文注解，方有执"重考修辑"，"移整若干条，考订若干字"[①]，对《伤寒论》删削移整，改订编次，按他自己的理解，对太阳篇改订为"风伤卫""寒伤营""营卫俱中伤风寒"三篇；又如林澜按自己的理解把太阳病分为若干证，沈金鳌、钱潢等按症状对《伤寒论》条文进行分类，柯韵伯、尤在泾按方分类，对条文重新进行排列等；近代，为教学需要，编了很多《伤寒论》讲义、教材等，这些研究的对象，都是《伤寒论》这本书，包括它的内核与外壳。

同时还有一些读《伤寒论》的体会与心得，以及资料性的归纳与总结，如张仲景治水五法，治咳八法之类，其中也包括理论上的启发与心悟。这些工作的目的从主要方面讲，并不是在研究怎样治"伤寒"病，而是研究《伤寒论》这部书。更多的是为了从《伤寒论》中得到教益，学习张仲景先生的辨证和用药思路与方法，是为了提高医生自身的医学理论和临证水平。

以"伤寒病"为对象研究伤寒病，与以《伤寒论》为对象研究《伤寒论》，是两个不同的问题，虽然它们之间有联系有交叉，但不能混为一谈。

由于《伤寒论》这部书对中医学术发展产生重要影响，在中国医学史上

----

① 方有执.伤寒论条辨[M].北京：人民卫生出版社，1957：跋.

具有极重要地位,所以,千年来,医家从未间断过对它的研究,代有著述,从而逐渐地形成了关于《伤寒论》这部书的学问,这就是所谓的"《伤寒论》学"。"《伤寒论》学"研究的对象就是《伤寒论》这部书。

此如同"《红楼梦》学"一样,胡适、俞平伯、周汝昌先生不论用什么方法研究,他们研究的只是这部大书内的社会文化背景,人物性格特点,人物之间的关系,写作手法,时代习俗,或者考证书中人物原型以及想象中的一些附会,或者研究这部书在中国文学史上的地位、意义等等。这在文学研究领域,称之为"红学"。"红学"研究的对象,就是《红楼梦》这部书。

如果像有些人那样,把《伤寒论》这部"书",称为"伤寒学",或"伤学",那么,杨继洲《针灸大成》这部书,能称之为"针灸学"吗?吴有性的《温疫论》这部书能称之为"温疫学"吗?同样,《黄帝内经》也是一部专著,用同样的逻辑,又应当称之为什么"学"呢?

今人所说的"温病学"和所见到的"温病学"讲义或教材,是近人在深入研究明、清时代若干关于论治"温病"专著的基础上,如吴有性的《温疫论》,叶桂的《临证指南医案》《外感温热篇》《三时伏气外感篇》,薛雪的《湿热病篇》,吴瑭的《温病条辨》,以及章楠、王士雄、余师愚、陈平伯等清代温病大家的著述、注释,吸收、消化、融合了各家关于温病的发病思想、传化理论、病机辨证、治疗原则、用药方法等等,形成了关于温病的系统理论和治疗大法,从而构建起温病学的概念、理论、原则与方法。与"温病学"对照,我们可以得出结论,目前所谓的"伤寒学",并不是真正的"伤寒学",而只能算是并不完整的"《伤寒论》学"。

《伤寒论》版本的近现代流传及赵刻本与成注本差异的影响

今存《伤寒论》是宋代朝廷校正医书局于英宗治平二年(1065)由林亿、高保衡等宋臣校定本。版本学研究目前尚未在宋代之前的书目著录中,发现《伤寒论》这个书名,而只有《张仲景方》或《张仲景药方》。版本学研究认为今《伤寒论》书名可能为南北朝或隋唐间人所取。今本《伤寒论》有作者序,曰"伤寒卒病论集"。卒,系杂字之误。序中曰:"撰用《素问》《九卷》《八十一难》《阴阳大论》《胎胪药录》,并平脉、辨证,为《伤寒杂病论》,合十六卷。"

一

东汉末年,约公元 2 世纪末至 3 世纪初期间,《伤寒杂病论》问世。历史上此正是社会动乱时期,致使《伤寒杂病论》在张仲景生前并未得到较广泛的流传,其卒后即流于散乱佚失。之后经魏晋人王叔和搜集整理,这在今所见明代赵开美翻刻宋本《伤寒论》卷第二之"伤寒例"中有记载,文曰:"今搜采仲景旧论,录其证候、诊脉、声色、对病真方有神验者,拟防世急也。"散失的《伤寒杂病论》经过王叔和整理之后,称《张仲景方》或《张仲景药方》。从这一段话中可以知道,《伤寒杂病论》问世后,虽历经散乱、转抄、分合、流传,原书的外壳形式有所改变,但其原文精神内核则是守真稳定实用的。这也从明代赵开美翻刻的宋本《伤寒论》的署名中可见,张仲景之后 800 余年,当林亿等宋臣校定《伤寒论》完成之后,署名为"汉张仲景述,晋王叔和撰次,宋林亿等校正",这既确立了张仲景原著的"著作权",又肯定了王叔和第一次"整理""编辑"的定位。

从这个角度看,张仲景原作《伤寒杂病论》原貌今已不可见。

昔王叔和整理的《张仲景方》也未能得到广泛流传,只是在民间辗转传抄。分合隐显,历经两晋、南北朝、隋唐 400 余年,到了唐代孙思邈在其撰著《备急千金要方》时,还只是耳闻《张仲景药方》其书,而未见其全貌,所以他感叹道"江南诸师,秘仲景要方不传"。因此,他只能把自己所见到的不完备内容收入我们现今所见到的《备急千金要方》卷九中,孙氏到了晚年,偶然机会目睹仲景书《伤寒论》的所谓"全貌",遂收入《千金翼方》卷九、卷十。孙思邈所见到的《伤寒论》传本,其原貌是"条证"与"方药"分列为前后两部分,他根据自己定下的"方证同条,比类相附"的原则进行了调整,使"方"随"证"走,把"方"附在相关条文之后。在《伤寒论》流传史与研究史上,是孙思邈首先把方药附列在相应的条证之后,同时又把同类的条、证、方、药汇集在一起。

大约 400 年后,宋英宗治平二年,高保衡、孙奇、林亿等校正《伤寒论》时,接受了孙思邈"方证同条,比类相附"的原则,再次整理《伤寒论》。

林亿等校正后的宋本《伤寒论》,结束了此前伤寒论方在民间若隐若现、辗转离析的传抄,结束了王叔和编次之后传本多歧、"山头"各立的局面,也完结了孙思邈感叹的"江南诸师,秘仲景要方不传"的历史。

林亿等校定的《伤寒论》,后世人称之为"宋本"《伤寒论》。宋本的刊行,使《伤寒论》得到真正意义上的广泛流传,金元时期该书研究的繁荣盛况即缘于此。

公元 1065 年,林亿等人完成《伤寒论》校正刊行之后,于次年(1066)正月十八日又完成《金匮玉函经》校正。其大体过程在林亿等呈报朝廷的《校正金匮玉函经疏》中有记载,文曰:"《金匮玉函经》与《伤寒论》同体而别名,欲人互相检阅而为表里,以防后世之亡逸,其济人之心不已深乎!细考前后,乃王叔和撰次之书。缘仲景有《金匮录》,故以《金匮玉函》名取宝而藏之之义也。"从这一段话中可以看出今存《金匮玉函经》与《伤寒论》是王叔和整理过的《张仲景方》散乱之后,在流传转抄过程中逐渐离析出来的两个不同传本。林亿等人说:"臣等先校定《伤寒论》,次校成此经,其文理或有与《伤寒论》不同者,然其意义皆通,圣贤之法不敢臆断,故并两存之。"这就形成了后世所见到的《伤寒论》《金匮玉函经》内容大体略同,而书名不同的两部书,即所谓"同体而别名"。

《金匮玉函经》一个显著特点是条证与方药分开,其前半部分是条文,其卷七以下集中分列方药,这正与唐代孙思邈所见《伤寒论》"条证"与"方药"分列为前后两部分的原貌相吻合。

该书另一个显著特点是卷四"辨厥阴病形证治第九"只列 4 条,其后又列"辨厥利呕哕病形证治第十"。由此可见,在《伤寒论》原典文本中,"厥利呕哕"根本不属于厥阴病,所以在林亿等校定的宋本《伤寒论》中,《辨厥阴病脉证并治》篇目下,特别附注"厥利呕哕附"5 个小字。

从林亿等人所谓"同体而别名"可见,在那个时代人们已经非常重视《金匮玉函经》的临床价值和文献价值了。但经过金、元两朝,至明代,林亿等校定的《金匮玉函经》虽然民间尚有极少珍藏,但已不流通了。

宋臣林亿等人校定《伤寒论》《金匮玉函经》完成之后,接着又开始校勘《金匮玉函要略方》。

《金匮玉函要略方》校勘完成之后,宋臣林亿等命之曰《新编金匮方论》,在其上呈朝廷的关于完成《新编金匮方论》校定的奏章——《新编金匮方论序》中称:"张仲景为《伤寒杂病论》合十六卷,今世但传《伤寒论》十卷,杂病未见其书,或于诸家方中,载其一二矣。翰林学士王洙在馆阁日,于蠹简中得仲景《金匮玉函要略方》三卷,上则辨伤寒,中则论杂病,下则载其方并疗妇人,乃录而传之士流,才数家耳。""国家诏儒臣校正医书,臣奇先校定《伤寒论》,次校定《金匮玉函经》,今又校成此书,仍以逐方次于证候之下,使仓促之际,便于检用也。"

从由孙奇执笔撰写的关于完成《新编金匮方论》校定奏章中的这一段话可以了解到,张仲景《伤寒杂病论》散失之后,王叔和整理的《张仲景方》也只是处于隐显流传中。宋朝建立后,广泛搜罗图籍亡书,朝廷设书府馆阁收藏,惜藏书谬乱不全,所以时任史馆检讨的翰林学士王洙才有可能在整理著录过程中,在馆阁的蠹简里,偶得 800 年间未曾显现的另一个传本——《金匮玉函要略方》,于是抄录且只在极少数几个喜欢医学方术的朋友间流传。孙奇在奏章中对《金匮玉函要略方》是书有一句简洁评价曰:"臣奇尝读《魏志·华佗传》云,出书一卷,曰'此书可以活人'。每览华佗凡所疗病,多尚奇怪,不合圣人之经,臣奇谓,活人者,必仲景之书也。大哉! 炎农圣法,属我圣旦。"所以,林亿等人在校定《伤寒论》《金匮玉函经》之后,又开始校勘《金匮玉函要略方》。

林亿等人在校勘《金匮玉函要略方》过程中,删除其上卷中的"伤寒"部分,"以其伤寒文多节略,故断自杂病以下,终于饮食禁忌,凡二十五篇,除重复,合二百六十二方,勒成上中下三卷,依旧名曰《金匮方论》(吴迁本作《金匮要略方》)"。而在林亿等上呈朝廷的奏章中则正式命曰《新编金匮方论》。

林亿等宋臣校定的《伤寒论》《金匮玉函经》《新编金匮方论》,因为金元之后,南北宋相继灭亡,社会动荡,朝野文籍多遭毁燔,所以林亿等校定的原刊宋板至明代万历年间已很少见了。

二

明神宗万历二十七年(1599),海虞(今常熟市域内)藏书家和刻书家赵开美(1563—1624 年),其人对《伤寒论》略有了解,虽然常常听父亲说到此书,但未曾见其真面目。其时赵开美正在编辑镌刻《仲景全书》,他把成无己《注解伤寒论》收进《仲景全书》内。当《仲景全书》刻成之后,才偶然得到林亿等校定的宋板《伤寒论》,如获至宝,于是又把新发现的宋板《伤寒论》收进他编辑的《仲景全书》中。关于《全书》的镌镂底板过程,他在《仲景全书》序中写得很清楚,他说关于《伤寒论》"吾闻是书于家大夫之日久矣",《全书》"既刻已,复得宋板《伤寒论》焉"。于是他又把新发现的"不啻拱璧"的宋本《伤寒论》刻成,并置于《全书》卷首。那年赵开美36岁,《仲景全书》刻成并作序。赵开美《仲景全书》中翻刻的《伤寒论》,被后世医家认为接近于宋板。

惜赵开美翻刻的《伤寒论》未能得到流传。

乾隆三十八年(1773)由清高宗乾隆皇帝主持编修大型丛书《钦定四库全书》时,没有著录宋版《伤寒论》,只著录成无己《注解伤寒论》,从中可见赵开美翻刻本,到清初时,世间已不流传了。

清代医家唐大烈1792年至1801年创办《吴医汇讲》(自1792年,乾隆五十七年创刊,至1801年,嘉庆六年他去世为止),其中卷十一,载周省吾医论《三百九十七法考》,文曰:"即林亿校本,亦已难得,今世所传,惟成无己注释之本而已。至三百九十七法,莫不津津乐道,而究鲜确指。汪苓友亦云,前人所未明言,其引张孝培《伤寒类疏》桂枝汤服后至以助药力为一法,温覆至如水流漓又一法,称与诸家不同,顾吾不知其何本而有此。考前明有吾虞赵开美翻刻宋板《伤寒论》全文,其三百九十七法,于每篇之首注共几法,先则节录原文,开明第一、第二,次于原文之下,复列一、二、三之数,总计全书治法,了如也。但不知出自叔和,出自林亿,今之传本亡之者,殆为无己所删乎?后人未见宋刻,茫然不晓,如王安道亦未之见也。国朝王晋三虽于每方之下注以各法,亦不过继张孝培、汪苓友之志而爱礼存羊,究有未能悉洽者。故愚以为注书不应改移,止宜就文辨论,如朱子之贤,阙文错简,皆仍其旧,无己何人,而乃擅削,以致迄今,盈庭聚讼也。"

从周省吾的这一段话中可以了解,自清乾隆之后,近世以来赵刻宋本《伤寒论》已绝少见于世,"今之传本亡之者,殆为无己所删乎?后人未见宋刻,茫然不晓,如王安道亦未之见也"。此印证了近代医家几乎极少有目睹过真正赵刻宋本《伤寒论》的论断。

三

版本学研究认为林亿等校定的《金匮玉函经》至元明时期，已少流传，世间医家未曾得见[①]。后世乃至当今见之《金匮玉函经》是清代陈世杰从清代学者何焯处得手抄宋本后校讹整理，康熙五十六年（1717）之刊行本。1955年人民卫生出版社依清初本衙藏板影印发行。

林亿等人校定的《新编金匮方论》至南宋以后，几近亡佚不传。近几十年来版本学家在《金匮要略》传本研究上取得进展。目前，学界已知北京大学图书馆藏元末后至元六年（1340）《金匮要略》邓珍本——《新编金匮方论》。研究认为此是现存刊刻时间最早的《金匮要略》传本，此本2005年由国家图书馆出版社影印出版。

上海图书馆藏明洪武二十八年（1395），吴迁据祝均实所藏古本抄写成的钞本《金匮要略方》。2011年由上海科学技术文献出版社影印出版，学界称"吴本"。

另外，中国中医科学院藏明赵开美刻《仲景全书》，其第四种《金匮要略方论》学界称"赵本"。1997年中医古籍出版社影印出版。

在《伤寒杂病论》分合流传史上，其中的杂病内容在不同历史时期所形成的繁复书名，如《金匮玉函要略方》《金匮玉函要略方论》《金匮方论》《新编金匮方论》《金匮要略方》《金匮要略方论》《新编金匮要略方论》等，当今业内均习称《金匮要略》。

张仲景所撰著的《伤寒杂病论》，历经千余年的转抄流传，其中经过王叔和、孙思邈的搜采整理，经过林亿等宋臣的校定，经过金元明清学人的传抄、翻刻，至今从内容与形式上已离析为三部书，一曰《伤寒论》，二曰《金匮要略》，三曰《金匮玉函经》。其中《伤寒论》与《金匮要略》是内容互补或有交错，如属伤寒类疾病的"痓湿暍"窜入《金匮要略》，杂病类诸证"厥利呕哕"窜入《伤寒论》。而《伤寒论》与《金匮玉函经》则是"同体而异名"，体现出历史上不同传本的轨迹（参见本书《〈厥阴病篇〉与厥阴病及"厥利呕哕附"》）。

但是仲景此三部书明清以后，世间极少流传，尤其《伤寒论》几经绝世。

---

① 朱石兵,付阳,沈澍农.《金匮玉函经》流传考［J］.中华医史杂志,2020,50（1）:28-32.

相当于清代中晚期的日本人丹波元简早就看出了其中的"门道"，他在《伤寒论辑义》中说："方有执以降，诸家注本，尽原'成'本，而又有小小异同者，盖各家以意所改，非敢有别本而订之。"其实在方有执之前，"诸家注本"就已经开始"尽原'成'本"了。

既然林亿、孙奇、高保衡等人校注的宋本与赵开美翻刻的宋本都不可见，那么，近百年来或近五十多年来学人所写的有关《伤寒论》的书和供学生学习的《伤寒论》教材、讲义所依据的底本是什么？尽管都标榜说是以宋本或赵刻宋本为底本，实际上他们用的底本基本上是成无己的《注解伤寒论》。

20世纪60年代初，中医高等教育著名的2版教材的《伤寒论讲义》"修订凡例"中说，"原文根据赵开美复刻本《伤寒论》为主"，此所谓的赵开美复刻本《伤寒论》，并不是真正的赵开美复刻本，而是1923年上海恽铁樵影印本，这个本子从《全国中医图书联合目录》上看，几乎全国多数中医药院校图书馆中都有。长期以来，业内人都把它当成是赵开美复刻的"宋本"。

但是，据钱超尘先生考证，恽铁樵1923年影印本不是依赵开美翻刻本影印，而是依"据日本1856年安政三年堀川济本削去返点符号后而影印，却冒称宋本《伤寒论》误导读者80余年"。1955年重庆市中医学会《新辑宋本伤寒论》底本也源于恽铁樵本；1959年南京中医学院伤寒教研组编撰的《伤寒论译释》所据底本也非赵开美本，而是以恽铁樵本为底本无疑[1][2]。

由上述中可见，20世纪50年代以来，我们学习、研究《伤寒论》的底本，实际上并不是真正的赵刻宋本。当今，我们所能见到的《伤寒论》教材、讲义，绝大多数用的仍是以成无己《注解伤寒论》为底本。

成无己《注解伤寒论》影响至今。

四

1991年刘渡舟先生领衔以国家图书馆收藏的，据台北"故宫博物院"藏赵开美翻刻宋本《伤寒论》拍摄胶卷本为底本校注的《伤寒论校注》排印本问

---

① 钱超尘.20世纪四本《伤寒论》所据底本揭秘[J].河南中医，2006，26（11）：1-3.
② 钱超尘.读《伤寒论》当选善本[N].中国中医药报，2008-01-18（4）.

世之后,赵刻宋本《伤寒论》才得以广泛流传世间。

1997年6月,中医古籍出版社影印出版的中国中医研究院(现中国中医科学院)馆藏赵开美辑印《仲景全书》二函十二册,线装本宣纸印刷,内有依林亿等宋臣校定的《伤寒论》翻刻本,印量较少,只是在《伤寒论》学术界少量流通。

日本东洋医学会2009年出版台北"故宫博物院"藏本之影印本《善本翻刻 伤寒论 赵开美原本》,此版本在国内流传更少。尽管如此,研究《伤寒论》的人终于可以有机会从不同的角度,不同的背景见识赵刻宋本原版的格局与真实原貌。

近10年来,《伤寒论》版本研究有新发现。据真柳诚先生(日)、钱超尘先生等学者考证,目前世存赵刻宋本只有中国中医科学院藏本、沈阳中国医科大学藏本、上海图书馆藏本、上海中医药大学藏本、台北"故宫博物院"藏本5部。赵开美后来曾对《仲景全书》中的宋本《伤寒论》几处误字修刻而重印,因此赵刻宋本《伤寒论》有第一版和修订版两种。

尽管赵刻宋本《伤寒论》面世已30余年,但明清以来所形成的思维定势,决定了当今《伤寒论》学习与研究的话语权仍离不开成无己《注解伤寒论》。21世纪的今天,《伤寒论》学术界终于有机会了解宋本《伤寒论》的真面貌,更能看清楚成无己《注解伤寒论》与赵刻宋本《伤寒论》的差异,以及成氏对《伤寒论》原典谬解的影响。

成无己首次注解《伤寒论》功不可没,但其注释中的错误也是极明显的,近人章太炎先生在为陆渊雷《伤寒论今释》所作的序中,对成氏《注解伤寒论》毫不客气地评论"依据古经,言必有训,而不能通仲景之意,则成无己是也"。

客观看待《注解伤寒论》,其注释中的一些谬误确实产生严重的误导作用。《注解伤寒论》的误导流传,使得宋代林亿等校定的宋本与明代赵开美翻刻宋本《伤寒论》长期得不到重视、流传,致使成无己《注解伤寒论》从元明之后即主导了《伤寒论》诠解的话语权,明清以降几乎所有有关《伤寒论》的著述都是以《注解伤寒论》著录的条文方证为底本。严格地说,明清时代《伤寒论》研究的不是张仲景的《伤寒论》,而是成无己的《注解伤寒论》,这种把《注解伤寒论》及其注译中的许多谬误,当作《伤寒论》研究的传统,一直延续到20世纪90年代初,并影响至今。试举其一隅:

其一,"传经"是成无己的杜撰。

成无己通过对《伤寒论》有关条文的注解，经过反复论述、阐释，从而形成了他关于"传经"的系统套路。他在解释太阳病第23条时说："伤寒八九日，则邪传再经又遍，三阳欲传三阴之时也，传经次第，则三日传遍三阳，至四日阳去入阴，不入阴者为欲解，其传阴经，第六日传遍三阴，为传经尽而当解。其不解传为再经者，至九日又遍三阳，阳不传阴则解。"结合太阳病第4条、第5条、第8条等以及阳明病篇、少阳病篇、三阴病诸篇有关条文的注解，建立起他自己的"传经"说，这种脱离临床的"传经"谬说被其后的李杲、吴绶等阐释、发挥、传播，名目益多且离仲景原旨越远，其影响及今。

其二，"半表半里"是成无己的另一个杜撰。

长期以来，业界把"半表半里"说成是张仲景《伤寒论》的内容，这是典型的谬误流传。当今那些讲《伤寒论》的人，以及目前不同版本的《伤寒论》讲义或教材，都在喋喋且凿凿地讲"半表半里"是张仲景在《伤寒论》中说的，但是，在今人所能见到的《伤寒论》和今本《金匮要略》的原文中，都没有"半表半里"这个所谓的术语。

那么这个"半表半里"是怎么来的呢？原来是来自成无己对太阳病篇第148条原文的谬解。

第148条原文中讲"必有表复有里""此为半在里半在外"，此表达的是"亦表亦里"。而成无己则把其谬解为邪在"半表半里"，结果成了"非表非里"。成无己在解析太阳病篇第96条时说："病有在表者，有在里者，有在表里之间者。此邪气在表里之间，谓之半表半里证。"就这样硬是把"邪气在表里之间，谓之半表半里"这个歪说塞进了小柴胡汤证的病机中。成无己把这个所谓的"半表半里"，通过对六病诸篇中的第97条、第98条、第99条、第101条、第104条、第142条、第147条、第149条、第150条、第171条、第172条、第229条、第230条、第231条、第264条、第266条等条文的反复阐释，一遍一遍地强化，最后硬生生地把"鹿"指为"马"。

他在解析第264条时又说"邪在少阳，为半表半里"，这样就把"半表半里"又纳入"传经"的套路中。

其三，成无己杜撰了《伤寒论》原典文本中不存在的"经证"与"腑证"。

成无己在解释第106条时说："太阳，膀胱经也。太阳经邪热不解，随经入腑，为热结膀胱。"在第124条又说："太阳，经也。膀胱，腑也。此太阳随经入腑者也。"如此,成氏杜撰出太阳"经证"与太阳"腑证"。成氏在解释宋本中的阳明病篇第 179 条、第 202 条、第 206 条、第 208 条时,又杜撰出阳明经证与阳明腑证。其影响深远,成为当今《伤寒论》教材或讲义脱离不开的分证提纲。

其四,成无己故意删除了宋本《伤寒论》"辨厥阴病脉证并治第十二"篇目下至关重要的"厥利呕哕附"5 个小字。

赵刻宋本《伤寒论》的鲜明特征是在《辨厥阴病脉证并治第十二》篇目之下,有至关重要的 5 个小字"厥利呕哕附"。这 5 个小字,决定了林亿、孙奇、高保衡等在校勘时,他们所见到的底本中厥阴病篇只有 4 条,此 4 条之后的条文均属"厥利呕哕"诸内容,所以只是附在《辨厥阴病脉证并治》之后。这就明白无误地表明,"厥利呕哕"的内容不属于厥阴病篇,而是"附"在厥阴病篇。(参见本书《〈厥阴病篇〉与厥阴病及"厥利呕哕附"》)

而在成无己的《注解伤寒论》中,"辨厥阴病脉证并治"篇目下删除了"厥利呕哕附"5 个小字,从而使"厥利呕哕"诸内容,混入了厥阴病篇,且影响至今,导致当今有关《伤寒论》的讲义、教材都把"厥利呕哕"诸内容混入厥阴病篇中。

其五,成无己删除了宋本中的小青龙汤方后注、芍药甘草附子汤方后注、黄连汤方后注、蜜煎导方后注中的"疑非仲景方""疑非仲景意"等大字按语与"臣亿等谨按"等宋臣小字校语,以及若干方后注中的大字"本云"按语。另外还删除了若干重要夹注如第 385 条"恶寒,脉微—作缓而复利,利止,亡血也,四逆加人参汤主之"。中国中医科学院与台北"故宫博物院"所藏赵刻本均如此,这是赵刻宋本的重要标志之一。但成无己《注解伤寒论》删除了"一作缓"三个小字注文。

其六,赵刻宋本中若干条文的分合排列与《注解伤寒论》有明显的不同。如宋本的第 16 条在《注解伤寒论》被分拆为两条,宋本的 21 条与 22 条在《注解伤寒论》中被合并为一条,又如宋本第 75 条、第 174 条,在《注解伤寒论》中被分拆为两条等等。这些条文的分合也同时铸就了《注解伤寒论》的标志性特征。

当今《伤寒论》教材离开了成氏的经证腑证、半表半里术语,即难以构建解说的框架。如果从现有的解说体系中抽出"经证腑证""半表半里"等术语,把有关小柴胡汤的条文从少阳病篇中抽出来,那么这个体系就会随即塌陷。这就注定了,当今教学、学习、研究《伤寒论》的主流仍是承袭成无己《注解伤寒论》的衣钵。尽管都在美言以宋本或赵刻宋本为底本，但是与"宋本"原典差距甚远。

赵刻宋本《伤寒论》的发现与广泛流传已 30 余年了，21 世纪的今天，《伤寒论》的教学、学习、研究，该到了走出成无己《注解伤寒论》误读传统的时候了，正确的做法是以赵刻宋本为底本，运用"让张仲景自己为自己作注释，让《伤寒论》自己诠解自己"的原则和方法，敬畏原典文本，重新认识《伤寒论》，开辟《伤寒论》学习、研究的新思路、新历程。

勤求古训　博采众方

"勤求古训，博采众方"语出《伤寒论》张仲景序，见赵开美翻刻宋本《伤寒论》中《伤寒卒病论集》一文。这句话中的核心一是"古训"，二是"众方"。从"训"与"方"这两个字中，可以了解到张仲景在中国医学创生与发展中所起到的承前启后作用。

训，教也，诲也。古训，是言来自古代的教诲。在仲景时代言"古"，那决不会只是仲景之前几百年事情，而是上溯到仲景之前 4 000 年前，那是上古新石器时代。

考古学研究认为，距今 5 000 至 10 000 年前，是我国新石器时代的早、中期，这正是口耳相传中所说的神农时代，那个时代，先民虽然在黑暗中摸索，面临着寒冷、饥饿与病痛的严重磨难，但是，他们却已经具备了克服这些磨难的智慧与创造能力、思维能力。考古学研究发现，早在中国新石器时代，华夏先民就已经能够制作出精美的陶器、彩陶、玉器，能够制作和使用弓箭、石斧、耒耜、骨锄。已经具备这种能力的先民能够主动地去御寒、主动地种植食用的粟、黍等谷物，主动地驯养猪狗牛羊；而主动地采集草木花叶果实用来治疗病痛，则已成为先民生存生活过程中自然而然的事情。考古学研究成果已显示，距今 7 000~8 000 年的跨湖桥新石器时代遗址中，发现遗存的茎枝类草药。先民不满足于只是发现、认识"药"，更想知道为什么这一味"药"，能治疗这样的病痛，于是就有了不同病痛特点的分类，有了不同药物特点的分类。思维的发展与心理上的需求,推动了先民不间断地寻求心中越来越多的"为什么"？要说明这些"为什么"的道理,就得找出合理的说辞。这些不同病痛的表现,不同的病痛必须用不同"药"的道理,在有文字之前是通过一代一代人之间口耳相传,口传心授而保存在脑子里的,这是"记忆"。有了文字之后,刻在贝壳上就成为"录"。甲骨文研究认定,出土记载疾病的甲骨约有 323 片,415 辞,可分为 40 余种病痛。这可谓是最早的"录"。从无文字记载的"记忆"到有文字记载的"录",这又经历过一个漫长的历史时期。

这些文字记录可以归纳为两个方面的内容。

一是记录了口传心授的先民生存生活的经历,并把这些生存生活经历进行概括、抽象、想象,于是成为流传的上古神话,如神农尝百草的故事。到了西汉,刘安把数千年来口耳相传的传说总结记录下来："古者,民茹草饮水,采树木之实,食蠃蚌之肉,时多疾病毒伤之害,于是神农乃如教民播种五谷,相土地宜,燥湿肥烧高下,尝百草之滋味,水泉之甘苦,令民知所避就。当此之时,一日而遇七十毒。""神农尝百草",而有了药,进而才有了后世医学勃兴的条件。

从人类认识史看,先民"尝百草"的过程是肯定存在的,但不只是"神农"一人,而且"神农"肯定也不是第一个尝百草的人,从大自然界"百草"中拣选出能治疗病痛的"药"的过程,是先民在生存与生活中从偶然的机遇到主观有目标寻求的过程。

二是记录历代口传心授的辨别不同病痛的方法与不同的病痛选用不同"药"的道理。经验的不断积累,使用"药"的道理被说得越来越合理,越来越系统。这些用"药"治病的经验成为代代流传的"训"。

自尧舜禹之前,先民对大自然神奇"百草"的模糊认识、摸索,历经夏商周近两千年的思索与积累,到秦汉时期的文字总结,先人关于诊病治疗的说辞日臻完善,治病的药物不断丰富。经过诸子百家有心人的辩论,哲学从古朴、简易逐渐走向抽象、精致,天地人无所不及。究天人之际,通古今之变,推动了天地人整体思维的发展,促进了诊治病痛的经验与用药的经验系统化,从而把已使用了万年以上的用药体验和对人与人体的认识以及对病痛辨识的经验,上升为理论,这是一个融合交汇、发展丰富的过程。在这个过程中相继出现了总结药物的《神农本草经》和总结诊疗病痛经验的《黄帝内经》。需要强调的是这些理论化的知识,在被文字记录以前,早已流传在一代一代人的口耳之间,存于心底。

先民最初治病是用一种"药"，后来发展为用两种或多种"药""和"在一起用，这时逐渐出现了"方"的形式。后世虽然有时会把单单的一种"药"称为"单方"，但严格意义上说，这不能算是一个完整的，具有典型意义的"方"。先人把一种药与另一种药"和"在一起用，最初是从偶然开始，有了点滴体会之后，会从简单的摸索中积累经验，随着经验的丰富而逐渐走向有目的的必然，从而形成了经过反复验证而有良效的"方"，世称"经验方"。这个过程，被后世《世本·作》篇总结为"神农和药济人"。

晋代皇甫谧有云，商人伊尹"撰用《神农本草》以为《汤液》"。从"神农和药"到伊尹使用《汤液》，经历了数千年，《汤液》也只是有了文字之后的总结，在文字总结之前早已长期存在于人们的口耳之间。不论《汤液》是否为商代伊尹所作，"方"的起源都要远远早于《汤液》的问世。

"方"，中矩也。药而所以成为"方"，是因为其中所蕴含的规矩，体现出药与药之间的关系。在仲景之前，"方"已不是个别的，或少见的，所以仲景能够从"古训"中，"博采"到"众方"。历久常用的有效方，为"经验方"，"经验方"经过历代的反复使用、加减雕琢，突出了特质，而被奉扬为"经方"。

通过现代陆续出土的西汉时期及其以前有关医药的简牍，可以对仲景所勤求的"古训"窥豹一斑。概言之，仲景所言，一是在汉字出现后刻在竹（木）简上的简牍及其后逐渐发展形成的典籍，二是汉字出现之前的口耳相传，一代一代人传承下来的知识。

在中国医学史上，医经与经方是《汉书·艺文志·方技略》中对宫内秘府所藏"方技类"书籍的分类。被列为医经者，《黄帝内经》等医经七家，二百一十六卷。被列为经方者，《五脏六腑痹十二病方》等十一家，二百七十四卷。《方技略》有云"侍医李柱国校方技"，颜师古注曰："医药之书"，此点明了"医经"与"经方"只是侍医李柱国在校"方技"类书籍时的分类。分类的标准是："医经者，原人血脉、经落（络）、骨髓、阴阳、表里，以起百病之本、死生之分，而用度针石汤（烫）火所施、调百药齐（剂）和之所宜。""经方者，本草石之寒温，量疾病之浅深，假药味之滋，因气感之宜，辩（辨）五苦六辛，致水火之齐，以通闭解结，反之于平。"从"医经者"亦"调百药齐和之所宜"，"经方者"亦"量疾病之浅深"来看，汉代或汉代以前的医生，不仅掌握医经,而且熟稔经方。因此,此处"医经"与"经方"并不是所谓的"流派",而只是侍医李柱国把宫内秘府所藏"方技类"书籍分成两大类。

至东汉张仲景时代,社会疫病流行,客观中有现实之需求,个体主观中,具"感往昔之沦丧,伤横夭之莫救"之忧民情怀,于是仲景先生下大力气,勤求医经之古训,博采经验之众方,"撰用《素问》《九卷》《八十一难》《阴阳大论》《胎胪》《药录》,并《平脉辨证》";同时"论广伊尹《汤液》为数十卷"。在此不能孤立地看待皇甫谧所言仲景之"论广伊尹《汤液》",更不能与仲景"撰用《素问》《九卷》《八十一难》《阴阳大论》《胎胪》《药录》并《平脉辨证》"对立起来。

"论广"《汤液》,"论"寓"经验方"之理论化,运用《素问》《九卷》《八十一难》《阴阳大论》之天人合一、阴阳五行、脏腑经络、气血营卫的理论,内辨杂病,外论伤寒,论说"经验方"亦即伊尹所"撰用《神农本草》以为《汤液》"之原理。"广",大也,大以配天,广以配地。蕴"经验方"配天地、阴阳、表里、虚实、寒热之理,从"经验方"以经验为用方依据,走向"平脉辨证",以"观其脉症,知犯何逆,随证治之"与"但见一症便是"为用"方"依据。

"医经"的理论与"经验方"日渐融合。"术"需要"学"的升华,"学"需要"术"的支持,在医学实践中,"术"与"学"日渐走向合聚。仲景撰著《伤寒杂病论》一十六卷体现出理论与实践的结合,医经与经方的融合,此是历史与逻辑走向统一的过程。

"经验方"若没有医经的理论精炼、升华,将会永远停留在"经验"阶段,医经若没有"经验"的依托与充实,将会永远停留在空泛猜想阶段。

从远古以来,至张仲景撰著《伤寒杂病论》这一历史阶段是医学源流之主线。医学的创始不是一个人的天才,而是众人的历史智慧。在中国医学史上,神农与黄帝都不是指称哪一个具体的人。张仲景撰著的《伤寒杂病论》继承发扬了前人的医学成就,成为中国医学史上的一个重大转折点,一句"勤求古训,博采众方",体现出仲景承前启后的历史功绩。

中医学不是越古越好。今天,假如我们重新回到仲景之前的《武威医简》《五十二病方》等"经验方"阶段,那实质上是对仲景及仲景之后,2000 年来医学发展的否定,这是不可取的。

气是物质与气是生命

气是中医学的重要概念,也是中医学理论大厦最重要的支柱之一。有研究者统计,一部《黄帝内经》,气字凡三千余见。《伤寒论》主要讲的是辨证论治,辨证就是研究发病机制及其证候特点。要阐述发病机制,不仅离不开阴阳,也离不开气。如《平脉法》云:"趺阳脉浮而芤,浮者卫气虚,芤者营气伤,其身体瘦,肌肉甲错,浮芤相搏,宗气微衰,四属断绝。"赵刻宋本《伤寒论》10卷22篇正文中,"气"字凡四百五十余见,其中《辨脉法》《平脉法》《伤寒例》等篇约一百七十见,六病诸篇约一百三十见,诸"可"与诸"不可"凡一百五十余见。

如太阳病篇第15条"太阳病,下之后,其气上冲"[①];第29条"若胃气不和谵语者,少与调胃承气汤";第40条"伤寒表不解,心下有水气";第46条"剧者必衄,衄乃解,所以然者,阳气重故也";第48条"阳气怫郁不得越";第50条"以营气不足,血少故也";第54条"病人脏无他病,时发热自汗出而不愈者,此卫气不和也";第67条"伤寒,若吐若下后,心下逆满,气上冲胸";第111条"太阳病中风,以火劫发汗,邪风被火热,血气流溢";第173条"伤寒,胸中有热,胃中有邪气";厥阴病篇第337条"凡厥者,阴阳气不相顺接,便为厥"等。特别是论中第97条"血弱气尽,腠理开,邪气因入,与正气相搏"。本条讲的虽然是小柴胡汤证的发病机制,但是通过这3个"气"字所编织出的,却是整个中医发病学图谱的缩影。从生命活动来说,因为有气,才有了气化与气机;有了气化与气机,才有了生生不息的生命与错综复杂的疾病变化。明代张介宾曾说:"气之在人,和则为正气,不和则为邪气。"所以"百病皆生于气"。因此,要理解《伤寒论》中伤寒发病及其病机,就必须对中医学理论的气有一个比较完整、准确的认识。

在中医学理论中,关于气的学说,内容丰富、源远流长。但是,在中国讲

---

① 本书所引《伤寒论》条文序号,悉依重庆人民出版社1955年出版的重庆市中医学会新辑宋本《伤寒论》。

气,首先是哲学的气。作为中国传统文化重要内容的中医学,它的气学理论与中国古代哲学的气既是一脉相承,又有自己的特点。

一

医学的气源于哲学的气。在哲学中,气是物质。

哲学是研究世界本原的。世界本原是什么?西方古代哲学认为是有固定形体的物质或原子,而中国古代哲学则认为是无固定形体的流动的气,气是中国古代哲学的基本范畴。这也是中西哲学的区别之一。

中国古代哲学的气概念形成得很早。张岱年先生指出,气的观念含义比较复杂,应该区别"哲学的气概念"与"常识的气概念"。常识中所谓气是指一切可见的现象,如云气、呼吸之气以及精神气象等等,哲学的气概念则专指有广袤而能运动的存在。原始的气,作为观念是从"云气、水气、烟气以及人的呼吸之气概括出来的"。

《说文解字》:"气,云气也,象形。"从云气以及与云气有共同形象的水气、烟气等自然现象抽象出气的概念,主要是依靠观察的方法,是建立在"观物取象"的基础上。这种"观物取象"的思维方法是确立气概念最基本的方法,这种方法决定了气概念从一开始形成就是一个多相式的概念,它的内涵和外延难以确定,内涵所包含的成分难以穷尽,外延的轮廓难以廓清,因此造成了气的涵盖面极广。

那么,这样的一个气在哲学上它的本质特点是什么?关于这一点,张岱年先生有一段极精辟的概括:"中国哲学中所谓气,可以说是最细微最流动的物质。以气解释宇宙,即以最细微最流动的物质为一切之根本。"[①] "气是中国古典哲学中的一个基本概念,指构成一切物类的原始材料。中国古典哲学中表示具体存在的概念有二,一是物,二是气。物指一个一个的东西。""而构成万物的原始材料谓之气。""气的观念与西方唯物论的主要观念'原子'有很大的不同,原子是一个一个互相分别的,具有分离性,而'气'具有连续性。""气

---

① 张岱年.中国哲学大纲[M].北京:中国社会科学出版社,1982:39.

具有流动性,含有内在动力。"①

中医学的创生和发展与中国古代哲学有着密切联系。一方面,中国古代医学的观察和实践所形成的关于对气的理解,对中国古代哲学中作为观念的气的形成曾经有过某种启示;另一方面,哲学中关于气的学说对医学理论的建构又有着深刻的影响。在中医学漫长的发展过程中,哲学的气对医学渗透入微,融会贯通。这种打着哲学烙印,时时散发哲学气息,而又不同于哲学之气的医学中关于气的学说,成为中医学理论的最重要、最基本的内容之一。

先秦时代,哲学家对宇宙的理解是万物相通,天地一统的有机整体。《素问·六节藏象论》云"气合而有形,因变以正名",《素问·宝命全形论》又云"人以天地之气生,四时之法成",人作为自然的一部分,在古代哲人的视野中,和天地同样都是由气构成的,都是气存在和变化的形式,天地人的变化,也就是气聚散升降运动的结果。早在西周时代,伯阳父就用天地之气的变化解释地震的产生,指出天地之气,应不失其序,若"阳伏而不能出,阴迫而不能烝,于是有地震"(《国语·周语上》)。《管子·内业》中说:"凡人之生也,天出其精,地出其形,合此以为人。"在中国古代先哲那里,离开气,就难以认识世界,不论是唯物的还是唯心的。

生命活动这一最复杂、最高级的物质运动形式,在古人眼中,是何等的神秘! 是何等的变化莫测! 因此,中国古代哲学把灵与肉、生与死作为自己重要的思考对象是一件自然而然的事情。在许多古代哲学文献中,都有关于气与人体,气与生命的论述。例如《国语·周语下》有云:"口内味,而耳内声,声味生气,气在口为言,在目为明,言以信名,明以时动,名以成政,动以殖生。"《庄子·知北游》云:"人之生,气之聚也,聚则为生,散则为死。"《管子·枢言》则云:"有气则生,无气则死。"生者以其气。

中国古代哲学关于气与人体、气与生命关系的论述成为古代气学理论向医学渗透的先导,架构起气学理论从哲学向医学渗透的桥梁。气,一旦跨越过这个连接点,那么,它已不再是纯哲学的范畴,尽管它可能仍带有某些哲学的印记,但从本质上说,不再是哲学的气,而更突出了医学的特点。在医学理论中,气与血、精、神并列,如《灵枢·本脏》篇称:"人之血气精神者,所以奉生而

---

① 张岱年.中国古典哲学中的唯物论传统——中国唯物论史[J].甘肃社会科学,1993(5):1-4.

周于性命者也。"把气与血、精、神并列，说明了中医学中气最一般的意义。医学中的气源于哲学的气，但，医学中的气已经不同于哲学的气了。

二

医学的气不同于哲学的气。在医学中，气是生命。

张岱年先生说，气的观念含义比较复杂，应该区别"哲学的气概念"与"常识的气概念"。但若从中医学的角度讲，还应当区别"医学的气概念"。

哲学中关于气的学说对医学的渗透，对建立医学的气学理论起到了催化作用。哲学的气对医学的渗透是中国气学理论的嬗变，是从抽象程度极高的哲学范畴回归演化为医学理论的具体内容。当医学以气学理论观察生命、人体、健康与疾病时，其结果是发现人体中存在着实实在在、望之可见、触之可及的气。因此，在医学领域中，从观察到思考，从具体到抽象，逐步建立起属于自己的气学理论。

气字在以《黄帝内经》为代表的医学经典中频频出现，说明先贤对"气"理解之深刻，运用之灵活。但，若对每一个"气"字的运用进行分析和归纳，我则认为中医学的气学理论可以概括为两个大的方面。

其一是关于对人体气的认识，它的核心是气有生命力，气即是生命。在这里，气是以人体气的原型为基础，经过哲学思辨构建的思想模型，用以阐述人的生命活动中客观存在的气的性质、运动和功能，同时阐述人的生命过程中气的运动与功能的异常。

其二是关于对人体以外的，但与生命、健康、疾病有密切关系的气的认识。在这里，气主要是作为人的生命存在的大环境，是古代辩证逻辑的理论工具，更富有哲学色彩。在中医学的重要经典《黄帝内经》中，气的这一方面含义，主要是阐述人与自然的统一，天人一体，从而揭示天与人同源、同质、同构的底蕴，说明事物的性质和事物之间的关系。比如寒与气相连，称之为寒气，"寒"则被物质化了，被动力化了，"寒"作为一种气候性质，是难以袭人的，但寒气则是可以袭人的。上述气的两层含义既有联系，又有不同。

中医学理论肯定或确认有生命的人体内存在着气，这就像肯定有生命的人体具有肌肉、血液、骨骼等一样。但肌肉、血液、骨骼视之可见，触之可及，而气是什么呢？从宏观上、微观上，从形态上和结构上，均难以作出肯定的回答。先贤们也许从未想到要回答这个问题。近世以来，有些"聪明的"学人开始用形式逻辑寻求气的"实质"，希望弄明白它到底是什么？于是就有了一个充满哲学色彩的回答，或曰是"构成人体的基本物质"，或曰是"一种活动力很强的精微物质"等。这等于没有回答。因为这种精微物质又是什么，他们自己也不明白。

我们是否可以这样理解：气是先贤们以人体气的原型为基础，经过哲学思辨建构的思想模型。所谓思想模型，是客观事物在人类头脑中的理想化、纯化的反映。它是通过思维对客体进行简化、猜测和联想的产物。

古代希腊人为了探索世界本原，曾建立起自己想象中的"原子模型"，认为世界是"原子"构成的。中国古代哲学家为了探索世界本原，提出了自己关于宇宙的"气模型"，认为世界是气构成的。"人之生，气之聚也。聚则为生，散则为死""通天下一气耳"（《庄子·知北游》）。古代的医学为了探索生命及其化育、健康与疾病，从而建立起关于生命的气模型，用气阐述生命的化育及其诸多现象。生命的气模型赋予气以生命。气具有生命力，关于"气即是生命"的认识超越了哲学对气的理解。

在中国古代，先哲们面对浩渺的宇宙，神奇的自然和生命实体，开始运用"观物取象"的思维方法认识世界，而所取得的"象"，作为抽象的结果已不再是原来的自然物，因为在"取象"的过程中，已经揉进了人的意识。气模型就是建立在对"气原型"的观察、思辨、猜测与联想的基础之上的。这里所说的"气原型"是什么呢？这是一些对于人的生命极其重要、显而易见、最容易体验到的现象。人们能够从呼吸、心跳、神志、消化、排泄、运动、生殖等现象中观察、体悟、感觉到气的存在。如①人在呼吸时，能感受到气的存在，尤其是在天寒地冷时，可以见到冉冉缭绕的呵哈呼吸之气。人的呼吸之气是在自然而然地、不知不觉中进行着，人一旦被动地停止呼吸，人就会感到憋闷窒息，呼吸一旦停止，生命也就终止了；②不论健康人或患病的人，在出汗时可见到蒸蒸热气之象；③在天寒地冻时，人排尿过程中，可见到伴随发散的热气。《灵枢·五癃津液别》篇有云"天寒衣薄，则为溺与气"，又云"天寒则腠理闭，气湿不行，水下留于膀胱则为溺与气"；④《灵枢·五味》篇云："故谷不入，半日则气衰，一日则气少矣。"从饮食物入口到糟粕排出体外的过程中，可以推测、猜想到食物中的精微之物被人体摄取，因此，人才能从事劳作。《灵枢·平人绝谷》篇云:"人之不食,七日而死。"《说文解字》:"氣,馈客刍米也,从米,气声。"日本人藤堂明保《汉字语源辞典》认为"氣"字的原义是蒸米之时,锅中装不住,不断冒出的热气[①]。黑田源次在《气的研究》中,从对"氣"字的小学考察出发,以"氣"字的构成要素"米"和与"气"字通用的"既"字的构成要素"皀"都是以谷物为根据,提出了"气"是以饮食为基础的生气这样的论点[②];⑤男子二八精气泻,女子二七天癸至,阴阳合,故能有子;⑥在战争中,肢体残伤和俘虏、奴隶被刑戮,体腔血气喷发。宰杀动物也会见到血气迸发现象,从而产生联想;⑦人一旦死亡,呼吸、心跳、神志、运动等现象全部消失,即意味着气的消失。死亡现象给先人最重要的启示是有生命的人体内存在着对生命来说至关重要的气。

上述这些可见和可联想之气,只是古人观察、体验到的一些不连贯的孤立现象。我们把这些现象称之为中医学的气"原型",它是中医学理论关于人体气的直接、原始的根据。而医学理论中,被纯化的、理想化的"气",既包括了这些呼吸、体表、体腔之气,生殖之精和饮食之精微,而又与其不完全相同。视之可见及可体察之气与理论中的纯化之气之间的关系,是具体与抽象、源与流、原型与模型之间的关系。

从认识论方面讲,中医学中人体的气是关于生命的思想模型。从气的实质方面讲,人体的气就是生命。

尽管在哲学看来,天地人一切物质都是气构成的,并不认为气就是生命,或有生命力。但是,在中医学看来,有气就有生命,没有气就没有生命。

从局部讲,活的人体上的一块肌肉,因为它有气,所以它是"活"的,是有生命的,因此它表现为红润、丰满而有弹性;若没有气,那么,它就不能被称为肌肉;一块萎缩、干瘪、黧黑、坚硬而没有丝毫感觉的肌块或肌束,只能算是一块"死肌"。同样道理,人体内的水液,有气则称之为津液,若无气则是痰饮和水湿;有气的血,才能称之为血,而无气的"血",只能称之为瘀,属"死阴"。

从这个意义上说,人体内气的运动,不再是一般意义的聚散,而是以升降出入为基本形式。出入废则神机化灭,升降息则气立孤危,气的运动已成为生命存在的形式。

---

① 小野泽精一,福永光司,山井涌,等.气的思想[M].上海:上海人民出版社,1978:33.

② 同①:49.

从整体讲,在哲学层次看来,人死亡之后,精神也就消亡了,但由物质构成的形体仍然存在。而在中医学看来,一个没有生命的尸体,虽然它仍是由物质构成的,但它却是没有气的。《灵枢·天年》篇有云:"百岁,五脏皆虚,神气皆去,形骸独居而终矣。"因此,结论是,在中医学中,人体的气具有生命力,气就是生命。单就这一点,与哲学高层次的更抽象的认识,显然是有所不同的。

在中医学理论中,除了研究人体的气以外,它还把气作为人生命存在的大环境和古代辩证逻辑的理论工具,在这一方面,它更富有哲学的思辨色彩。在这里,气不具有生命意义,而是与阴阳、五行一样都用于阐述人与自然的关系以及天地人的整体性,阐述事物的性质和事物之间的关系。《素问·天元纪大论》引用《太始天元册》阐述天体演化,"太虚寥廓,肇基化元,万物资始,五运终天,布气真灵,总统坤元……"《素问·五运行大论》:"地为人之下,太虚之中者也……大气举之也。"《素问·六节藏象论》:"夫六六之节,九九制会者,所以正天之度,气之数也。"《素问·宝命全形论》:"天地合气,别为九野,分为四时,月有小大,日有短长。"《素问·生气通天论》:"天地之间,六合之内,其气九州、九窍、五脏、十二节,皆通乎天气。"这些都是从气的角度认识宇宙、自然以及天人关系,从整体上对人生存的环境进行把握。

另外,在中医学理论中,诸如天气、地气、春气、夏气、秋气、冬气、金气、木气、水气、火气、土气、风气、热气、寒气、暑气、湿气等等,其中的"气",或表达物质性,或表达运动性,或表达功能性,或表达某种形象,但唯独没有生命的含义。例如春夏秋冬是四个季节,而与气相连,成为春气、夏气、秋气、冬气则不仅仅是四季的含义,而具有了形象性和一定的动力性。同样道理,木火土金水五行与气相连,成为木气、火气、土气、金气、水气,从而五行被"活化"了。又如谷气,不再仅仅是谷的含义,而是超越了"谷",已经具有动力、功能性质。这种现象也大量地反映在语言和文化方面,如虎气、猴气、狗气等等,虽然,虎、猴、狗都是动物,但若与"气"相联结,则形象化了,用以表述人的品质或性格。

《黄帝内经》在阐发疾病发生机制时,提出"正气存内,邪不可干"的理论,这里的"正气"不是人体一种具体的气,在这里,"邪气"也不是一种具体的病邪,而是泛指人体发病过程中,机体的抗病能力与致病因素(包括内在和外在的)之间的对比、对抗的辩证关系。

综上所述,中医学理论中的气有两个方面的含义:

一是人体内的气,这里所说的人体内的气,不是指直观所见到的气,而是以人体直观可见之气为思维起点,进行猜测、联想、思辨所构建的关于人体气的理想化、纯化的气模型,具有生命意义。

二是作为人生命存在的大环境,是古代辩证逻辑的理论工具,与阴阳五行一样,更突出了哲学色彩,其意义在于表达"天人合一"的宇宙整体性、物质性和功能性。

三

中医学的人体气结构是以真气为内核。

《素问·宝命全形论》云:"人生于地,悬命于天,天地合气,命之曰人。"人类生命的演化,起源于大自然。个体生命的化育是气的聚合,《灵枢·经脉》篇云:"人始生,先成精,精成而脑髓生,骨为干,脉为营。"这个过程是"气合而有形"。

在中医学中,人体的气是合之为一,分之为多。所谓合之为一,有两层含义:一是人体精、神、血、脉、津、液都是气。《灵枢·营卫生会》篇云:"血之与气异名同类焉。"《灵枢·本脏》篇云:"人之血气精神者,所以奉生而周于性命者也。"《灵枢·决气》篇云:"余闻人有精、气、津、液、血、脉,余意以为一气耳。"杨上善诠释此节时指出:"一气者,真气也。真气在人,分一以为六别。"(《黄帝内经太素》卷第二《六气》)这是说,人体的气,合之为一,为真气;分之为多,为精、气、津、液、血、脉六别。二是人体内不论是宗气、卫气、营气以及五脏之气、六腑之气、经络之气等等,合之都是一个气。这个气就是作为精、气、津、液、血、脉六别之一的气。

《灵枢·刺节真邪》篇云:"真气者,所受于天,与谷气并而充身也。"这里的"天"是指自然属性,而非人工所为,是说真气的产生是大自然的造化,是人类生命漫长的自然演化的结果,并非通常理解的仅仅是指先天遗传、禀受父母和有限的自然环境。《庄子·秋水》有云:"牛马四足是谓天,落马首、穿牛鼻是谓人。"这是说,牛马四足是大自然造化的先天现象,是生命自然演化的结果,而"落马首、穿牛鼻"则是后天人为的结果。

真气是人身生命之根本,是人体全部气的总根源,是人类生命演化的结果,它源于大自然的造化,依赖于水谷之精微的充养,具有生命意义。

真气是人体气结构的核心。这个核心的外层是精、气、津、液、血、脉。它们之间的关系是相辅相成、相互化生的。其中的气包括宗气、营气、卫气。宗气，宗，犹聚也，本也，归向汇聚之意。《尚书·禹贡》："江汉朝宗于海。"《灵枢·邪客》篇云："五谷入于胃也，其糟粕、津液、宗气分为三隧。故宗气积于胸中，出于喉咙，以贯心脉而行呼吸焉。"《灵枢·刺节真邪》篇云："宗气留于海，其下者，注于气街，其上者，走于息道。"《灵枢·海论》篇："膻中者，为气之海。"李时珍在《奇经八脉考·释言》中释膻中为"胸中也"。这种积于胸中，汇聚于气海之宗气，它的最重要的功能就是"出于喉咙，以贯心脉而行呼吸"。《灵枢·五十营》篇云："人一呼，脉再动，气行三寸；一吸，脉亦再动，气行三寸，呼吸定息，气行六寸。"《素问·平人气象论》云："胃之大络，名曰虚里，贯膈络肺，出于左乳下，其动应衣，脉宗气也。"在此，虚里"脉"宗气之脉，相连贯之意。

综上所述，宗气总统人的呼吸、心跳、脉搏，是人体全身之气运行的动力，为生命之所系。而呼吸、心跳、脉搏则为宗气之外征，与生命同在。一方面全身的气依赖宗气的推动，另一方面，全身诸气汇聚于宗气，而朝宗于气海。

营气、卫气虽与宗气并出一源，但营卫的运行靠宗气的推动。营气和调于五脏，洒陈于六腑；卫气循皮肤之中，分肉之间，熏于肓膜，散于胸腹，从而使水谷之精微，敷布于全身四末，以营养五脏六腑，四肢百骸，筋毛爪甲。

五脏之气、六腑之气、经络之气，均源于真气，所受于天，但它们需要营卫水谷精微的激发、滋养与补充，以不断化生脏腑经络之气。真气与生俱来，它的消耗是绝对的，而它所得到的滋养、补充与化生则是相对的。当真气消耗到一定程度，水谷精微的补充、化生难以补偿时，五脏六腑之功能必将由盛而虚而衰而竭，从而生命个体有生长壮老已之不可逆过程。中医学人体气结构的最高层次是真气，在这一层次，气即是生命；第二层次是宗气、营气、卫气，在这一层次，物质性与功能性并存是其特征；第三层次是脏气、腑气、经络之气、骨气、筋气等，在这一层次，主要体现的是功能性。但这仅仅是从主要方面、主要倾向而言，并不是绝对的。

中医学理论中的气，不论是人体内的气，或是作为理论工具的气，它的命名或以源命之，如谷气、水气、真气、宗气、天气、地气等；或以性命之，如清气、浊气、精气、悍气、正气、邪气、阴气、阳气等；或以用命之，如营气、卫气等；或以处命之，如脏气、腑气，以及它们所包含的心气、肾气、肝气、脾气、肺气、胞气、胆气等等,还有经气、络气、骨气、脉气等。

有一点需要指出,以《黄帝内经》为代表的中医学经典中对气的命名有一定的随意性和不规范性。如同样是大气,由于出处不同或时代不同,或指宗气,或指邪气;又如正气,或指人体的抗病能力,或指自然界的正风;同样的命名,在不同的历史时期,会有不同的内涵。正是由于这种随意性和不规范性,导致中医学理论及其经典中"气"字有出现得多、运用得多、含义多、歧义多的纷杂现象。如《伤寒论》第 97 条:"血弱气尽腠理开,邪气因入,与正气相搏,结于胁下,正邪分争……"本条中的 3 个"气"字,具有 3 种不同的含义:第一个"气"字是与血相对应的,是"精、气、津、液、血、脉"六别之中的气;后面的"正气"与"邪气"则是相对的,是泛指人体发病过程中,机体抗病能力与致病因素之间的对抗关系。

整体观念与直觉思维

《伤寒论》序中尝云:"夫天布五行,以运万类,人禀五常,以有五脏,经络府俞,阴阳会通,玄冥幽微,变化难极。"《金匮要略·脏腑经络先后病脉证》云:"人禀五常,因风气而生长,风气虽能生万物,亦能害万物。"《伤寒例》云:"但天地动静,阴阳鼓击者,各正一气耳。是以彼春之暖,为夏之暑,彼秋之忿,为冬之怒。是故冬至之后,一阳爻升,一阴爻降也。夏至之后,一阳气下,一阴气上也。斯则冬夏二至,阴阳合也;春秋二分,阴阳离也。阴阳交易,人变病焉。"仲景所云"阴阳会通,玄冥幽微,变化难极",这正是吸引他"勤求古训,博采众方",对疾病的发生、发展、变化规律进行探幽索微的文化背景。仲景一方面"每览越人入虢之诊,望齐侯之色,未尝不慨然叹其才秀",同时又自认为,对"医药方术"的精究,"自非才高识妙,岂能探其理致哉!"实际上,仲景正是遵循序中所言,身体力行。"孔子云,生而知之者上,学则亚之,多闻博识,知之次也。余宿尚方术,请事斯语",仲景通过自身的实践"思求经旨,以演其所知",从而探求伤寒发病、传、合病、并病、转属的理致。

医学是社会的产物,是民族文化的重要内容。中医学作为中国传统文化的重要内容之一，它在理论基础、学术特点、思维方式等方面，都与传统文化有着天然的一致性，它从一个侧面反映出整个中国传统文化的基本特征。

一

《伤寒论》总结了汉代以前和汉代约 300 年间的医学成就，是医学之集大成者，从一定意义上讲，是整个中医学的一个缩影。因此要理解《伤寒论》，就必须首先理解中医学赖以生存和发展的中国传统文化。

文化作为人类社会生活的成果，它的基本精神，主要来源于哲学的思考。中国传统文化是中国古代思想家所提炼出的理论化和非理论化的，并能影响整个社会具有稳定结构的共同精神心理状态、思维方式和价值取向等精神成果的总和。早期的医学知识，虽然在不断地积累，但却失之于零散和肤浅，医学自身无法对此作出整体性的、深刻的说明。因此，同时代的哲学思想和观念渗透到医学领域成为历史的必然。先秦时代的哲学家对宇宙的理解是万物一体、"天人合一"的有机整体。

先贤们运用哲学工具，使医学知识整体化、系统化、理论化。因此，中国古代哲学的气、阴阳、五行等哲学理论最终与医学融会贯通，渗透入微。与此同时，古代的辩证逻辑成为当时医学的理论工具。如果我们把太极图看作是中国传统文化的象征，那么它所蕴含的互补、转化、稳定和自我完善的精神，对中医学的影响则是非常深远的。如在仲景书中，有大青龙汤与小青龙汤，大陷胸汤与小陷胸汤，大柴胡汤与小柴胡汤，大承气汤与小承气汤，大建中汤与小建中汤，大半夏汤与小半夏汤等，仲景以大小命名方剂，既表明两个方剂在组成、应用方面的偶联、互补关系，又通过大小的对立以强调二者的不同。又如，尽管三阴三阳六病各自具有自身的从表至里，从轻到重，从发病到转归的基本规律，但是由于疾病和体质方面更复杂的因素，导致六病之间可以出现并病以至于转属，体现出疾病的转化。再如《伤寒论》第 49 条 "脉浮数者，法当汗出而愈。若下之，身重、心悸者，不可发汗，当自汗出乃解。所以然者，尺中脉微，此里虚，须表里实，津液自和，便自汗出愈"。第 58 条 "凡病，若发汗，若吐，若下，若亡血，亡津液，阴阳自和者，必自愈"。第 59 条 "大下之后，复发汗，小便不利者，亡津液故也，勿治之，得小便利，必自愈"。均强调了疾病的自愈，分析了自愈的机制,体现出自我调节的思想,这与传统文化中的稳定和自我完善精神是一致的。

中医学作为中国传统文化整体中的一部分,它不可能摆脱或超越文化整体的制约,而只能作为传统文化的特殊反映形式存在。在中医学产生和发展过程中,中国古代哲学、古代辩证逻辑作为方法成为中医学基础理论密不可分的一部分。在《伤寒论》中,从辨三阴三阳病脉证并治,到"观其脉证,知犯何逆,随证治之",再到"有柴胡证,但见一症便是"以至"厥热胜复"等等,无不折射出中国古代哲学与古代辩证逻辑的痕迹。

完整地理解以人为中心的宇宙有机体的整体性、有序性、和谐性是古代哲学千年探索的目标。

在中国古代哲学家的思考中,人是自然的一部分,人与自然是一个整体,从而形成"天人合一"理论。老子说:"人法地,地法天,天法道,道法自然。"在这里,"道法自然"反映出老子对宇宙和生命的理解,其真谛是追求天人一体。中国传统的有机自然观,坚信宇宙万物一体,人与自然一体,即物我同一,形神相融,表里无间。其中既深寓老庄的通达超脱,又散发儒家的冲和精神。古代哲学在中国传统文化中所处的支配地位,决定了整个中国传统文化的有机整体观特色。中国古代的天文学、地学、医学、兵法、诗歌、戏曲、绘画、书法等,都有鲜明的有机整体观色彩。如果把中国传统文化比喻成一棵繁茂的大树的话,那么,医学仅仅是其中一个粗壮的分枝。

完整地理解以宇宙有机体为背景的人体、人体与环境的整体性、有序性和和谐性是中医学千年探索的目标。

以有机整体观为理论基础的中医学,无时不在强调"人与天地相应","人以天地之气生,四时之法成"(《素问·宝命全形论》)。中医学在有机整体观这块基石上,研究人与自然、人与社会、精神与肉体不可分离的整体性关系。离开这块基石,其理论将失去指导意义,其临床将失去依托而陷于迷茫和失误。在立足于有机整体观的中医学看来,每一个人都在宇宙中占有自己的时空位置,每一个人的生、长、壮、老、病、死,除了受自身先天后天的各种因素影响之外,无不受时空因素的制约,因此,每一个人都具有自己的性别、年龄、性格、心理、情感、气质,以及生活经历、生长环境等等总而为一的,不同于他人的特点,作为一种决定性因素,无不影响疾病的发生、发展、变化以及预后。因此，在中医学中，没有任何两个病证是完全相同的，没有任何一个病证不是因人而异、因时而变的。这就是中医学辨证论治的立论根据。《伤寒论》第219条："三阳合病，腹满身重，难以转侧，口不仁，面垢，谵语，遗尿。发汗则谵语，下之则额上生汗，手足逆冷。若自汗出者，白虎汤主之。"在这里，白虎汤证俨然是一个内外俱热之证。而第350条"伤寒脉滑而厥者，里有热，白虎汤主之"，"里有热"是仲景诊断出的本证病机，面对"脉滑而厥"的伤寒，能够诊断为"里有热"且投以白虎汤，这决不是对第219条三阳合病应用白虎汤的重复。

近人赵绍琴先生曾治一52岁的女性病人，病人患重症肌无力已住院治疗半年余，所服八珍、十全大补、归脾、左归及右归等温补滋养之类，其效不显。4天前，因突然发热（38.5℃），病情陡变，致饭前不注射新斯的明无进食之力，且体温渐增。查患者面色萎黄，形瘦肉削，精神萎靡，两目难睁，舌胖苔白糙老且干。两脉虚软濡，按之略滑，沉取弦细似数，观之一派虚羸之象，心烦梦多，小溲色黄，大便两日一行，身热颇壮（39.4℃）。诸医皆谓久病气血大虚，舍甘温除热，别无良法。赵绍琴先生久思而曰，阳虚气弱，法当甘温，药量虽少，病势理当少轻，岂能对症之后，热势反增？夫新病多实亦有虚者，久病多虚亦有实者。且虚证可能夹有实邪，实证之中亦有夹虚，真假虚实，错综复杂，变化莫测，病无定体，治有定理。本病高热，进甘温而病势续增，脉象虚濡之中按之略滑，沉取弦细似数。此属本虚而标实，真虚而新感实邪，似白虎汤证。故拟用白虎法，以观动静。遂取凉开水200ml少少予之，病人饮毕，仍索凉水，此渴欲饮冷也，又取200ml续饮，饮后遂安然入睡，且头额似有潮汗，综观脉舌色症，非本虚为主，实标热之象也。若虚热何能渴欲凉饮？且饮后小汗出而入睡乎？又其舌白糙且干，脉象细弦且数，心烦梦多，溲黄便干，断为阳明气分之热，虽病人素体气血不足，但现因邪已化热而成标热实证，故改用白虎之辛凉，以求虎啸生风，金飙热退之效。药用生石膏25g，生甘草10g，知母10g，粳米60g，一剂煎100ml分两次服，药后，夜间汗出而身热退，体温正常，两脉虚濡而滑，按之细弱，已无弦数之意，病人精神如常，食欲见增，改用甘寒生津益气法而善其后[①]。从赵绍琴先生所诊治的本案中可以体会，在中医学中，没有任何两个病证是完全相同的，没有任何一个病证不是因人而异、因时而变的。

① 董建华，王永炎．中国现代名中医医案精华[M]．北京：北京出版社，1990：1742.

《伤寒论》第 100 条："伤寒,阳脉涩,阴脉弦,法当腹中急痛,先与小建中汤。"而第 102 条"伤寒二三日,心中悸而烦者,小建中汤主之"。又,《金匮要略·血痹虚劳病脉证并治》篇："虚劳里急,悸,衄,腹中痛,梦失精,四肢酸疼,手足烦热,咽干口燥,小建中汤主之。"反映出小建中汤在不同的情况下,运用于不同的病证。

从中可见,中医临床,对每一个方药的运用,对每一个病人的辨证和治疗,都不是简单的重复过程,而是对一个个崭新对象的初次辨识和探索。因此说,正确的辨证论治,是一个创造性思维过程。

对于《伤寒论》第 9 条"太阳病欲解时,从巳至未上",第 193 条"阳明病,欲解时,从申至戌上",第 272 条"少阳病欲解时,从寅至辰上",第 275 条"太阴病欲解时,从亥至丑上",第 291 条"少阴病欲解时,从子至寅上",第 328 条"厥阴病欲解时,从丑至卯上"这 6 条,吾师李克绍先生从天人相应整体观进行阐释,发前人所未发。从巳至未上,属午前午后,午属南方,午时则日丽中天,阳光普照,是一日中阳气最盛之时,太阳病解于此时,是人体阳气随天阳而盛于外,亦犹太阳病得麻黄、桂枝可以助阳解表之意。从申至戌上,属酉前酉后,酉属西方,是日入之时,日入则阳气已虚,阳明病本属阳热过亢,其解于阳虚之时,亦犹得石膏、硝、黄可以泻热之意。从寅至辰上是卯前卯后,卯属东方,是日出阳升之时,少阳病解于此,是被郁之少火,随天阳之升而容易舒发,这和柴胡之发越郁阳有相同之处。从亥至丑上,属子前子后,《伤寒论》曰"夜半阳气还",子时是阳气又从内生的新开始,阳从内生,有如干姜之温脏。从子至寅上,属丑前丑后,与子是阳气初生对比,丑是阳之渐伸,故少阴病解于此时,有如走而不守的附子以振奋少阴之衰阳。从丑至卯上,属寅前寅后,寅在卯前,是太阳即将出地面的前奏,属阴尽阳生之象。仲景把病人置于天地之间,时空之中,以其独有的方式加以观察和思考,"六经病欲解时"集中地体现出仲景天人相应的有机整体思想。

二

中医学的整体观念突出的是"联系"二字,一是强调人体自身的内在联系,二是强调人体与外界环境的联系。

　　这种联系在《黄帝内经》中是用"象"来涵括,藏象是以天人相应为基础,强调人与自然的联系,突出人与天地相参(参见本书上篇《藏、藏府与藏象》)。这种联系的建立,所依靠的主要不是逻辑,而是直觉思维。所谓直觉思维是以以往的知识和经验为基础,从整体上跳跃地、直接而迅速地把握事物本质的思维方法。显而易见,这是一种建立在整体观基础上的思维方法。直觉思维在中国传统文化中,突出地表现为"悟"性。

　　有人认为,中国古典直觉思维的一大特点就是所谓意会性和不可言传性,并把它归纳为"超逻辑性"和"超语言性"[①]。中国传统文化中的诗歌、绘画、戏曲、书法等,都存在一种只可意会,难以言传的神韵,要掌握它,就必须在静观默察之中,以整个身心去感受体悟。以太极拳为例,用学习广播体操或"迪斯科"的方法和身心状态去学习和理解它,是永远达不到动如行云流水,形神融会一体的境界的。又如在传统戏曲的舞台上,神是人,鬼是人,人也是人,一二人千变万化;车亦步,马亦步,步亦为步,三五步四海九州;挥鞭作马,舞桨为船,七八个龙套代表千军万马;一个圆场便是走过千山万水,一记锣鼓则是数年而过;小则一针一线,大到江湖河海,上下几千年,纵横数万里。台上是以象表意,台下则是从象中求意,因此,要理解它,靠的是意会而不是逻辑。同样的道理,在中医学中,对人体,对人的生命活动,乃至于对人的生命活动所依托的宇宙整体的把握,也存在着一种只可意会,难以言传的境界。在这里靠的是整个身心的体验和揣摩,靠的是心灵的悟解。

　　以藏象为例,藏象虽不离脏腑,但它不同于脏腑,它突出"象"(见后文)。如果用学习近代解剖学的方法、思路和身心状态去学习或理解藏象,那么,永远也不能通过对"象"的深切玩味、揣摩而领悟其所蕴含的深层联系和意义。中医学的最重要的经典《黄帝内经》,在阐述对中医学基本理论至关重要的阴阳学说时,是这样表述的:"阴阳者,天地之道也,万物之纲纪,变化之父母,生杀之本始,神明之府也。""阴阳者,血气之男女也;左右者,阴阳之道路也;水火者,阴阳之征兆也;阴阳者,万物之能始也","天为阳,地为阴,日为阳,月为阴";在阐述人体五脏活动时,是这样表述的:"心者,君主之官也,神明出焉;肺者,相傅之官,治节出焉;肝者,将军之官,谋虑出焉;胆者,中正之官,决断出

---

① 马文峰,单少杰.中国古典直觉思维概论[J].中国社会科学,1990(2):91.

焉；膻中者，臣使之官，喜乐出焉；脾胃者，仓廪之官，五味出焉；大肠者，传道之官，变化出焉；小肠者，受盛之官，化物出焉；肾者，作强之官，伎巧出焉；三焦者，决渎之官，水道出焉；膀胱者，州都之官，津液藏焉，气化则能出矣。"

《黄帝内经》的作者们在这里，不是用清晰明确的语言来界定阴阳的概念，表述脏腑的功能究竟是什么，而是借用某些具体的物象暗示、象征、类比某些特征上相似或相联系的观念，把要表述的复杂内容，运用"象"的组合，从中产生超越"象"本身所直接具有的"意"。《伤寒论》中，一阳分为三阳，把伤寒发病过程中的发热恶寒者，分别以太阳、阳明、少阳命之；一阴分为三阴，把伤寒发病过程中的无热恶寒者，分别以太阴、少阴、厥阴命之，具有深层次的文化意蕴（参见本书上篇《三与三阴三阳》）。又，论中的"伤寒""中风"也绝不仅仅是"伤了寒邪谓之伤寒""中了风邪谓之中风"（参见本书中篇《大青龙汤证》）。在这里，仲景和《黄帝内经》的作者们所运用和驾驭的认识方法与思维方法，是把对抽象意义的表达，从具体的直观对象入手，并借助于直观对象本身的某些特点使人领悟其所要表达的抽象内涵。如果把前述的这种表达方式看作是直觉思维类比推理的合理主义倾向，那么，在中医学理论中还有另外一种表达方式，这就是直觉思维无类比附的非理性主义倾向。比如《灵枢·邪客》篇曰："愿闻人之肢节，以应天地奈何？伯高答曰，天圆地方，人头圆足方以应之。天有日月，人有两目。地有九州，人有九窍。天有风雨，人有喜怒。天有雷电，人有音声。天有四时，人有四肢。天有五音，人有五脏。天有六律，人有六腑……岁有三百六十五日，人有三百六十节。地有高山，人有肩膝……此人与天地相应者也。"又如《伤寒论》第7条"发于阳，七日愈，发于阴，六日愈。以阳数七，阴数六故也"。这种得一端而多连之，见一孔而博贯之的方法，表现出明显的主观随意性。这种"以象求意"的方法，在某些方面，尽管表现出一定的局限性，但它确实是作为中国传统文化内容的中医学所固有的思维方式。

上述表述方式，显然不能满足那些对这种表述方式缺乏了解和理解的人，要弄明白中医学中诸如阴阳、气、藏象、三焦"到底是什么"的愿望。中医学中一些独特的术语如三焦、命门、血海、募原、膻中等都具有难以言传的特点，人们热衷于讨论它们的"实质"，学术界对三焦的讨论持续数百年，希望能够确切地、明了地找出三焦的具体部位和形态结构，其结果是众所周知的令人失望。有人把募原讲成"胸膜与膈肌之间的部位"，显而易见，这种不伦不类的解释,只能使人更加糊涂。

今人学习《伤寒论》的主要目的就是继承与创新。继承就是原原本本地学习《伤寒论》的理论、临床思路与方法,创新就是在继承原本的理论、临床思路与方法的基础上再发展。前人已经为我们作出了榜样,清代吴鞠通先生的《温病条辨》既是对《伤寒论》的继承,又是对《伤寒论》的发展。《伤寒论》的理论、思路与方法,都是建立在有机整体观的基础上。学习《伤寒论》,就是研究它的理论、思路与方法,也就是研究张仲景是怎样思考和怎样诊治疾病的。仲景所追寻的是疾病的动态过程,他的用药依据是《神农本草经》。离开这一些,虽名曰研究《伤寒论》,实际上却是南辕北辙。在目前编的一些《伤寒论》教材中,讲麻黄含有生物碱和挥发油,讲桂枝扩张血管,讲杏仁含苦杏仁苷,在体内分解后产生微量氢氰酸云云,且不论中药的某些有机成分必须在有机溶媒中才能析出。但就其思路而言,与仲景所想所做也是格格不入的。这些内容可不可以介绍或研究呢? 当然可以,但不是在《伤寒论》中,而是在《中药学》或《方剂学》中。

既然称之为《伤寒论》的讲义,那就只能原原本本地讲张仲景的《伤寒论》,讲张仲景是怎样思考的,是怎样看病的。不能把张仲景当成自己的"陪衬",打着张仲景的旗号,在贩卖自己的私货。

我们是否有必要从方法论和思维方式上反思,对中医学来说,包括《伤寒论》在内,这种教学、科研、临床中探求"实质"的分析思路,是否悖逆了中医学基本理论的"实质"呢?

对于作为传统文化的中医学,这种只能意会,难以言传的知识,只有靠反复地玩味和琢磨,才有可能从模糊转向清晰,从误解转向理解,从肤浅走向深刻。这种只能意会,难以言传的知识,一旦用确切的语言表达出来,也许不可避免地要失去其原来的面目或部分地失去原来的面目,从而显得干瘪、苍白、毫无神韵。

《伤寒论》第73条"伤寒,汗出而渴者,五苓散主之,不渴者,茯苓甘草汤主之"。仲景在这里通过渴与不渴的辨证,从而确定其证用五苓散还是用茯苓甘草汤。又如,在自利的情况下,仲景用渴与不渴辨病属太阴还是少阴等等。《伤寒论》中,对伤寒发病过程的把握,对病机、病势的辨识,仲景往往是以"观其脉症","但见一症便是",以有限的几个症状或体征为基础,在脉症的有与无、是与非的比较中，以思维跳跃的方式，达到顿悟的境界，直接从整体上去把握疾病的本质，这是仲景的心悟之法。医学史研究显示，仲景以后，有成就的医家，不仅具有精湛的理论学识，丰富的临床阅历，而且还具有较高的哲学修养，其身心素质的理性和非理性方面都有充分的发展，从而达到较高的直觉或顿悟的境界。

传统文化、传统文化的哲学支柱——有机整体观，以及在传统文化中占有极重要地位的直觉思维，构成了中医学不可脱离的文化背景。离开这个背景，就难以理解和掌握中医学，难以领悟中医学理论和方法的底蕴，离开这个背景，一部活泼泼的《伤寒论》也只会剩下一些枯燥、干瘪、毫无生气的条文，只会剩下一个苍白、飘忽的外壳，也就更谈不上熏陶悟性、启迪灵性和指导临床了。

藏、藏府与藏象

藏象是中医学特有的概念。藏象，首见于《素问·六节藏象论》，尽管在《黄帝内经》中，仅此一见，但它却是对《黄帝内经》关于"人与天地相参"认识的升华，是对以藏府为核心的关于人与天地相参理论思维的抽象；在《黄帝内经》众多论述天地人整体观念的篇章中体现了这一思想，体现了这种认识的升华与思维的抽象。

在简体字的框架下，《黄帝内经》中，"藏"为"臟"的古字，"臟"为"脏"的繁体字，故"藏象"现在也作"脏象"，"藏府"现通作"脏腑"或作"脏府"。

藏象意蕴深而涵括广，藏与象相联，是以藏系象，以象明藏，它突出的是"象"。"象"蕴含着中国传统文化的思维特征。中医学的藏象尽管是从脏腑理论发展而来，与脏腑密不可分。但藏象却不同于脏腑。

一

中国传统文化造就了特色鲜明的中医学。

中国传统文化中诸如天文学、地学、诗歌、戏曲、书法、绘画等所展现的

"象",在中国哲学中是一个古老的范畴,在中医学理论中则是一个重要的基本概念。在《黄帝内经》中有"阴阳应象""六节藏象""平人气象",另外,诸如阴阳、五行、气、六淫、人体生命现象等无不是借用某些具体的物象暗示、象征、类比,以对其性质、内在和外在联系以及变化规律进行阐释。

藏象虽以脏腑为基础,但它突出的是象。《金匮要略》开篇第一章即是《脏腑经络先后病脉证》,文曰:"肝之病,补用酸,助用焦苦,益用甘味之药调之。酸入肝,焦苦入心,甘入脾。脾能伤肾,肾气微弱,则水不行;水不行,则心火气盛;心火气盛,则伤肺,肺被伤,则金气不行;金气不行,则肝气盛。故实脾,则肝自愈。"在这里把五脏功能的异常和治疗与五行、五味相联系。本篇又云:"寸口脉动者,因其旺时而动,假令肝旺色青,四时各随其色。肝色青而反色白,非其时色脉,皆当病。"本条阐述四时气候的变化可以影响脏腑功能,且都可反映在脉和色上。这些都突出了仲景的以脏腑为核心的整体联系的发病学思想。

《伤寒论》以三阳和三阴将外感病的发病和变化进行了分类,它突出的是过程,研究的是动态。虽然它以"伤寒一日,太阳受之""伤寒二三日,阳明少阳证不见者,为不传也""伤寒三日,阳明脉大"等形式表述伤寒发病的过程,但伤寒发病都离不开脏腑变化,都是以脏腑为核心的机体的整体性反应,且这种反应又是以天人相应关系为大背景的。"太阳病,或已发热,或未发热,必恶寒、体痛、呕逆、脉阴阳俱紧者,名为伤寒"和"太阳病,头痛、发热、身疼、腰痛、骨节疼痛、恶风、无汗而喘者,麻黄汤主之"条文中,发热恶寒、体痛、头痛、身疼、喘、脉浮紧,虽不言肺,而肺主皮毛则自在其中。又"少阴病,二三日不已,至四五日,腹痛,小便不利,四肢沉重疼痛,自下利者,此为有水气,其人或咳,或小便利,或下利,或呕者,真武汤主之",文中虽不言肾,而肾主水亦自在其中。又如第40条"伤寒表不解,心下有水气",此处之"心下"当作何理解?是心的下面?胃的下面?还是胃的里面?等等。又如第117条,"……必发奔豚,气从少腹上冲心者",此上冲之气,是通过什么样的通道而由少腹上冲至心?今人或问,从体腔之内?还是从体腔之外?是从肠道内?还是从肠道外?理解这样的问题,离开藏象无以正确地解答。又,今人讲第199条"阳明病,无汗,小便不利,心中懊恼者,身必发黄"时,对"身必发黄"常常讲成"因湿热郁遏于中焦,影响肝胆疏泄,使胆汁外溢,故出现目黄、身黄、小便黄等黄疸症状"。在这里,用肝胆不能疏泄、胆汁外溢解释发黄的病机,不符合藏象理论。"胆汁外溢"是什么含义?"胆汁外溢"可以发黄,"胆汁"不外溢,是否就不能发黄?仲景书中的发黄者,是否都是胆汁外溢?要理解这些问题,若离开藏象,则使人误入迷途。

医学史研究显示,医学对藏象的认识,首先是从认识具体的"脏"开始的,我们可以把这个认识过程归纳为:藏—藏腑—藏象。

"藏"是以解剖术为基础,对人体内部器官的总概括,突出形态结构。史料证实,中医学对人体内部的认识始于原始的解剖术。在我国,医学的起源与农业、畜牧业的发展密不可分。可以认为,对动物施行解剖术,对动物内部结构的认识,这对于了解人体内部的结构和形态,有必然的启示,且必激发联想与推测。不论出于什么目的,先民最终还是自觉不自觉地对人体施行了解剖术。甲骨文有"敳"字。敳,《说文解字》作敳。典籍中每借施为敳。《庄子·胠箧》:"昔者龙逢斩,比干剖,苌弘胣,子胥靡。"释文:"胣本又作肔……崔云,读若拖,或作施字。胣,裂也,《淮南子》曰,苌弘钣裂而死。司马云,胣,剔也……一云刳肠曰胣。"按肔乃敳的后起字,以其割裂腹肠故从肉。敳训为剖腹肢解,是说即剖其腹肠,而又肢解其肢体。今验之于甲骨文,不仅割解牲畜,而且割解俘虏,以为祭牲。甲骨文另有"伐"字,凡祭祀言伐者,均指用人牲而砍其头言之。伐与敳有别,敳字既训为割解,就与其他各种杀牲的方法判然有别了[1]。先民在残虐地"敳"的过程中,被动地从视觉和感觉方面了解了人体形态结构。

在甲骨文中,心字作"♡",此正像现代解剖学视野下的动物和人心脏的直观轮廓形。甲骨文心字也省作"♡",有时倒作"♤""♢"。商器祖乙爵作"♡",父己爵作"♡"[2]。从甲骨文和金文中"心"字的象形和变化,可以窥见实物的心在先民的肉眼直观下,所取得的视觉效果。《说文解字》心作"♋",并谓心,人心,"在身之中,象形"。《灵枢·经水》篇记载:"若夫八尺之士,皮肉在此,外可度量切循而得之,其死可解剖而视之,其脏之坚脆,腑之大小,骨之多少,脉之长短,血之清浊,气之多少……皆有大数。"在《灵枢·肠胃》篇中,有关于

---

① 于省吾.甲骨文字释林[M].北京:中华书局,1979:161-167.

② 同①:361-362.

肠胃之形态、度量及其容量的记述。如描述"胃纡曲屈,伸之,长二尺六寸,大一尺五寸,径五寸,大容三斗五升;小肠后附脊,左环回周迭积";"回肠当脐,左环回周叶积而下,回运环反十六曲";"肠胃所入至所出,长六丈四尺四分,回曲环反,三十二曲也"。《灵枢·平人绝谷》篇中亦有类似的论述。在《难经·三十三难》中,根据直观结果指出:"肝得水而沉……肺得水而浮。"《灵枢·五味论》篇有对膀胱的直观描述:"膀胱之胞薄以懦。"《难经·三十九难》《难经·四十二难》指出肾有两脏,胆在肝之短叶间,肺有两耳,并详细描述了肠胃之长短,肝心脾肺肾之重量。《难经·三十八难》在论及三焦时指出,三焦"有名而无形",这句话极有启发性,相对照之下,它明白无误地告诉我们,先人根据自己的实践,确切而肯定地认识到,人体心肝脾肺肾和肠胃膀胱胆等俱属视而可见,触而可得的既有名又有形之实体。

当早期医学在解剖实践的基础上对人体内部结构和形态有了一定的了解时,在认识上,首先对它进行概括,称之为"脏"。脏,在马王堆汉墓帛书《阴阳脉死候》作"臧",文曰"三阴臽(腐)臧(臟)炼(烂)肠而主杀"。至《黄帝内经》时,"藏"字广泛出现,在这一时期前后的许多文献中,如《管子》《吕氏春秋》等对"藏"均有一定的认识。《管子·内业》有云:"精存自生,其外安荣,内藏以为泉原。"在这一时期人们的认识中,"藏"涵括了人体内全部的有形结构。《周礼·天官冢宰》云:"以五气、五声、五色视其死生,两之以九窍之变,参之以九脏之动。"郑玄注曰:"正脏五,又有胃、膀胱、大肠、小肠。"《素问》的"六节藏象论""三部九候论"均提出"九分为九野,九野为九脏,故形脏四,神脏五,合为九脏。"在诸多文献中,特别提出"九脏"。可见当先人们以解剖术为基础,以"藏"来涵括人体内部结构状况时,观察和思考的焦点首先是形态和结构。

在初步认识人体内部形态和结构的基础上,先人通过自身生存、生活的体验和对某些司空见惯的生命现象的观察,如对呼吸、心跳、饮食、排泄、生殖、生长、神志等观察、体验和联想、推测,逐步一一对应认识九脏的主要功能。当对功能有了初步的认识之后,回过头来又重新审视九脏形态和结构的特点。知识的积累和认识的深化,促使先人们从形态、结构、功能方面对人体内部构造进一步概括,从而把早期概括形成的"脏",逐渐分化为内涵和外延均与其不同的"脏"和"腑"。

二

脏腑以生命现象为基础,强调体内结构的整体联系,突出功能。对脏和腑的分化,早期并没有统一的认识。《韩诗外传·补逸》中有一段关于六腑的记述:"何谓六府?咽喉,入量之府;胃者,五谷之府;大肠,转输之府;小肠,受盛之府;胆,积精之府;膀胱,液之府也。"在此六腑中,有咽而无三焦。有学者指出,三焦在先秦文献中尚未被发现。在《素问·五脏别论》中曾有关于脏与腑分化的讨论与争鸣:"黄帝问曰,余闻方士,或以脑髓为脏,或以肠胃为脏,或以为腑,敢问更相反,皆自谓是,不知其道,愿闻其说。"可见,在那个时期,脏和腑的概念及其分化尚未廓清。

功能与结构是统一的,但对这种统一关系的认识,却需要一定的过程。《素问·调经论》提出心藏神,肺藏气,肝藏血,脾藏肉,肾藏志。而《灵枢·本神》篇则认为肝藏血,脾藏营,心藏脉,肺藏气,肾藏精。我们从中可见,其同中有异,异中有同。《灵枢·本神》篇指出:"五脏主藏精者也,不可伤。"先人把脏看成生命活动的物质基础——精、神、气、血的贮藏之所,是生命之根本。所以《灵枢·本脏》篇说:"五脏者,所以藏精神血气魂魄者也。"《灵枢·肠胃》篇把六腑称为"传谷者"。《灵枢·本脏》篇说:"六腑者,所以化水谷而行津液者也。"《灵枢·卫气》篇亦云:"六腑者,所以受水谷而行化物者也。"《素问·六节藏象论》对此进行了概括,把脾、胃、大肠、小肠、三焦、膀胱等称之为"营之居也,名曰器",主要功能是"化糟粕,转味而入出"。在这里把脾归属为"营之居",称之为"器"。结合前述《韩诗外传》中把咽喉归属为六腑而无三焦,从中可以探寻古人对脏腑功能以及脏腑分化的认识轨迹。可以认为,五脏六腑各自涵括的内容,经过一个时期的讨论和思考积淀,从不统一逐步趋向统一,从不确定逐步走向确定。

当先人们的思考焦点从以内脏形态结构为主逐渐转向以功能特征为主时,脏与腑的外延逐渐廓清,概念逐渐明晰。《素问·五脏别论》以"所谓五脏者,藏精气而不泻也,故满而不能实;六腑者,传化物而不藏,故实而不能满也",作为脏与腑的主要区别。对脏与腑的功能认识,主要是建立在对人体内部结构之间的整体联系上。只有充分地认识和理解这种整体关系,才有可能认识和阐明脏与腑的各种复杂关系,如肺合大肠,心合小肠,肝合胆等等。《素问·经脉别论》通过饮食入胃,精微物质上输于脾,散精于肝,浊气归心,精气归肺,通调水道,下输膀胱等论述,突出脏腑之间只有通过整体联系,才能完成各自的功能。《素问·灵兰秘典论》完成了对脏腑主要功能的归纳:"心者,君主之官也,神明出焉;肺者,相傅之官,治节出焉;肝者,将军之官,谋虑出焉;胆者,中正之官,决断出焉;膻中者,臣使之官,喜乐出焉;脾胃者,仓廪之官,五味出焉;大肠者,传道之官,变化出焉;小肠者,受盛之官,化物出焉;肾者,作强之官,伎巧出焉;三焦者,决渎之官,水道出焉;膀胱者,州都之官,津液藏焉,气化则能出矣。凡此十二官者,不得相失也。"在这里一方面强调十二官的主要功能,另一方面则重点突出十二官之间的相互联系、协调、制约,不得相失。

从这些论述中,我们可以把脏腑理论的核心归纳为两点:一是强调联系,二是突出功能。虽然每一个脏腑的具体功能与其自身的形态结构不可分,但是正常运转的脏腑整体功能,从根本上说则是建立在脏腑之间广泛而密切的联系上,没有这种联系,便没有脏腑从简单到复杂的全部功能。从以强调形态结构为主要内涵的脏,到以突出功能为主要内涵的脏腑,这是先人对人体认识的深化,也是医学理论的深化。

《管子·心术》有云:"心之在体,君之位也。九窍之有职,官之分也……"《素问·灵兰秘典论》曰,"心者,君主之官也"。《灵枢·师传》篇云,"五脏六腑,心为之主"。中国古代社会,自进入奴隶制社会以后,君主即时时处于中心地位,如《素问·五运行大论》曰:"黄帝坐明堂,始正天纲,临观八极,考建五常。"《素问·征四失论》曰:"黄帝在明堂,雷公侍坐。"又《素问·气穴论》云,"帝乃辟左右而起"。从《黄帝内经》的论述中可见,黄帝在岐伯、雷公、鬼臾区等使臣之间,始终处于绝对的中心地位。由此可以推论,把心与君主联系起来,当源于两个方面的联想:一是♡或♥在人体中的位置居中(事实上,现代解剖学业已证明心脏约 2/3 在身体正中线的左侧,1/3 在正中线的右侧)。二是♥的实体,在肉眼直观上左右对称,含有一种内在的"中"的底蕴。这种直观的联系及由此引发的联想,是藏象理论中"心为君主之官"的基本条件和依据。

《素问·痿论》有云:"肺者,脏之长也,为心之盖也。"《灵枢·师传》篇云:"五脏六腑者,肺为之盖,巨肩陷咽,候见其外。"盖,《说文解字》苫也,从草。原义谓用草苫房顶,引申为覆盖,蕴含自高处下临之象。把肺称之为"心之盖","五脏六腑之盖","脏之长",说明在先民的解剖视野中,肺居高处,在心之上,在诸脏之上,其形象如同苫房顶一样,自上而下覆盖心和诸脏。在肉眼视觉下,直观看到肺在体腔内的位置及与肩、咽的关系。只有经过了切身观察和体悟,才有可能产生"肺者,脏之长也,为心之盖也"这样的思想。

文字是一种表意的符号。肺,《说文解字》:"从肉,市声。""市,韠也。上古衣蔽前而已,市以象之。"又,韠,"所以蔽前以'韦',下广二尺,上广一尺,其颈五寸。"市,"从巾,象连带之形"。"巾,佩巾也,从冂,丨,象系也"。

由此,可以悟解"肺"字象形意义的三个方面:一是古人用"∧"形象地描画出"肺"自上而下,下垂以蔽心和其他脏器如"∧"之"盖"形。二是从喉以下,由气管为"ε",以"丨"相贯作"朩"形。三是不论是自上而下之"蔽",还是自上而下之"系",都有一种上与下的关系,故在"朩"之上部加"一",为"朩"。"一",天也,意蕴高处。《灵枢·九针论》篇曰:"一者,天也,天者,阳也,五脏之应天者肺。肺者,五脏六腑之盖也。"经过理论思辨,在藏象理论中逐渐形成了肺为心之盖,为脏之长的观念。

由于肺居高处,自然界中的水自高处向低处流,故有肺为水之上源之立论。肺居高处,虽位高而非君,故命之曰相傅之官。相傅亦即傅相,功在辅佐。傅相居君之下,臣之上,其职,狭而论之,节制百官,广而论之,节制天下。肺与傅相比类,狭而论之,肺朝百脉,广而论之,肺主皮毛。

藏象的初始基础虽然是由原始的解剖知识作支撑,但,它后来的稳固、强化和系统化则是先贤们以"天人相应"思想为骨架,以天才的思辨智慧浇铸而成的。

尽管在中国古代,曾有过解剖的实践,而且今人中不乏有对此津津乐道者,但是,中国古代的解剖术终究未能发展成为近代意义的解剖学。尽管先人们对人体的认识起始于古代解剖术,中医学的创生与古代解剖实践密切相关,但,中医学最终未能沿着解剖术所启示的思路发展。其中的原因当然是多方面的,在先秦文化和哲学渗透的影响下,中医学只能沿着整体思维的轨迹运动、发展。在古人的视野中,作为生物的人,属于自然的一部分,所以古人在对自然界宇宙天地进行整体认识、整体把握时,对人体结构、人的生命活动,也只能进行整体认识和整体把握。中医学的理论大厦最终是建立在整体意义的藏象基础之上,而不是解剖意义的脏器之上。

<h1 style="text-align:center">三</h1>

藏象以天人相应为基础,强调人与自然的联系,突出"人与天地相参"。《素问·六节藏象论》以藏象命题,把藏与象相联系,这是中国古代哲学的"象"对中国医学的渗透。藏象意蕴深而涵括广,藏与象相联,是以藏系象,以象明藏,突出的是"象"。藏象尽管是从脏腑理论发展而来,与脏腑密不可分,但藏象不同于脏腑。

象的范畴在先秦就出现了,先哲有云,象者,象其事,比者,比其辞。《老子》曰:"惚兮,恍兮其中有象。"而在《周易》中,"象"具有更普遍的意义。《周易·系辞上》有云:"圣人有以见天下之赜,而拟诸其形容,象其物宜,是故谓之象。"又云:"书不尽言,言不尽意,""圣人立象以尽意"。先人用"拟诸其形容""象其物宜"的方法,从纷杂的自然界中观物取象,从而探索事物之间的广泛联系。有人把《诗》之比兴与《易》之象对举进行比较研究,认为《易》之象通于《诗》之比兴①。作为一种认识方法,运用类比、联想和想象,通过对彼物的想象构思,来认识未知的此物,其意在于用简单的物象涵括自然界的广泛联系和演变规律。这种非逻辑的方法对中医学的理论形成和发展有着重要影响。

中医学理论的孕育与形成主要是在先秦这个古代文化的轴心时代,作为同时代哲学范畴的"象",在医学中得到广泛渗透。《周易·系辞上》有云:"在天成象,在地成形,变化见矣。"《素问·五运行大论》则云:"夫变化之用,天垂象,地成形。""形精之动,犹根本之与枝叶也,仰观其象,虽远可知也"。《素问·经脉别论》曰:"帝曰,太阳藏何象?岐伯曰:象三阳而浮也……"《素问·气交变大论》曰:"有喜有怒,有忧有丧,有泽有燥,此象之常也。"又,《素问·六微旨大论》亦曰:"本标不同,气应异象。"另外,在《黄帝内经》中,有以象命论题者,如"阴阳应象""六节藏象""平人气象"等。从思维的层面说,

①　李炳海.《诗经》的比、兴与《周易》卦、爻辞的象征[J].东北师范大学学报(哲学版),1989(4):74.

取象已成为《黄帝内经》建构中医学理论的基本方法。

　　《黄帝内经》所依托的大文化背景是诸子蜂起，百家致力于辨古今之变化、穷天人之相通的恢宏画面。《庄子》有云："天地与我并生，而万物与我为一。"《易·系辞下》："天下同归而殊途，一致而百虑。"《管子》《吕氏春秋》等，在其"天人合一"的思想中，认为人是自然的一部分，对人体结构、功能活动、生命现象特别关注。诸子百家的"道""一""太极""气""阴阳""五行"等纵横交错，编织成中医学赖以形成和发展的以古代有机自然观为主要内容的文化和哲学背景。《周易·系辞下》："天地絪缊，万物化醇，男女构精，万物化生。"这种宇宙观的核心就是人不在宇宙之外，宇宙也不在人之外，而是人身与天地息息相通，相应相符，顺应共同的变化规律。而《黄帝内经》中的"天人相应"观，实际上是先秦文化中"天人合一"的智慧之光在医学领域中的折射。

　　在这天人相通的思想指导下，寻找人体及五脏六腑与天地自然的联系，成为基本的思路和探求的方向。而"象"作为沟通这种联系的纽带，成为这种基本思想和基本方法的具体体现。《吕氏春秋·达郁》有一段文字："凡人三百六十节，九窍、五脏、六腑，肌肤欲其比也。"取象曰比。这里的一个"比"字，概括出古人探求人体自身，人体与自然界有机联系的基本思路和方法。《灵枢·邪客》篇运用类比的方法联想人体与自然天地、日月、星辰、山川、风雨、雷电、四时、寒热等整体联系，指出"此人与天地相应者也"。《素问·生气通天论》尝云："夫自古通天者，生之本，本于阴阳，天地之间，六合之内，其气九州、九窍、五脏、十二节，皆通乎天气。"《灵枢·阴阳二十五人》篇强调，"天地之间，六合之内，不离于五，人亦应之"。《素问·阴阳应象大论》按五行归属把五脏与五气、五方、五味、五官、五志、五音等联系起来，以人身配天象地，强调天地之气与人相通，"天气通于肺，地气通于嗌，风气通于肝，雷气通于心，谷气通于脾，雨气通于肾，六经为川，肠胃为海，九窍为水注之气"。《素问·六节藏象论》对人体五脏六腑与自然界天地的联系进行了概括，初步形成藏象理论的基本框架："心者，生之本，神之变也，其华在面，其充在血脉，为阳中之太阳，通于夏气。肺者，气之本，魄之处也，其华在毛，其充在皮，为阳中之太阴，通于秋气。肾者，主蛰，封藏之本，精之处也，其华在发，其充在骨，为阴中之少阴，通于冬气。肝者，罢极之本，魂之居也，其华在爪，其充在筋，以生血气，其味酸，其色苍,此为阳中之少阳,通于春气。脾、胃、大肠、小肠、三焦、膀胱者,仓廪之本,营之居也,名曰器,能化糟粕,转味而入出者也,其华在唇四白,其充在肌,其味甘,其色黄,此至阴之类,通于土气。"这一段话在理论上进一步落实了"人与天地相参,与日月相应"的思想。此正如《灵枢·本脏》篇所说:"五脏者,所以参天地,副阴阳而连四时,化五节者也。"在这里,古人把人体以外的自然现象看成一个象征,把人与自然纳入一个普遍联系的网络,而这个网络是在天人同源、同构观念支配下,以象为纽带结成的。

在藏象理论的构建过程中,运用观物取象的方法,近取诸身,远取诸物,取人体以及自然界天地万物表现出之物象,以虚实线并用,勾勒出诸如"东方生风,风生木,木生酸,酸生肝,肝生筋,筋生心,肝主目"等这样的人体结构、功能与自然界息息相通、相应的画面。这个画面,宛如人体脏腑映射于天地大幕之投影,亦实亦虚。只有以仰天俯地的视野才有可能领略它,而当藏象理论一旦形成,对藏象的理解和把握,则需要运用以象求意的方法从虚实线并用的巨大画面中寻求、领悟其中的蕴意。这里所谓的"虚实线并用"意欲表达这种取象方法只能是相对的,而不可能是绝对的,是实中有虚,虚中有实。所以,《周易·系辞下》云:"象也者,像也。"这个"象",只能是相对地像,而不可能是绝对地像。如果真以实象去求之,则必穿凿而过不可得,或貌似得象而实不像。因此,对藏象的把握,只能是一种悟解,而不是直解。正如东方生风,风生木,木生酸,酸生肝等这种关系,表层的联系和深层的蕴意是有所区别的。

哲学的阴阳与医学的阴阳

在中医学理论中,言必阴阳。一部《黄帝内经》,离开阴阳,无以言医理。同样,一部《伤寒论》,离开阴阳,无以言辨证。《素问·阴阳应象大论》曰:"善诊者,察色按脉,先别阴阳。"《伤寒论》第7条则云:"病有发热恶寒者,发于阳也;无热恶寒者,发于阴也。"《伤寒论》的基本理论框架是由三阴三阳构建的。所谓三阴三阳是指太阳、阳明、少阳、太阴、少阴、厥阴。要理解三阴三阳的意蕴,则必须首先理解阴阳。

中医学讲阴阳，但讲阴阳的绝不仅仅是中医学。源远流长的中国传统文化的巨大画卷，它最基本的线条和框架是由气和阴阳勾勒出来的，而中医学仅仅是这个巨大画卷的局部画面。因此，要想理解中医学的理论和实践，理解中医学的学术特色，理解《伤寒论》的意蕴，则必须首先了解和理解中医学所依托、赖以生存和发展的中国传统文化。

在中国讲传统文化，离不开阴阳。考古学研究业已证明，在殷商甲骨文中有"阳"字和"阴"字。在甲骨文中"阳"字作"昜""昜""昜"等不同写法。如对"十叶仒仐閅中昜災災个"[1]，郭沫若先生释之曰："甲戌卜，宁贞，在昜牧，蔓芍。"[2] 又，"邘方戠我俌示昜"珠1182[3]，鬼方昜（鬼方昜）"甲3343[4]，"兹昜伯牛"3393[5]，"辛巳卜，豰贞：唯昜伯薮比"3381[6]。

"阴"字作"佘、佘、佘"等不同的写法。如"戊戌卜其阴印翌启不见云"20988[7]、"甲辰卜乙其薮侑箓在风印小风延阴"20769[8]。

大量的殷商甲骨文资料证明，阴字和阳字在那个时代已经被广泛应用了。如阴字或指气候，"启明阴遒步"。阳字或指地名，或言"昜伯薮"，是说昜方的酋长名薮，此外还有指部族名者。

研究认为，阴阳二字联在一起使用，当始于西周前期。1969年在陕西省蓝田县洩湖镇出土一件铜盂，经唐兰先生考定认为，这是公元前940年左右铸于西周恭王时期的"永盂"，内铸123个字，其中有阴阳两个字联用，指称一个地方为"阴阳洛"。唐兰先生释文为："唯十有二年初吉丁卯，益公入即命于天子。公乃出厥命，锡畀师永厥田阴阳洛疆眔师俗父田。厥眔公出厥命，邢伯、荣伯、尹氏、师俗父、遣仲。公乃命郑司徒甬父、周人司工眉、叝史、师氏、邑人奎父、毕人师同，付永厥田。厥率□厥疆宋句。永拜稽首，对扬天子休命。永

---

① 郭沫若.郭沫若全集：卜辞通纂［M］.北京：科学出版社，1982：110.

② 同①：412.

③ 陈梦家.殷墟卜辞综述［M］.北京：科学出版社，1956：273.

④ 同③：274.

⑤ 姚孝遂.殷墟甲骨刻辞摹释总集［M］.北京：中华书局，1988：95.

⑥ 同⑤：95.

⑦ 同⑤：459.

⑧ 同⑤：455.

用作朕文考乙公尊盂。永其万年孙'子'永其率宝用。"① 据考证，"阴阳洛"这个地方在今陕西省东南部洛水上游。研究认为，把"阴"字和"阳"字连在一起使用，这在西周前期的文物上还是第一次见到。

一部《诗经》，据近人梁启超考定，言"阴"者八，言"阳"者十四，言"阴阳"者一；而一部《尚书》，"阴""阳"各三见；《易经》中只见一个"阴"字。在《诗经》中也只出现一处"阴阳"二字联用，即见于《大雅·公刘》的"既景乃冈，相其阴阳"。其意是叙述在山冈的北面和南面察看日影，可以看到背阴和向阳两种不同的状态。可以认为，最初的阴阳，一是与太阳有关系。因为与人类生活关系密切的太阳是先民们最早关注的对象之一，太阳的出没和有规律地"移动"，激发了先民最原始的"时间"意识，同时也是阴阳产生最原始的根源。二是与观察密不可分，是观察的直接结果，不是观念的东西，所以《说文解字》云："阴，暗也，水之南，山之北也。"水之南、山之北都是背阴的地方。又云"阳，高明也"。所谓高明是言地处高势，阳光照耀而明亮。与阴正相对应。

《说文解字》的雨部，把今人的"阴"字写作"霒""侌"，曰："霒，云覆日也"。在《说文解字》的勿部，把今人的"阳"字写作"昜"，曰："昜，开也。"段玉裁注曰："此阴阳正字也，陰陽行而侌昜废矣。"阳的初文昜、旲、昪、昜从日、从丁。李孝定谓，丁疑古柯字，日在丁上，象日初升之形（《甲骨文字集释》卷九）。

阳，金文作昜，见西周早期的貉子卣。金文更增彡而为昜，见㝬权鼎，彡殆象初日之光线。可见早期的"阴阳"二字不是观念的东西，不含哲理，它原始具体的意义是以太阳为根据，用观察的方法，描绘太阳直露的现象。

阴阳，从原始、简单的"阴阳"二字，嬗变为我国自然观发展史和文化发展史上独特的具有广泛包容性和普遍意义的哲学概念，经历了漫长的历史时期。有研究认为，大约至西周时期，"阴阳"二字的含义才逐渐开始从直观、原始意义向哲理演化，根据需要被赋予某些哲理，用以解释自然和社会现象。

《国语·周语上》中记录了西周的一段史实：公元前 827 年，周"宣王即位，不藉千亩，虢文公谏曰，不可。夫民之大事在农……古者，大史顺时覗土，阳瘅愤盈，土气震发，农祥晨正，日月底于天庙，土乃脉发。先时九日，大史告稷曰，自今至于初吉、阳气俱烝，土膏其动。弗震弗渝，脉其满眚，谷乃不

---

① 唐兰.永盂铭文解释［J］.文物，1972（1）：58.

殖……先时五日，瞽告有协风至……稷则遍戒百姓，纪农协功，曰，阴阳分布，震雷出滞，土不备垦，辟在司寇……"研究认为，"阳气"作为概念在现存的先秦古籍中，这是第一次出现。在这里"阴阳分布"虽还只是表述春分时节日与夜长短均分，但与震雷出滞相联系，则始有一定程度的规律性宣示。

《国语·周语上》还记录了另一段史实：公元前780年，"幽王三年，西周三川皆震，伯阳父曰，周将亡矣，夫天地之气，不失其序，若过其序，民乱之也，阳伏而不能出，阴迫而不能烝，于是有地震。今三川实震，是阳失其所而镇阴也。阳失而在阴，川源必塞"，源塞，国必亡。伯阳父用"阳伏而不能出，阴迫而不能烝"来解释天地阴阳之气因失其序而发生地震。在伯阳父那里，阴阳之间蕴有了对立和依存的含义。

从古人对阴阳的这些运用，可见那时的"阴阳"与其原始意义已有了某种程度的不同，阴阳已含有了某些哲理。至春秋时期，对阴阳的认识和理解又进一步深化，阴阳概念的内涵开始丰富起来了，应用也更加灵活和泛化了。《管子》用阴阳论天时："阴阳者，天地之大理也；四时者，阴阳之大径也"（《四时》）。"春秋冬夏，阴阳之推移也；时之短长，阴阳之利用也；日夜之易，阴阳之化也。然则阴阳正矣。虽不正，有余不可损，不足不可益也"（《乘马》）。《老子》用阴阳以论道，提出著名的命题："道生一，一生二，二生三，三生万物，万物负阴而抱阳。"孙子用阴阳以论兵法："天者，阴阳寒暑时制也"（《孙子·始计》）。范蠡用阴阳以论用兵："阳至而阴，阴至而阳，日困而还，月盈而匡，古之善用兵者，因天地之常与之俱行，后则用阴，先则用阳，近则用柔，远则用刚，后无阴蔽，先无阳察"（《国语·越语下》）。医和用阴阳以论医理，《左传》中记载医和给晋侯看病时的一段医理分析："天有六气，降生五味，发为五色，征为五声，淫生六疾。六气曰阴、阳、风、雨、晦、明也。分为四时，序为五节，过则为灾。阴淫寒疾，阳淫热疾，风淫末疾，雨淫腹疾，晦淫惑疾，明淫心疾。"

在这一时期，诸子逐渐把一切具有对立性的事物和现象如天地、日月、晴阴、暑寒、昼夜、明晦、上下、外内、炎凉、胜负、男女、牝牡等进行抽象，按属性纳入阴阳的框架。这是一个漫长的演进过程，由于一个事物可有不同的属性，所以，按不同的属性纳入阴阳的框架，可得出不同的结果。

1972年在山东省临沂银雀山，发掘汉墓两座，所出土的竹简中，有"天阴地阳"的记载。如0761"天无为也，主静，行阴事。地生物，有动，行阳事"

（阴·一）①。同时还有"日阴月阳"之说，如1964"……日，阴也，月，阳也，星，阴也，星阳□瞑"（阴·一）②。"天阴地阳"与"日阴月阳"的发现，提示我们，阴阳的发生和发展，曾经历了一个矛盾、驳杂、抵牾的阶段，之后才逐步趋于规范有序，而成为抽象的一般概念。

有学者认为，首先把阴阳作为一对哲学范畴来使用的是春秋初期的管仲。也有研究者提出，阴阳在老子那里被第一次上升为哲学范畴③。

在中医学术界，多有人讲阴阳源于《周易》或《易经》，此说是错误的。《周易》包括《易经》和《易传》。《易经》六十四卦是由"—"和"— —"两个符号排列组合成的。三次全排列，便形成八卦，六次全排列，则构成六十四卦。"—"和"— —"两个符号在《易经》中并未明言其含义，所以引起两千多年来学者的探究和猜测。而由"—"和"— —"两个符号组成的卦，则是以象为法，隐喻其要表达的思想。把"—"理解为阳，把"— —"理解为阴，这是《易经》之后800多年的《易传》所为。

《易传》是诠释《易经》的专著。《易传》援阴阳入《易》，把阴阳溶于八卦符号之中，使阴阳成为解释宇宙的理论基础，明确和强化了阴阳刚柔、阴阳互根、阴阳转化的关系和意义，提出了"一阴一阳之谓道"的命题，以阴阳解释宇宙天地的变化规律。可以认为：《易经》"八卦成列，象在其中"，象虽含有某些阴阳互根、转化思想，但终究未明言阴阳。

近人梁启超在20世纪30年代曾单举《周易》爻辞"鸣鹤在阴，其子和之"指出："庄子所谓'易以道阴阳'者，卦辞爻辞中仅有此'中孚九二'之一条单举一阴字。"④《周易》卦辞爻辞皆未尝言阴阳。《易》之"经"的部分根本与阴阳无涉。任公先生所言极是，《易经》中没有连字成词的"阴阳"。纵观《易经》的卦辞、爻辞，仅见一个阴字"鸣鹤在阴，其子和之"（《中孚》）。如果说《易经》的卦辞、爻辞有某些阴阳观念的话，那么也只是通过出现在卦辞、爻辞中的具体事物对人的启示。《易传》包括系辞部分，虽引入阴阳，但这是《易经》之后800多年的事情。因此，《易传》虽讲阴阳，并提

① 吴九龙.银雀山汉简释文［M］.北京：文物出版社，1985：55.
② 同①：114.
③ 余敦康.中国哲学［M］.北京：三联书店，1982：1.
④ 梁启超.阴阳五行说之来历［M］//古史辩·第五册.上海：上海书店，1935：343-353.

出"一阴一阳之谓道"的命题,但,阴阳终究不是源于《易传》,这是显而易见的。

我们提出阴阳不是始于《易传》,并不是说《易传》对阴阳和阴阳学说没有贡献,恰恰相反,《易传》对阴阳的阐释是系统而深刻的,它把阴阳确定为宇宙根本规律的思想是深刻的。它对后世的影响,无论怎样评价也许都不会是过分的。《庄子》"易以道阴阳",概括出《周易》(包括《易经》和《易传》)以隐喻或显现的方式对阴阳学说发展的贡献。

有研究者认为,把阴阳提升为最高哲学范畴用来建立一个完整的哲学思想体系的是《易传》。"老子提出了'万物负阴而抱阳'的命题,把阴阳看作是天地万物都内含着的两种对立的势力,阴阳才第一次上升为哲学范畴,但是,在老子的哲学思想体系里,最高的哲学范畴是道而不是阴阳。第一次把阴阳提升成为哲学范畴,用来建立一个完整的哲学思想体系的是《易传》"[1]。

阴阳作为哲学范畴,以其作为轴心构建了一个完整的中国古代哲学思想体系,从而发展成为阴阳学说。阴阳学说的发展和丰富使其成为中国传统文化的骨架。对此,英国人李约瑟有一段概括得较为深刻的话:"从中国古籍来看,阴阳学说内在成就,乃是它在显出中国人是要在宇宙万物之中,寻出基本的统一与和谐,而非混乱与斗争。"[2]

宇宙的统一与和谐是中国文化千年探索的目标。

2 200年前屈原诘问道:"遂古之初,谁传道之,上下未形,向由考之?冥昭暮暗,谁能极之,冯翼惟像,何以识之?……阴阳三合,何本何化?"屈子苦苦探求的正是宇宙的本原。

阴阳作为中国传统文化的骨架和理论工具,诸子在驾驭和论及它时,从总体来说,基本上是在一阴一阳的整体层次上进行思辨的。但,也不尽然。《管子》对阴阳的理解有自己的心得。如《管子·侈靡》说:"珠者,阴之阳也,故胜火,玉者,阴之阴也,故胜水。"又,《文子·微明》亦有云:"德之中有道,道之中有德,其化不可极,阳中有阴,阴中有阳,万事尽然,不可胜明。"在银雀山

---

① 余敦康.从易经到易传[M].中国哲学第七辑,北京:三联书店,1982:1.

② 李约瑟.中国之科学与文明:第三册[M].陈立夫,译.台北:台湾"商务印书馆股份有限公司",1973:461.

汉墓出土的竹简中,有记载,0764 "……阳也夫阴之中有阳,阳之中亦有阴"(阴·一)[①]; 2490 "……□阳中有阳,阴中有阴"(阴·一)[②]; 1904 "……阳者,阳之阳不胜阴之阳也"(阴·一)[③]。这几段文字给我们提供了难得的阴阳再分阴阳的珍贵资料,这在现存秦汉以前的文献中是少见的。这也足以说明阴阳再分阴阳之说,在先秦就已经开始初步形成了。从中使我们看到阴阳学说在这一时期的进一步完善和发展,从一阴一阳的整体层次已经深化到下一个层次的阴阳。

《管子·侈靡》《文子·微明》以及银雀山汉墓出土的有关竹简中关于阴阳再分阴阳的记载,反映出那个时代阴阳学说的发展和水平。在这种大背景下,必然对在形成时间上略稍后的医学典籍《黄帝内经》中阴阳学说产生影响。

医学研究和思考的对象是人,先贤认识到人是宇宙的一部分,生命复杂而神秘,层次多而交叉。因此,仅仅固守一阴一阳之理,从一个层次上难以阐释清楚人的生命现象和人体的正常与异常。如果仍然像伯阳父用阴阳解释地震那样去阐述人体的正常变化与异常变化,显然过于原始、简单和粗糙,所以《黄帝内经》根据医学实践自身的需要,大大地发展了阴阳再分阴阳的思想,反映出这个时期思维水平的提高。《灵枢·经水》篇曰:"海以北者为阴,湖以北者为阴中之阴,漳以南者为阳,河以北至漳者为阳中之阴,漯以南至江者为阳中之太阳,此一隅之阴阳也。"《素问·金匮真言论》曰:"阴中有阴,阳中有阳。平旦至日中,天之阳,阳中之阳也;日中至黄昏,天之阳,阳中之阴也;合夜至鸡鸣,天之阴,阴中之阴也;鸡鸣至平旦,天之阴,阴中之阳也。"又曰:"背为阳,阳中之阳,心也;背为阳,阳中之阴,肺也;腹为阴,阴中之阴,肾也;腹为阴,阴中之阳,肝也。"《素问·六节藏象论》把心称为阳中之太阳,把肺称为阳中之太阴,把肾称为阴中之少阴,把肝称为阳中之少阳。

虽然诸子论阴阳各有心得,但医学中的阴阳学说更体现出其自身的学术

① 吴九龙.银雀山汉简释文[M].北京:文物出版社,1985:55.
② 同①:137.
③ 同①:112.

特点,在思维水平上更高出一层。尽管医学只是博大精深、源远流长的中国传统文化的一个分支,但就其阴阳学说所达到的高度来说,在整个中国传统文化中则是无与伦比的。概括起来讲,医学中的阴阳理论思维水平之高,表现在两个方面:

一是医学中的阴阳理论特别强调阴阳再分阴阳,以适应阐述天人关系以及病机、发病、诊断、治疗之需要;二是把一阳分为三阳,把一阴分为三阴,即阴阳学说中的三阴三阳:太阳、阳明、少阳、太阴、少阴、厥阴,以适应认识事物与疾病,对事物、疾病进行比较分类之需要。这是中医学对阴阳学说独有的阐释和贡献。

三与三阴三阳

有研究认为,“在先秦没有形成三阴三阳说的史料是很多的,特别是已经出土的众多汉墓医书,可以提供有力的证据”[①]。这种认识是不全面的。1973年底,长沙马王堆三号墓出土了大量帛书,其中有《足臂十一脉灸经》和《阴阳十一脉灸经》。马继兴先生认为,这两部古灸经要早于《黄帝内经》[②]。在这两部古灸经中,用泰阳或钜阳、少阳、阳明、少阴、泰阴或太阴、希阴或厥阴命名经脉。文曰:“足泰阳温(脉),出外踝窭中,上贯膊(腨)……”;“足少阳温(脉),出于踝前,枝于内间……”;“足阳明温(脉),循胻中,上贯膝中……”“足少阴温(脉),出内踝窭中,上贯膊(腨)……”;“足泰阴温(脉),出大指内兼(廉)骨蔡(际)……”;“足希阴温(脉),循大指间,以上出胻内兼(廉)……”[③]这是目前在中国医学医籍中首次见到的三阴三阳术语。它的表述和运用比《黄帝内经》中对三阴三阳的表述和运用,要显得更为原始古朴。

---

① 萧汉明.医《易》会通之我见——兼与李申兄商榷[J].周易研究,1994(4):60.

② 马继兴.马王堆古医书考释[M].长沙:湖南科学技术出版社,1992:14.

③ 马王堆汉墓帛书整理小组.五十二病方[M].北京:文物出版社,1979:1-6.

一

把一阳分为三阳,把一阴分为三阴,即太阳、阳明、少阳、太阴、少阴、厥阴,在《黄帝内经》中首见于《灵枢经》,在《九针十二原》《本输》《小针解》《根结》等篇中,陆续出现以太阳、少阳、阳明,太阴、少阴、厥阴分类经络、脏腑的表述。在《素问》中,对三阳三阴及其之间的关系更有了比较集中、系统的论述,如《阴阳离合论》:"今三阴三阳不应阴阳,其故何也? "又曰,"少阴之上,名曰太阳";"太阴之前,名曰阳明";"厥阴之表,名曰少阳"。一部《黄帝内经》,用太阳、阳明、少阳、太阴、少阴、厥阴,阐述天时变化、天人关系、藏象、经络、气血、形志、诊要、脉象、病能、标本,可谓之贯通全卷,渗透至微。《素问·天元纪大论》尝云:"愿闻其与三阴三阳之候,奈何合之? "又曰:"阴阳之气,各有多少,故曰三阴三阳也。"《素问·至真要大论》又曰:"阴阳之三也,何谓? "曰:"气有多少,异用也。"把一阴分为三阴,把一阳分为三阳的依据是阴阳气之多少及其不同的功能。实际上,《黄帝内经》在这里回答的只是阴阳分为三阴三阳的依据是什么,而没有回答为什么要分成三阴三阳而不是四阴四阳或五阴五阳等等。这是一个长期被人们忽视的问题。

"三"在这里有什么特别的意义呢?

在人类认识史上,许多古老民族仿佛对"三"和"五"这两个数字都发生过兴趣,并在自己的思想文化中刻有这样的痕迹。根据庞朴先生的研究:以现有材料推断,我们祖先商族对"五"的兴趣更大一些,而周族似较喜爱"三"。三、五两数中"五"之得青睐,显然是手指、脚趾的功劳,可谓毫无疑问,而"三"的神奇地位之获得,应归结为思辨的结果[①]。如果从对事物的认识过程方面讲,把"三"视为思辨的结果无疑是正确的,但思辨的基础,说到底仍然是先民的生活实践经验。源于生活实践的"三",比思辨的"三"要远古得多。实际上,商族对"三"的兴趣并不亚于对"五"的兴趣。在殷甲骨卜辞里面,有一条曰:"乙巳卜,㲉贞:王大令众人曰劦田,其受年,十一月。"(《续》2.28.5)。其中"众"字写作"𠓥",作日下三人形。郭沫若先生认为,这是形象地说明

---

① 庞朴.说"参"[J].中国社会科学,1981(5):173.

农业奴隶们在田野赤身露体从事耕作。他们在耕作中用的是最简陋的工具，必须进行原始的简单协作，称之为"劦"，"劦"字象征三把木耒用力并耕的情景。

在安阳侯家庄西北岗大墓出土的商代三件组成的方罍，分别铸着"左""中""右"三字，表示各罍的陈列位置。左、中、右在商代是"三"的基本表现形式之一。在商代武乙、文丁时代的卜辞中有"王作三㠯（师）右中左"的记载（《粹》597）。

从人类认识的发展史看，先民在认识了火并且开始用火烧烤猎物时，原始思维曾驱动他们开始掘地为灶，或用一块石头，或用两块石头，或用三块、四块、五块或用更多的石头支撑猎物以方便烧烤，但在漫长的生活实践中，最终发现用三块石头支撑最平稳、最牢固，且省力。在烧烤猎物时，也曾受到大自然的启示，或用一根木棒吊挂，或用两根木棒做支架吊挂，在实践中，最终认识到用三根木棒做支架最稳定、牢固、省力。

当人类开始种植农作物，农业出现以后，人类便逐渐开始以谷物作为食物，从而促进了陶器的发明。陶器的出现是为了适应炊煮谷物性食物的需要，这是陶器产生的根本原因。以鼎形陶器为代表的实足三足器是我国新石器时代文化遗存中富有特色的一种陶器。它与圆底器、平底器和圈足器不同，以其具有用于支撑的三足而引人注目。研究认为：这种三足器的起源，目前可以追溯到前仰韶时期，甚至更早，距今大约 7 000~8 000 年之间。笔者在山东省滕州市博物馆所见距今 6 100~7 300 年属于仰韶早期北辛文化的三足陶器，主要是钵形鼎、盂形鼎、罐形鼎、盖鼎等三足器。在先民制作的这些工艺精美的陶器中，尽管在形态和结构上或有盖，或有把手，或是呈折腹状，或有大小、高矮之不同，但它们有一个共同的突出特点，这就是普遍地做成三足，而不是两足、四足、五足等。

陶器作成圆形要比矩形的较易规整，少费工夫。若要放置稳定，至少需要三只脚。但支脚太多又不易平衡，也减少了容柴的空间，故无例外地都做成三支脚的形式。而到了使用金属铸造时，才有条件为求得一些造型方面的变化而浇铸成矩形，也顺应其形状和平衡要求而铸四支脚，当然，这些都是以后的事情了。

在三足陶器之外，还有大量的圆底陶器和三个为一组的靴形陶支脚。

1991 年至 1994 年,山东章丘小荆山遗址发掘、出土了数百计的石支脚,分别呈牛角形、馒头形和塔形。在 F1 和 F14 出土了 3 组埋栽在土中的石支脚,均完好整齐地呈"∴"排列,三角中心地面有大量草木灰,研究认为这是先民的灶坑。学术界认为,小荆山遗址或早于北辛文化或与北辛文化同期。

从类型学上推测,三足器的前身是使用陶支座的圆底器,圆底器有了支座的支撑才能平稳,也便于生火烹煮。三个陶支脚支撑一个圆底器,就成了一个"三足器"。这时的陶支脚是一种活动的三足。

当陶器有了固定的三足以后,陶支脚也就不再流行了。从思维轨迹可以推论,最早支撑圆底器的不是专门制作的陶支脚,而是选择大小适宜的三个石块。今人可以从中国象形文字的特点中,领悟我们祖先创造的"鼎"字的意象,对以鼎为代表三足器特征的把握是何等简洁和准确。从中可见"鼎"的三足对先民潜显意识的影响是何等的深刻。先民们在生活实践中朦胧地认识到"三"及其某些特定的意义,认识到三点可以持一个平面的原理[①],并给"三"蒙上了一层神秘的色彩。

《易经》的八卦是由三画而不是四画、五画、六画组成,这不是巧合或偶然,而是先民原始思维对神秘的"三"的关注,是"崇三"意识的显露。

不论后世人怎样评价《周易》,《周易》原本是一部卜筮之书。占卜术起源于原始时代,考古发掘证明,早在新石器晚期的龙山文化中,就已经出现利用占卜来预测吉凶。这相当于传说中的伏羲时期。关于《周易》,按传统的说法是上古伏羲氏画八卦,中古周文王重为六十四卦,并作卦辞,周公作爻辞,下古孔子作十翼以解经,历时数千年之久。卜筮是先民生活、生产中不可缺少的活动。《尚书·洪范》尝云:"三人占,则从二人之言,汝则有大疑,谋及乃心,谋及卿士,谋及庶人,谋及卜筮,汝则从,龟从,筮从,卿士从,庶民从,是之谓大同。"而八卦则是筮法之后才有的,画卦当是揲筮的演化。揲筮之法最初得出的只是奇偶之数,由奇偶之数而定吉凶。这种卜筮方法仍可以在近代某些民族的卜筮方法中窥其大概。如苗族把一片木块劈成两片,视其落地,可以得出三种结果:一正一反,二正或二反。凉山彝族用"雷夫孜"筮占法,以判断行事的凶吉。方法是取细竹或草秆一束握于左手,右手随意分去一部分,看左手所

---

① 安志敏.略论华北的早期新石器文化[J].考古,1984(10):939-941.

剩余之数是奇是偶,如此运作三次,可得出八种结果,即偶三、奇三、奇偶偶、偶奇奇、奇偶奇、偶奇偶、奇奇偶、偶偶奇。这种被称为"雷夫孜"的筮法,将数分为奇偶两种,而卜必三次①。可见中古《易经》中的由三画组成的卦爻符号是继承了上古原始的筮占而来的。而系于卦爻符号之下的卦辞,其隐喻蕴深而丰富。卦辞中,千年来引起学者们猜测的"先甲三日,后甲三日"(《周易·蛊》),"先庚三日,后庚三日"(《周易·巽》),不论其含义如何,对其解释如何,而其对"三"的关注则是显而易见的。

《易传·系辞下》有云:"易之为书也,广大悉备,有天道焉,有人道焉,有地道焉。兼三才而两之,故六。六者非它也,三才之道也。"在先贤的心目中,万物有灵,灵灵相通,天地人一体,合之为一,而分之则为三,所以立三才之道。"立天之道曰阴与阳,立地之道曰柔与刚,立人之道曰仁与义"(《易传·说卦》)。三才思想对后世影响至深至远。

"三"由潜意识走向了显意识。可以认为,整个一部《周易》发展史,从新石器文化晚期的原始卜筮,演化为殷周之际《易经》的卦爻符号,又发展为战国末年的《易传》,从卦画的演变组合,到三才思想的肇端,都与"三"有不解之缘。从混沌的原始智慧,到充满理性与悟性、形象与意象的《易传》,在潜意识和显意识中无不贯穿着神秘的"三"。

先民狩猎、稼穑需要观天,在浩瀚无际,冥冥神秘的天空中,有日、月、星三种不同的光或明亮。在日出而作、日落而息时代,日、月、星三辰无不影响着人们的生活、思想、思维和心理,这种影响贯穿于物质和精神。日有日出、日中、日西;月有望、朔、晦;而星则有"参"。"参"字见于金文,作"",象参宿三星在人头上光芒下射之形"(朱芳圃《金文释丛》)。"或省人作 (鱼鼎匕),或省光芒作 (菁参父乙盉),今音读 shēn,星宿名。参字用于三,在《左传》《国语》中已非罕见。'参'字可以作'三'的一个显见的原因是它的造型。参宿凡七星,两颗零等亮度分列头尾对角,为参宿四和参宿七,其一二三星虽然只有二等亮度,却因连列宿中而特别显眼,以致名列前茅,成为本宿的代表。金文'参'字头上的三颗星和'参'之为三,皆由此来"②。

---

① 汪宁生.八卦起源[J].考古,1976(4):1.

② 庞朴.说"参"[J].中国社会科学,1981(5):174.

气是中国古代哲学一个具有普遍意义的范畴,也是中医学理论中的一个重要内容。甲骨文研究者指出:甲骨文中的"三"字即是今之"气"字,它与数字之三的区别是中间的一画短。自东周以来,以其与三字易混,故一变作"气",取其左右对称,故再变作"气"[①]。据李存山研究,气字在《说文解字》中写作"气",释为"云气也,象形";段玉裁注云,象云起之貌,三之者,列多不过三之象也。

甲骨文中有云字,写作"云"或"云",上从"二",与"三"(气)字形近,下为云气回转之象。云字象形与"三"(气)字形近,说明"三"字也是象形。

此外,古文之"曰"字写作"曰",《说文解字》解为"从口乀,象口气出也"。可见,"乀"同云上之"二"和"三"字一样,也是对气体状态的一种描画。

《说文解字》中还有对"丂"(丂)、"兮"(兮)、"亏"(于)等字的解释,都谓之为人所出之气的意思,如《说文解字》释"亏"(于)字为"象气之舒于,从丂从一,一者,其气平之也"。可见,古文字对气之描画有多种,横直者谓气平,弯曲者谓气曲,一横者谓气少,二横者谓气多,三横者(三)是对气更多的一种表示。

更值得注意的是,古文"欠"字写作"欠",《说文解字》释为"张口气悟也,象气从人上出之形"。"欠"即哈欠之气,因气足,故上有三横(稍曲)[②]。由此可见,三还具有多的含义。

《素问·阴阳应象大论》曰,肝在音为角,心在音为徵,脾在音为宫,肺在音为商,肾在音为羽。又,《灵枢·五音五味》篇等亦有五脏五音配属五行的记载。《吕氏春秋》有云:"音乐之所由来者远矣,生于度量,本于太一,太一出两仪,两仪出阴阳,阴阳变化,一上一下,合而成章。浑浑沌沌,离则复合,合则复离,是为天常。天地车轮,终则复始,极则复反,莫不咸当。日月星辰,或疾或徐,日月不同,以尽其行。四时代兴,或暑或寒,或短或长,或柔或刚。万物所出,造于太一,化于阴阳。萌芽始震,凝寒以形。形体有处,莫不有声。声出于和,和出于适。和适,先王定乐,由此而生。"(《吕氏春秋·大乐》)

---

① 于省吾.甲骨文字释林[M].北京:中华书局,1979:79-83.

② 李存山.中国气论探源与发微[M].北京:中国社会科学出版社,1990:17.

1973 年和 1977 年,在浙江余姚河姆渡遗址两次考古发掘,发现了上百支用鸟禽肢骨做成的骨笛,研究认为,它们是公元前 5 000 年的文化遗物,有的至今仍可吹出简单的音调[①]。1983 年至 1987 年,在河南舞阳贾湖村发现了 16 支骨笛,考定是公元前 6 000 年的文化遗物。其后又陆续发现更多的骨笛,分别有 5 孔、6 孔、7 孔和 8 孔。经 C14、释光测年结果显示其距今约 7 500~9 000 年。在中国古代,用"角、徵、宫、商、羽"作为音阶名称,当始于《管子·地员》。《管子》把角、徵、宫、商、羽由低到高的一列音,与家畜鸣声相比拟:"凡听徵,如负猪豕,觉而骇。凡听羽,如鸣马在野。凡听宫,如牛鸣窌中。凡听商,如离群羊。凡听角,如雉登木以鸣,音疾以清。"并提出被后世称为"三分损益"生律之法:"凡将起五音,凡首,先主一而三之,四开以合九九,以是生黄钟小素之首,以成宫;三分而益之以一,为百有八,为徵;不无有三分而去其乘,适足以是生商;有三分而复于其所,以是成羽;有三分去其乘,适足以是成角。"(《管子·地员》)这段话的意思是说五声从一开始,而要形成为律,则必须"三之"。即把一根弦(或管)在长度上均为 3 段,舍其 1/3,取其 2/3。同样均为三段,加其三分之一,成为三分之四。如此继续相生而成各律。即四开以合九九($1 \times 3^4 = 9 \times 9 = 81$),以是生黄钟小素之首,以成宫。三分而益之以一,为百有八($81 \times 4/3 = 108$),为徵。不无有三分而去其乘($108 \times 2/3 = 72$),适足以是生商。有三分而复于其所($72 \times 4/3 = 96$),以是成羽。有三分去其乘($96 \times 2/3 = 64$),适足以是成角。

1961 年在山西侯马上马村,出土晋国编钟九件,考证认为是春秋中叶的文化遗物,经测定,其音阶系列的前 5 个音,刚好是《管子·地员》所论述的"徵、羽、宫、商、角"五声[②]。

五声含有"三"的要素。

公元前 522 年,周景王曾问律于伶州鸠,伶州鸠对曰:"律,所以立均(yūn)出度也,古之神瞀,考中声而量之以制,度律均钟,百官轨仪,纪之以三,平之以六,成于十二,天之道也。"(《国语·周语下》)在这里,三、六、十二的

---

① 河姆渡遗址考古队.浙江河姆渡遗址第二期发掘的主要收获[J].文物,1980(5):1.

② 山西省文物管理委员会侯马工作站.山西侯马上马村东周墓葬[J].考古,1963,5:图版三,8,242.

含义是什么？伶州鸠自己认为是"天之道也"。吉联抗先生认为是："用三分来计算，用六律来平准，完成于十二律。"① 从认识论讲，"天之道"是先民在追求音调"和适"的实践中，在潜意识中的"三"的感悟下，巧合地寻觅到物体声音符合音律的自然频率，即音调规律。而"三"就在其中，此可谓之"涵三为一"。三、六、九，说到底都是"三"。

"三"频频出现在先民的生活之中，渗透到思想、精神和文化之中。老子终于感悟到"三"的存在和力量，石破惊天地呼喊出了"道生一，一生二，二生三，三生万物"的真谛，从而确立了宇宙万物源于"三"的思想。

由于宇宙万物源于"三"，所以宇宙万物可以分为"三"。《素问·六节藏象论》云："三而成天，三而成地，三而成人，三而三之，合则为九，九分为九野，九野为九脏。""三"由人们的潜显意识，逐渐地固化为思维定式而积淀于先人的心底。西汉董仲舒把"三"推到极顶，称其为"天之大经"，文曰："三起而成日，三日而成规，三旬而成月，三月而成时，三时而成功。寒暑与和三而成物，日月与星三而成光，天地与人三而成德，由此观之，三而一成，天之大经也。"（《春秋繁露·官制象天》）相比之下，南宋的陆象山总结得更为具体和直观，更耐人寻味。他说："天地人为三才，日月星为三辰，卦三画而成，鼎三足而立，为老氏之说者，亦曰，一生二，二生三，三生万物，盖三者，变之始也。"（《象山先生全集·三五以变错综其数》）由此可以推断，在我们祖先的思维框架中，一只能分为三，而不可能是其他。《素问·至真要大论》中，黄帝问曰："愿闻阴阳之三也，何谓？"答案是一阳只能分为三阳，一阴也只能分为三阴，而不可能是其他。这是先民在漫长的历史进程中，所形成的心理积淀。

二

《素问·天元纪大论》云："阴阳之气，各有多少，故曰三阴三阳也。"按阴阳之气各有多少的不同，把阳分为太阳、阳明、少阳，把阴分为太阴、少阴、厥阴，这种命名是以观物取象为方法，以阴阳之气的多少为底蕴，对阴阳进行的原始粗线条的定量。

---

① 吉联抗.春秋战国音乐史料［M］.上海：上海文艺出版社，1980：47-48.

《素问·阴阳离合论》有云:"日为阳,月为阴,"以日月定阴阳,这是最原始最直观的阴阳。就阳来说,太阳宛若日丽中天,阳明则象征日蒸而盛,少阳有如旭日初升;就阴来说,太阴蕴皓月当空之象,少阴涵弦月高悬之意,而厥阴为下弦月隐,拟诸朔晦交互之形容。

太阳意指阳气较多,少阳意指阳气较少,太与少是两极对立。那么阳明蕴意何在?《素问·至真要大论》有云:"阳明何谓也? 岐伯曰,两阳合明也。"两阳合明,突出在"明"字上。所以本篇又曰:"两阳合明,故曰明。"明,阳也。合,并合、汇聚、重叠之象。《灵枢·阴阳系日月》篇尝云:"两火并合,故为阳明。"两阳相合而明,意象阳气之盛大状。太阳、少阳是阳气多少之两极,"合明"之后,则成为多、少、盛三极。两阳合明而盛之阳明包含有阳气主进之意。

太阴泛指阴气较多,少阴泛指阴气较少。那么厥阴是什么?《素问·至真要大论》曰:"厥阴何也? 岐伯曰,两阴交尽也。"两阴交尽,突出的是"尽"字,尽,终也。本篇又云:"两阴交尽故曰幽。"幽,《说文解字》:"隐也,从山中丝。""丝,微也,从二幺。"段玉裁注曰:"二幺者,幺之其也。"《说文解字》又云:"幺,小也,象子初生之形。"幽,从山中丝者,微则隐也。又,幽,下弦月隐,不明也。两阴交尽,意象阴气衰变之状。与少阴相比,厥阴只能算是微阴。

厥阴又称一阴,《素问·阴阳类论》有云:"一阴至绝作朔晦。"张介宾释之曰:"阴阳消长之道,阴之尽也如月之晦,阳之生也如月之朔,既晦而朔,则绝而复生。"[1]太阴、少阴是阴气多少之两极,而"交尽"之后,便成为多、少、衰变三极。两阴交尽而衰变之厥阴,包含有阴气主退,物极必反,阳生于阴,阴中有阳之意。

事物的本质是一分为二的,所以《易传》说"一阴一阳之谓道"。按,"一分为二"作为意识在先民的脑海里早就形成了,但诉诸概括的表述,则是在中国传统文化的发展过程中逐渐形成的,如《礼记·礼运》说:"是故夫礼,必本于大一,分而为天地,转而为阴阳。"对于"大一"来说,天与地,阴与阳,就是由"一"而分"二"。这一段话虽有了"一分为二"的意识或观念,但终究没有概括出"一分为二"的表述。到了隋代,杨上善注《黄帝内经太素》时,才有了明确的"一分为二"的文字表述。杨上善在注"天地合气,别为九野,分为

---

① 张介宾.类经［M］.北京:人民卫生出版社,1965:401.

四时,月有小大,日有短长,万物并至,不可胜量"(《知针石》)这一段话时说:"从道生一,谓之朴也。一分为二,谓天地也。"从可检文献看,此可能是首次关于"一分为二"言简意赅的文字概括。

《素问·阴阳应象大论》曰:"阴阳者,天地之道也。"天地合之为气,为一,分之为阴阳,为二。但是,事物的现象和人类的思维过程则是一分为三的。所以《素问·生气通天论》一方面说:"生之本,本于阴阳",同时又指出"其生五,其气三"。老子总结为"三生万物"。阴阳把宇宙万物分为事实上的两大类,而三阴三阳则又把事物按阴阳属性,各分为三类。

分类是人类一项基本的重要的认识活动,它是伴随人类生存、生产活动而开始的。人类精神世界由混沌走向有序,要经过曲折漫长的进化轨道,而精神世界有序化过程中最基本的程序之一,就是对生存过程中周围的事物进行分类和归纳。考古研究证明,在商代,先民们已经开始对疾病进行了分类。甲骨文学者胡厚宣曾统计"殷人之病,凡有头、眼、耳、口、牙、舌、喉、鼻、腹、足、趾、尿、产、妇、小儿、传染等十六种"(《殷人疾病考》)。

从思维的层面看,三阴三阳理论的构建是以观物取象的认识方法为基础,用"象"来婉转含蓄地表征时空事物,因此,把太阳、阳明、少阳、太阴、少阴、厥阴作为一种分类模式来认识所表征的对象时,可以联想到事物的原始形象及其属性和某些引申含义。

由于"阴阳者,数之可十,推之可百,数之可千,推之可万,万之大,不可胜数",所以阴阳在《黄帝内经》中,广而论之,则论天地人的关系、性质、变化、分合、盛衰,过去与未来;狭而论之,则论具体的人的生命、健康、疾病、治疗等,实际上这是二分法分类。这些分类显然达不到现代意义上"必然的联系",而只是一种"事实上的联系"。因此,一个不可避免、显而易见的特点,就是它的相对性和多相性。同一个事物在不同的背景条件下,可有不同的分类结果,如心,在一定背景条件下属阳,而在另外的背景条件下属阴。同样的道理,由一阴演化的三阴和由一阳演化的三阳,也具有这种相对性和多相性。由此可以理解,为什么在《黄帝内经》中有这么多相互交叉、错综重叠、前后抵牾的三阴三阳分类。王玉川先生从《黄帝内经》和中医古籍中,总结出 29 种 9 大类序次不同的三阴三阳,归纳为:经脉生理特征及其层次类、经脉长短浅深和气血盛衰类、病理反应类、脉诊部位类、日周期类、旬周期类、年周期类、6 年至 12

年周期类和其他等9类。①②③④⑤⑥ 其涵盖面从过去、现在、未来以及昼夜变化到天地人的相互交感；从自然界的气候变化到时令历法；从脏腑经络的定性定位到气血多少盛衰，无不以三阴三阳为经纬进行编织。其目的就是分类和归纳，以达到自成体系，纵横贯通。如肺，在《灵枢·经脉》篇中被称为太阴，在《素问·六节藏象论》中被称为阳中之太阴，而在《灵枢·阴阳系日月》篇中又被称为阴中之少阴。心，在《灵枢·经脉》篇中被称为少阴，在《素问·六节藏象论》和《灵枢·阴阳系日月》篇中被称为阳中之太阳。肾，在《灵枢·经脉》篇中被称为少阴，在《素问·六节藏象论》中被称为阴中之少阴，而在《灵枢·阴阳系日月》篇中则被称为阴中之太阴。肝，在《灵枢·经脉》篇中被称为厥阴，在《素问·六节藏象论》中被称为阳中之少阳，在《灵枢·阴阳系日月》篇中又被称为阴中之少阳。《素问·五运行大论》云："夫数之可数者，人中之阴阳也，然所合，数之可得者也。夫阴阳者，数之可十，推之可百，数之可千，推之可万。天地阴阳者，不以数推，以象之谓也。"（吴崑根据"不以数推"径改为"以象求之"，可参）。《黄帝内经》以三阴三阳从不同方面、不同层次、不同角度、不同参照背景阐述天地人的整体动态关系，阐述人体脏腑经络气血的生理病理变化，对疾病如热病、疟、厥等进行病机症状分类，在这里既运用"数推"之法，也运用"求象"之法。

笔者寡闻，就目前资料所见，三阴三阳首载于马王堆汉墓帛书。而至《黄帝内经》，三阴三阳理论得到发展并臻于完善，从而成为中医学理论中阴阳学说的一大特点。

在天人相应整体观念指导下，《黄帝内经》从自然界的阴阳推演到人体的阴阳，从人体的三阴三阳又推演到自然界的三阴三阳。按阴阳气的多少，用三阴三阳把宇宙天地和人体脏腑、经络、气血，构建成联系的网络，从而完善、丰富和深化了藏象学说。

---

① 王玉川.关于三阴三阳[J].北京中医学院学报,1985,1:12-15.

② 王玉川.关于三阴三阳[J].北京中医学院学报,1985,2:6-8.

③ 王玉川.关于三阴三阳[J].北京中医学院学报,1985,3:11-13.

④ 王玉川.关于三阴三阳[J].北京中医学院学报,1985,4:12-15.

⑤ 王玉川.关于三阴三阳[J].北京中医学院学报,1985,5:4-8.

⑥ 王玉川.关于三阴三阳[J].北京中医学院学报,1985,6:11-14.

从阴阳演化出的三阴三阳作为重要的说理工具和分类方法,当然是实践的产物。从阴阳学说的产生到三阴三阳的演化,医学在《黄帝内经》时期,在理论上进行了前所未有的总结,而至《伤寒论》时期,从理论到临床都有了新的飞跃和突破。尤其在建立一整套理法方药贯穿一体的辨证论治理论方面,《伤寒论》在中医学领域中确立了自身无可比拟的学术地位。尽管三阴三阳理论在《黄帝内经》中得到完善和发展,但,若没有《伤寒论》的三阴三阳分证,三阴三阳理论在中医学理论中则不可能有今天这样广泛的影响。

伤寒发病与三阴三阳分证

《伤寒论》在论述发病机制、发病过程和辨证治疗时,明显地受到《黄帝内经》的影响,尤其继承了以《素问·热论》为代表的三阴三阳分类思想,用仲景自己的说法是撰用《素问》《九卷》《八十一难》等。医学史研究证明,张仲景所经历的年代,正是伤寒肆虐的时期,仲景自身深受其害。张氏宗族,向余二百,建安纪年以来,不到十稔,其死亡者三分有二,伤寒十居其七。因此,关于伤寒的发病、表现以及治疗是仲景观察与思考的重点之一。张仲景根据伤寒的发病规律对其进行分类、归纳,提出一整套具有规矩方圆的辨证和治疗方法。《伤寒论》借鉴了《黄帝内经》诸篇,尤其是《热论》等篇的三阴三阳分类方法。对伤寒发病的不同表现、不同过程、不同转归等进行了分类,从而建立了《伤寒论》独特的三阳三阴分类体系。

一

《黄帝内经》所阐述的中医病因学原理是把致病的外因归纳为风寒暑湿燥火六淫。而六淫致病则是通过机体发挥作用,由机体的反应表现出来的,离开机体的反应,六淫也就徒有虚名。以寒为例,在同一寒冷环境下,可能致使某甲罹病,而未能致使某乙罹病。在这里,对某甲来说,是感受了寒邪,而对某乙来说则根本不存在寒邪。因此,在一定条件下,发病与否,主要是由机体决定的,此即所谓"五脏元真通畅,人即安和"之意。在《黄帝内经》则谓"正气存内,邪不可干""邪之所凑,其气必虚"。机体的状况不同,对外邪侵袭的反应不同,在六淫作用下,之所以能发生具有不同特点的外感病,并循着一定规律发展,乃是与机体的反应分不开的。机体的这种反应,说明了邪正斗争的消长趋势。机体对外邪的反应大体可以分为3个方面:一是机体感受不同的外邪,可有不同的反应,产生不同的疾病。这是机体对外邪反应特异性的一面。二是不同的外邪引发的疾病,在某一特定的过程中,可有相同的表现。三是同一性质的外邪,侵袭不同的机体,由于体质条件不同,以及体内诸多潜在因素的影响,可有不同的反应,疾病的最终结果不同。这后二者是机体对外邪反应的非特异性的一面。《伤寒论》三阳病与三阴病所表述的,主要是机体在外邪作用下非特异性的反应。

临床经验显示,同一疾病在不同的人身上表现出很大的个体差异,这在一定的程度上取决于机体的体质特征。这种体质特征既能使机体对某些致病因素具有易感性,又可以决定疾病发展过程中所形成类型的趋向性。《灵枢·五变》篇说:"一时遇风,同时得病,其病各异。"由于体质不同,在同一致病因素作用下,既可能发病,又可能不发病,即使发病,在疾病的表现和经过方面也不尽相同。

张仲景通过观察和思考,认识到伤寒发病的错综复杂。同时感受外邪,有发病急、见症早、反应剧激者;有发病迟、见症晚、反应和缓者;有发热恶寒者,有无热恶寒者;有壮热、口渴、大便硬者;有腹满、腹痛自利者;有脉浮、头痛者;有脉微细,但欲寐者;有口苦、咽干、目眩者;有气上撞心,心中疼热者等。仲景总结伤寒的发病规律,则必须首先对伤寒错综复杂的动态变化进行归纳和分类。

伤寒发病最常见、最突出的症状是恶寒和发热。但,不论发热还是不发热,恶寒则是必有的症状。这是第一步的归纳。仲景用"发热恶寒者发于阳也,无热恶寒者发于阴也"(无热恶寒后世称之为畏寒),把伤寒发病分为两大类,即阳证和阴证。

阳证是邪气盛,阴证是精气夺。

阳证虽然都发热恶寒,但其表现形式和程度却有明显的不同。有的表现为发热、恶寒、脉浮,这些症状在一定时间内持续存在。有的表现为始虽恶寒,但二日自止,三日即脉大,不恶寒反恶热。有的表现为发热、恶寒、头痛、脉弦细,或往来寒热。阳证以发热为特点,这是邪气盛,邪气盛则实。

阴证以不发热为特点而突出了恶寒这个症状,且常见自利和呕吐。有的表现为恶寒、腹满、呕吐、自利、不渴。有的表现为恶寒、倦怠、恶心、呕吐、自利而渴。有的表现为恶寒、消渴、呕吐。阴证以无热恶寒为特点,常伴见下利和呕吐,这是精气夺,精气夺则虚。

仲景援用了《黄帝内经》的三阴三阳分类法,根据伤寒发病见症时间之迟速,症状之寒热,反应程度之剧缓,创造性地把伤寒分为既有相对独立性,又有联系的6个临床类型:即太阳病、阳明病、少阳病、太阴病、少阴病、厥阴病,以及一些亦此亦彼,非此非彼的混合型——合病。譬如寒邪侵袭不同的人体,会发生不同的反应,或患太阳病,或患阳明病,或患少阳病,或患太阴病,或患少阴病,或患厥阴病等。又如不同的外邪如风、寒、热、湿等侵袭人体,人体会发生既反映外邪各自性质特点,又有致病共性的反应,如风、寒、热等都能引发太阳病、阳明病、少阳病等。

三阴病与三阳病各自具有特异的典型症状,这与人体脏腑、经络、气血的活动有着根本性的关系。日本人丹波元简有云:"阴阳五行,汉儒好谈之,五脏六腑,经络流注,《史记·扁仓传》间及于此,《汉书·艺文志》亦多载其书目,仲景生于汉末,何独屏去之?"[①] 丹波元简所论极是,仲景不能超越时代,仲景对三阴三阳的理解与应用,既继承了《黄帝内经》的思想和原则,又有自己的创新。所以丹波元坚亦云:"盖欲明仲景阴阳之义,必先审《素问·热论》之旨,三阳三阴之目所由出也。夫三阳三阴之目,虽取之于彼,而其义则自有不同矣,故学者胸次必先了然于此,而始可读仲景书耳。"又曰:"仲景所谓阴阳也者,寒热之谓也。曰,病有发热恶寒者,发于阳也,有无热恶寒者,发于阴也,此则全经之大旨。"[②] 又曰:"寒热者,病之情也,病有所在部位,人有体气强弱,故表里虚实相配,以为三阳三阴,而症状机变,于是乎无不出于此。"[③] 在仲景那

①　丹波元简.伤寒论辑义[M].北京:人民卫生出版社,1983:12.

②　丹波元坚.伤寒论述义[M].北京:人民卫生出版社,1983:3.

③　同②:5.

里,三阴三阳不仅是对病证的分类和概括,也是对人体脏腑、经络、气血、虚实的分类和概括。《伤寒例》曰:"尺寸俱浮者,太阳受病也,当一二日发。以其脉上连风府,故头项痛,腰脊强。尺寸俱长者,阳明受病也,当二三日发。以其脉夹鼻络于目,故身热、目疼、鼻干、不得卧。尺寸俱弦者,少阳受病也,当三四日发。以其脉循胁络于耳,故胸胁痛而耳聋……尺寸俱沉细者,太阴受病也,当四五日发。以其脉布胃中,络于嗌,故腹满而嗌干。尺寸俱沉者,少阴受病也,当五六日发。以其脉贯肾,络于肺,系舌本,故口燥舌干而渴。尺寸俱微缓者,厥阴受病也,当六七日发。以其脉循阴器,络于肝,故烦满而囊缩。"由此也可见三阴三阳不仅涵括病证变化,也涵括人体脏腑、经络、气血、表里、虚实、部位等。

太阳之为病,脉浮,头项强痛而恶寒。平素正气比较充盛之机体,为外邪所袭,机体气血骤然趋向体表与邪相争,反应剧烈,发病急速。太阳之阳盛于内而达于外,在内盛于水火之气化,在外达于体表之营卫。在正常情况下,太阳之阳充实于表里,为机体之第一屏障。正气较充盛之机体,有强大的防御能力,但是,当外邪的侵袭突破机体强大的防御时,就会引发机体的相应反应,主要表现为经络阻滞和气化紊乱,从而发为太阳病。

在生理上,少阴主水火二气,太阳之阳源于水火之气化。此即所谓"阴者藏精而起亟也,阳者卫外而为固也"。少阴水火不虚,则太阳之阳必盛,机体防御功能则健全。少阴水火衰惫,机体会出现全身性虚弱,抗病能力则低下。当外邪侵袭时,前者反应为脉浮、头项强痛而恶寒的太阳病,后者反应为脉微细、但欲寐的一派虚寒衰惫之少阴病。

阳明之为病,胃家实是也。阳明主胃,主受纳水谷。素体阳亢或素蕴内热之机体,阳盛而阴液暗耗,或肠道有留邪宿食,感受外邪之后,反应激化,阳热炽盛,充斥内外,症见"身热,汗出,不恶寒反恶热",其"本有宿食者",热与宿食互结于肠道,形成以大热大实为特点的阳明病。本病隐伏阴气不足之机,实际上是实中见虚,这就是仲景用白虎汤有时要加用人参,用承气汤则要求"一服利,则止后服"的根本原因。

第278条,"太阴当发身黄,若小便自利者,不能发黄,至七八日,虽暴烦下利,日十余行,必自止,以脾家实,腐秽当去故也"。在此,脾家实,腐秽去,而太阴病愈。太阴主脾,主运化,主输布津液。太阴以阳气为贵,若素体脾阳不足,运化无能,感受外邪后,机体的典型反应是吐利、腹满、腹痛,形成太阴病。

少阳寓少火之象。《素问·阴阳应象大论》称"少火生气"。少火温煦条达,生机勃勃而不亢烈。若少火郁而失于条达,复感外邪以激荡,则郁而火壮,上窜空窍,症见口苦、咽干、目眩,发为少阳病。

厥阴寓阴尽阳生之象。阴阳之间的关系趋于不稳定状态,虚火浮动则被外邪激化,煎灼津液,病发消渴,气上撞心,心中疼热,饥而不欲食,成为典型的厥阴病。

由于人体有阴阳之偏,脏腑有寒热之异,气血有虚实之别,所以伤寒发病因人而异,形成不同的类型。仲景按其生理特点,病证变化,用三阴三阳方法进行概括和分类,从而形成太阳病、阳明病、少阳病、太阴病、少阴病和厥阴病等。

但是,任何分类都是在一定条件下的分类,都具有一定的局限性。仲景从自身的临床体悟中,认识到三阴三阳分证自不能斠然划一,六个类型不足以概括伤寒发病的全部。临床上总是存在既是此又是彼、既非此又非彼的这种混合类型,仲景对此命之曰"合病"。合病从一个方面补充表述了伤寒发病的复杂性(参见本书上篇《合病与并病》)。

《伤寒论》强调内因,不唯内因,它以三阳与三阴分证把病因学内容、发病学内容、症状学内容融合于一体,寓于三阴三阳之中,从而使三阴三阳的内涵更加丰富,进一步确立了三阴三阳在中医学理论和方法论中不可替代的地位。

二

病是过程的复合,是阴阳盛衰、正邪斗争不断变化的总过程。外感病(广义伤寒)的三阳病、三阴病有共同的变化规律。不论太阳病、阳明病、少阳病,还是太阴病、少阴病、厥阴病,尽管它们的症状表现各不相同,但它们却有共同的过程,即早期—典型症状期—转归期。

在其早期,症状表现为周身违和、酸懒乏力、发热恶寒或无热恶寒。张仲景通过观察,发现"发热恶寒者,发于阳也,无热恶寒者,发于阴也"。从机体早期出现的基本症状,可以判断发热恶寒者将发展为三阳病,无热恶寒者将发展为三阴病^①。

伤寒发病急、变化快，时间反映了病情的变化。因此，临床症状表现，因时而异，今天和昨天不同，晚间和早晨亦有差别。在伤寒发病中，日期和时间启示了在外邪侵袭下，不同机体的反应速度和反应状态，反映了脏腑、经络、气血、津液的变化。这些日期、时间是仲景在临床实践中，通过长期观察，所做的真实记录，是有实践根据的临床资料。

伤寒一日，太阳受之。太阳病经过极短暂的早期过程即进入典型症状期过程，出现脉浮、头项强痛等典型症状。其进入转归期过程，则头痛至七日以上自愈者，以行其经尽故也（第 8 条），十日以去，脉浮细而嗜卧者，外已解也（第 37 条）。其变证可以出现血自下，下者愈（第 106 条），下血乃愈（第 124 条）。

阳明病，始虽恶寒，二日自止（第 184 条），三日阳明脉大（第 186 条）。经过二三日之早期过程，即进入典型症状期过程，或表现为身热汗自出，不恶寒反恶热（第 182 条），或表现为大便必硬，硬则谵语（第 213 条），腹满而喘，有潮热（第 208 条），手足漐然汗出（第 208 条）等。进入转归期过程，或脉滑而厥（第 350 条），或直视谵语，喘满者死，下利者亦死（第 210 条），或独语如见鬼状，若剧者，发则不识人，循衣摸床，惕而不安，微喘直视，脉弦者生，涩者死（第 212 条）。阳明病里热充斥，伤阴耗津，其严重者，转归多危重，即使投入白虎汤、承气汤，有时亦不能逆转。其轻证也有自愈倾向，如津液能还入胃中，则大便不久出（第 203 条），下血谵语者，此为热入血室。但头汗出者，刺期门，随其实而泻之，漐然汗出则愈（第 216 条）。

伤寒三日，少阳脉小者，欲已也（第 271 条）。间接说明伤寒三日，若脉不小，则将发展成为典型的少阳病。少阳病经过三日之早期过程，便进入典型症状期，出现口苦、咽干、目眩（第 263 条）。在少阳伤寒则脉弦细，头痛发热（第 265 条）；在少阳中风则两耳无所闻，目赤，胸中满而烦（第 264 条）。其转归或由于正胜邪衰，疏泄利而气机畅，风火出表而自愈，或由于邪正纷争，正虚邪馁而病情迁延。

伤寒四五日，腹中痛，若转气下趋少腹者，此欲自利也（第 358 条）。太阴病经过四五日之早期过程，即进入典型症状期。自利不渴者，属太阴也（第

---

① 李克绍.伤寒解惑论[M].济南：山东科学技术出版社，1978：12.

277 条）。出现腹满而吐，食不下，自利益甚，时腹自痛（第 273 条）。其转归期，下利止而能食则愈。或虽暴烦下利，日十余行，必自止（第 278 条）。下利后，精神爽慧而病愈。在太阴中风则四肢烦疼，阳微阴涩而长者，为欲愈（第 274 条）。阳脉转微，示外邪已衰，阴脉虽涩，但指下迢长，正胜邪却则病愈。

少阴病，欲吐不吐，心烦，但欲寐，五六日自利而渴者，属少阴也（第 282 条）。少阴病经过五六日之早期过程，即进入典型症状期，出现脉微细，但欲寐，自利而渴，形成典型的少阴病。进入转归期，至七八日自下利，脉暴微，手足反温，脉紧反去者，为欲解也，虽烦，下利，必自愈（第 287 条）。此属少阴病向愈的一面。少阴病的基本病机是水火阴阳俱虚，全身性的衰惫。因此，少阴病多危笃，死证较多。如可见吐利、躁烦、四逆者死（第 296 条）；下利止而头眩，时时自冒者死（第 297 条）；四逆，恶寒而身蜷，脉不至，不烦而躁者死（第 298 条）；六七日息高者，死（第 299 条）。少阴病进入转归期出现的这些死证，均死于阴精耗竭、阳气脱散。在少阴中风，则心中烦，不得卧（第 303 条）；八九日，一身手足尽热（第 293 条）。其转归，脉阳微阴浮者，为欲愈（第 290 条），其预后多良好。

厥阴病经过六日之早期过程，进入典型症状期，其表现为消渴，气上撞心，心中疼热，饥而不欲食（第 326 条），其转归则渴欲饮水者，少少与之愈（第 329 条），厥阴中风，脉微浮为欲愈，不浮为未愈（第 327 条）。

伤寒三阳病、三阴病各自进入转归期，这是六病的最后阶段。在转归期，或由于机体自稳调节，正气恢复，抗病能力增强，达到阴阳自和而自愈；或由于邪正纷争相持，病久不愈；或由于正不胜邪，病情急剧发展而危重。一般说，三阳病机体正气较充盛，机体调节、修复功能尚好，除了阳明病有阴竭阳脱死证以外，大抵能正胜邪衰，因此死证比较少，向愈者比较多。三阴病机体正气虚馁，虽偶有正胜邪衰之转机而向愈，但是，终以阴竭阳脱，阴阳离决而死亡者，较三阳病为多。

感受外邪，罹患伤寒（广义），虽然因人因时而异，或有发为太阳病者，或有发为阳明病者，或有发为少阳病者，或有发为三阴病者，但是，不论体质强弱，性别长幼，天时地域，大抵有共同的发病规律，这就是早期—典型症状期—转归期。从具有非特异性症状的早期，到具有病证特点的典型症状期，继而到病情好转痊愈，或转剧恶化乃至死亡的转归期，这是伤寒发病的一般规律。

"传"与"传经"

在赵刻宋本《伤寒论》中，只有"传"，没有"传经"。

在前一节《伤寒发病与三阴三阳分证》中讲过，三阳病、三阴病各自由早期—典型症状期—转归期构成了一个疾病的纵向发展过程。这种纵向的发展，是伤寒发病过程中，固有的、稳定的、必然的变化，所以它反映了伤寒发病的一般规律。仲景在《伤寒论》中，把这种纵向的发展称之为"传"。

《伤寒论》第4条"伤寒一日，太阳受之，脉若静者，为不传；颇欲吐，若躁烦，脉数急者，为传也"。第5条"伤寒二三日，阳明、少阳证不见者，为不传也"。第8条"太阳病，头痛至七日以上自愈者，以行其经尽故也，若欲作再经者，针足阳明，使经不传则愈"等。在这几条中，"传"和"不传"都是表述伤寒的这种纵向发展。

后世人在研究《伤寒论》时，几乎无不言"传经"者。张令韶曾评论说："人之言伤寒，动曰传经。"后世的"传经"是对《伤寒论》中"传"的谬解。

传，不是"传经"。

一

赵刻宋本《伤寒论》中没有"传经"二字！此正如程应旄所言："观其标篇，只云太阳、阳明等，太阳、阳明字下并无经字，何复言传！"（《伤寒论后条辨·辨太阳病脉证第一》）虽然《伤寒论》六病各篇有若干条文论及"传""行""经""作再经""过经""到后经""复过一经"等，但，终究没有"传经"一词。用"传经"解释伤寒三阳病三阴病的发病与变化似肇始于宋代庞安时。公元1100年黄庭坚序刊庞安时《伤寒总病论》。庞安时用经络解释伤寒发病和传化。他提出："足太阳为诸阳主气，其经夹脊膂，贯五脏六腑之腧，上入脑，故始则太阳受病也。以其经贯五脏六腑之腧，故病有脏腑传变之候。以其阳经先受病，故次第传入阴经。以阳主生，故足太阳水传足阳明土，土传足少阳木,为微邪。以阴主杀,故木传足太阴土,土传足少阴水,水传足厥阴木。至第六七日,当传足厥阴肝,木必移气克于脾土,脾再受贼邪,则五脏六腑皆危殆矣。"(《伤寒总病论·叙论》)

公元1107年朱肱在其撰著的《类证活人书》中,抄袭了庞安时的文字,他说:"大抵伤寒病脏腑传变,阳经先受病,故次第传入阴经。以阳主生,故太阳水传足阳明土,土传足少阳木,为微邪也。阴主杀,故木传足太阴土,土传足少阴水,水传足厥阴木,至六七日,当传厥阴肝木,必移气克于脾土,脾再受贼邪,则五脏六腑皆困而危殆。"(《类证活人书》卷第一)由庞安时杜撰,经朱肱的再传播,这种由太阳传阳明,阳明传少阳,少阳传太阴,太阴传少阴,少阴传厥阴的"次第传入"说,对后世影响很大,首先影响及成无己。

《伤寒论》至宋代儒臣校正且颁行天下,将近80年之后,成无己首先全面注释,对仲景学说的传播起了很大作用。但是其承袭和发展庞安时与朱肱的"传经"说则是谬讹流传,影响至今。此正如闵庆芝所说:"成氏释仲景书,阐明奥旨,惠及后世多矣,独于传经少达,乃致穿凿之甚。"(《伤寒论本义·闵氏传经论》)

成无己于公元1144年在其撰著的《注解伤寒论》中,通过对有关条文的注解,经过反复论述阐释,从而形成了他关于"传经"的系统观点。他在解释本论第23条"太阳病,得之八九日,如疟状,发热恶寒,热多寒少,其人不呕,清便欲自可……"时说:"伤寒八九日,则邪传再经又遍,三阳欲传三阴之时也,传经次第,则三日传遍三阳,至四日阳去入阴,不入阴者为欲解。其传阴经,第六日传遍三阴,为传经尽而当解。其不解,传为再经者,至九日又遍三阳,阳不传阴则解。"[①]结合第4条、第5条、第8条等有关条文的注解,成无己的"传经"说内容可以概括为:伤寒按六经顺序循经相传,始于太阳终于厥阴,日传一经,六日传遍六经,六日不愈,则七日从厥阴再传太阳,以次相传。成无己的这个"传经"臆说谬论,对后世影响极大,时至今日,业内仍有人津津乐道,坚信不疑。

全面接受并发挥成氏之"传经"说者当推李杲(1180—1251),他说,"太阳者,乃巨阳也,为诸阳之首,膀胱经病,若渴者,自入于本也,名曰传本";"太

---

① 成无己.注解伤寒论[M].北京:人民卫生出版社,1963:60.

阳传阳明胃土者，名曰循经传"；"太阳传少阳胆木者，名曰越经传"；"太阳传少阴肾水者，名曰表里传"；"太阳传太阴脾土者，名曰误下传"；"太阳传厥阴肝木者，为三阴不至于首，唯厥阴与督脉上行，与太阳相接，名曰循经得度传"。①

"传经"说的另一个代表人物是吴绶，他在公元 1505 年撰著的《伤寒蕴要》中，引用《类证活人书》所云，并进一步发挥："寒邪首尾只在一经而不传者有之，有间传一二经者有之，有传过一经而不再传者有之，有足经郁热而传入手经者亦有之，有误服药而致传变者多矣。故经曰，一日太阳受之，脉静者为不传也，若脉数急，躁烦欲吐者，传也。""盖太阳为诸经之首，传变居多，且热邪乘虚之经，则传也。若经实则不受邪而不传也。且夫太阳水传阳明土，乃妻传夫，谓之微邪。阳明土传少阳土，亦曰妻传夫，乃微邪也。少阳木传太阴土，乃夫传妻，谓之贼邪。太阴土传少阴水，亦曰夫传妻，乃贼邪也。少阴水传厥阴木，母传子，谓之虚邪。太阳水间传少阳木，乃母传子，亦曰虚邪也。太阳水越经而传太阴土，谓之微邪，又曰误下传也。太阳水传少阴水，此仍阴阳双传，即两感也。太阳水传厥阴木，乃母传子，谓之虚邪，又曰首尾传也。夫伤寒传至厥阴肝经之尾，盖厥者尽也。"（《伤寒蕴要》卷一）对此，魏荔彤驳正曰："《蕴要》祖成氏之注其过经不解例曰，经言伤寒十三日不解，谓之过经。仲景焉有此语！是以成注为经矣。"（《伤寒论本义》）

好一个"以成注为经矣"！点到要害处。实际上，"以成注为经"影响至今，从当今名目繁杂的《伤寒论》讲义、教材即可见一斑。

由成无己创立的日传一经，七日复传之"传经"说，经过李杲、吴绶等人的阐释和发挥，名目益多且离仲景原旨越远。

但是，医学毕竟是实践的学科，它的理论必须能够指导实践，它的实践又必须能够验证理论。成氏的"传经"说几经李杲、吴绶等人的发挥，变得既玄远又神秘，显然是难以令人信服的。所以明代李中梓作《辨成氏再传之讹》与《六经七日病愈论》指出："成氏云六日厥阴为传经尽，七日当愈，七日不愈者，再传太阳，传至十二日，复至厥阴为传经尽，十三日当愈，十三日不愈者，谓之过经，其说谬矣。""成氏误认行其经尽为传遍六经，乃有自太阳再传之说耳。"李中梓认为："六经以次受病，其愈皆以七日为期。"又曰"太阳受病于一日，至

---

① 王好古.此事难知[M].影印本.北京：人民卫生出版社，1956：13.

七日为行太阳经尽之例推之，则诸经皆可屈指而期矣。阳明受病于二日，至八日自愈者，行阳明经尽也；少阳受病于三日，至九日自愈者，行少阳经尽也；四五六日至三阴经，次第至十二日愈者，行厥阴经尽也；十三日大气皆去，精神爽慧之期"。他又特别指出："《蕴要》（按，指吴绶《伤寒蕴要》）祖成氏之说其过经不解例曰，经言十三日不解，谓之过经，仲景实无此语，误以成注为经矣。千古承讹，后学聋瞽，故表而出之。"（《伤寒括要》卷上）李士材在所谓"传经"问题上，明言"仲景实无此语，误以成注为经矣"。他的见解，为一些注家所推崇，如柯琴谓："伤寒一日太阳，二日阳明，三日少阳者，是言见证之期，非传经之日也。"又曰："旧说伤寒日传一经，六日至厥阴，七日再传太阳，八日再传阳明，谓之再经，自此说行，而仲景之堂无门可入矣。"[①]吴坤安亦云："伤寒断无日传一经之理，仲景既无明文，其说始于误解经义。"（《伤寒指掌》卷一）

李士材、柯韵伯、吴坤安所论极是，惜未能彻底驳正成无己、李杲、吴绶之"传经"臆说谬论，以至于其谬蔓延，且仍在当今各类名目繁杂的教科书、教材中盛行。虽然日传一经和七日后复传，已不再被过分强调，但是，太阳传阳明、阳明传少阳、少阳传太阴云云，仍作为《伤寒论》研究的所谓主流思想，仍未能脱离成氏注解的羁绊。究其原因，一是成无己首次全面注解《伤寒论》，后世学者推崇备至且有些盲目；二是成氏首次动引《黄帝内经》作注解，后世人误认为其说源于《素问·热论》。实际上，《素问·热论》并无"传经"一词。正如吴坤安所论："《素问·热论》云，伤寒一日，巨阳受之，故头项痛，腰背强。二日阳明受之，故身热目痛鼻干不得眠。三日少阳受之，故胸胁痛而耳聋，此言三阳受邪，发病之期有浅深先后之次序，非谓传经之日期也，故下文云，七日巨阳病衰，头痛少愈。八日阳明病衰，身热少愈。九日少阳病衰，耳聋微闻，此言病之向愈，大约以七日为期，以七日始行尽本经也，故太阳病至七日始衰而头痛少愈，则六日内只在本经，非传至厥阴明矣。"（《伤寒指掌》卷一）

但是，成无己、李杲等却把《素问·热论》之"受之"谬解为"传经"。成无己等认为，所谓"受之"就是受邪于前一经，一日、二日、三日……就是"传经"的日期。先师李克绍先生驳正曰，"这个说法是有问题的，因为日传一经，这不仅是自古以来临床所未见，而且从语法上讲，在《素问·热论》中也讲不通，试

① 柯琴.伤寒来苏集·伤寒论注［M］.上海：上海科学技术出版社，1959：5-7.

问'受之'如果是指受邪于前一经的话,那么,'一日巨阳受之'这个巨阳又是受之于哪一经呢?"先生的诘问极有力量。先生把《热论》"伤寒一日,巨阳受之""二日阳明受之"等文字与《伤寒论·伤寒例》"尺寸俱浮者,太阳受病也,当一二日发""尺寸俱长者,阳明受病也,当二三日发"等文字进行对比,指出,两者对于六病"受之"的日期,经络循行的取段,以及主症等,都完全一致,所不同的是《伤寒论·伤寒例》在各经之前都加上了脉象,把《素问·热论》的"几日受之"一律改成"当几日发",这就证明,《素问·热论》所谓几日某经受之,不是指六经相传之日,而是指其本经感邪以后出现症状的发病之时。"受之"不等于"传经",在《伤寒论·伤寒例》中还另有确证,试看在《素问·热论》的"其不两感于寒"之下,又加上了"更不传经不加异气者"九字,这是自有《伤寒论》以来第一次见到"传经"这个词。这个词是在一日巨阳、二日阳明以至六日厥阴等"受之"之后提出的,已经"受之"了,又提出"更不传经",显然《素问·热论》中所有的"受之",都根本不同于后世注家所说的"传经"[①]。

《伤寒论·伤寒例》所讲的"传经"则是指从发病早期经过典型症状期而至转归期的过程(参见本书上篇《伤寒发病与三阴三阳分证》)。这与成无己"传经"说的太阳传阳明、阳明传少阳、少阳传太阴云云等相去甚远。

那么成无己所讲的太阳"传"阳明,阳明"传"少阳,少阳"传"太阴……在伤寒发病过程中是否可见呢?如果摒弃日传一经、七日复传等内容,那么由太阳病发展为阳明病,或发展为少阳病,或发展为太阴病,或由少阳病发展为阳明病,等等,这在《伤寒论》中是可见到的,但论中不把它叫作"传经",而把它称之为"并病"或"转属"。"并病"是表述伤寒从一种病发展变化为另一种病的量变过程,它可能的最终结果是"转属",而"转属"则是质变。"并病"是"转属"的过程,"转属"是"并病"的结果。"并病"和"转属"在《伤寒论》中,可以发生,也可以不发生,可以这样发生,也可以那样发生。在伤寒发病的整体过程中,只是一种具体的可能性,而不具有普遍的、稳定的、固有的必然性。(参见本书上篇《合病与并病》)。

伤寒的并病和转属表述的是三阳三阴六病之间横的关系,这种关系反映

---

① 李克绍.论传经[J].山东中医学院学报,1985(4):2.

了伤寒发病的复杂性。在伤寒发病过程中,三阳三阴各自受邪,其纵向的发展——传,即早期—典型症状期—转归期的过程,这是伤寒发展变化的必然规律,而三阳病三阴病之间横向的发展即并病或转属则是一种不稳定的可能。

综上所述,《伤寒论》中只有传、并病和转属,而没有"传经"。仲景实无"传经"语。之所以发生"传经"之讹,乃因后世"误以成注为经矣"。

二

在这里还有必要指出,由于成无己"传经"说的传播及影响,后世又把太阳病、阳明病、少阳病、太阴病、少阴病、厥阴病等三阳三阴六病称之为太阳经病、阳明经病、少阳经病等,从而称为六经病。这在注家们的理解和潜意识中含有两层意思:一是既然称之为六经病,当然就是六条经络发病;二是既然有传经说,当然就是邪气循经络传布。因此,把三阳三阴六病称为经络病,把论中的"经"字讹误为经络,通过一代一代人认识上的逐渐积淀,最终形成了一种思维定式,即《伤寒论》的三阳三阴病就是六经病,在其潜意识中就是经络发病。而这种理解并不是《伤寒论》文本中,张仲景所要表达的意思或思想,这实际上已经背离了经旨,仍然是"以成注为经矣"。

我们说三阴三阳不等于经络,论中的"经"字不是指经络言,并不是说伤寒发病与经络无关,恰恰相反,用三阴三阳表述的机体及发病过程,不仅离不开经络,也离不开脏腑和气化。离开经络、脏腑、气化的机体根本就不存在,又何谈其发病呢?

就具体而言,《伤寒论》中的"经"字有两个含义:一是有经络之意,如第124条,"所以然者,以太阳随经瘀热在里故也,抵当汤主之"。又第67条,"发汗则动经,身为振振摇者"。第97条有云,"脏腑相连,其痛必下,邪高痛下,故使呕也"。脏腑是通过经络相连,因为有经络才有可能"邪高痛下"。由此可见,伤寒发病是离不开经络的。

二是"经"字还有规律性的时间或过程之意,如第8条,"行其经尽故也",第103条"过经十余日",第105条"过经谵语者",第114条"到经不解",第123条"过经十余日",第217条"过经乃可下之",第384条"所以然者,经尽故也","到后经中,颇能食,复过一经能食,过之一日当愈"等。根据上述条文的规律性时间、日期,可以推论,这些"经"字是指六天为一过程,病过七日不愈为"欲作再经"。病过十三日不愈为"复过一经"。在这里,经,常也,意指伤寒发病其病机症状六日为一过程,具有规律性。

李时珍对"经"字有这样一段阐释:"女子,阴类也,以血为主,其血上应太阴,下应海潮,月有盈亏,潮有朝夕,月事一月一行,与之相符,故谓之月水、月信、月经。经者,常也,有常轨也。"[①] 徐灵胎则谓:"伤寒六日,经为一经。"近人章炳麟先生对《伤寒论》有独到见解,他说:"若其云'过经不解'、'使经不传'、'欲作再经者',此以六日、七日为一经,犹女子月事以一月为经,乃自其期候言,非自其形质言矣。"[②] 章太炎先生作为一代经学大师,对《伤寒论》中的"经"字的训释,对我们当不无启发。

实际上,把三阴三阳称之为经者,不是后世人的发明,当然也不同于后世人的理解。《素问·阴阳离合论》有云:"太阳为开,阳明为合,少阳为枢,三经者,不得相失也。"又曰:"太阴为开,厥阴为合,少阴为枢,三经者,不得相失也。"又,《伤寒论》第384条,"伤寒,其脉微涩者,本是霍乱,今是伤寒,却四五日至阴经上,转入阴必利"。若结合论中第270条"伤寒三日,三阳为尽,三阴当受邪,其人反能食而不呕,此为三阴不受邪也"和第358条"伤寒四五日,腹中痛,若转气下趋少腹者,此欲自利也"来讨论,那么第384条"至阴经上"之"阴经"则是指太阴或三阴。

不论《素问·阴阳离合论》把三阴三阳称之为"经",还是《伤寒论》第384条之"阴经",在这里,"经"字,都不存在经络的含义,而是具有道、理、常等含义。故《素问·阴阳离合论》又曰"阴阳𩆜𩆜,积传为一周,气里形表,而为相成也"。若把这一段文字与《素问·阴阳应象大论》之"阴阳者,天地之道也,万物之纲纪,变化之父母,生杀之本始,神明之府也"相对照,可以得出这样一个结论:《黄帝内经》把三阴三阳称之为经,《伤寒论》第384条把太阴或者三阴也称之经,正是要突出阴阳以及三阴三阳"恒久之道"的意义。由于《伤寒论》研究史上误读积淀所形成的思维定式和习惯上的约定俗成,后世人包括今人,在论伤寒时,言必"六经辨证"。六经辨证已经成为中医学理论

---

① 李时珍. 本草纲目 [M]. 北京:人民卫生出版社,1981:2952.

② 章太炎. 章太炎医论 [M]. 北京:人民卫生出版社,1957:2.

的基本概念,超越了《伤寒论》的范围,而渗透到目前的中医基础理论、中医诊断学、中药学、方剂学、中医内科学等各学科领域。当人们在谈论"六经辨证"时,在其潜意识中浮现出的影像尽管各不相同,但是,有一点,即由六条经络为主线所构成的模糊画面,几乎是一致的。这是《伤寒论》研究史上的一大谬误。

必须再次指出:"传经"是历史上研究《伤寒论》的一些人,强加给张仲景的一种说法,它并不是《伤寒论》中原来固有的内容。

本节讨论《伤寒论》"传"和"传经",一是试图阐释伤寒发病的一般规律——传,和特殊规律——并病、转属;二是试图弄清楚所谓"传经"说的来龙去脉。从中我们可以发现,"传经"说不是源于张仲景,而是来自庞安时、朱肱、成无己等人。后世人讲"传经",研究的不是《伤寒论》,而是在研究成无己等人的注解。这正如李中梓所言:"误以成注为经矣。"

"六经提纲"与"非纲"

今人读《伤寒论》者,几乎无不言"六经提纲"者。在今赵刻宋本《伤寒论》中,张仲景并没有讲到"提纲",所谓"提纲"是后世人根据六病诸篇中的"之为病"条文,加给张仲景的。近30年以来,又有人提出"之为病"诸条不是"提纲",于是乎,有了关于"提纲"与"非纲"的热闹讨论。实质上,说到底"提纲"也好,"非纲"也好,都不是张仲景的《伤寒论》的内容。

所谓"六经提纲"是指《伤寒论》第1条:"太阳之为病,脉浮,头项强痛而恶寒。"第180条:"阳明之为病,胃家实是也。"第263条:"少阳之为病,口苦,咽干,目眩也。"第273条:"太阴之为病,腹满而吐,食不下,自利益甚,时腹自痛。若下之,必胸下结硬。"第281条:"少阴之为病,脉微细,但欲寐也。"第326条:"厥阴之为病,消渴,气上撞心,心中疼热,饥而不欲食,食则吐蛔,下之利不止。"

仲景在《伤寒论》中并未明言"提纲"二字,更未指称哪一条是"提纲"。"提纲"是后世人在研究《伤寒论》时,从中总结出来的。"提纲"说不是成无已提出来的,今人多认为是柯韵伯首论之,但就笔者所见,在方有执的《伤寒论条辨》中,已隐约可见其雏形。方有执在解释《伤寒论》第1条,"太阳之为病,脉浮,头项强痛而恶寒"时称:"此揭太阳之总病,乃三篇之大纲,已下凡首称太阳病者,皆指此而言之也。"在解释"阳明之为病,胃家实是也"时,则谓:"故胃实反得以揭阳明之总,与太阳之揭总者,经病虽不同,要之,所以为揭例则一也。余经皆有总揭,其例则通乎二者而同推。"① 喻昌《尚论篇》在诠释"太阳之为病"时亦云:"先挈太阳病之总脉总证,统中风伤寒为言也。"在诠释少阴之为病时云:"此少阴之总脉总证也。"② "提纲说"至柯韵伯时,则被全面发挥,使"六经提纲"才真正成为一说而被此后的注家广泛接受。

柯韵伯在其《伤寒来苏集》中提出"仲景立六经总纲法","仲景作论大法,六经各立病机一条,提揭一经纲领,必择本经至当之脉症而表章之"③。又曰"六经提纲各立一局"④。认为"阳明之为病,悉从胃实上得来,故以胃家实为阳明一经之总纲也"。"少阳居半表半里之位,仲景特揭口苦咽干目眩为提纲"⑤。至《医宗金鉴》时,则把"提纲"推到极顶,成为六病各自的总概括。《医宗金鉴》在解释太阳病第一条时说:"首揭此条,为太阳病之提纲,凡上、中、下三篇内称太阳病者,皆指此脉证而言也。"⑥ 至此,"提纲说"在《伤寒论》学术界影响已经极大,几乎混同成为仲景之说。近世《伤寒论》教材亦承此说。

"提纲说"把《伤寒论》六病诸篇中的"之为病"条文,作为"提纲"置于居高临下的位置,欲以概括三阴三阳各病的全部内容。如在太阳病篇中,以"提纲"概括太阳伤寒和太阳中风;在阳明病篇中,以"提纲"概括阳明热证和阳明实证;在少阳病篇中,以"提纲"概括少阳伤寒和少阳中风,尤其想概括论中所有用柴胡汤的条证。在三阴篇中,对"之为病"条文,也是立意于概括。如《医宗金鉴》在论述太阴病篇首条时,提出"此太阴病全篇之提纲,后凡称

---

① 方有执. 伤寒论条辨 [M]. 北京:人民卫生出版社,1957:1,80.

② 喻昌. 尚论篇 [M]. 上海:上海古籍出版社,1991:22,125.

③ 柯韵伯. 伤寒来苏集·伤寒论注 [M]. 上海:上海科学技术出版社,1959:8.

④ 柯韵伯. 伤寒来苏集·伤寒论翼 [M]. 上海:上海科学技术出版社,1959:5.

⑤ 同③:83,124.

⑥ 吴谦. 医宗金鉴 [M]. 北京:人民卫生出版社,1982:10.

太阴病者,皆指此证而言也"①。在论述少阴病篇首条时,提出"此少阴病之提纲,后凡称少阴病者,皆指此脉证而言也"②。在论述厥阴病"之为病"条文时,提出"此条总言厥阴为病之大纲也"③。

"提纲说"立意于高度概括,欲以"之为病"六条概括全论大意。实际上这只是后世某些注家的一种主观愿望,能不能概括六病大意,这应当是由"之为病"六条本身所固有的内涵来决定的。如"太阳之为病,脉浮,头项强痛而恶寒",柯韵伯称其"后凡言太阳病者,必据此条脉证"。但是,在仲景书中,太阳病的表现却是各有特点,恶寒也并非都是太阳病的必见之症。论中第6条,"太阳病,发热而渴,不恶寒者为温病"。而《金匮要略·痉湿暍病脉证治》有云:"太阳病,发热无汗,反恶寒者,名曰刚痉。太阳病,发热汗出,而不恶寒,名曰柔痉。"可见太阳痉病也是可以不恶寒的。同样道理,脉浮也并非都是太阳病的必见之脉。如"太阳病,其证备,身体强,几几然,脉反沉迟,此为痉"。又,"太阳病,关节疼痛而烦,脉沉而细者,此名湿痹"。

后世注家把"提纲"置于居高临下的位置,立意于高度概括,一旦概括不了,而其脉症与"提纲"证不相符时,便曲解经意或径改经文,或把它排挤出本病之外,而名之曰"类证"以强加于张仲景。如尤在泾即把第6条列在其所设置的"太阳类病法"一章内,认为"此正是伤寒对照处"。"伤寒阳为寒郁,故身发热而恶寒,温病阳为邪引,故发热而不恶寒也。然其脉浮、身热、头痛,则与伤寒相似,所以谓之伤寒类病云"④。尤在泾在这里用一个"类"字即把仲景的太阳温病曲解为"伤寒对照处"。究其原因,就是因为本病的"不恶寒"与第1条所谓"提纲"证的"恶寒"格格不入。尤在泾创造的"类病""类证"这个术语,为后世解释《伤寒论》的人开了一个方便的遁路,凡遇到难以解释的条文,都可以轻松地作为"类证"归到其他地方去。

"阳明之为病,胃家实是也"。"提纲说"强调本条必"概括里热炽盛,弥漫内外但未与有形积滞相结的白虎汤证和里热炽盛与宿食粪便相结、阻滞肠道的承气汤证"。但是,实际上,胃家实所揭示的只是里热炽盛,肠道结滞这样

① 吴谦.医宗金鉴[M].北京:人民卫生出版社,1982:206.

② 同①:217.

③ 同①:253.

④ 尤在泾.伤寒贯珠集[M].上海:上海科学技术出版社,1959:76.

的病机,而白虎汤证热虽盛但弥漫全身,未与有形之邪相结,所以不具有"胃家实"的病机,此正如第179条所言,"正阳阳明者,胃家实是也"。如果把正阳阳明与本条所言之太阳阳明、少阳阳明对比,可见,正阳阳明者,是指承气汤证。因此,"胃家实"根本概括不了白虎汤证,它的内涵只是指热与积结滞于肠道。有注家认为,因为实是邪气盛则实,而白虎汤证是邪气盛,所以胃家实包括"燥热未与有形之实滞相结而充斥于全身者"和"燥热之邪与肠中积滞相合,形成燥屎而阻结于肠道者"。这种想法源于"提纲说"的所谓"高度概括性",其实,即使满足"提纲说"的愿望,把白虎汤证也概括进"胃家实"之中,那么对阳明中风,阳明中寒,又怎么能在"提纲"中为它们找到适当的位置呢? 这种以"提纲"居高临下,高度概括的想法,貌似逻辑,实际上这并不是仲景的思路。

我们不能把后世人的想法,硬强加给张仲景。如果作为一种学习和研究的方法,从《伤寒论》中找出具有"提纲"性质的条文,以便于提纲挈领,可以说这不失为一种学习和研究《伤寒论》的方法。但是,显而易见,目前的"提纲说"之"提纲"已经超越了其在"方法"上的意义,而俨然成为《伤寒论》的"学问"。它的明显缺陷是不适当地扩大了"之为病"条文的内涵,以偏概全,人为地"拔高"。其结果是欲概括而不能,从而在逻辑上陷于自相矛盾的境地。此正是:"提纲说"立意概括,实难概括。

近世有研究者提出"提纲"非纲说,指出所谓"六经提纲",虽然称之为"提纲",但其不能概括者尤多,如太阳病篇中的第23条桂枝麻黄各半汤证,第27条桂枝二越婢一汤证等均非"提纲"所能概括。认为既称之为太阳病"提纲",而不言发热,其纲领性与概括性已明显成为问题云云。有学者特别对"阳明之为病,胃家实是也"作为"提纲"提出疑问,认为"历来所称六经提纲的条文,无论文字有简有繁,但其他五经的条文内容,都没有片字论述病因病机,并都直截了当地载明脉证,何独于阳明病既无脉又无证,而仅空泛地用胃家实三字的抽象名词来作为一经疾病的提纲? 我们读《伤寒论》者都会知道它的体例非常严谨,方证药法条理井然,而独对于所谓'提纲'的条文,何以仲景反而自乱其例如此? !"[①]

① 严世芸.对"伤寒六经提纲"的商榷[C].上海中医药杂志,1982(9):2-5.

非纲说者从文理、逻辑、训诂、文字、语法等方面指出"之为病"条文在形式上、内容上本无纲意,因此,把"之为病"六条称之为"提纲"是名不符实,没有根据的。认为"提纲说"以"之为病"六条包罗、概括六病是有纲无目,因此,"提纲"之说是根本不能成立的云云。

非纲说者对"提纲说"提出的不同看法,其中的某些议论,应当说不是一点道理没有。但是,非纲说在否定"提纲说"的同时,却忽视了一个显而易见的问题,这就是"之为病"六条本身所具有的特殊性,从而对"之为病"六条在《伤寒论》六病诸篇中的意义,缺乏深入思考,没有给予应有的、足够的重视与肯定。

对"之为病"六条,不论在文字、语法上怎样理解,它的表述方式在《伤寒论》六病诸篇的每一篇中,却都是独一无二的。这种独一无二的特殊表述方式不是偶然的或漫不经心的,而是仲景用心所在。应当指出,"之为病"六条是不是"提纲"是一回事,而这六条在形式上和意义上有没有特殊性是另一回事。不是"提纲"不等于它没有特殊性,有特殊性则不一定具有"提纲"的地位和意义。把"之为病"六条称之为"提纲",这不是仲景自己提出来的,而是后世注家的主观认识;但,"之为病"六条在形式上的特殊性则是《伤寒论》原生的,是客观存在的。

非纲说的偏颇之处,在于它把是不是"提纲"和有没有特殊性混淆了,从而在否定"提纲"的同时,把"原生"的"之为病"条文的存在和特殊性意义也给抹杀了。此正是:非纲说标榜无纲,失之偏颇。

综前所述,"提纲说"立意于高度概括,着力于概括、包含六病大意。非纲说则强调,所谓"提纲"起不到高度概括的作用,认为"六病丰富而复杂的内容,此六条根本概括不进去"。因此,"提纲"只是有其名而无其实。因为达不到高度概括的目的,所以"提纲"也就不存在。

一言以蔽之,前者认为提纲高度概括,统摄六病大意;后者则认为所谓"提纲"的"之为病"六条不能概括六病的所有病证,所以不能称之为"纲"。

由此观之,非纲说与"提纲说"尽管观点对立,但有一点却是共同的,这就是二者都强调"提纲",都把"提纲"置于极顶的位置,都认为"提纲"必须"高度概括"。二者均引经据典,论证"纲"的含义,引《尚书·盘庚》所言:"若网在纲,有条而不紊。"又引《韩非子·外储说》"善张网者,引其纲,不一一摄万目而后得"。虽二者均不离"纲",但方向是绝对相反的,分别执"纲"之两端而相争,此就像运动场上的"拔河"一样,众人掣大绳向两个相反的方向用力相争。

什么是纲?设纲提网。通俗地讲,纲就是系网的大绳。《韩非子》说得甚得要领,欲要张网,有两个办法,一是"引其纲",一是"一一摄万目"。而"善张网者,引其纲"。这说明,在张网的时候,"纲"是何等的重要,"纲"一举而万目悉张,这是何等的有序!否则必须一个一个地把"目"展开,这又是何等的麻烦、紊乱与无序!由此看来,举"纲"或提"纲"就是把持其最重要的地方。

"提纲"这个词,原本是动宾结构,后世把它引申为"列举大要"之意,关键在"要"字上,什么是"要"?"要"就是"要点"或"重点"。从中可见,提"纲"根本就没有"概括"的含义。这也就是说"提网的大绳"只能提网,而"包含"不了网,也"概括"不了网。既然没有了"概括",因此,"高度"二字也就更无从说起了。

对"之为病"六条在《伤寒论》中的意义,应当既不拔高,人为地扩大其内涵,但也不要否定它在表述形式上的特殊性,而应当实事求是地、客观地予以评价,力求体现仲景原旨。

我认为,"之为病"六条不论称其为"提纲"或是"提要"或是其他什么名目,其意义都在于扼其要者,别异比类,举一反三。所谓扼其要者,是说"之为病"六条是六病诸篇要点的提示,而不是六病内容的概括,是举其典型以比照其他,而不是包罗六病的全部。但举一可以反三,从而达到异者别之,类者比之,由此而及彼,举一而类推。此正如《素问·至真要大论》所云:"知其要者,一言而终,不知其要,流散无穷。"

如前所述,"之为病"六条的真正意义在"要"字上。如"太阳之为病"是对太阳病的重点提示,是太阳病最典型的表现,而不是对太阳病的高度概括,它与太阳病的其他类型比较是同中有异,异中有同。故《金匮玉函经·辨痉湿暍第一》有云:"太阳病,痉湿暍三种,宜应别论,以为与伤寒相似,故此见之。"仲景在此讲得很清楚,"太阳之为病,脉浮、头项强痛而恶寒",是以狭义伤寒为典型,以比照其他。痉湿暍属广义伤寒,它与狭义伤寒相似相近而不相同。虽同为太阳病,但各有特点。

太阳病篇中的第6条:"太阳病,发热而渴,不恶寒者,为温病。"从中可见,此太阳病与彼太阳病的不同,前者强调的是恶寒,而后者却突出不恶寒。此"之为病"中的恶寒,是太阳病的要点,是重点强调,此在太阳病发病过程中具有一定的普遍性,因此具有一定的典型意义;而温病中的不恶寒,是对温病发病过程的具体表述,具有一定的特殊性,因此,与其他太阳病比较,是不典型的,在《伤寒论》中,尽管温病不恶寒,但它仍然属太阳病。

"阳明之为病"是最典型的阳明病的病机,与之相比、别异,可以类推阳明病的其他类型,如虽有热但尚不炽盛的栀子豉汤证;热虽炽热,但热与肠道中的糟粕尚未结聚的白虎汤证以及胃阳不足欲作痼瘕的阳明中寒证。同样的道理,少阳病、太阴病、少阴病、厥阴病的"之为病"条文所阐述的内容都是本病的典型或要点,意欲别异比类,举其要者以比照其他。

历史决定了仲景在这里运用的不可能是形式逻辑,而这正体现出传统和时代所赋予仲景以辩证逻辑为特点的思维方式。

以"之为病"的形式列举大要,还见于《伤寒论·辨阴阳易差后劳复病脉证并治》:"伤寒阴阳易之为病,其人身体重,少气,少腹里急,或引阴中拘挛,热上冲胸,头重不欲举,眼中生花,膝胫拘急者,烧裈散主之。"从《伤寒杂病论》流传过程中析出的今本《金匮要略》中,亦可见多处关于"之为病"的运用,如《百合狐惑阴阳毒病脉证治》:"狐惑之为病,状如伤寒,默默欲眠,目不得闭,卧起不安,蚀于喉为惑,蚀于阴为狐,不欲饮食,恶闻食臭,其面目乍赤、乍黑、乍白。蚀于上部则声喝,甘草泻心汤主之。"又如《中风历节病脉证并治》:"夫风之为病,当半身不遂,或但臂不遂者,此为痹,脉微而数,中风使然。"如《血痹虚劳病脉证并治》:"劳之为病,其脉浮大,手足烦,春夏剧,秋冬瘥,阴寒精自出,酸削不能行。"再如《消渴小便不利淋病脉证并治》:"淋之为病,小便如粟状,小腹弦急,痛引脐中。"又如《水气病脉证并治》:"水之为病,其脉沉小,属少阴;浮者为风,无水虚胀者,为气。水,发其汗即已。脉沉者宜麻黄附子汤,浮者宜杏子汤。"本篇又云:"黄汗之为病,身体肿,发热汗出而渴,状如风水,汗沾衣,色正黄如柏汁,脉自沉,何从得之,师曰:以汗出入水中浴,水从汗孔入得之,宜芪芍桂酒汤主之。"又,《黄疸病脉证并治》篇:"谷疸之为病,寒热不食,食即头眩,心胸不安,久久发黄为谷疸,茵陈蒿汤主之。"又,《跌蹶手指臂肿转筋阴狐疝蛔虫病脉证治》:"转筋之为病,其人臂脚直,脉上下行,微弦。转筋入腹者,鸡屎白散主之。""蛔虫之为病,令人吐涎,心痛发作有时,毒药不止,甘草粉蜜汤主之"等等。上述这些"之为病"条文,都是对相关疾病的重点提示或列举大要,而不能概括相关疾病的全部。可与《伤寒论》六病诸篇"之为病"条文互参。

在《伤寒论》研究中,所谓"六经提纲""传经""蓄水""经证""腑证""类证""标本中气"等等诸如此类,都不是《伤寒论》固有的内容,都不是张仲景的学问,而是后世研究《伤寒论》的医家个人杜撰,可惜的是现今业内仍有把它当作仲景学问而津津乐道者。当然,今人在学习和研究《伤寒论》时,不可避免地要接触到它,在接触这些内容时,心中应当明白,这些东西绝对不是张仲景书中原有的内容,因此和仲景学说不可混为一谈。我们不能违背历史和逻辑把后人的思想和观点强加在张仲景的名下,同时,也不能漠视仲景书中已有的东西,尤其不能把已有的,但目前还不能够理解的东西视为无稽,都应当如实地进行深入研究。

合病与并病

合病与并病是伤寒发病的重要表现形式之一,也是伤寒表现不典型的重要原因之一。

一

合病补充了三阴三阳分证的不足。

张仲景《伤寒杂病论》创立三阴三阳分证,不论对外感热病还是对内伤杂病,都具有重要的方法论意义。正如柯琴所说:"仲景约法,能合百病,兼该于六经,而不能逃六经之外。"[1] 张仲景通过对伤寒发病的临床观察,认识到伤寒发病的复杂性,他在含有辩证法思想的中国古典哲学指导下,运用自然分类的方法,根据伤寒发病见症时间之迟速,症状之寒热,反应程度之剧缓,创造性地

---

① 柯韵伯.伤寒来苏集·伤寒论翼[M].上海:上海科学技术出版社,1959:2.

把伤寒分为既有相对的独立性,又有相互关联的六个临床类型,即太阳病、阳明病、少阳病、太阴病、少阴病、厥阴病。

六病是人群中,不同人体感受外邪以后,机体的不同反应状态。对不同体质的人,感受外邪罹患伤寒之后,所产生的各种复杂临床表现,用三阴三阳进行分类,从而概括为六大类,这就是六病。因此,这只能是从整体出发的粗线条勾勒。所以,要把机体所表现出来的各种反应,都以六个类型完整地加以概括,这是不可能的,从而显示出它的不足之处或局限性。事实上,一些病证的临床表现,往往既是此证,又是彼证;既不是典型的此证,又不是典型的彼证,这就产生了一些混合型。仲景把伤寒发病过程中,所形成的这种非此非彼的混合类型称之为合病。

《伤寒论》中关于合病的论述有7条:

第32条:"太阳与阳明合病者,必自下利,葛根汤主之。"

第33条:"太阳与阳明合病,不下利,但呕者,葛根加半夏汤主之。"

第36条:"太阳与阳明合病,喘而胸满者,不可下,宜麻黄汤主之。"

第172条:"太阳与少阳合病,自下利者,与黄芩汤;若呕者,黄芩加半夏生姜汤主之。"

第219条:"三阳合病,腹满身重,难以转侧,口不仁,面垢,谵语,遗尿。发汗则谵语,下之则额上生汗,手足逆冷。若自汗出者,白虎汤主之。"

第256条:"阳明少阳合病,必下利。其脉不负者,为顺也;负者,失也。互相克贼,名为负也。脉滑而数者,有宿食也,当下之,宜大承气汤。"

第268条:"三阳合病,脉浮大,上关上,但欲眠睡,目合则汗。"

合病是对伤寒发病三阴三阳分证中,所产生的各种混合型的总概括,它是对三阴三阳分证的补充。

为什么会产生这种混合型呢? 机体是一个整体,疾病是机体的整体性反应。外邪侵袭人体以后,由于外邪强弱或体质盛衰等因素,可以引起机体较广泛的反应,出现较复杂的症状和脉象,从而形成二阳或三阳同时发病,出现了太阳与阳明合病,太阳与少阳合病,阳明与少阳合病以及三阳合病等等,这就是合病。

《伤寒论》第219条:"三阳合病,腹满身重,难以转侧,口不仁,面垢,谵语,遗尿。"第268条:"三阳合病,脉浮大,上关上,但欲眠睡,目合则汗。"成无己解释说:"腹满身重,难以反侧,口不仁,谵语者,阳明也。《针经》曰,少阳病甚,则面微尘。此面垢者,少阳也。遗尿者,太阳也。"① 此后,诸家均宗此说。这样的解释,实际上是把合病看成各种不同症状的累加或堆积,这既反映不出合病病机上的内在联系,也反映不出仲景诊断合病的临床思路。而《伤寒论》中有关三阳合病的表述,正反映出仲景由表及里,由此及彼的思维判断过程。一个外感病,具备上述症状,这是什么病呢? 按三阴三阳分证原则,是太阳病? 阳明病? 少阳病? 还是三阴? 根据症状分析,首先应当排除三阴病,而证属三阳。进一步分析,可知此既不是太阳病,又不是阳明病,也不是少阳病。这是机体在外邪作用下,同时发生的整体性反应,表现为热势燎原的三阳俱热,古人称之为三阳合邪。这正如《医宗金鉴》所称:"伤寒有六经之证,有六经之脉,证脉井然不杂,则可直指为某经之病。若两经、三经,阴阳混淆,不可以一经名者……则名曰合病。"② 李士材治吴玄水患伤寒,头痛,腹胀,身重不能转侧,口内不和,语言谵妄。有云表里俱有邪,宜以大柴胡汤下之。李曰,此三阳合病也,误下之,决不可救,乃以白虎汤连进两服,诸证渐减,更加天花粉、麦冬两剂而愈(《医宗必读》卷五)。马元仪治一人伤寒六日,两脉微弱不起,面垢,遗尿,自汗,谵语,身重,不能转侧,此三阳合病,汗下两不可用……盖三阳合邪,至遗尿谵语,其中州扰乱,真气与津液并伤可知……以汗则偏于阳而津液益伤,下则偏于阴而真气复损,唯白虎一法,解热而不碍表里(《续名医类案》卷一)。

近人张锡纯先生治三阳合病有独到之处。一人年过三旬,于初春患伤寒证,经医调理不愈,七八日间,求治于先生。病人证见头痛,周身发热,恶心欲吐,心中时或烦躁,头即有汗,而身上无汗,脉象左右皆弦,右脉尤弦有力,重按甚实,关前甚浮。即此论脉,其左右皆弦者,少阳也;右脉重按甚实者,阳明也;关前之脉浮甚者,太阳也,此为三阳合病无疑。其既有少阳病,而无寒热往来者,缘与太阳、阳明相并,无所谓往,无所谓来也。遂为疏方:生石膏、玄参、连翘、茵陈、甘草,服后汗出遍体,诸证皆愈③。从以上各例可见,三阳合病的证候

---

① 成无己.注解伤寒论[M].北京:人民卫生出版社,1963:137.

② 吴谦.医宗金鉴[M].北京:人民卫生出版社,1982:280.

③ 张锡纯.医学衷中参西录[M].石家庄:河北人民出版社,1974:467.

表现,要比《伤寒论》中所述复杂得多。

太阳阳明合病,是太阳和阳明在外邪作用下,同时发生的相应整体性反应。在太阳或营卫开合不利,在阳明或气机升降失调症状上可见太阳之寒热,阳明之呕利、喘满。《伤寒论》第32条,太阳与阳明合病,必自下利;第33条,太阳与阳明合病,不下利但呕;第36条,太阳与阳明合病,喘而胸满。同样都是太阳阳明合病,但是症状表现各有不同,可以认为,《伤寒论》中关于太阳阳明合病的描述,仅仅是举例而已,不能看成唯一的临床征象。在太阳阳明合病中,下利,不下利,喘,胸满,都是或然症,既可以出现这一部分症状,又可以出现另一部分症状,也可以出现其他能反映上述病机的任何症状。虽然病位有高下之分,病势有表里之别,但是,其病机都与气机升降失调有关,气行下则利,气逆上则呕,气机壅遏则喘而胸满。前者下利治以葛根汤,一则开太阳之表,以调营卫出入,一则调气机以升津液。后者喘而胸满,则因势利导,宣畅气机,方用麻黄汤。缪仲淳治一人,因受寒,发热,头痛如裂,两目俱痛,浑身骨内疼痛,下元尤甚,状如刀割,不可忍耐,口渴甚,大便日解一次,胸膈饱胀,下不解。缪遂疏一方:葛根三钱,石膏一两半,麦冬八钱,知母三钱半,羌活二钱半,大瓜蒌半个(连子打碎),枳壳一钱,桔梗一钱,竹叶一百片,河水煎服,四剂而平。此太阳阳明病也(《先醒斋医学广笔记》卷之一)。王三尊治一妇人,忽腹大痛大泻,医投以消滞行气之品,愈甚。诊其脉浮数,且兼表证,知为太阳阳明合病。但仲景只云下利,并未言痛,然症与书,每每不能恰合,当以意消息得之,仍投以葛根汤,汗出而愈(《珍本医书集成·医权初编》卷下)。

太阳阳明合病,仲景虽有三论,但是,先贤临床实践证明,太阳阳明合病之临床表现,决非三论所能概全,所以,“症与书,每每不能恰合”。此非仲景之疏漏,乃仅举其一端耳。太阳与少阳合病是机体感受外邪以后,太阳与少阳同时发生的相应整体性反应。从病机和症状上看,它的病机重点在少阳。在外可见太阳营卫不和之寒热,在内则有少阳气机郁结之邪火。《伤寒论》第172条:“太阳与少阳合病,自下利者,与黄芩汤;若呕者,黄芩加半夏生姜汤主之。”本条所论,邪火下迫及肠则利,横逆及胃则呕。可以认为,这是太少合病诸多表现之一斑。若不下利者可选用小柴胡汤以疏散邪火。1970年春夏之际,某地时值外感流行,病人症状类同,除寒热、头痛等症状之外,呕吐尤剧,兼有口苦,舌苔黄腻,偶有下利者,笔者宗仲景太少合病之论,选其脉浮数兼弦者,投以黄芩加半夏生姜汤加陈皮、竹茹,每获良效。由此始领悟,仲景太少合病之论,既不高深莫测,亦不虚玄空泛。

阳明少阳合病是机体感受外邪以后,阳明和少阳同时发生的相应整体性反应。阳明之热与少阳邪火交炽,气机失于和顺,其病机重点或在阳明,或在少阳,表现出合病临床症状多样性的特点。孙文垣治一妇人,发热口渴,舌上燥裂,小腹痛,呕吐,药食不入口者七日,右寸脉绝不应指,关沉滑有力,左手弦数,此阳明少阳合病,邪热壅于上焦也。以柴胡、石膏各五钱,半夏、枳实、黄芩、黄连、葛根、竹茹、人参各二钱,姜三片,五更下黑粪数块,痛热减半,次日仍与前药,右寸脉亦起,改用小柴胡汤加橘红、竹茹、葛根,三帖而愈(《赤水玄珠·孙氏医案》卷一)。林珮琴治一人伤寒发热,头重渴饮,胁满,脉微紧。谓曰,此阳明而兼少阳也。用局方柴胡升麻汤去黄芩、石膏,二服汗出而愈(《类证治裁》卷一)。

《伤寒论》关于合病的论述,以及前人关于合病的临床实践,不仅说明了伤寒发病的复杂性,而且也指出了合病临床表现的多样性。这是由机体整体性反应的侧重面不同所决定的。

三阴三阳分证是在整体观指导下的疾病自然分类,是根据疾病的本质特征或内部联系所进行的分类。在方法论上则是以比较为基础,根据机体反应的共同点和差异,将其区分为不同类型的逻辑方法。因此,三阴三阳分证,在某一深度、广度上,近似地反映了疾病的本质和变化规律。

但是,三阴三阳分证对伤寒发病的复杂过程和错综表现所进行的模式表述,尽管起到了提纲挈领的作用,然而,由于三阴三阳分证泾渭分明,又使得对伤寒发病临床状态的表述,过于简化。因此,《伤寒论》合病概念的确立,从一个侧面阐释伤寒发病临床表现的复杂性和多样性,使《伤寒论》的三阴三阳分证更加臻于完善。

二

并病表述了伤寒发病的动态变化。

伤寒在发病过程中,邪正交争激烈,由于机体正气的衰减或治疗失当,以及体内诸多潜在因素的影响,会产生一系列非线性因果转化,一病未愈,又出现另一病,两种病症状并见,错综于一时。《伤寒论》把这种临床状态称之为并病。并病是一个动态概念。可以认为,并病是伤寒从一种病发展变化为另一种病的量变过程,它可能的最终结果是"转属"。

《伤寒论》中关于并病的条文有5条:

第48条:"二阳并病,太阳初得病时,发其汗,汗先出不彻,因转属阳明,续自微汗出,不恶寒。若太阳病证不罢者,不可下,下之为逆,如此可小发汗。设面色缘缘正赤者,阳气怫郁在表,当解之熏之。若发汗不彻,不足言,阳气怫郁不得越,当汗不汗,其人躁烦,不知痛处,乍在腹中,乍在四肢,按之不可得,其人短气但坐,以汗出不彻故也,更发汗则愈。何以知汗出不彻? 以脉涩故知也。"

第142条:"太阳与少阳并病,头项强痛,或眩冒,时如结胸,心下痞硬者,当刺大椎第一间、肺俞、肝俞,慎不可发汗;发汗则谵语,脉弦,五日谵语不止,当刺期门。"

第150条:"太阳少阳并病,而反下之,成结胸,心下硬,下利不止,水浆不下,其人心烦。"

第171条:"太阳少阳并病,心下硬,颈项强而眩者,当刺大椎、肺俞、肝俞,慎勿下之。"

第220条:"二阳并病,太阳证罢,但发潮热,手足漐漐汗出,大便难而谵语者,下之则愈,宜大承气汤。"

本太阳病,初得病时发其汗,汗出不彻,太阳病未罢,又出现阳明病的临床征象,"微汗出,不恶寒"。《伤寒论》第208条指出:"若汗多微发热恶寒者,外未解也,其热不潮,未可与承气汤。"若见汗出不恶寒,身重,短气,腹满而喘,潮热,则是外已解,可攻里也。此正值太阳病欲解而未解,阳明病将实而未实之际,恰切地反映出太阳与阳明并病的动态过程。丁甘仁治李姓病人患伤寒夹滞,太阳阳明为病,身热十余日不解,脊背微寒,脉浮滑而数,口干不多饮,唇焦苔薄腻而黄,五六日不更衣。太阳之邪未罢,阳明之热熏蒸,肠中浊垢不得下达。投以桂枝白虎汤加减,外疏太阳之邪,内清阳明之热,助以通腑,方用桂枝、生甘草、玄明粉、竹茹、石膏、瓜蒌、大黄、半夏、生姜、大枣[①]。

---

① 丁甘仁. 丁甘仁医案 [M].上海:上海科学技术出版社,1960:3.

第 142 条 "太阳与少阳并病,头项强痛或眩冒,时如结胸,心下痞硬⋯⋯" 第 171 条 "太阳少阳并病,心下硬,颈项强而眩⋯⋯" 上述两条虽然都是太阳少阳并病,但,它们所反映的,是并病中的不同动态。前条是 "头项强痛",后条则是 "颈项强";前条是 "时如结胸,心下痞硬",后条则是 "心下硬"。可见前条是太阳少阳并病之初,证尚偏于太阳,而后条则为太阳少阳并病之渐,证已偏于少阳。

需要指出,并病和转属,在伤寒发病过程中,可以发生,也可以不发生;可以这样发生,也可以那样发生。因此,它的发生,在伤寒发病的整个过程中,只是一种具体的可能性,而不具有普遍、稳定、固有的必然性。因此,并病的临床状态是多样的,同一种病,可以变化为不同的并病,如太阳病可以并病少阳,也可以并病阳明;同一并病,可呈现不同的临床见症。范中林先生曾治一江姓病人,素有腰酸痛史。1974 年 4 月自觉头昏,腰酸痛,发热恶寒。某日用凉水浇洗时,稍动作,突觉腰部剧烈疼痛,僵直不能转动,经治无效,求治于先生。时腰部凉而痛甚,难以转侧,全身酸痛,头目晕眩,口干,不欲饮食,间歇发作低热,微恶寒,舌质偏淡,苔白腻,根部微黄,脉弦微浮。此原为风寒湿邪,郁久不解,积聚于腰部,太阳之邪未罢,复传至少阳,致二阳同病,投以柴胡桂枝汤与肾着汤加减,二剂证减,再作四剂而愈[①]。张锡纯治刘姓妇人患伤寒少阳证,寒热往来无定时,心中发热,呕吐痰涎,连连不竭,脉象沉弦,为开小柴胡汤原方,柴胡减半,加生石膏一两,茯苓片四钱。有知医者在座,疑而问曰,少阳经之症,未见有连连吐黏涎不竭者,今先生用小柴胡又加石膏、茯苓,将勿不但为少阳经病,或又兼他经之病乎?答曰,此乃少阳病而连太阴也,少阳之去路,原为太阴之经,太阴在腹为湿土之气,若与少阳相并,则湿热化合,即可多生黏涎,故于小柴胡汤中加石膏、茯苓以清少阳之热,即以利太阴之湿也。知医者闻之,甚为叹服。病家连服二剂而愈[②]。本例少阳太阴并病,由于素体太阴湿盛,所以出现少阳病之后湿热化合的变化。

日本学者藤平健先生对并病有自己的体会,他把并病定义为:并病是二药方证的并存,其症状表现为互相关联,其治疗应根据先后法则去处理。他说:

---

① 谢永新.范中林六经辨证医案选 [M].沈阳:辽宁科学技术出版社,1984:53-54.

② 张锡纯.医学衷中参西录 [M].石家庄:河北人民出版社,1974:462.

"如果仔细阅读《伤寒论》中有关并病条文,我们可以发现,并病不仅限于太阳和阳明,而是能逐步作广泛的解释。因此,两药方证的并存,则是并病的重要条件之一。所谓并,不是单纯的并列,而是正如前述,是在互相关联、互相交错情况下的并存。在如此交错的两药方证中,就有可能产生如同混血儿的证型,或出现在两药方证中所没有的证型。例如前面提到的桂麻各半汤证,是太阳病同病位的并病。这种证型在桂枝汤,或麻黄汤是没有的。'面色反有热色者'的状态,也就是面色潮红,以及身必痒的症状,在桂枝汤、麻黄汤不存在这样的病态,而是均呈面色苍白的。由此可见,互相关联的结果,就可出现在两药方证中所没有的证型。因此我认为,互相交错关联是并病的重要条件之一。"在藤平健先生那里,并病已经被泛化了,有远离仲景并病原旨的倾向,这也从一个方面可见中日《伤寒论》学术界在研究思路上的差异。

在《伤寒论》中,并病概念所蕴含的是仲景的动态过程观念。仲景正是以并病来表述伤寒发病动态变化的特定过程,从而使并病成为伤寒发病的重要临床形态之一。

自仲景书大行于世以来,合病并病作为仲景对疾病的一种认识,受到后世普遍重视。合病成为外感病的常见表现形式,成为临床外感病不典型的重要原因之一。但是,重视并不等于认识。张介宾深有体会地说:"余究心伤寒已久,初见合病并病之说,殊有不明,而今始悉之。夫所谓合病者,乃二阳三阳同病,病之相合者也。并病者,如太阳先病不解,又并入阳明、少阳之类也。""凡并病者,由浅而深,由此而彼,势使之必然也。此合病、并病之义而不知者,皆以此为罕见之证,又岂知今时之病,则皆合病并病耳。何以见之?盖自余临证以来,凡诊伤寒,初未见有单经挨次相传者,亦未见有表证悉罢止存里证者,若欲依经如式求证,则未见有如式之病而方治可相符者,所以令人质疑,愈难下手,是不知合病并病之义耳。"[1]张介宾以自己临证的亲身体会,把合病、并病从朦胧中廓清。

合病和并病在理论上揭示了伤寒发病的整体性反应和变化趋势,使三阴三阳分证更加完善。

在认识疾病的过程中,"证"除了可以"分","证"还可以"合",更可以

---

① 张介宾.景岳全书[M].上海:上海科学技术出版社,1959:130.

"并"。合病、并病也是分证的过程与结果，三阴三阳分证与二阳合病、三阳合病以及二阳并病是逻辑的统一。

仲景的分证思路是能分则分，不能分则和。分证与合病、并病是一种自然的分类，它是由疾病的病机确定的。分证与合病、并病从一个方面反映了疾病的规律。

发汗与汗法

仲景书中虽然没有明确地界定治法概念，但法寓方中，其具体治法则是非常成熟和丰富的。今人讲"八法"，这是清人程钟龄在《医学心悟》中提出来的，他说："论病之原，以内伤外感四字括之，论病之情，则以寒热虚实表里阴阳八字统之，而论治病之方，则又以汗、和、下、消、吐、清、温、补八法尽之。"(《医学心悟·医门八法》)仲景书虽未能明言总结出"八法"，但八法之用尽在其中，这也是学人皆知的。仲景施方用药之间，法掌握得最活，一方可涵两法，两方可归一法。而对汗法的应用，对后世影响最大，更具有开创性意义。

一

用发汗的方法治病是中医学最古老的治疗方法之一。马王堆汉墓帛书有以熨取汗治疗痉病的记载："熨寒汗出，汗出多，能诎(屈)信(伸)，止。"这是以熨发汗，而达到却病的目的。又，"伤胫(痉)者，择薤一把，以敦(淳)酒半斗者(煮)溃(沸)，[饮]之，即温衣陕(夹)坐四旁，汗出到足，乃口"[1]。这是以酒煮药，内服，温覆取汗。可以认为，这是中医学早期的发汗法。

《黄帝内经》对用发汗的方法治病，有较广泛、详尽的论述，对发汗的理论和运用都有比较系统的认识。《素问·阴阳应象大论》曰："其有邪者，渍形以为汗，其在皮者，汗而发之。"对此，张志聪释之曰："渍，浸也，古用汤液浸出汗

---

① 马王堆汉墓帛书整理小组．五十二病方[M]．北京：文物出版社，1979：36，39．

以去其邪。"《素问·玉机真脏论》曰:"今风寒客于人,使人毫毛毕直,皮肤闭而为热,当是之时,可汗而发也。"指出皮肤肌腠闭塞而热不得宣透,可发汗以宣泄。

另外,《黄帝内经》中还有用"摩之""浴之"等方法取汗以解表热,用药熨的方法取汗以治疗寒痹的论述。

用发汗的方法治病,虽源流古老,但在仲景以前,基本上还只是处于原始古朴阶段,在应用上也流于粗放。这种古朴粗放之风在仲景书中某种程度上也还留有痕迹,比如《伤寒论》第111条"太阳病中风,以火劫发汗",第112条"伤寒脉浮,医以火迫劫之",第117条"烧针令其汗,针处被寒,核起而赤者,必发奔豚"。《金匮要略·黄疸病脉证并治》:"病黄疸,发热烦喘,胸满口燥者,以病发时,火劫其汗。"这些古老的劫汗之法,在仲景书中,都是产生变证最直接的原因之一。

古人发汗的方法很多,有熨法、摩法、浴法、熏法、烧针、温针等等。严格地说这只能称之为发汗,还不能称之为汗法。汗法之所以称之为"法",不仅仅是说它是一种发汗的方法,而更重要的是它具有规范的法度。真正的汗法,就目前所见,当是源于《伤寒论》。

张仲景在前人运用发汗治病的基础上,通过自己的实践,予以发展,尤其在发汗方法的应用指征和发汗"度"的掌握上,做出了奠基性的贡献,从而使发汗的方法趋于规范,才真正成为汗法,成为后世的"八法"之首。

在《伤寒论》中,汗法是太阳病表证的常规治疗方法。典型的太阳病是机体营卫稳态失调。在正常的情况下,营卫循行有常道,卫气开合有常度,营卫之间的关系在一定的范围内自行调节,以适应外界环境,抵御外邪侵袭、干扰。当外邪侵袭,足以破坏肤表营卫的自稳调节功能,则卫气开合失其常度,一方面可以表现为发热、恶寒、无汗、身疼痛、脉浮紧等,这是外邪侵袭,卫气合而不开,卫阳不得透越,郁而发热,营阴不得宣泄,闭而无汗。这是营卫之间关系的亢奋性失调,后世人称之为表实证。另一方面,可以表现为虽然发热,但热势不盛,虽然恶寒,但恶寒程度不严重,脉象浮缓或浮而不紧,多见汗出,这是外邪侵袭,卫气开而不合,卫阳不固,营阴外泄。这是营卫之间关系的衰惫性失调,后世人称之为表虚证。

卫气合而不开形成的营卫失调,它的病机重点是肤表卫阳郁闭。寒邪外束是初始病机,从寒邪束表到肤表阳郁,这是病机上的因果转化。对于卫气合而不开的营卫失调,《伤寒论》是以麻黄汤温覆发汗以开腠理,发越郁阳,宣泄营阴。通过发汗,使失调的营卫恢复到适度稳态,诸多表证亦随之消失。

卫气开而不合形成的营卫失调,它的病机重点是肤表卫阳浮而不郁。这样的病机决定了其症状以汗出为特点,其表证反应不甚剧烈。这在《伤寒论》中,是以桂枝汤氤氲发汗解表。而论中第 42 条又指出:"太阳病,外证未解,脉浮弱者,当以汗解,宜桂枝汤。"在这里,脉浮弱的一个"弱"字,恰到好处地点出了太阳中风桂枝汤证的病机要点,说明了机体对外邪侵袭的反应不甚激烈。所以论中不论有汗无汗,凡是外证未解,脉浮弱者,都是桂枝汤的适应证。如太阳伤寒表邪渐衰,将愈未愈;太阳病下后,其气上冲;表兼里寒,温补之后,再欲解外;产后风续之,数日不解者。上述种种,或汗下失宜,正气受挫,或里虚里寒,中焦化源不足,或产后阴阳气血俱虚,其脉浮而兼弱者,都可以用桂枝汤治疗。由此,可以窥见桂枝汤证中潜在"虚"的一面。

《伤寒论》中,不论是三阳病还是三阴病,只要具有表证,都予以解表。可以认为:表证的本质是机体在外邪侵袭下,肤表营卫适度稳态的失调。汗法的目的在于通过发汗,改变机体营卫对外邪侵袭的反应,使营卫之间的关系从失调达到新的稳态。

发汗具有温通三焦的作用。因此,在仲景书中,汗法除用于风寒束表之证以外,还用于治疗病势偏上偏表的水液停滞诸证。

湿、水气、饮,一源三歧,都是停水,只是存在和表现形式不同。在正常情况下,体内水液的调节、分流、转化、排泄,都处于适度稳态。这些调节活动主要是通过机体三焦气化功能实现的。三焦在上主司宣发,在中主司输布,在下主司泌别清浊。《黄帝内经》称之为"决渎之官,水道出焉"。张介宾释之为:"上焦不治则水泛高原,中焦不治则水留中脘,下焦不治则水乱二便。三焦气治,则脉络通而水道利,故曰决渎之官。"[①] 三焦阳气通彻上下,出入内外,三焦功能正常,在很大程度上,保持体内水液代谢的适度稳态。若三焦阳气不振,气化功能失调,此即张介宾所谓"三焦不治",可引起体内水液调节、分流、转化、排泄功能紊乱,形成水液停蓄。

---

① 张介宾. 类经[M]. 北京:人民卫生出版社,1965:31.

水液停蓄,除了具有水液停滞的一般见证外,其所谓病势偏上偏表者,盖因其伴有表证。这些表证产生的原因,不排除外在湿邪的侵袭,但是,更重要的原因是水液停滞,三焦阳气不振,上焦不能如雾,不能熏肤、充身、泽毛,肤表失于温养,卫气失于卫固而产生的。这些表证,实质上是水液停滞的外在反映,其病位在三焦,尤其偏于上焦。

仲景以通阳发散之剂,温覆发汗,治疗病势偏上、偏表的水液停滞之证,虽属因势利导,但是,其立意在于通阳化气,振奋三焦阳气,调节三焦功能。如《伤寒论》第71条:"脉浮,小便不利,微热,消渴者,五苓散主之。"方后注云,"多饮暖水,汗出愈"。《金匮要略·痉湿暍病脉证治》:"湿家身烦疼,可与麻黄加术汤发其汗为宜。"又,"病者一身尽疼,发热,日晡所剧者,名风湿……可与麻黄杏仁薏苡甘草汤"。方后注云,"温服,有微汗,避风"。又,"风湿,脉浮身重,汗出恶风者,防己黄芪汤主之"。方后注云,"温令微汗,瘥"。《金匮要略·痰饮咳嗽病脉证并治》:"病溢饮者,当发其汗,大青龙汤主之。"方后注云,"温服一升,取微似汗"。《金匮要略·水气病脉证并治》:"里水,越婢加术汤主之,甘草麻黄汤亦主之。"方后注云,"重覆汗出,不汗,再服"。《伤寒论》第175条"风湿相搏,骨节疼烦,掣痛不得屈伸,近之则痛剧,汗出短气,小便不利,恶风不欲去衣,或身微肿者,甘草附子汤主之"。方后注云,"初服得微汗则解"等等。

发散剂温覆取微汗治疗水液停蓄诸病证,其作用机制在于激发三焦阳气,强化三焦气化功能。实质在于通阳,在上加强宣发作用,在下加强疏通作用,使停滞的水液可望重新由静变动,由滞变通,使无气之停水变为有气之津液,重新参与气化过程,从而得以重新输布、分消,使在上在表者,汗而散之,在下在里者尿而泄之。汗尿的分利排泄,靠的是三焦阳气的温通和鼓舞。叶天士说:"通阳不在温,而在利小便。"(《温热论·论湿》)实践证明,利小便能够通阳,通利小便的过程,就是振奋阳气的过程。同样,正确地施行发汗也能够激发阳气,发汗的过程,也就是振奋阳气的过程。水停诸证,服药后得以微汗,这是三焦阳气振奋的结果。

通过发汗、利尿振奋三焦阳气,成功地体现在五苓散的作用上。五苓散证是三焦阳气不振,水停三焦。《伤寒论》第71条要求服五苓散后,"多饮暖水,汗出愈";赵刻本《金匮要略·消渴小便不利淋病脉证并治》又云,"脉浮,小便不利,微热,消渴者,宜利小便发汗,五苓散主之"。对比上述两条,文意虽基本相同,但《金匮要略》特别突出了利小便与发汗并行不悖的思路。服五苓散后,令人周身汗出,且小便畅利,这在于通阳化气,使上中下三焦气化得行,水精四布,在上在表者为汗,在下在里者为尿,从而使陈积宿水得以上下内外分消。

二

在仲景书中,汗法一是强调温覆或饮暖水,二是强调取微汗,不可大汗。

组方用药是针对体质与病情特异性、复杂性的辨证论治,通过药物作用以求达到治疗目的。而温覆或饮暖水则可诱导药物发挥预期的治疗作用,强化药物效力。

《伤寒论》运用麻黄汤发汗,要求覆取微汗。纵观《伤寒论》《金匮要略》属麻黄汤系的方剂,欲取微汗大都强调温覆,可见在张仲景的心目中,温覆对于取微汗有极重要意义。

《医宗金鉴》在论及麻黄汤时,特别指出:"庸工不知其制在温覆取汗,若不温覆取汗,则不峻也。"近人张山雷对此独有见解,他说:"麻黄发汗,必热服温覆,乃始得汗,不加温覆,并不作汗。"(《本草正义·湿草类上》)张氏一言,可谓独破仲景汗法之不宣之秘。

《伤寒论》运用桂枝汤发汗,都强调要啜热稀粥,温覆,遍身絷絷微似有汗。张仲景凡用桂枝汤发汗,必强调"方用前法",所谓"前法",是指《伤寒论》第12条方后注所示之法,若不用"前法",如桂枝加桂汤,即使桂枝汤更加桂二两,也是不能发汗的。仲景运用桂枝汤,有时不要求发汗,因此也就不需要温覆和啜热稀粥,这在《伤寒论》中被称为"消息和解其外"或"小和之",如论中第387条,"吐利止而身痛不休者,当消息和解其外,宜桂枝汤小和之"。又《金匮要略·妇人妊娠病脉证并治》有云:"妇人得平脉,阴脉小弱,其人渴,不能食,无寒热,名妊娠,桂枝汤主之。"本条所述之证为妊娠恶阻,其人呕吐不能食,阴脉小弱,但"无寒热",且脉象平和,此因经血归胞养胎,营血显得不足。心主营血,营血养胎,心必有所不足。本证治疗当属《难经·十四难》所论"损其心者,调其荣卫"。故在此用桂枝汤,文中虽曰"主之",亦不在温覆取微汗之例。

强调发汗过程中温覆的必要性、重要性,并不是忽视方药特异的、肯定的治疗作用。临床证明：外感高热病例，辨证论治给予解表剂汗出之后，热退很少有反复。而表证发热用西药退热剂汗出之后，热虽可暂时下降，但往往旋即升高①。

仲景汗法特点是以具有特异治疗作用的发散方药，与具有非特异治疗作用的温覆、饮暖水等方法的融合。

发汗是以机体的津液和阳气相互作用的过程。《素问·阴阳应象大论》曰："阳之汗以天地之雨名之。"《灵枢·决气》篇曰："汗出溱溱是谓津。"清·吴瑭曾云："汗也者，合阳气阴精蒸化而出者也。"（《温病条辨·汗论》）因此，不论阳虚或阴亏都为汗法所禁。仲景在《伤寒论》中指出，淋家、亡血家、疮家、咽干者、身重心悸者、下利清谷者、尺中脉迟者等，都属于禁汗之例。虚证，或津液亏乏，或阳气虚损，或阴阳两虚，若发汗，不亡阳即亡阴。

里证亦为汗法所禁。《伤寒论》第221条："阳明病，脉浮而紧，咽燥口苦，腹满而喘，发热汗出，不恶寒，反恶热，身重，若发汗则躁，心愦愦，反谵语。"第265条："少阳不可发汗，发汗则谵语。"第335条："厥深者，热亦深；厥微者，热亦微。厥应下之，而反发汗者，必口伤烂赤。"发汗能激发、鼓舞阳气，因此，里热实证，妄用汗法，必致里热炽张，或谵语狂躁，或灼阴动血。可见，虚证、里证禁汗是仲景汗法的重要原则之一。

表兼里虚，当先温后汗，这在《伤寒论》中有不少条文论述。虽然有表证，但里虚里寒，中焦化源不足，阳气虚衰，妄自发汗则会导致阳气浮越，阴寒更盛。表兼里实，当先汗后下，仲景告诫，本发汗而复下之，此为逆。即使是极轻微的表邪，"面色反有热色"，"面色缘缘正赤"，也必须先解表。第208条指出："若汗多，微发热恶寒者，外未解也，其热不潮，未可与承气汤。"第106条又强调："其外不解者，尚未可攻，当先解其外。"若汗下颠倒，必导致表邪内陷，其变证在《伤寒论》中每每可见，后世总结治伤寒"下不厌迟"，是对仲景先汗后下原则极为深刻的诠释。

事实上，在有表证的情况下，即使误用清法，也是能够引起变证的（参见本书中篇《太阳伤寒与麻黄汤证》）。

① 叶景华，王哲身，夏文娟，等．中医药治疗外感高热116例疗效观察[J]．上海中医药杂志，1983（3）：4．

仲景汗法的原则性,表现在虚证、里证的禁汗,表兼里虚的先温后汗,表兼里实的先汗后下。

仲景一方面立汗法之诫,指出汗法的原则;另一方面又在原则的指导下,立扶正发汗之法,以启迪后人,使汗法得以灵活运用。

少阴病,值表证期,虽少阴火衰阳虚,但仍以汗法解表,方用麻黄附子甘草汤,取微汗以温少阴之衰阳,解少阴之表邪。《金匮要略·痉湿暍病脉证治》:"太阳病,其证备,身体强,几几然,脉反沉迟,此为痉,栝楼桂枝汤主之。"太阳病,其证备,本当脉浮,今反见沉迟,说明其痉为病,属津液亏乏,筋脉失养所致,所以方中用栝楼根滋养津液。栝楼桂枝汤作为张仲景滋阴解表方剂,对后世不无启发。防己黄芪汤,治风湿表虚有汗,加减法中,桂芍同用,不失为桂枝汤的变方,实际上是桂枝汤系的方剂。本方"服后当如虫行皮中,从腰下如冰,后坐被上,又以一被绕腰以下,温令微汗,瘥"。方中以黄芪益气,振奋卫阳,服后如虫行皮中是卫阳复振,即将作汗,风湿将解之象。仲景创制本方,开益气解表之先河。

《金匮要略·妇人产后病脉证治》:"产后中风,发热,面正赤,喘而头痛,竹叶汤主之。"此属产后阴阳气血俱虚,感受外邪,若攻其表,则阳虚易脱;若补其里,则表邪尚未解。竹叶汤以竹叶清热益气降逆,以葛根、防风、桔梗解其外邪,以桂枝、生姜、大枣、甘草和其营卫,用人参益气阴以扶正,用附子温阳固脱,合之,则内而调理阴阳气血,外而解表祛邪。

仲景一方面立禁汗之诫,另一方面又创扶正发汗之法,使汗法在《伤寒论》《金匮要略》中既有可循的原则,又有可变的灵活。

三

如前所述,仲景汗法体现在以麻黄汤、桂枝汤等为代表的发汗解表诸方的运用中,因此,研究仲景汗法,必须首先理解仲景应用麻桂二方的思路。纵观《伤寒论》有关麻黄汤和桂枝汤的若干条文,对比二证,从中可见,仲景把发热恶寒的表证分为两大类,一是发热恶寒症状较急重,无汗脉浮紧;一是发热恶寒症状较轻缓,汗出脉浮缓。这种把表证分为两大类的思路是有其深刻的文化渊源的,它源于中国古代的二分法辩证思想。对表证的这两种分类,反映出仲景对表证的病机、症状错综关系的认识。表证的这两种类型,相承相应,相比相得,相通相合,理解它们从而达到对表证的全面认识。

《伤寒论》对表证的认识是从比较开始的。表证是机体对外邪侵袭的一种复杂反应,它的表现可见发热恶寒,头痛,身疼,肢节疼,咳嗽,有汗或无汗,脉浮紧、浮缓或浮数等。这些症状的产生不是孤立的,仲景用自己已经形成的观念,如从秦汉文化中,从医学典籍中接受的观念,继承前人的思维成果,以古代辩证法为思维导向,对表证的脉症进行比较和分类,从而确定表证中同中有异,异中有同的,既对立又互补的麻黄汤证与桂枝汤证。

因此,《伤寒论》中治疗表证,从总的方面讲,或者选用麻黄汤,或者选用桂枝汤,非此即彼。这种对太阳表证一而二的思路,亦体现在对阳明病表证的治疗上,如第234条:"阳明病,脉迟,汗出多,微恶寒者,表未解也,可发汗,宜桂枝汤。"第235条:"阳明病,脉浮,无汗而喘者,发汗则愈,宜麻黄汤。"在《伤寒论》中,就表证而言,是选用麻黄汤还是选用桂枝汤,非此即彼的格局是显而易见的,反映出仲景在对立中把握互补的辩证思路。论中第42条:"太阳病,外证未解,脉浮弱者,当以汗解,宜桂枝汤。"这从正面说明在太阳病发热恶寒等表证未解的情况下,脉浮弱者当用桂枝汤,不言而喻,这也从反面说明,太阳病表证不解,脉浮紧者当用麻黄汤。关于这一点,柯韵伯分析得很贴切,他说:"凡见脉浮迟、浮弱者用桂枝;浮紧浮数者,用麻黄,不必于风寒之分,但从脉之虚实而施治,是仲景治法,亦是仲景定法。"[①]

《伤寒论》第16条:"桂枝本为解肌,若其人脉浮紧,发热,汗不出者,不可与之也。"指出麻黄汤证不可用桂枝汤,若误用,不仅不能解表,反而能鼓动邪热。反过来,表证脉浮弱、汗出的桂枝汤证不宜用麻黄汤,否则峻汗亡阳,变证蜂起。这是麻黄汤与桂枝汤对立相反的一面。

《伤寒论》第57条:"伤寒,发汗已解,半日许复烦,脉浮数者,可更发汗,宜桂枝汤。"论中强调,表证无汗脉浮紧,用麻黄汤发汗虽已解,但由于残邪未尽,半日许复烦,因为此前发汗已经耗伤阳气,所以若要再解表,只能应用桂枝汤缓汗,不可再用麻黄汤。这是桂枝汤对麻黄汤治疗太阳伤寒的一个补充。

《伤寒论》治疗太阳病表证应用麻黄汤或桂枝汤,非此即彼,这是从对立

① 柯韵伯.伤寒来苏集·伤寒论翼[M].上海:上海科学技术出版社,1959:25.

互补大的方面来说的。实际上,表证的复杂多变,决定了对麻桂二方的选用不是绝对的。仲景在麻桂二方非此即彼的夹缝中,还把握住非此非彼,亦此亦彼的疾病状态,从而又形成了"执两用中"的思维格局,这就是麻黄桂枝各半汤、桂枝二麻黄一汤等麻桂复方的组成与应用。

就太阳病表证而言,《伤寒论》首先把握二极之分,一是麻黄汤证,一是桂枝汤证。在此基础上,顺应证候的变化,以麻黄汤和桂枝汤为基础,对具体的治疗原则和方药进行相应的调整,根据表证的诸多变化,按轻重缓急,进行比较,在治疗方面实施一整套的解表发汗方略,按解表发汗力量由强到弱,形成以下格局:大青龙汤—麻黄汤—葛根汤—桂枝加葛根汤—桂枝麻黄各半汤—桂枝汤—小建中汤。从而建立起以"实人外感发其汗,虚人外感建其中"为思维路线的治疗表证的一整套由实到虚、由重到轻、由典型到不典型的解表发汗具体法则。

"主之""宜""与"及其他

在今赵刻宋本《伤寒论》中,凡是有方有药的条文,在用方时都用规范的表述方式,或用"主之",如第 12 条:"太阳中风,阳浮而阴弱,阳浮者,热自发,阴弱者,汗自出,啬啬恶寒,淅淅恶风,翕翕发热,鼻鸣干呕者,桂枝汤主之。"又如第 26 条:"服桂枝汤,大汗出后,大烦渴不解,脉洪大者,白虎加人参汤主之。"

或用"宜"表述,如第 27 条:"太阳病,发热恶寒,热多寒少,脉微弱者,此无阳也,不可发汗,宜桂枝二越婢一汤。"又如第 36 条:"太阳与阳明合病,喘而胸满者,不可下,宜麻黄汤。"再如第 42 条:"太阳病,外证未解,脉浮弱者,当以汗解,宜桂枝汤。"

或用"与"表述,如第 37 条:"太阳病,十日以去,脉浮细而嗜卧者,外已解也。设胸满胁痛者,与小柴胡汤。脉但浮者,与麻黄汤。"又如第 229 条:"阳明病,发潮热,大便溏,小便自可,胸胁满不去者,与小柴胡汤。"

于是《伤寒论》选方用语中的"主之""宜"及"与"的不同用法,就成为了"学问",而被关注并列为研究的对象。如有研究者认为:"主之,《伤寒论》文中凡明言某汤主之,表示为最适当的首选方剂;宜某汤,表示类方中较适当的方剂;与某汤,表示无十分适当方剂,可以试与之。"①《伤寒论》"在选方用语上考虑得十分精细、准确,有着十分严格的规律性"。证以方名,方由证立,有一证必有一方,有是证必用是方,而在证与方之间,选用"……主之""……与""宜……"等来说明方对证的肯定程度,以点明专病专方与辨证之下随证治之的方治精神。《伤寒论》中对于适应证的选方用语,"主之"意味着绝对的适应证,即有是证,必用是方,证不变,方亦不变,直至证除病愈为止;"与"的肯定程度仅次于"主之",是指适应证而言,即证情虽较"主之"证有变化,但其病机未变,故仍以"主之"之方"与"之,但只可服一二剂,不可多投;"宜"指相对的适应证,即适宜者用之,不适宜者不用之,"宜"虽有商量的余地,但倾向于适应证,多因条文叙证不典型、不全面,故示人选方时须审慎周详,全面合参。"宜"和"与"相比,就更有斟酌之意。"可与"倾向于适应证,但其肯定程度还要次于"宜",故"可与"比"宜"更有商量的余地,也属于相对适应证的选方用语②。"《伤寒论》之处方用药,应用'主之'、'可与'、'宜'等词语,其中'主之'乃主治之意,含有方证相合,某证必用某方之意。聂至珂曰,'主之'即主治此病。""论中'可与'或'与'凡五十二见,较有权变之意。""论中使用'宜'者,亦达58条,可有加减变化。""仲景处方用药使用不同用语,已包含辨证意义在内,如张兼善云,'经言可与某汤,或言不可与者,此设法御病也'。又云,'宜某汤,此临证审决也。言某汤主之,乃对证施治也。此三者,方法之条目也。包藏深理,非一言可以具述'。陈慎吾亦曰,'《伤寒论》用字用句皆有定法。如用方时言主之,为正证正方,病证不变,可一方到底,言与之,原方不变,姑与一剂。言宜,为凭证辨脉,以某方较为相宜,可有加减'。由是可知,方证有全然符合者,有基本符合者,有斟酌试探者。盖临证所见,随人体质而有从化之异,难有完全相同之标准以衡量。掌握治疗原则,当考虑临床之灵活性,以方类证时,尤须注意仲景遣方用语之含义。"③

① 郑钦安.伤寒恒论[M].成都:巴蜀书社,1994.16.

② 肖鹏超.谈《伤寒论》选方用语[J].中医药学报,1980(4):11.

③ 刘纪昌.伤寒论语法与证治研究[J]."中国医药学院"(台中),研精医讯,第28期.

　　这种刻意的区分,可见由来已久,就文献所见,早在明代的张兼善那里就已经开始讨论这个问题了。

　　应当指出,这种刻意的区分,在相当大的程度上只是反映了后世人的主观臆测。从今人所能见到的《伤寒论》不同传本中可见其一斑。

　　《伤寒论》的各种不同传本折射出《伤寒论》近2000年隐显分合的缩影。从《伤寒论》近2000年的流传史看,《伤寒论》的面貌几经改观。我们今天所见到的《伤寒论》已不是张仲景所撰著《伤寒杂病论》的原貌。

　　由于战乱和社会动荡,成书后的《伤寒杂病论》在张仲景卒后不久,旋即散乱。至魏、晋时的太医令王叔和,搜采仲景旧论,录其症候、诊脉、声色,对病与方进行整理而称为《张仲景方》或《张仲景药方》。而今名《伤寒论》有可能始于南北朝或隋唐年间。

　　同时,王叔和另撰《脉经》十卷。在今本《脉经》中,约有五分之二的内容引自《伤寒杂病论》。其中卷七主要收载《伤寒论》的内容。研究认为,从《脉经》中似可窥见仲景遗书之原貌。学术界认为,《脉经》中收录的仲景原文是《伤寒杂病论》现存最早的古传本。

　　唐代孙思邈在其撰著《备急千金要方》时,未能见到《伤寒论》全貌,因此他把自己所仅见到仲景书片段内容收入卷九,至晚年,始得目睹《伤寒论》"全貌",遂收入《千金翼方》卷九、卷十。

　　在《伤寒论》流传史上一个不可忽略的重要环节,是孙思邈晚年所见到的《伤寒论》传本,其原貌是"条证"与"方药"分列为前后两部分,孙思邈在《千金翼方》收录的过程中,把方药附列在相应的条证之后,又把同类的条、证、方、药汇集在一起,为的是检阅、查找方便。他说:"今以方证同条,比类相附,须有检讨,仓卒易知。"[①]

　　这种格局影响至今。宋代林亿等校定《伤寒论》时,沿用了《千金翼方》卷九伤寒的条文结构和序列。

　　由于张仲景所撰著的《伤寒杂病论》原貌已不可见,由王叔和搜采整理的《张仲景方》原貌也不可见,故林亿等校勘所依据的底本是哪一个传本,此在学术界有不同的认识。张灿玾先生根据《伤寒论》林亿等序所述,认为"宋代

---

① 孙思邈.千金方[M].刘清国等,校.北京:中国中医药出版社,1998:610.

原在太祖开宝年间,有高继冲编录《伤寒论》进上,由于其时立国不久,故可推想高氏原据本,至少应出于唐代传本。从而说明此种《伤寒论》单行本,在宋以前,早已出现。此次由孙奇主校,而复经林亿等校定之《伤寒论》,当是以高继冲进上之本为底本"①。钱超尘先生认为"《伤寒论》十卷(《辨伤寒》十卷)在隋代未亡",至唐朝立国,"三朝数十余年,求遗书不断,使散在民间及各地图书陆续集中于朝廷,并派员加以校雠",于是"《伤寒论》十卷于唐未亡也"。至北宋治平二年林亿孙奇校定《伤寒论》选《伤寒论》十卷本为底本。其时《伤寒论》传本尚有荆南节度使高继冲编录进献本。由于"高继冲进献本其文理舛错,未尝考证,历代虽藏之书府,亦阙于雠校",所以,林亿等没有选这个传本作底本②。而2015年,钱超尘先生对自己的观点又加以更正:重新"确认高继冲进献本是从隋朝传下来的抄本,隋本来自《辨伤寒》十卷本","宋本所据之底本为高继冲进献本"③。

马继兴先生认为《太平圣惠方》卷八收录了高继冲所进献的《伤寒论》④。

由林亿等校勘的宋版《伤寒论》,至南宋时已流传不广,至明代万历年间已很少见。

今人所说的"宋本"《伤寒论》,是明代万历二十七年(1599),赵开美以宋本《伤寒论》为底本之复刻本。而赵开美翻刻的"宋本",至清初也已很少见,至今仅存世五部(详见本书《〈伤寒论〉版本的近现代流传及赵刻本与成注本差异的影响》)。

综上所述,张仲景所撰著《伤寒杂病论》的原貌已不可确定;林亿等校定的《伤寒论》,其底本几经辗转传抄,似不甚可能是王叔和整理的原貌;赵开美翻刻宋本《伤寒论》,其底本虽是宋本,但是否就是林亿等校定的原刻版本似亦不可确考。因此,尽管今赵刻宋本《伤寒论》的内核和精髓出自张仲景,但其外壳和框架恐已非仲景书原貌。

由此决定了《伤寒论》各个不同传本所具有的历史、文献和临床价值是不可替代的。

① 张灿玾.中医古籍文献学[M].北京:人民卫生出版社,1998:107.

② 钱超尘.伤寒论文献通考[M].北京:学苑出版社,1993:424-425.

③ 钱超尘.宋本《伤寒论》文献史论[M].北京:学苑出版社,2015:331,322.

④ 马继兴.中医文献学[M].上海:上海科学技术出版社,1990:110.

因此,检阅、比较《伤寒论》条文中汤证的选方用语,在不同传本中的异同,对正确认识、理解《伤寒论》汤证的选方用语,必有极其重要的意义。

现就赵刻宋本《伤寒论》中有关条文的选方用语举例与《脉经》《金匮玉函经》《千金翼方》《太平圣惠方》等传本进行比较,见表1:

表1 《伤寒论》各主要传本中"主之""宜""与"等相关条文比较

"宋本"《伤寒论》	《脉经》	《金匮玉函经》	《千金翼方》	《太平圣惠方》
第12条:太阳中风,阳浮而阴弱,阳浮者,热自发,阴弱者,汗自出,啬啬恶寒,淅淅恶风,翕翕发热,鼻鸣干呕者,桂枝汤主之。	太阳中风,阳浮而阴濡弱,浮者热自发,濡弱者,汗自出。啬啬恶寒,淅淅恶风,翕翕发热,鼻鸣干呕,属桂枝汤证。	太阳中风,阳浮而阴濡弱,阳浮者,热自发,濡弱者,汗自出,啬啬恶寒,淅淅恶风,翕翕发热,鼻鸣干呕,桂枝汤主之。	太阳中风,阳浮而阴濡弱,浮者,热自发,濡弱者,汗自出,濇濇恶寒,淅淅恶风,翕翕发热,鼻鸣干呕者,桂枝汤主之。	太阳病中风,脉其阳浮而弱,浮者,热自发,弱者,汗自出,啬啬恶寒,翕翕发热,鼻鸣干呕,宜桂枝汤。
第20条:太阳病,发汗,遂漏不止,其人恶风,小便难,四肢微急,难以屈伸者,桂枝加附子汤主之。	太阳病,发其汗,遂漏而不止,其人恶风,小便难,四肢微急,难以屈伸,属桂枝加附子汤。	太阳病,发其汗,遂漏而不止,其人恶风,小便难,四肢微急,难以屈伸,桂枝加附子汤主之。	太阳病,发其汗,遂漏而不止,其人恶风,小便难,四肢微急,难以屈伸,桂枝加附子汤主之。	太阳病,发其汗,汗出不止者,其人必恶寒,小便难,四肢拘急者,宜桂枝附子汤。
第26条:服桂枝汤,大汗出后,大烦渴不解,脉洪大者,白虎加人参汤主之。	服桂枝汤,大汗出,大烦渴不解,若脉洪大,属白虎汤。	服桂枝汤,大汗出后,大烦渴不解者,白虎加人参汤主之。	……服桂枝汤,汗出,大烦渴不解,若脉洪大,与白虎汤。	

"宋本"《伤寒论》	《脉经》	《金匮玉函经》	《千金翼方》	《太平圣惠方》
第37条：太阳病，十日以去，脉浮细而嗜卧者，外已解也。设胸满胁痛者，与小柴胡汤。脉但浮者，**与麻黄汤**。	太阳病，十日以去，脉浮细，嗜卧，此为外解。设胸满胁痛，与小柴胡汤。脉浮者，**属麻黄汤证**。	病十日已去，其脉浮细，嗜卧，此为外解。设胸满胁痛，与小柴胡汤。脉浮者，**与麻黄汤**。	病十日已去，其脉浮细，嗜卧，此为外解。设胸满胁痛，与小柴胡汤。浮者，麻黄汤**主之**。	
第55条：伤寒，脉浮紧，不发汗，因致衄者，麻黄汤**主之**。	伤寒，脉浮紧，不发其汗，因衄，**属麻黄汤证**。	伤寒，脉浮紧，不发汗，因致衄者，宜麻黄汤。	伤寒，脉浮紧，不发其汗，因致衄，宜麻黄汤。	
第70条：发汗后，恶寒者，虚故也。不恶寒，但热者，实也，当和胃气，**与调胃承气汤**。	不恶寒，但热者，实也，当和其胃气，**宜小承气汤**。	发其汗不解，而反恶寒者，虚故也，芍药甘草附子汤主之。不恶寒，但热者，实也，当和胃气，**宜小承气汤**。	不恶寒，但热者，实也，当和其胃气，**宜小承气汤**。	
第73条：伤寒，汗出而渴者，五苓散主之；不渴者，茯苓甘草汤**主之**。	伤寒，汗出而渴，属五苓散证；不渴，**属茯苓甘草汤**。	伤寒，汗出而渴者，五苓散主之；不渴者，茯苓甘草汤**主之**。		太阳病，汗出而渴，宜五苓散；不渴，**宜茯苓散**。
第146条：伤寒六七日，发热，微恶寒，支节烦疼，微呕，心下支结，外证未去者，柴胡桂枝汤主之。	伤寒六七日，发热，微恶寒，支节烦疼，微呕，心下支结，外证未去者，**属柴胡桂枝汤**。	伤寒六七日，发热，微恶寒，肢节烦疼，微呕，心下支结，外证未去者，柴胡桂枝汤**主之**。	伤寒六七日，发热，微恶寒，支节烦疼，微呕，心下支结，外证未去者，**宜柴胡桂枝汤**。	伤寒六日，发热，微恶寒，肢节顺（烦）疼，心下支满，外证未去，**宜柴胡桂枝汤**。

续表

"宋本"《伤寒论》	《脉经》	《金匮玉函经》	《千金翼方》	《太平圣惠方》
第149条：伤寒五六日，呕而发热者，柴胡汤证具，而以他药下之，柴胡证仍在者，复与柴胡汤。此虽已下之，不为逆，必蒸蒸而振，却发热汗出而解。若心下满而硬痛者，此为结胸也，大陷胸汤主之。但满而不痛者，此为痞，柴胡不中与之，宜半夏泻心汤。	伤寒五六日，呕而发热，柴胡汤证具，而以他药下之，柴胡证仍在，复与柴胡汤。此虽已下，不为逆也，必蒸蒸而振，却发热汗出而解。若心下满而坚痛者，此为结胸，属大陷胸汤。若但满而不痛者，此为痞，柴胡复不中与也。属半夏泻心汤。	伤寒五六日，呕而发热，柴胡汤证具，而以他药下之，柴胡证仍在者，复与柴胡汤。此虽以下，不为逆，必蒸蒸而振，却发热汗出而解。若心下满而坚痛者，此为结胸，大陷胸汤主之。若但满而不痛者，此为痞，柴胡不复中与也，半夏泻心汤主之。	心下但满而不痛者，此为痞，半夏泻心汤主之。	
第229条：阳明病，发潮热，大便溏，小便自可，胸胁满不去者，与小柴胡汤。		阳明病，发潮热，大便溏，小便自可，而胸胁满不去者，小柴胡汤主之。	阳明病，发潮热，大便溏，小便自可，而胸胁满不去，小柴胡汤主之。	阳明病，发潮热，大便溏，小便自利，胸胁烦满不止，宜小柴胡汤。
第235条：阳明病，脉浮，无汗而喘者，发汗则愈，宜麻黄汤。	阳明病，脉浮，无汗，其人必喘，发其汗则愈，属麻黄汤证。	阳明病，脉浮，无汗，其人必喘，发其汗即愈，宜麻黄汤主之。	阳明病，脉浮，无汗，其人必喘，发汗即愈，宜麻黄汤。	阳明病，脉浮，无汗，其人必喘，当须发汗，宜麻黄汤。

续表

"宋本"《伤寒论》	《脉经》	《金匮玉函经》	《千金翼方》	《太平圣惠方》
第241条：大下后，六七日不大便，烦不解，腹满痛者，此有燥屎也。所以然者，本有宿食故也，宜大承气汤。		大下后，六七日不大便，烦不解，腹满痛者，此有燥屎。所以然者，本有宿食故也，大承气汤主之。		
第242条：病人小便不利，大便乍难乍易，时有微热，喘冒一作怫郁。不能卧者，有燥屎也，宜大承气汤。	病人小便不利，大便乍难乍易，时有微热，喘冒不能卧者，有燥屎也，属承气汤证。	病人小便不利，大便乍难乍易，时有微热，喘冒不能卧者，有燥屎故也，大承气汤主之。	病者小便不利，大便乍难乍易，时有微热，怫郁不能卧，有燥屎故也，宜承气汤。	
第375条：下利后更烦，按之心下濡者，为虚烦也，宜栀子豉汤。		下利后更烦，按之心下濡者，为虚烦也，栀子豉汤主之。	下利后更烦，按其心下濡者，为虚烦也，栀子汤主之。	

另外，赵刻宋本《伤寒论》六病诸篇中有关"主之"与"宜"的条文，在"可"与"不可"诸篇中，多作"属"。如第35条"太阳病，头痛发热，身疼腰痛，骨节疼痛，恶风无汗而喘者，麻黄汤主之"。本条在《辨可发汗病脉证并治》中，作"属麻黄汤证"。第36条"太阳与阳明合病，喘而胸满者，不可下，宜麻黄汤"。在《辨可发汗病脉证并治》中，作"属麻黄汤证"。

在六病诸篇中"主之"的条文，在"可"与"不可"诸篇中，亦有作"宜"者。如第14条，"太阳病，项背强几几，反汗出恶风者，桂枝加葛根汤主之。"本条在《辨可发汗病脉证并治》中，作"宜桂枝加葛根汤"。第34条，"太阳病，桂枝证，医反下之，利遂不止，脉促者，表未解也，喘而汗出者，葛根黄芩黄连汤主之。"在《辨可发汗病脉证并治》中，本条作"宜葛根黄芩黄连汤"。

粗略统计，赵刻宋本有方的条文中，用"主之"的占多数，其中75条用"主之"的条文在《脉经》中有61条用"属"，有39条在《太平圣惠方》中用

"宜"；在《千金翼方》中,用"属"的 2 条,用"与"的 3 条,用"宜"的 5 条；在《金匮玉函经》中,用"属"的 2 条,用"宜"的 1 条,用"与"的 3 条。

赵刻宋本还有若干有方的用"宜"的条文,在其中的 26 条中,有 19 条在《脉经》中用"属"；有 9 条在《金匮玉函经》中用"主之",有 1 条用"属"；有 7 条在《千金翼方》中用"主之",有 2 条用"宜"。

赵刻宋本中有方的条文中,还有少量用"与"的条文,在其中的 5 条中,有 2 条在《脉经》中用"属",有 1 条用"宜"；在《金匮玉函经》中,有 1 条用"宜",1 条用"属",1 条用"主之"；在《千金翼方》中,有 4 条用"主之",2 条用"宜"；在《太平圣惠方》中,有 4 条用"宜"。

通过上述比较可以看出,所谓《伤寒论》选方用语,在不同的传本中,各有差异。这是仲景书在千年的流传中,几经隐显,几经分合,几经传抄的历史痕迹。

另外在《伤寒论》《金匮要略》中还有"宜"与"主之"并用的用法,如在赵刻宋本《伤寒论》中,太阳病篇第 36 条在"小目"中重出时,用"宜麻黄汤主之"。

《金匮要略》"妇人产后病脉证并治"篇第 7 条:"产后七八日,无太阳证,少腹坚痛,此恶露不尽,不大便,烦躁发热、切脉微实,再倍发热,日晡时烦躁者,不食,食则谵语,至夜即愈,宜大承气汤主之。"此类用法在仲景书中不是孤例。此也说明"宜"与"主之"之间,并没有所谓的刻意区别。

所谓《伤寒论》"在选方用语上考虑得十分精细、准确,有着十分严格的规律性",显然这是一种言过其实的褒辞,同时,这也仅仅是基于你所能见到的所谓今本《伤寒论》的表象而得出来的结论。《伤寒论》条文中的"主之""宜""与"以及"属",只是千余年来流传过程中,不同时代,不同传抄者抄写过程中,随意或简约省略之语。所以这算不上是《伤寒论》的"学问"。

《厥阴病篇》与厥阴病及"厥利呕哕附"

辨厥阴病篇在整个一部《伤寒论》中是一个突出的难点和疑点,学术界对本篇历来有不同的看法。近几年来,学术界对厥阴病的争论有增无减,有谓厥阴病的本质是热厥者,有谓厥阴病的本质是寒证者,有谓厥阴病的本质是阴阳错杂者。这些争论实际上是几百年来争论的延续。近人陆渊雷先生称:"伤寒厥阴篇竟是千古疑案,篇中明称厥阴病者仅 4 条,除首条提纲有证候外,余三条文略而理不清,无可研索。"又云"既以全身虚寒证为少阴,胃肠虚寒证为太阴,更无他种虚寒证堪当厥阴者,乃不得不出于凑合,此拘牵六经名数,削趾适履之过也"[①]。

自陆渊雷 20 世纪 30 年代著《伤寒论今释》称"伤寒厥阴篇竟是千古疑案"之后,近 90 年以来,注家们还真把它当成疑案了。陆先生说它是疑案,这是因为他没有找到解开辨厥阴病篇闭锁大门的钥匙。此后跟在陆渊雷先生后面也吆喝"千古疑案"的人,同样也没有认真地去寻找能解开这扇闭锁大门的钥匙,而且还把陆先生所说的"厥阴篇"是"千古疑案"歪曲成"厥阴病"成了"千古疑案",于是谬解为"千古疑案厥阴病",这就更是谬上加谬了。

《厥阴病篇》与厥阴病的混淆及紊乱

陆渊雷先生原本是说伤寒"厥阴篇"是千古疑案,不是说"厥阴病"是千古疑案。

其实陆渊雷的看法也不能算是他的发明。在前人的论述中,这样的观点早有蛛丝马迹的流露。明代王肯堂尝云:"凡阳明、少阳之病,皆自太阳传来,故诸阳证不称名者,皆入其篇。厥阴为三阴之尾,凡太阴、少阴之病皆至厥阴传极,故诸阴证不称名者,皆入其篇。后人不悟是理,遂皆谓太阳篇诸证不称名者亦属太阳,而乱太阳病之真,厥阴篇诸证不称名者亦属厥阴,而乱厥阴病之真,为大失仲景之法也。"[②] 王肯堂是用传经的观点解释厥阴病的发病,而陆渊雷先生关于厥阴病篇"不得不出于凑合"的观点与王肯堂的"皆入其篇"说,是一脉相承的。

在《伤寒论》研究史上讲"传经"的人,从影响来说,莫过于成无己。成无己通过他的"传经"说,指认厥阴病为热病,他在诠释第 326 条时说:"邪传厥阴,则热已深也。邪自太阳传至太阴则腹满而嗌干,未成渴也;邪至少阴者,口燥舌干而渴,未成消也;至厥阴成消渴者,热甚能消水故也。"[③] 后世凡讲厥阴病为热者,成氏当为鼻祖。

在《伤寒论》研究史上,曾出现了一些以张志聪为代表的用"标本中气"

---

① 陆渊雷 . 伤寒论今释［M］. 北京:人民卫生出版社,1955:418.

② 王肯堂 . 证治准绳［M］. 上海:上海科学技术出版社,1959:2.

③ 成无己 . 注解伤寒论［M］. 北京:人民卫生出版社,1963:169.

解说《伤寒论》的医家,他们用标本中气解释辨厥阴病篇的内容,其结论与王肯堂的"皆入其篇"的说法正相反,认为厥阴病篇中的每一条讲的都是厥阴病。张志聪认为,厥阴病篇首条是厥阴病提纲,自此以下的四节"复申明首节之义"。再十八节,"皆论厥热,意谓厥阴者,阴之极也,阴极阳生,厥热相应,其病当愈"等。对辨厥阴篇的末条,"伤寒,哕而腹满,视其前后,知何部不利,利之即愈"。他解释说:"上文胃中寒冷而为哕,此三焦气逆而为哕,夫伤寒以胃气为本,厥阴从中见少阳之气。三焦者,少阳也。故言胃与三焦,以终此篇之义。"① 对此,张锡驹大加发挥,认为"此即一哕通结六经之证","故于此单提哕证一条,不特结厥阴一篇,而六篇之义俱从此结煞,是伤寒全部之结穴处也"(《伤寒论直解》卷五)。"一哕"能"通结六经之证",也真是太夸张了。

这些用"标本中气"解说《伤寒论》的医家,尽管力图把辨厥阴病篇的每一条都讲成厥阴病,但是,其中一些人,也并非没有认识到厥阴病篇中一些条文的表述特点和内容寓意跳跃不谐。

其中张锡驹在注释本篇"厥阴病,渴欲饮水者,少少与之愈"一条时说:"厥阴篇自提纲后,止提此三节厥阴病,其余则曰伤寒、曰病、曰厥、曰下利,而不明言厥阴病者,以厥阴从中治,而不从标本也。"(《伤寒论直解》卷五)其实,张志聪尽管想把厥阴病篇各条都用他的"气化"说贯穿,但他也曾看出厥阴病篇中存在的问题。他在诠释第350条"伤寒脉滑而厥者,里有热,白虎汤主之"时说:"此章因厥故,复列于厥阴篇中,亦非厥阴之本病也。"又,在诠释第355条"病人手足厥冷,脉乍紧者,邪结在胸中,心下满而烦,饥不能食者,病在胸中,当须吐之,宜瓜蒂散"时,他说:"曰病人者,非厥阴之为病,而亦非外受之寒邪也,以手足厥冷,列于厥阴篇中。"②

尤在泾虽然也力图把厥阴篇的内容婉转地讲成厥阴病,但他对于把厥阴篇的内容全部讲成厥阴病的说法,也提出异议。他在《伤寒贯珠集·辨列厥阴条例大意》中,对厥阴篇的内容进行梳理,认为厥阴篇中的条文有不论厥阴病者属"简误",是太阴、少阴、太阳条文杂入厥阴篇中,且"传误已久,习焉不察"③。尤在泾的见解应当说是比较大胆的,也颇有些启发性。其意义在于他特

---

① 郑林 . 张志聪医学全书[M].北京:中国中医药出版社,1999:700,709.

② 郑林 . 张志聪医学全书[M].北京:中国中医药出版社,1999:878.

③ 尤在泾 . 伤寒贯珠集[M].上海:上海科学技术出版社,1959:159.

别明确地指出,厥阴篇中的条文有不论厥阴病者。对于为什么会出现这种情况,他解释是"群分类聚""简误"。

其后的沈尧封也认为:"厥阴病亦必内外证合见乃是真厥阴,其余或厥、或利、或呕,而内无气上撞心,心中疼热等证,皆似厥阴而实非厥阴也。"(《伤寒论读·辨厥阴病脉证》)沈尧封的看法肯定还有不完善或需要讨论的地方,但是,他认识到厥阴病篇中有"似厥阴而实非厥阴"的条文,认识到厥阴病与厥阴病篇不是完全一致的,这是很可贵的。这为进一步深入地认识厥阴病篇,提供了一种新的思路。

如前所述,自成无己以"传经"说提出"邪传厥阴,则热已深也"之后,除王肯堂因袭其说之外,方有执、汪琥、柯韵伯等均倡此说。方有执云:"厥阴之邪热甚,则肾水为之消,肾消则引水以自救,故消而且渴,渴不为水止也。"[1] 汪琥在解释厥阴篇首条时则云:"此条厥阴病乃总言病热之大纲也。"[2] 这些注家虽云厥阴病属热证,但,对热的性质和病机认识不同,柯韵伯认为,"厥阴热证皆少阳相火内发也"[3]。张卿子则云:"尝见厥阴消渴数证,舌尽红赤,厥冷,脉微,渴甚,服白虎、黄连等汤皆不救。"(《张卿子伤寒论》卷六)认为厥阴热证不同于单纯实热证。张璐对张卿子的见解发其未尽之意。他说:"张卿子曰,尝见厥阴消渴数证,舌尽红赤,厥冷,脉微,渴甚,服白虎、黄连等汤皆不救,盖厥阴消渴皆是寒热错杂之邪,非纯阳亢热之证,岂白虎、黄连等药所能治乎?"(《伤寒缵论》卷上)张璐提出的寒热错杂说对后世和今人影响很大。舒驰远在诠释厥阴篇首条时说:"按此条,阴阳杂错之证也。消渴者,膈有热也。厥阴邪气上逆,故上撞心,疼热者,热甚也。心中疼热,阳热在上也。饥而不欲食者,阴寒在胃也,强与之食,亦不能纳,必与饥蛔俱出,故食则吐蛔也。此证上热下寒,若因上热而误下之,则上热未必即去,而下寒必更加甚,故利不止也。"(《重订伤寒集注·厥阴经全篇》)《医宗金鉴》认为,"厥阴者,为阴尽阳生之脏,邪至其经,从阴化寒,从阳化热,故其为病,阴阳错杂,寒热混淆也"[4]。当寒热错杂说兴起后,又大有替代热证说之势。目前学术界持寒热错杂说者众,从教科书中便可窥其一斑。

---

①　方有执.伤寒论条辨[M].北京:人民卫生出版社,1957:121.

②　汪琥.伤寒论辩证广注[M].上海:上海科学技术出版社,1959:173.

③　柯韵伯.伤寒来苏集·伤寒论翼[M].上海:上海科学技术出版社,1959:45.

④　吴谦.医宗金鉴[M].北京:人民卫生出版社,1982:253.

综上所述可见,对辨厥阴病篇的内容、性质,历来说法不一,有云厥阴病篇内容是杂凑者;有曰厥阴病篇"有似厥阴而非厥阴者";有曰厥阴病篇"一哕通结六经之证"者云云。而对其性质,有言热者,有言寒者,有言寒热错杂者。近有刘承仕提出,厥阴病性质是"邪热内闭,热极阴竭"[①]。

赵开美复刻本《伤寒论》辨厥阴病篇总共55条,这55条经过成无己《注解伤寒论》的传播,似乎成为《伤寒论》研究史上一个解不开的难结。近世编书人,总是一厢情愿,把这55条纵横斟酌,前后徘徊,总想把它归纳成一个整体,列出标题,以求条理。但由于缺少贯通全篇的主线,所以虽挖空心思寻觅一线贯通,而这"一线"却总求而不得。"一线"难求,原因何在? 难道真如陆渊雷先生所言,厥阴篇是杂凑而成的吗?

李克绍先生在前人论述的基础上,大体上厘清了辨厥阴病篇中的厥阴病与非厥阴病,指出"厥阴病篇不都是厥阴病"。先生把厥阴病分为四个类型,一为消渴、心中疼热;二为热利下重;三是干呕、吐涎沫;四是胸胁烦满、默默不欲食[②]。

早在1978年,先生在《伤寒解惑论》中就已经指出:上热下寒和厥热往来,都是厥阴病的特点,但是这两个特点决不限于厥阴病本身,在好多情况下都能出现。先生把厥阴病篇"伤寒病中不属于厥阴病的上热下寒诸证",列举出"蛔厥""久利""寒格""泄利"等,又举出厥阴病篇中,不是厥阴病的若干"厥"与"厥热往来"诸证。如热厥中的"伤寒,脉滑而厥者,是里有热,宜白虎汤";"病者手足厥冷,脉乍紧,心中满而烦,饥不能食者,是痰结在胸中,当须吐之,宜瓜蒂散";"下利后更烦,按之心下软者,为虚烦,宜栀子豉汤"。指出寒厥中的手足厥寒,脉细欲绝,是血虚表寒,当益血通阳,当归四逆汤主之;其人内有久寒,例如冷结在膀胱、关元,小腹满,按之痛者,宜当归四逆加吴茱萸生姜汤主之等诸证,都不属于厥阴病[③]。

此后,于1982年李克绍先生在《湖北中医杂志》第2期上发表《结合临床探讨〈伤寒论〉的厥阴病》一文中,又重申与深化了上述观点。先生从《素问·阴阳类论》的"一阴至绝,作朔晦"说起,与临床结合,指出辨厥阴病篇中大部分内容都属于"阴尽阳生""阴中有阳","但是篇中可以用阴尽阳生和阴

① 刘承仕.《伤寒论》厥阴病实质探析[J].中医杂志,1997,38(5):265.

② 李克绍.伤寒解惑论[M].济南:山东科学技术出版社,1978:118-119.

③ 李克绍.伤寒解惑论[M].济南:山东科学技术出版社,1978:120-124.

中有阳来解释的这些厥证及其变化,并非都是厥阴病"。"厥阴受病,则肝气不能条达,心包又不能敷布心火,当然会手足厥冷,但也有不少不属于肝和心包病的其他伤寒或杂病,由于邪热固结,或痰水、宿食、陈寒痼冷的阻滞,也能使阴阳气不可顺接而出现厥。"所以必须"分清篇中哪些是厥阴病,哪些不属于厥阴病而是一般伤寒或杂病"。先生明确地指出:"篇中标明为厥阴病的只有4条,另外未标明厥阴病而确属肝病的有三条,即白头翁汤证两条和吴茱萸汤证一条。"先生在文中最后强调:"厥阴篇最前4条,实质是从各个不同的方面论述厥阴病,所以是不可分割的整体。""总而言之,读《伤寒论》的厥阴篇,首先必须分清什么是厥阴病,什么是一般伤寒。"①

先生关于辨厥阴病篇中厥阴病只有4条的见解,可以从《金匮玉函经》中得到印证。《金匮玉函经》卷四"辨厥阴病形证治第九"篇中只列有赵刻宋本中的第326、327、328、329四条。其余条文都列在同卷"辨厥利呕哕病形证治第十"篇中。而本书"辨厥利呕哕病形证治"中的条文均作为"附篇"列在赵刻宋本辨厥阴病篇后,这在赵刻宋本《伤寒论》的辨厥阴病篇目下是明明白白的。

先生关于辨厥阴病篇的研究思路,惜未能引起当时学术界的重视,尤其是那些主持编教材的人,或持门户之见或视而未见,从而使辨厥阴病篇的误读谬解流传至今。

辨厥阴病篇之所以能引发争纷,是因为辨厥阴病篇本身存在缠曲,那么这个理不清的缠曲是怎么产生的呢?

这得从约800年前说起,公元1144年,成无己《注解伤寒论》成书,由此引发了近千年来有关《伤寒论》辨厥阴病篇的纷争。

成无己《注解伤寒论》的广泛流传引发了厥阴病篇的纷乱

研究《伤寒论》,依据就是《伤寒论》文本原文。因此,版本研究就成为《伤寒论》研究的一项重要内容。从文献学、版本学角度看,学术界公认林亿等校勘的宋本为最佳,惜明清时已少流通,而今人更未能见到真正的林亿等校勘的原刻本。据钱超尘先生考证,自成无己《注解伤寒论》出,又有《伤寒明理论》作

---

① 李克绍.结合临床探讨《伤寒论》的厥阴病[J].湖北中医杂志,1982(2):7-9.

为辅翼,读者喜读成氏《注解伤寒论》,而罕读白文本《伤寒论》,于是宋本《伤寒论》流传日稀,约至明朝嘉靖、隆庆、万历年间,宋本《伤寒论》除少数藏书家偶或有之,社会上已极难见 ①。这也从一个方面揭示出,自明清以来众注家其说,是也,非也,最终几乎都离不开成无己《注解伤寒论》所厘定的论调。

由于宋代林亿等校定的宋本与明代赵开美翻刻宋本《伤寒论》长期得不到广泛流传,客观上致使成无己《注解伤寒论》从元明以后即主导了《伤寒论》诠解的话语权,明清以后几乎所有有关《伤寒论》的著述都是以《注解伤寒论》为底本。

严格地说,明清时代《伤寒论》学人研究的不是张仲景的《伤寒论》,而是成无己的《注解伤寒论》,这话听起来有些极端、刺耳,但若沉下心思量,确实如此。

这种把《注解伤寒论》当作《伤寒论》研究的传统,一直延续到 20 世纪 90 年代初,并影响至今。

这就是厥阴病篇纷乱的根源。

由于 20 世纪 50 年代以来,我们学习、教学、研究《伤寒论》所用的底本,实际上都是成无己《注解伤寒论》,这就决定了近百年来在诠解体系上,主要传承的是成无己的《注解伤寒论》。

这种状况是有其一定的历史根源的。

20 世纪 60 年代初,中医高等教育处于刚刚起步阶段,当时的卫生部曾委托成都中医学院(现成都中医药大学)举办全国中医院校《伤寒论》师资培训班,由老前辈邓绍先先生主持。在此基础上,由成都中医学院主编,由邓绍先先生主持编写全国中医院校试用教材《伤寒论讲义》。1960 年人民卫生出版社出版第一版,1964 年上海科学技术出版社出版重订本。在这个重订本的"修订凡例"中说:"原文根据赵开美复刻本《伤寒论》为主,并参考《脉经》《千金方》《注解伤寒论》等书,将原文作了部分修订,并另行顺序编号。"从条文分拆与排列顺序看,本教材明显是按《注解伤寒论》的顺序排列的,并以此顺序编号 ②。

此编号与几乎同时代,也自称以"赵刻宋本"为底本的重庆市中医学会《新辑宋本伤寒论》的序号明显不同。明显印记着《注解伤寒论》的标志性特征。

由于前辈们都是从学习《注解伤寒论》入手的,思维定势决定了这些老前

① 钱超尘.伤寒论文献通考[M].北京:学苑出版社,1993:426.

② 成都中医学院.伤寒论讲义[M].上海:上海科学技术出版社,1964:修订凡例.

辈们编写的《伤寒论讲义》难以脱离《注解伤寒论》的窠臼。而后来的《伤寒论》教材多以此为蓝本。

经过一版、二版教材培养造就的几代人的传承，带有《注解伤寒论》印记的学术思想与诠释体系，渗透到后来几乎所有的《伤寒论》教材或讲义。其结果是我们教的与学的，实质上是《注解伤寒论》。

虽然在"修订凡例"中说"原文根据赵开美复刻本为主"，但是能有几位老前辈见过真正的"赵开美复刻本"《伤寒论》呢？

在这里讲这个过程是想说，在那个时代以前，中医学术界绝大多数前辈连真正的"赵刻宋本"《伤寒论》都没有机会见过，哪还有机会见到真正的"宋本"《伤寒论》呢？

最后结论是——关于厥阴病篇的纷争，是基于成无己的《注解伤寒论》，完全是《注解伤寒论》引发的，与宋本或赵刻宋本《伤寒论》没有一点关系。是成无己的《注解伤寒论》把厥阴病篇的内容弄混乱了，从而引发并遗留下 800 多年的纷争。早在清代，在唐大烈创办的《吴医汇讲》中，曾载周省吾医论《三百九十七法考》一文，文中曾诘问道："无己何人，而乃擅削，以致迄今，盈庭聚讼也。"

历史的原因使我们学习《伤寒论》所用的教材底本不是赵刻宋本

那么近百年来或近五十多年来，学人所写的有关《伤寒论》的书和《伤寒论》教材、讲义，都说是以宋本或赵刻宋本为底本，他们是怎么见得到的呢？

近 20 年的研究证明，他们见到的，一是假冒的赵刻宋本；二是以成无己《注解伤寒论》的原文冒充赵刻宋本。

关于假冒的赵刻宋本这个问题，直到 2006 年钱超尘先生的一篇文章，才揭开近百年来的疑惑。这篇文章发表在《河南中医》2006 年第 11 期，题目是《20 世纪四本〈伤寒论〉所据底本揭秘》。钱先生的考证指出：1923 年恽铁樵影印本不是依赵开美翻刻本影印，而是以日本安政三年堀川济本为底本，削去返点符号而影印的（日本人小曽户洋与真柳诚都有详细考证）。

真假赵刻本之间有明显区别：

真正的赵刻本《伤寒论》第 385 条"恶寒，脉微—作缓而复利"。

恽铁樵假赵刻本《伤寒论》第 385 条"恶寒，脉微—作■而复利"。

1955 年重庆市中医学会《新辑宋本伤寒论》底本也不是赵开美翻刻本，

而是源于恽铁樵本。在这个版本中的第 385 条也是"恶寒,脉微—作■而复利"。

1959 年南京中医学院伤寒论教研室编著的《伤寒论译释》所据底本也不是赵开美本,而是以恽铁樵本为底本。因为在第 385 条中也是"恶寒,脉微—作■而复利"。

另外还有一个影响相对较少的版本,即 1912 年武昌医馆本,这是柯继文依照杨守敬提供的"影抄本"翻刻的,底本也不是赵开美翻刻本。

钱先生指出,恽铁樵本"在我国影响巨大,国内各大图书馆均有收藏,国内不少《伤寒论》研究著作都自称所据底本为赵开美本,实为恽铁樵本也"。钱先生说,恽铁樵本"冒称宋本《伤寒论》,误导读者 80 余年"。

前面讲的是真正的赵刻宋本与假冒的赵刻宋本的明显区别。

真正的赵刻宋本与成无己本的明显区别:

当今,我们所能见到的《伤寒论》教材、讲义绝大多数用的是以成无己《注解伤论》为底本。怎么能辨别出来呢?

请看,第 385 条在成无己《注解伤寒论》中,"恶寒,脉微而复利"中,"微"字后面没有校语。而赵开美翻刻本有校语:"恶寒,脉微—作缓而复利。"

赵开美翻刻宋本《伤寒论》的另一个鲜明特征——是在《辨厥阴病脉证并治第十二》篇目之下,有至关重要的 5 个小字"厥利呕哕附"。

在第 385 条中没有校语的本子,在辨厥阴病篇篇目下没有这 5 个小字的本子,都不是赵开美翻刻的宋本。而《注解伤寒论》没有!

这又一次证明,20 世纪 50 年代以来,我们学习、研究的《伤寒论》底本,实际上并不是真正的赵开美翻刻宋本。

赵刻宋本《伤寒论》重新走进民间,揭开了厥阴病篇的面纱

1991 年刘渡舟前辈领衔,以国家图书馆收藏的现存台北"故宫博物院"的赵开美翻刻宋本《伤寒论》微缩胶卷本为底本,校注的《伤寒论校注》排印本问世 [1]。赵刻宋本《伤寒论》才第一次得以广泛流传于当代。2013 年略作修正,又出重刊本 [2]。

---

[1] 刘渡舟. 伤寒论校注[M]. 北京:人民卫生出版社,1991,校注说明:6-7;校注后记:323-324.

[2] 刘渡舟. 伤寒论校注[M]. 北京:人民卫生出版社,2013,校注说明:10-11.

1997 年 6 月,中医古籍出版社影印出版的、中医科学院(原中医研究院)馆藏的、赵开美辑印《仲景全书》二函十二册,线装本宣纸印刷,内有根据林亿等宋臣校定的《伤寒论》翻刻本。2001 年第二次印刷。此书印量较少,据我所知总共印了 100 部,只是在《伤寒论》学术界少量流通。

2009 年日本东洋医学会,影印出版台北"故宫博物院"藏本,《善本翻刻 伤寒论 赵开美原本》,此版本在国内流传更少。

2015 年,北京中医药大学邱浩先生以日本东洋医学会影印本为底本,以中国中医科学院藏本等十余种传本、版本为对校本,重校《伤寒论》,由学苑出版社出版①。这样一来,研究《伤寒论》的人终于可以有机会从不同的角度、不同的背景见识赵刻宋本的格局与真实原貌。

我们的先辈很少有人能见到真正的赵开美翻刻的宋本《伤寒论》,我们这一代人比我们的先辈幸运,有机会见到真正的赵刻宋本《伤寒论》。

前辈先人在没有条件见到真正的赵开美翻刻宋本《伤寒论》的情况下,在更多的是依托成无己《注解伤寒论》的情况下,对辨厥阴病篇作出了一些猜测性的推断或误解,这是情有可原的。

但是,今天赵刻宋本已广泛流传于世,已将近 20 年了,如果仍然不深入地研究赵刻宋本,仍然漠视赵刻宋本的存在,这是不应该的。

绕不过去的 5 个小字

赵开美翻刻宋本《伤寒论》的鲜明特征之一,是在《辨厥阴病脉证并治第十二》篇目之下,有至关重要的 5 个小字"厥利呕哕附"。

这 5 个小字,决定了林亿等人在校勘时,他们所见到的底本中,厥阴病篇只有 4 条。即第 326 条、第 327 条、第 328 条、第 329 条。

这 4 条之后的条文均属"厥利呕哕"的内容,所以只是"附"在《辨厥阴病脉证并治》之后。

"厥利呕哕"在《伤寒论》的另一个传本《金匮玉函经》中,是与《辨霍乱病形证治第十一》《辨阴阳易差后劳复病形证治第十二》并列的《辨厥利呕哕病形证治第十》,而列在《辨厥阴病形证治第九》之后。

---

① 邱浩.伤寒论[M].北京:学苑出版社,2015:17.

这就明白无误地表明，"厥利呕哕"的内容不属于厥阴病，而只是"附"在辨厥阴病篇之后。

因此，那些没有这5个小字的，并把"厥利呕哕"的内容混淆在辨厥阴病篇中的有关《伤寒论》著述、讲义教材，虽然自称是以赵刻宋本为底本，那只能算是没有根据的妄称。

同时，那些想方设法想把辨厥阴病篇的内容与"厥利呕哕"的内容捏合在一起的论述，对于赵刻宋本来说，只是对原典的篡改。把厥阴病的内容与《厥利呕哕》的内容搅和乱了。

只有敬畏原典，原原本本地用心学习仲景书，才能间接地当好仲景的徒弟，才能了解仲景是怎么想的，是怎么做的。而不是学习成无己是怎么想的，怎么做的，更不是去学习现代编书人是怎么想的。

我们是否应当反思一下，我们学习的到底是张仲景的《伤寒论》，还是成无己的《注解伤寒论》？或是柯韵伯的《伤寒论注》？

"厥利呕哕"寻踪觅迹

关于"厥"

第337条："凡厥者，阴阳气不相顺接便为厥；厥者，手足逆冷者是也。"这是仲景对厥的症状与病机的表述。

《伤寒论》为什么要重点讨论厥？中国农业科技史与中国饮食史证明，粟类是汉代人赖以为生存的主食。汉代耕种，"亩产粟约合40市斤"，因为食物匮乏，"汉代平民每天只吃两顿饭，而且是粥"。文献研究表明，汉代，"肉类对于普通人来说"，不容易获得。饮食结构决定了汉代人热量不足。从汉代人的饮食结构、服装特点、居住条件、劳作强度，以及气候特点，可以想到汉代人对寒冷非常敏感。

"手足逆冷"与"手足温热"，在汉代是普通人日常生活中，测试人体状况、发病状况与判断病重危笃预后的常识。是医生诊断阳虚寒盛，阴阳离决，阳气外亡的标志性症状。在三阳三阴六病诸篇中，不论有没有关于"厥"的条文——在伤寒发病的不同阶段过程中，都可能出现"阴阳气不相顺接"的病机。引发"阴阳气不相顺接"的原因很多，有寒、有热、有剧痛、有血虚、有水饮等。但是，《伤寒论》中，典型的厥是寒厥与热厥。而最凸显的则是寒厥。在三阳发病过程中出现寒"厥"，凸显出阶段性或局部的阳气虚衰。在三阴发病过程中出现寒"厥",凸显出持续性或全身性的阴寒肆虐。

在辨厥阴病篇后,附"厥"的内容,意在重点深化讨论"厥"的病机与不同的表现。从而凸显"厥"在若干症状中的特异性与警示意义。

关于"利"

《辨厥阴病脉证并治》篇中有关"利"的内容是从哪里来的? 见表2:

表2 《辨厥阴病脉证并治》篇与《金匮要略·呕吐哕下利病脉证治》篇
关于"利"的比较

《伤寒论·辨厥阴病脉证并治》篇	《金匮要略·呕吐哕下利病脉证治》篇
第360条:下利,有微热而渴,脉弱者,今自愈。	[二十七]:下利,有微热而渴,脉弱者,今自愈。
第361条:下利,脉数,有微热,汗出,今自愈。设复紧,为未解。	[二十八]:下利,脉数,有微热汗出,今自愈。设脉紧,为未解。
第362条:下利,手足厥冷,无脉者,灸之不温,若脉不还,反微喘者,死。少阴负趺阳者,为顺也。	[二十六]:下利,手足厥冷,无脉者,灸之不温,若脉不还,反微喘者,死。少阴负趺阳者,为顺也。
第363条:下利,寸脉反浮数,尺中自涩者,必清脓血。	[三十二]:下利,寸脉反浮数,尺中自涩者,必清脓血。
第364条:下利清谷,不可攻表,汗出必胀满。	[三十三]:下利清谷,不可攻其表,汗出必胀满。
第365条:下利,脉沉弦者,下重也;脉大者,为未止;脉微弱数者,为欲自止,虽发热,不死。	[二十五]:下利,脉沉弦者,下重;脉大者,为未止;脉微弱数者,为欲自止,虽发热,不死。
第366条:下利,脉沉而迟,其人面少赤,身有微热,下利清谷,必郁冒汗出而解,病人必微厥。所以然者,其面戴阳,下虚故也。	[三十四]:下利,脉沉而迟,其人面少赤,身有微热,下利清谷者,必郁冒汗出而解,病人必微热。所以然者,其面戴阳,下虚故也。
第367条:下利,脉数而渴者,今自愈;设不差,必清脓血,以有热故也。	[二十九]:下利,脉数而渴者,今自愈;设不差,必清脓血,以有热故也。
第368条:下利后,脉绝,手足厥冷,晬时脉还,手足温者生,脉不还者死。	[三十五]:下利后,脉绝,手足厥冷,晬时脉还,手足温者生,脉不还者死。
第369条:伤寒,下利日十余行,脉反实者,死。	《金匮要略》无。见《金匮玉函经·辨厥利呕哕病形证治》

续表

《伤寒论·辨厥阴病脉证并治》篇	《金匮要略·呕吐哕下利病脉证治》篇
第 370 条：下利清谷，里寒外热，汗出而厥者，通脉四逆汤主之。	[四十五]：下利清谷，里寒外热，汗出而厥者，通脉四逆汤主之。
第 371 条：热利下重者，白头翁汤主之。	[四十三]：热利下重者，白头翁汤主之。
第 372 条：下利，腹胀满，身体疼痛者，先温其里，乃攻其表。温里宜四逆汤，攻表宜桂枝汤。	[三十六]：下利，腹胀满，身体疼痛者，先温其里，乃攻其表。温里宜四逆汤，攻表宜桂枝汤。
第 373 条：下利，欲饮水者，以有热故也，白头翁汤主之。	《金匮要略》无。见《金匮玉函经·辨厥利呕哕病形证治》
第 374 条：下利，谵语者，有燥屎也，宜小承气汤。	[四十一]：下利，谵语者，有燥屎也，小承气汤主之。
第 375 条：下利后更烦，按之心下濡者，为虚烦也，宜栀子豉汤。	[四十四]：下利后更烦，按之心下濡者，为虚烦也，栀子豉汤主之。

通过《辨厥阴病脉证并治》篇与《金匮要略·呕吐哕下利病脉证治》篇有关"利"条文的比较可见，《辨厥阴病脉证并治》篇"厥利呕哕附"中有关"利"的论述，自第 360 条至第 375 条的 16 条中，有 14 条见于《金匮要略·呕吐哕下利病脉证治》篇；另有第 369 条、373 条见于《金匮玉函经·辨厥利呕哕病形证治》篇。

关于"呕"

《辨厥阴病脉证并治》篇中有关"呕"的内容是从哪里来的？见表 3：

表 3 《辨厥阴病脉证并治》篇与《金匮要略·呕吐哕下利病脉证治》篇关于"呕"的比较

《伤寒论·辨厥阴病脉证并治》篇	《金匮要略·呕吐哕下利病脉证治》篇
第 376 条：呕家有痈脓者，不可治呕，脓尽自愈。	[一]夫呕家有痈脓，不可治呕，脓尽自愈
第 377 条：呕而脉弱，小便复利，身有微热，见厥者，难治，四逆汤主之。	[十四]：呕而脉弱，小便复利，身有微热，见厥者，难治，四逆汤主之。
第 378 条：干呕，吐涎沫，头痛者，吴茱萸汤主之。	[九]：干呕，吐涎沫，头痛者，茱萸汤主之。
第 379 条：呕而发热者，小柴胡汤主之。	[十五]：呕而发热者，小柴胡汤主之。

通过《辨厥阴病脉证并治》篇与《金匮要略·呕吐哕下利病脉证治》篇中有关"呕"的条文比较，《辨厥阴病脉证并治》篇"厥利呕哕附"中有关"呕"的论述，自第376条至第379条的4条全部见于《金匮要略·呕吐哕下利病脉证治》篇。

关于"哕"

《辨厥阴病脉证并治》篇中有关"哕"的内容是从哪里来的？见表4：

表4 《辨厥阴病脉证并治》篇与《金匮要略·呕吐哕下利病脉证治》篇
关于"哕"的比较

《伤寒论·辨厥阴病脉证并治》篇	《金匮要略·呕吐哕下利病脉证治》篇
第380条：伤寒，大吐大下之，极虚。复极汗者，其人外气怫郁，复与之水，以发其汗，因得哕。所以然者，胃中寒冷故也。	《金匮要略》无。见《金匮玉函经·辨厥利呕哕病形证治》。
第381条：伤寒，哕而腹满，视其前后，知何部不利，利之即愈。	［七］：哕而腹满，视其前后，知何部不利，利之即愈。

通过《辨厥阴病脉证并治》篇与《金匮要略·呕吐哕下利病脉证治》篇中有关"哕"的条文比较，《辨厥阴病脉证并治》篇"厥利呕哕附"有关"哕"的论述只有两条，即第380条与第381条。其中第380条见于《金匮玉函经·辨厥利呕哕病形证治》篇；第381条见于《金匮要略·呕吐哕下利病脉证治》篇。

通过上述比较，《辨厥阴病脉证并治》篇"厥利呕哕附"中有关"利""呕""哕"的内容总共21条，其中只有3条不见于《金匮要略·呕吐哕下利病脉证治》篇，而见于《金匮玉函经·辨厥利呕哕病形证治》。

纵观《辨厥阴病脉证并治》篇有关"利""呕""哕"的内容与《金匮要略·呕吐哕下利病脉证治》篇内容，可以发现二者之间存在着高度的重叠。这个现象，同赵刻宋本《伤寒论》中的《辨痉湿暍脉证》篇与《金匮要略·痉湿暍病脉证治》篇内容的高度重叠，在性质上是一致的。这是仲景书在历史的流传中，由《伤寒杂病论》被动地被分拆为《伤寒论》与《金匮要略》遗留下的痕迹。这也从一个侧面证明，《辨厥阴病脉证并治》篇有关"厥""利""呕""哕"的内容，不论是附在《伤寒论》的辨厥阴病篇，还是成为《金匮玉函经》独立的一篇，都不是辨厥阴病篇的固有内容。

综前所述,"厥"是外感病发病过程中,阴阳在进退失衡之间,经常会出现的"不相顺接"的反应。厥是"伤寒"发病过程中的常见症状,对"伤寒"发病过程中虚实、寒热的诊断以及预后判断具有标志性意义。

厥,作为"厥利呕哕附"的重要内容,在这里得到展开,得到进一步深入的论述,补充了六病各篇对"厥""述而未论"的不足。民以食为天,吃饭第一,要想生存,离不开"吃"的行为。吃饱肚子,免于饥饿,一直都是古今人类社会赖以生存的基本需求。这对古代人类显得更为重要。由于汉代人的饮食结构、生活条件、气候严寒等因素的影响,与"吃"有关联的"利、呕、哕"成为最常见的杂病症状之一。

《黄帝内经》讲:"邪之所凑,其气必虚!"几乎所有的外感病都是内外合邪。在伤寒发病的不同过程中,勾牵起潜在的宿疾,形成具有个体特征的病证,这是伤寒发病难以避免的大趋势。"利、呕、哕"在杂病中,属于个体宿疾,在伤寒发病过程中,则是一个具有特征性的"证"。这样一来,以"利、呕、哕"为代表的消化道病症像一条线一样贯穿于三阴三阳六病,而成为伤寒发病的最主要症状群之一。

所以,在今本《脉经》卷第八中把"利、呕、哕"单列一章——《平呕吐哕下利脉证》,在内容上与"厥利呕哕附"有极大的重叠;在《金匮要略》中单列一章——《呕吐哕下利病脉证治》;在《金匮玉函经》中单列一章——《辨厥利呕哕病形证治》与《辨太阴病形证治》《辨少阴病形证治》《辨厥阴病形证治》《辨霍乱病形证治》《辨阴阳易差后劳复病形证治》并列。

张仲景完成《伤寒杂病论》十六卷之后,之所以会出现我们今天所见到的格局,这是由历史变迁、社会动荡、自然灾害、人口迁徙等原因造成的。《伤寒杂病论》在若隐若现的流传转抄的漫长过程中,被动地离析、归并。因而造成今人所见到的本属于伤寒类的"痉湿暍病"混入杂病类的《金匮要略》,厥利呕哕等杂病的内容混入《伤寒论》内,而且在《伤寒论》的另一传本《金匮玉函经》中,还单列一章。

结 论

1. 赵刻宋本《伤寒论》辨厥阴病篇只有 4 条。4 条之后附的"厥利呕哕"内容不是厥阴病,也不属于厥阴病篇。

2. 那些刻意抹掉"厥利呕哕附"5个小字并把"厥利呕哕"的内容混淆在辨厥阴病篇中的《伤寒论》著述、讲义教材，不是研究《伤寒论》! 而是研究《注解伤寒论》。

3. 俯瞰赵刻宋本《伤寒论》的目录与全书，可以发现，"厥利呕哕"不仅仅是附在《辨厥阴病脉证并治》篇，更确切地说是附在三阳病三阴病六病之后。是集中地对伤寒发病中具有标志性意义的"厥"，以及贯穿于三阴三阳六病与"吃"有关联的常见症状"利、呕、哕"，进行深入讨论。

4.《辨厥阴病脉证并治》篇不是一个筐，独立的"厥利呕哕"条文不能往里装。因此，那些把《辨厥阴病脉证并治》篇包装成"厥阴病本证""厥阴病变证""厥阴病类似证"[1][2] 的筐子，再把《伤寒论》中原本附在《辨厥阴病脉证并治》篇的"厥利呕哕"的条文，装进自己编织的筐子中的做法，在《伤寒论》原典中找不到文献根据。

李克绍先生关于《伤寒论》厥病篇的论述，文风犀利，在陈述、倡导自己的学术见解与学术主张时，具有雄辩性、感染力，在颇有些激扬的文字中，不乏意气风发之势，隐约中仿佛有一种吁嗟式的呐喊。早在1982年李克绍先生就已经指出，"总而言之，读《伤寒论》的辨厥阴篇，首先必须分清什么是厥阴病，什么是一般伤寒"。这话说了已经近40年了，真正听懂并回味先生真知灼见的人极少。经典不能捏造，不能因为今存《黄帝内经》，而去捏造一个《黄帝外经》。尽管它曾经也许存在过，但现在没有文献依据。赵刻宋本《伤寒论》的厥阴病只有4条，这不需要遗憾!

后世人必须尊重、敬畏经典，若想研究它，就必须原原本本地去研究原来存在的东西。

凡是研究《伤寒论》的人，任何一位研究辨厥阴病篇的人，都不能回避"厥利呕哕附"这5个小字。都必须回答这五个小字所提示出来的相关问题。

维纳斯没有上肢! 硬加上上肢就不是维纳斯!

---

① 姜建国.伤寒论［M］.北京:中国中医药出版社,2004,目录:4-5;正文:312-348.

② 姜建国.试论《伤寒论》厥阴病本证及类似证［J］.河南中医,1994(6):338-339.

"搜采仲景旧论"

　　"今搜采仲景旧论"语出《伤寒例》。《伤寒例》涉及的内容丰富庞厚,上承《黄帝内经》关于四时八节七十二候气候变化对外感病发病的影响,对冬温、时行病、寒疫、重感异气等进行了论述,丰富了《伤寒论》六病诸篇外感病论治之内容。本篇内容奥远精深,其主要学术思想仍不离"伤寒热病"之主轴。

　　《伤寒例》篇中第 2 条:"今搜采仲景旧论,录其证候、诊脉声色、对病真方有神验者,拟防世急也。"说明此"例"虽为仲景旧论,但其文字则并不完全是仲景本人所撰。尽管如此,林亿在校正《伤寒论》时,其底本或校本中,有《伤寒例》内容却是确凿无疑的,林亿等保留此内容,是对其文本意义的肯定,是对传本的尊重,也是对历史的尊重。通过林亿等校注,《伤寒例》成为宋本《伤寒论》全文内容不可分割的部分。仲景撰著《伤寒杂病论》合一十六卷,散佚后第一位整理者是王叔和,此后历经南北朝、隋、唐约 400 年,其间传本歧出,至孙思邈时,早年还感叹"江南诸师秘仲景要方不传",至晚年时得以见到仲景书,并对其所见到的传本,以"方证同条,比类相附"的构想进行整理与编次,辑入《千金翼方》卷九、卷十,但其中无《伤寒例》文字。仲景书在流传过程中,多属转抄且多衍舛误。在此历史阶段中,除了王叔和与孙思邈,其他真正潜心搜求、补遗、整理、编次者少有记载,故至林亿校注时,其所能见之底本或校本中的《伤寒例》文字,就目前可宗文献所及,当出自王叔和之手。

　　《伤寒例》首先援引《阴阳大论》,阐述伤寒发病之病因、病机及传化,文中叠用"凡时行者,春时应暖,而反大寒……""从霜降以后至春分以前,凡有触冒霜露……""凡伤于寒,则为病热……""凡人有疾,不时即治……""凡作汤药,不可避晨夜……""凡伤寒之病,多从风寒得之……""凡两感病俱作,治有先后……""凡发汗温暖汤药,其方虽言日三服……""凡得时气病,至五六日……""凡得病,反能饮水……""凡得病,厥脉动数……""凡治温病,可刺五十九穴……"等句式,援用 12 个"凡"字,意在强调广义伤寒的多歧、多变、多绪,阐述了伤寒、温病、暑病、时行等之异同。综述了伤寒之发病传化、脉象症状、治疗先后、刺灸宜忌、服药规范、转归预后等。

又,此文称之曰"例",寓有"总论""绪论"之意蕴,故似可视之为《伤寒论》之总论。

自元明时代以来,乃至今人,关于《伤寒例》出自何人之手,是否是张仲景《伤寒杂病论》原书中的内容,一直纷争不息。尤其"今搜采仲景旧论"一句,更是成为主张《伤寒例》原非仲景所撰的重要依据。其实以第三人称之叙述方式,在《伤寒论》六病诸篇中亦有存在,如第40条小青龙汤方后注与第233条之蜜煎方方后注均有"疑非仲景意"句,第68条芍药甘草附子汤方后注之"疑非仲景方"等,均表现出后世人之整理痕迹。故可以认为自《伤寒杂病论》问世以降,尽管几经传抄分合流传,仲景书之外壳形式已肯定有所变异,但其原文精神内核则是稳定而守真的。赵开美翻刻宋本《伤寒论》计十卷,每一卷次之下均署名为"汉 张仲景述 晋 王叔和撰次 宋 林亿校正"等。而"张仲景述"与"王叔和撰次"正表达出林亿等对张仲景与王叔和在《伤寒论》成书与流传中的定位。林亿校勘前之《伤寒杂病论》或《伤寒论》存在与流传状况,兹不赘述。至林亿校勘时,其对《伤寒论》的认定与定位则是张仲景"述",述,著述,论述也。王叔和"撰次",撰次,编辑,记述也。从中可以领悟,在林亿看来,张仲景是《伤寒论》的著述者,是主要文字的撰著者,同时肯定了王叔和作为整理者、编辑者、记述者,对文字、表达形式乃至内容所进行过的加工。从这个角度看,《辨脉法》《平脉法》与《伤寒例》都是宋本《伤寒论》不可分割的一部分。其内容也与六病诸篇融合承顺。故从"今搜采仲景旧论,录其证候、诊脉、声色、对病真方有神验者,拟防世急也"一段文字中,可以看出作为编辑者,王叔和如此忠实于仲景原来的学说、文论,记载、抄录他所见到的仲景原作,从中也可看出王叔和对仲景原著所持有的严谨态度。

国子监牒符

《国子监牒符》原文见于中国中医科学院图书馆与台北"故宫博物院"藏(原藏"国立北平图书馆")明代赵开美于万历二十七年己亥(1599)翻刻《仲

景全书》中的《伤寒论》,这两个《伤寒论》藏本后世称"赵刻宋本《伤寒论》"。

因为当代绝大多数中医从业人员和正在学校学习中医专业的学生们多是从不同版本的《伤寒论》教材中了解与学习《伤寒论》。而在历来的教材中,并不是完整地系统地介绍《伤寒论》,要么是斩头去尾,要么是选择有方有证的条文,而且都是按编书人的理解,把原条文的顺序分隔、重新排列,按编书人的理解冠以自己拟定的标题,于是当今学习《伤寒论》的人,并没有读过真正的赵刻宋本《伤寒论》原著,多数人并不认识《伤寒论》的真面目,不了解这本书到底是什么模样,所以并不知道还有《国子监牒符》这样一篇文字。

这篇文献原本没有篇名,因为在原文的行文中,"国子监"三字是首行顶格单列,为表述方便暂称《国子监牒符》。原文(保留奏章原格式)如下:

国子监

准　尚书礼部元祐三年八月八日符:"元祐三年八月七日酉时,准·都省送下
当月六日
敕:中书省勘会,下项医书,册数重大,纸墨价高,民间难以买置。八月一日奉圣旨,令国子监别作小字雕印。内有浙路小字本者,令所属官司校对,别无差错,即摹印雕板,并候了日广行印造。只收官纸工墨本价,许民间请买,仍送诸路出卖。奉敕如右,牒到奉行。前批八月七日未时,付礼部施行。"续准礼部符:"元祐三年九月二十日准
都省送下当月十七日
敕:中书省、尚书省送到国子监状。据书库状:准
朝旨雕印小字《伤寒论》等医书出卖。契勘工钱,约支用五千余贯,未委于是何官钱支给应副使用。本监比欲依雕《四子》等体例,于书库卖书钱内借支。
又缘所降
朝旨,候雕造了日,令只收官纸工墨本价,即别不收息。虑日后难以拨还,欲乞朝廷特赐应副上件钱数支使。候指挥尚书省勘当,欲用本监见在卖书钱,候将来成书出卖,每部只收息壹分,余依元降指挥。奉
圣旨:依。国子监主者,一依
敕命指挥施行。
　治平二年二月四日
进呈,奉圣旨镂板施行。"

朝奉郎、守太子右赞善大夫、同校正医书、飞骑尉、赐绯鱼袋，臣　高保衡。

宣德郎、守尚书都官员外郎、同校正医书、骑都尉，臣　孙奇。

朝奉郎、守尚书司封郎中、充秘阁校理、判登闻检院、护军、赐绯鱼袋，臣　林亿。

翰林学士、朝散大夫、给事中、知制诰、充史馆修撰、宗正寺修玉牒官、兼判太常寺兼礼仪事、兼判秘阁秘书省、同提举集禧观公事、兼提举校正医书所、轻车都尉、汝南郡开国侯、食邑一千三百户、赐紫金鱼袋，臣　范镇。

推忠协谋佐理功臣、金紫光禄大夫、行尚书吏部侍郎、参知政事、柱国、天水郡开国公、食邑三千户、食实封八百户，臣　赵槩。

推忠协谋佐理功臣、金紫光禄大夫、行尚书吏部侍郎、参知政事、柱国、乐安郡开国公、食邑二千八百户、食实封八百户，臣　欧阳修。

推忠协谋同德佐理功臣、特进、行中书侍郎、兼户部尚书、同中书门下平章事、集贤殿大学士、上柱国、庐陵郡开国公、食邑七千一百户、食实封二千二百户，臣　曾公亮。

推忠协谋同德守正佐理功臣、开府仪同三司、行尚书右仆射、兼门下侍郎、同中书门下平章事、昭文馆大学士、监修国史、兼译经润文使、上柱国、卫国公、食邑一万七百户、食实封三千八百户，臣　韩琦。

知兖州录事参军、监国子监书库，臣　郭直卿

奉议郎、国子监主簿、云骑尉，臣　孙准

朝奉郎、行国子监承、上骑都尉、赐绯鱼袋，臣　何宗元

朝奉郎、守国子司业、轻骑都尉、赐绯鱼袋，臣　丰覆

朝请朗、守国子司业、上轻车都尉、赐绯鱼袋，臣　盛侨

朝请大夫、试国子祭酒、直集贤院、兼徐王府翊善护军，臣　郑穆

中大夫、守尚书右承、上轻骑都尉、保定县开国男、食邑三百户、赐紫金鱼袋，臣　胡宗愈

中大夫、守尚书左承、上护军、太原郡开国侯、食邑一千八百户、食实封二百户、赐紫金鱼袋，臣　王存

中大夫、守中书侍郎、护军、彭城郡开国侯、食邑一千一百户、食实封二百户、赐

紫金鱼袋，臣　刘挚

正议大夫、守门下侍郎、上柱国、乐安郡开国公、食邑四千户、食实封九百户，

臣　孙固

太中大夫、守尚书右仆射兼中书侍郎、上柱国、高平郡开国侯、食邑一千六百

户、食实封五百户，臣　范纯仁

太中大夫、守尚书左仆射兼门下侍郎、上柱国、汲郡开国公、食邑二千九百户、

食实封六百户，臣　吕大防

上述文字在行文中，"国子监"三字是首行顶格单列，应是当时上呈朝廷奏章、公文的行文规范。国子监的设置始于隋代，唐承隋制，宋沿唐制。宋代的国子监是置于朝廷礼部下的国家最高教育行政机构，同时又是从事教学的最高学府，在宋代还有执行国家图书校勘、刻印、刊行，监管各地民间图书刻印等职责。

赵刻宋本《伤寒论》中的《国子监牒符》，实质上是作为国家出版管理机构和出版机构的国子监为雕印《伤寒论》等医书事上呈朝廷的奏章，属工作报告性质。

数百年来，由于宋本《伤寒论》不可见，明代赵开美翻刻宋本《伤寒论》也不可见，中医从业人士所谓读《伤寒论》，多是读成无己的《注解伤寒论》，而《注解伤寒论》中没有此篇文字，所以数百年来中医业内人士很少了解《国子监牒符》一文。

直到 1991 年人民卫生出版社出版刘渡舟先生主编的《伤寒论校注》，《国子监牒符》一文才首次出现在本书卷前，业内人士方有机会见到此文。该书是以当时的北京图书馆（今国家图书馆）藏明赵开美辑印的《仲景全书》中翻刻宋本《伤寒论》之微缩胶卷本（原书今藏台北"故宫博物院"）为底本校注的，该书的出版当是近 300 年来第一次让世人广泛见识到赵刻宋本的概貌。1997 年中医古籍出版社影印出版中国中医科学院馆藏明万历二十七年己亥（1599）赵开美刻《仲景全书》中翻刻宋版《伤寒论》，展示出赵刻宋本中《国子监牒符》的历史面貌。此版 2001 年第 2 次印刷，两次印刷总共 100 套，因此流通不广。另外，日本东洋医学会 2009 年出版台北"故宫博物院"藏本之影印本《善本翻刻　伤寒论》，此版本国内流行更少。2015 年，邱浩以日本东洋医学会影印台北"故宫博物院"藏本为底本，以中国中医科学院藏本为对校本，重校宋本《伤寒论》（见《医道传承丛书》，学苑出版社）。如此一来，赵开

美翻刻宋本《伤寒论》的全貌逐渐呈现在世人面前,中医业内人士才见识到《国子监牒符》全文格局。

而在文史学界,对于《国子监牒符》,则更多是从黄丕烈、王国维《宋版书考录》,王国维《五代两宋监本考 两浙古刊本考》[①],傅增湘撰著的《藏园群书经眼录》[②]与曾枣庄、刘琳主编的《全宋文》[③]中见识到。对这篇在医学与史学夹缝中的"牒符",限于手头资料,尚未见到有史学界学人在文字内容上深入研究,中医学界也仅见到张家骏先生的商榷文章与付中学、李俊德先生的考证及对张家骏商榷的质疑[④⑤]。

《国子监牒符》一文,随着《伤寒论校注》的出版而面世,引起上海张家骏的质疑。张先生指出《国子监牒符》整篇文字的铺述在时间上前后有矛盾,他说,"国子监准尚书礼部元祐三年八月八日符"以下一段话之后的下款是"治平二年进呈",怎么会谈到元祐三年的事?治平二年是公元1065年,元祐三年是公元1088年,赵刻本把年份都弄错了,这不是在掏浆糊么!既有浙路小字本,那治平本就不是最早的小字本《伤寒论》了,因为这段话明明讲是在"浙路小字本"基础上加以校对,"别无差错,即摹印雕板"。张家骏引证文献,认为丙戌(1046)年之前"成套的医书早就印好了"。

张家骏先生还认为,"准都省送下当月六日,敕:中书省勘会,下项医书"至"治平二年二月四日进呈,奉圣旨镂板施行"这一段奏折中口气那么乱,又是"奉旨",又是"敕",又是"牒",又是"降旨",又是"指挥";一会儿"奉",一会儿"乞",一会儿"令",一会儿"敕";又是"付",又是"降"。同时又指出《国子监牒符》最后所罗列一些大臣如韩琦、曾公亮、范纯仁、吕大防、刘挚等都是宰相,"校勘一本《伤寒论》需要那么多宰相和大臣吗?"张家骏先生认为《国子监牒符》不是林亿等宋臣治平二年原刻本中的原有文字,而是赵开美杜撰

---

① 王国维.五代两宋监本考[M]//宋原放.中国出版史料.武汉:湖北教育出版社,等,2004:271-274.

② 傅增湘.藏园群书经眼录[M].北京:中华书局,2009:594-597.

③ 曾枣庄,刘琳.全宋文[M].上海:上海世纪出版股份有限公司,2006:271-273.

④ 张家骏.杂谈《伤寒卒病论》及其序——暨与刘渡舟先生商榷(4)[J].中医药学刊,2005,23(12):2156.

⑤ 付中学,李俊德.赵开美本《伤寒论》所附牒文考[J].世界中西医结合杂志,2009,4(5):305-309.

的,认为"赵开美编得也太难令人相信了"①。

张家骏先生所发现的"问题"是存在的,但对"问题"的理解是不正确的。细读《国子监牒符》本节文字,可以发现张家骏先生未能完全理解牒文文意,同时亦可看出张家骏对宋代监本中关于校勘、雕板、刊印书籍过程中例行文书的上承下达、往来过程以及对朝旨、牒符、札子的行文格式与用语特点少有理解。因此质疑显得有些粗率。

"不是同时代的人",在时间上的"穿越",应当是另有"故事"。

《国子监牒符》的文字在逻辑上并不紊乱,只需要一环一环地推敲。《国子监牒符》是宋代元祐三年(1088)国子监为雕印《伤寒论》等医书事上呈朝廷的奏章。

奏章上呈的具体时间未详,但从"续准礼部符,元祐三年九月二十日准都省送下当月十七日敕:中书省、尚书省送到国子监状"一语中。可推知,本文国子监上呈奏章时间是在当年九月二十日以后,内含国子监先后接到的尚书省礼部转发下达的两份文件的内容。仔细推敲这篇文字可见,它包含了两件牒符和一个附件。为方便理解本文,根据内容把本文的全部文字分作三大块:把它看作是"两件牒符和一个附件"。

第一大块文字自开始至"圣旨:依。国子监主者,一依敕命指挥施行"。

第二大块自"治平二年二月四日进呈,奉圣旨镂板施行"至"上柱国卫国公食邑一万七百户,食实封三千八百户臣韩琦"。

第三大块即自"知兖州录事参军监国子监书库臣郭直卿"以下,至全文最后"上柱国汲郡开国公食邑二千九百户,实封六百户臣吕大防"。

第一大块文字是本牒符的重点内容,讲的是关于《伤寒论》等医书小字雕印的起因、步骤以及印刷事项的上呈报告与朝廷批示的行文过程,其中有皇帝降旨批示"依"。大体时间是尚书省于元祐三年八月六日接皇帝圣旨,第二天(八月七日)下午两点钟前后转发礼部,四个小时左右礼部收到圣旨(八月七日酉时,即下午六点前后)。礼部接到尚书省送达的文件后,于次日八月八日送达国子监。

第二大块文字内容是治平二年二月四日(1065),由韩琦、曾公亮等上奏朝廷的奏章及朝廷的批复。发生的时间比第一大块内容所发生的时间即哲宗元

---

① 张家骏.杂谈《伤寒卒病论》及其序——暨与刘渡舟先生商榷[J].中医药学刊,2005,12(25):38.

祐三年（1088）早23年。23年后，到了元祐三年时，其时在任的高官，多已去世。其中欧阳修已于熙宁五年（1072）去世；曾公亮，已于神宗元丰元年（1078）去世；韩琦已于熙宁八年（1075）去世；范镇恰于元祐三年（1088）去世。

第三大块文字内容文意上承第一大块"圣旨：依。国子监主者，一依敕命指挥施行"，属元祐三年（1088）国子监关于刊印小字《伤寒论》等医书公文的一部分，由于本次国子监牒符的主要内容是关于经费的借支与拨还等有关事务性方面的事情，所以签署官员是从监国子监书库、主簿、监丞、司业、祭酒等自下而上的行政管理官员。此后的四人是自下而上的副宰相，最后的范纯仁、吕大防二人是左右宰相，依程序签署以示负责，最后上呈皇帝。

当年我在《赵刻宋本伤寒论疏证》中的结论是，"治平二年二月四日进呈"以及皇帝的批示"镂板施行"，是作为附件或"引证"的内容列在元祐三年国子监书库上呈报告中的。其目的：一是表达本次雕印与治平二年雕印之顺承关系；二是表达本次雕印小字本是以治平二年本为底本。牒符第三大块最后一段"知兖州录事参军监国子监书库臣郭直卿"，文意上承第一大块"圣旨：依。国子监主者，一依敕命指挥施行"。试把第二大块抽出去，再把第三大块提上来，此篇牒符的文意也就理顺了。

抽出来的第二大块文字上承林亿等撰写的《伤寒论序》文末，此本是治平二年（1065）林亿等工作完成后撰写的上报朝廷之报告，或称为"札子"，此从《伤寒论序》的最后一句"今请颁行"与署名"臣林亿等谨上"等字句中，可得印证。由赵槩、欧阳修、曾公亮、韩琦等朝官转奏进呈的"札子"，后面有皇帝的批示"镂板施行"，在刊印本书时，把林亿等工作完成后撰写的上报朝廷之报告，作为后世理解的"序"，放在卷前，作为校后记的叙记。

从上述签列的人名可见，前三人高保衡、孙奇、林亿是具体校勘业务官员，此后若干人主要是以行政官员身份签署。

"治平二年二月四日进呈，奉圣旨：镂板施行。"之后签列的若干人名，钱超尘先生认为，署名者除高保衡、林亿、孙奇外，尚有朝廷高官范镇、赵槩、曾公亮、韩琦等15人（本书作者按，实为17人），反映出《伤寒论》之雕板刊行为朝廷高度重视①。此说不够准确，有失偏颇。

---

① 钱超尘.宋本《伤寒论》刊行后流传演变简史［J］.江西中医学院学报,2004（1）:23-25.

本篇"治平二年二月四日进呈,奉圣旨:镂板施行"之后签列的若干人名中,除了高保衡、林亿、孙奇之外,其他 17 人均不属于校勘者署名,他们本人也不是削尖脑袋往校勘者里钻,而是行政管理官员逐级签署上呈,以示负责。从这些人的排列顺序可见,他们不是从高品阶向低品阶排,而是从低品阶向高品阶排列,越往后官阶越高。本牒符最后是由宰相签署并上呈皇帝的。

对于上述结论,可以从国子监几乎与《伤寒论》同时校勘、雕板、刊印的《扬子法言》与《音义》两部书中得到印证。在《扬子法言》与《音义》两部书中,列有与此两部书刊印相关的国子监官员与校勘、审阅、雕板等官员 21 人,最后从低品阶始列副宰相"参知政事"赵槩、欧阳修,再列宰相"同中书门下平章事"曾公亮与"开府仪同三司,行尚书右仆射兼门下侍郎,同中书门下平章事"韩琦(见王国维《五代两宋监本考》)。其行文的基本格式相同,说明了同一个问题,印证了上述结论。

今再对照中国中医科学院藏本与台北"故宫博物院"藏本赵刻《伤寒论》的影印版与《五代两宋监本考》《藏园群书经眼录》《全宋文》中有关《国子监牒符》文字进行校读,发现了一个此前本应发现而惜未能注意到的一个细节:即中国中医科学院藏本与台北"故宫博物院"藏本赵刻《伤寒论》影印版中的《国子监牒符》,与《藏园群书经眼录》《全宋文》中的同篇文字基本上相同,只是在版式上,行文中依奏章的格式在回行与抬格方面不同;而与王国维先生《五代两宋监本考》中关于雕印小字本《伤寒论》的"国子监牒符",则在文字段落整体排列上,有着显著的不同。

在《五代两宋监本考》中,《伤寒论序》的最后,是高保衡、孙奇、林亿三人署名,三人之后接续排列的文字是"治平二年二月四日进呈,奉圣旨镂板施行"。另起行,小字带衔职封号高保衡、孙奇、林亿三人。其后是从校正医书所提举范镇开始,逐级由副宰相、宰相签署。紧列在最后的是《国子监牒符》。格局如下:

《伤寒论》序

夫《伤寒论》,盖祖述大圣人之意,诸家莫其伦拟。故晋·皇甫谧序《甲乙针经》云:"伊尹以元圣之才,撰用《神农本草》以为《汤液》,汉·张仲景论广《汤液》为十数卷,用之多验。近世太医令王叔和,撰次仲景遗论甚精,皆可施用。"是仲景本伊尹之法,伊尹本神农之经,得不谓祖述大圣人之意乎?张仲景《汉书》无传,见《名医录》云:"南阳人,名机,仲景乃其字也。举孝廉,官至长沙太守,始受术于同郡张伯祖,时人言,识用精微过其师。所著《论》,其言精而奥,其法简而详,非浅闻寡见者所能及。"自仲景于今八百余年,惟王叔和能学之。其间如葛洪、陶景、胡洽、徐之才、孙思邈辈,非不才也,但各自名家,而不能修明之。开宝中,节度使高继冲曾编录进上,其文理舛错,未尝考正。历代虽藏之书府,亦缺于雠校,是使治病之流,举天下无或知者。国家诏儒臣校正医书,臣奇续被其选。以为百病之急,无急于伤寒,今先校定张仲景《伤寒论》十卷,总二十二篇,证外合三百九十七法,除复重,定有一百一十二方。今请颁行。

太子右赞善大夫臣高保衡 尚书屯田员外郎臣孙奇 尚书司封郎中秘阁校理臣林亿等谨上

治平二年二月四日进呈,奉圣旨镂板施行。

朝奉郎、守太子右赞善大夫、同校正医书、飞骑尉、赐绯鱼袋,臣 高保衡。

宣德郎、守尚书都官员外郎、同校正医书、骑都尉,臣 孙奇。

朝奉郎、守尚书司封郎中、充秘阁校理、判登闻检院、护军、赐绯鱼袋,臣 林亿。

翰林学士、朝散大夫、给事中、知制诰、充史馆修撰、宗正寺修玉牒官、兼判太常寺兼礼仪事、兼判秘阁秘书省、同提举集禧观公事、兼提举校正医书所、轻车都尉、汝南郡开国侯、食邑一千三百户、赐紫金鱼袋,臣 范镇。

推忠协谋佐理功臣、金紫光禄大夫、行尚书吏部侍郎、参知政事、柱国、天水郡开国公、食邑三千户、食实封八百户,臣 赵槩。

推忠协谋佐理功臣、金紫光禄大夫、行尚书吏部侍郎、参知政事、柱国、乐安郡开国公、食邑二千八百户、食实封八百户,臣 欧阳修。

推忠协谋同德佐理功臣、特进、行中书侍郎、兼户部尚书、同中书门下平章事、集贤殿大学士、上柱国、庐陵郡开国公、食邑七千一百户、食实封二千二百户,臣 曾公亮。

推忠协谋同德守正佐理功臣、开府仪同三司、行尚书右仆射、兼门下侍郎、同中书门下平章事、昭文馆大学士、监修国史、兼译经润文使、上柱国、卫国公、食邑一万七百户、食实封三千八百户,臣 韩琦。

国子监准 尚书礼部元祐三年八月八日符:"元祐三年八月七日酉时,准 都省送下当月六日

敕:中书省勘会,下项医书,册数重大,纸墨价高,民间难以买置。八月一日奉

圣旨,令国子监别作小字雕印。内有浙路小字本者,令所属官司校对,别无差错,即摹印雕板,并候了日广行印造。只收官纸工墨本价,许民间请买,仍送诸路出卖。奉敕如右,牒到奉行。前批八月七日未时,付礼部施行。"续准礼部符:"元祐三年九月二十日准

都省送下当月十七日

敕:中书省、尚书省送到国子监状。据书库状:准

朝旨雕印小字《伤寒论》等医书出卖。契勘工钱,约支用五千余贯,未委于是何官钱支给应副使用。本监比欲依雕《四子》等体例,于书库卖书钱内借支。又缘所降朝旨,候雕造了日,令只收官纸工墨本价,即别不收息。虑日后难以拨还,欲乞

朝廷特赐应副上件钱数支使。候指挥尚书省勘当,欲用本监见在卖书钱,候将来成书出卖,每部只收息壹分,余依元降指挥。奉

圣旨:依。国子监主者,一依敕命指挥施行。"

　　知兖州录事参军、监国子监书库、臣　郭直卿

　　奉议郎、国子监主簿、云骑尉、臣　孙准

　　朝奉郎、行国子监丞、上骑都尉、赐绯鱼袋、臣　何宗元

　　朝奉郎、守国子司业、轻车都尉、赐绯鱼袋、臣　丰稷

　　朝请郎、守国子司业、上轻车都尉、赐绯鱼袋、臣　盛侨

　　朝请大夫、试国子祭酒、直集贤院、兼徐王府翊善、护军、臣　郑穆

　　中大夫、守尚书右丞、上轻车都尉、保定县开国男、食邑三百户、赐紫金鱼袋、臣　胡宗愈

　　中大夫守、尚书左丞、上护军、太原郡开国侯、食邑一千八百户、食实封二百户、赐紫金鱼袋、臣　王存

　　中大夫守、中书侍郎、护军、彭城郡开国侯、食邑一千一百户、实封二百户、赐紫金鱼袋、臣　刘挚

　　正议大夫、守门下侍郎、上柱国、乐安郡开国公、食邑四千户、实封九百户、臣　孙固

　　太中大夫、守尚书右射兼中书侍郎、上柱国、高平郡开国侯、食邑一千六百户、实封五百户、臣　范纯仁

　　太中大夫、守尚书左仆射兼门下侍郎、上柱国、汲郡开国公、食邑二千九百户、实封六百户、臣　吕大防

无独有偶,这种排列格局,除见于王国维先生《五代两宋监本考》,还见于北宋校正医书局整理过的《脉经》。在《脉经》高保衡、孙奇、林亿等人的序中,开头即说"臣等承诏典校古医经方",至三人署名"谨上"之后,紧列"熙宁元年七月十六日进呈,奉圣旨镂板施行"。另起行,小字带衔职封号高保衡、孙奇、林亿三人。其后是朝廷副宰相、宰相署名。再其后另行是《国子监牒符》。

国家图书馆出版社 2018 年影印出版的"和刻本"《脉经》,(日)庆安三年(1650)京都村上平樂寺刊本中,卷前文牍的排列格局与《五代两宋监本考》中的排列格局相同[①]。

但是在清光绪十九年癸巳(1893)景苏园影刻明代翻宋刻本《脉经》中,林亿序"林亿等谨上"之前文字排列在卷前。而"熙宁元年七月十六日进呈,奉圣旨镂板施行",及高保衡、孙奇、林亿署名一节文字列在卷末;隔半个空白页,接熙宁二年七月十四日以下各级官员签署;再隔半个空白页,接国子监绍圣三年牒文。

后世人注意到,宋代朝廷官方正式公文牒牍是有一定规范格式的[②]。

从《五代两宋监本考》中的《伤寒论序》及《国子监牒符》,与《脉经序》及《国子监牒符》的段落排列格局中,可以得到启发,从而产生以下四种可能性的推论:

一是《五代两宋监本考》中《伤寒论序》及《国子监牒符》的排列格局,是王国维先生依据他所掌握的有关文献资料认为直接或间接地来自宋本《伤寒论》。也就是说元祐三年重刻小字本的版本就是他所引用的这个样子。

二是王国维先生依据后世文献如赵开美翻刻的宋本《伤寒论》中的序与《国子监牒符》,从文理、事理与逻辑上推断,发现时间的"穿越",从而进行了编辑、调整而形成了《五代两宋监本考》中的格局。

三是赵开美翻刻宋本《伤寒论》时,宋代底本中"序"与《国子监牒符》的排列格局就是赵刻本中的这个样子。

四是赵开美翻刻宋本《伤寒论》时,宋代底本中"序"与《国子监牒符》如

---

① 徐林平 . 和刻本中医古籍珍本丛刊·脉经(庆安三年(1650)京都村上平樂寺刊本)[M].北京:国家图书馆出版社,2018:序 .

② 叶德辉 . 书林清话[M].北京:国家图书馆出版社,2009:27.

同《五代两宋监本考》中的排列格局；而赵开美翻刻时进行了剪辑调整，从而形成了今翻刻宋本中所见到的样子。

从前述的差异中，似可以想象到在治平二年大字本中，《伤寒论》卷前"序"中，包括校勘者向朝廷报告《伤寒论》的基本概况，学术应用价值，校勘过程等，以及皇帝准奏的批复。这就是从"夫《伤寒论》，盖祖述大圣人之意"到"食实封三千八百户臣韩琦"这一段文字。这一段文字中既包含"序"，又含有朝廷对报告的批复。

元祐三年重刻小字本时，卷前除了治平二年大字本《伤寒论》卷前文牍内容之外，又增加了元祐三年国子监为重刻小字本而上呈朝廷的奏章与皇帝准奏的批复。既交代了元祐三年重刻小字本与治平二年大字本的承顺关系，又标示出官刻的属性，具有现代意义上的"版权页"性质。

林亿等人的《序》，作为卷前文牍的一部分，实质上是治平二年林亿等校勘官员校订《伤寒论》完成之后，上呈给朝廷的工作总结报告，附有按程序逐级在报告上签署的责任官员。而其后的《国子监牒符》，则是元祐三年重刻小字本时，国子监上呈的奏章，是重刻小字本《伤寒论》等医书的请示报告。

本文结论是：王国维先生《五代两宋监本考》收录的《国子监牒符》与《脉经》（日）庆安三年（1650）京都村上平樂寺刊本中的卷前文牍排列格局，应当是元祐三年重刻《伤寒论》小字本的原貌。而赵开美翻刻他所见到的"宋本《伤寒论》"时，把"林亿等谨上"以前的文字作为《伤寒论序》单列在前，把遗留下的"治平二年二月四日"以下，至"食实封三千八百户，臣韩琦"这一段文字，插在《国子监牒符》原来固有的署名之前，从而使治平二年的在任大臣，与23年后元祐三年的在任大臣在时间上进行了"穿越"。

指认明赵开美在翻刻时，对林亿等宋臣治平二年校勘、元祐三年重刻的小字本《伤寒论》卷前文牍进行调整、改动，这是有迹可循的。赵开美在翻刻《仲景全书》时，曾把含有金代成无己的《医林列传》列在宋代的林亿序、汉代张仲景的原序之后，宋代的《国子监牒符》之前；而台北"故宫博物院"藏本《仲景全书》中，张仲景《伤寒卒病论》原序在《伤寒论》正文卷前阙，《伤寒卒病论》原序则收在《注解伤寒论》卷前叙记中。这足以提示我们，赵开美在翻刻时，对他所见到的"宋本《伤寒论》"底本中卷前文牍的排列顺序进行过某些改动，而且是不够缜密，是欠考虑的。

《伤寒论》方法与学习《伤寒论》的方法

《伤寒论》的方法,内容丰富,从不同的角度、不同的侧面突显出不同特点,在此,仅就对中医学临床辨证与治疗影响较大的几个方面分述之:

一

一症与随证

《伤寒论》第 101 条:"伤寒中风,有柴胡证,但见一症便是,不必悉具。"

虽然本条在论中讲的是关于小柴胡汤的应用,实际上,"但见一症便是,不必悉具" 它的意义,已经远远超出小柴胡汤的应用,在整个《伤寒论》的辨证中,它已具有了普遍的意义,贯穿于《伤寒论》辨证的始终,反映出仲景对病机与症状关系的理解。此 "一症" 既不是孤立的,又不是固定的,而是动态的、变化着的,它与病机有着内在的整体联系。

譬如《伤寒论》第 7 条:"病有发热恶寒者,发于阳也,无热恶寒者,发于阴也。"在伤寒发热恶寒的过程中,仲景从 "发热" 一症决断病的阴阳属性。第 3 条:"太阳病,或已发热,或未发热,必恶寒,体痛,呕逆,脉阴阳俱紧者,名为伤寒。"在此,道出了太阳病虽或有 "未发热" 之时,但或早或迟,最终是必发热的。

又如第 12 条:"太阳中风,阳浮而阴弱,阳浮者,热自发,阴弱者,汗自出,啬啬恶寒,淅淅恶风,翕翕发热,鼻鸣干呕者,桂枝汤主之。"这是张仲景表述的典型太阳中风桂枝汤证的脉症。实际上,这样脉症面面俱到的典型桂枝汤证是少见的,所以在第 13 条中,仲景又特别指出:"太阳病,头痛发热,汗出恶风,桂枝汤主之。"此言,在太阳病发病过程中,"汗出" 是中风,用桂枝汤;言外则是 "无汗" 属太阳伤寒,是麻黄汤证。

又,第 13 条虽然说 "太阳病,头痛发热,汗出恶风,桂枝汤主之"。但若"项背强几几",则又不属桂枝汤证了,而是桂枝加葛根汤证,故有第 14 条所云:"太阳病,项背强几几,反汗出恶风者,桂枝加葛根汤主之。"

论中第 41 条:"伤寒,心下有水气,咳而微喘,发热不渴。服汤已渴者,此寒去欲解也。小青龙汤主之。"本证原是"发热不渴",服汤后,由"不渴"变化为"渴",在此,病证解与不解,是从"渴"与"不渴"一症判断。

第 42 条:"太阳病,外证未解,脉浮弱者,当以汗解,宜桂枝汤。"在太阳病,外证仍在的情况下,不论是中风还是伤寒,只要脉是"浮弱"的,是浮而不紧的,都可以选用桂枝汤。此言,在"太阳病,外证未解"的前提下,但见"脉浮弱"一症,便可选用桂枝汤。

又如第 208 条:"阳明病,脉迟,虽汗出不恶寒者,其身必重,短气,腹满而喘,有潮热者,此外欲解,可攻里也。手足濈然汗出者,此大便已硬也,大承气汤主之。若汗多,微发热恶寒者,外未解也,其热不潮,未可与承气汤。若腹大满不通者,可与小承气汤,微和胃气,勿令至大泄下。"在本条中,阳明病,"有潮热者,此外欲解,可攻里也"。在此,"潮热"一症,是决断阳明病表证解与未解的重要指征。而"手足濈然汗出",则是大便硬或不硬,是选用大承气汤的重要指征。同时,"微发热恶寒"又是表证未解的重要指征。

第 323 条:"少阴病,脉沉者,急温之,宜四逆汤。"本条表述,少阴病,无热恶寒,但欲寐,只要见到"脉沉",就是少阴病阳虚寒盛,应当早用四逆汤急温之。在这里,"脉沉",是确诊少阴病阳虚寒盛,"急温之"的重要指征。

仲景在自述里说:"撰用《素问》《九卷》《八十一难》。"《素问·阴阳应象大论》云:"善诊者,察色按脉,先别阴阳;审清浊,而知部分;视喘息,听音声,而知所苦;观权衡规矩,而知病所主。按尺寸,观浮沉滑涩,而知病所生,以治无过,以诊则不失矣。"纵观《伤寒论》的辨证实践,无不贯穿《素问》的这种诊断思想与技巧。

仲景之所以能达到"以治无过,以诊不失"的境界,是因为他具备了"以表知里""见微得过"的能力。《素问·阴阳应象大论》云:"以表知里,以观过与不及之理,见微得过,用之不殆。"这里的所谓"以表知里",就是通过发病人体不同层次的表象,来洞察体内、体外的太过与不及;所谓"见微得过"就是病虽始于微萌,但能深得其过失之所在。

从《伤寒论》条文的字里行间,无不透散出仲景的聪颖智慧,它的条文看起来好像是简单直白,实则蕴含着复杂而又缜密精确的思维过程,这无疑是得益于先贤经典的真谛,此正如仲景自己所言,其不仅撰用《素问》《九卷》,而且还特别提到《八十一难》。《难经·六十一难》有云："望而知之谓之神,闻而知之谓之圣,问而知之谓之工,切脉而知之谓之巧。""望而知之者,望见其五色以知其病;闻而知之者,闻其五音以别其病;问而知之者,问其所欲五味,以知其病所起所在也;切脉而知之者,诊其寸口,视其虚实,以知其病,病在何脏腑也。"

《难经·六十一难》又曰:"经言,以外知之曰圣,以内知之曰神。"仲景正是把握"神""圣""工""巧",揆度合参,抓住要领,以表治里。病虽多变,其本则一。此正如《素问·至真要大论》所言:"知其要者,一言而终。"这里的"一",就是要领,它既是诊断辨证的切入点,又是诊断辨证的最终点,而在仲景的《伤寒论》中,具体化为"一症"。

如前所言,"病有发热恶寒者,发于阳也,无热恶寒者,发于阴也"。仲景用一个"发热恶寒",而分定伤寒发病之阴阳,从"发热恶寒"切入,此既是切入点,又是终点,从而达到"但见一症便是"的境界。又如第 204 条:"伤寒呕多,虽有阳明证,不可攻之。"仲景在此,以"呕多"一症,辨析阳明病病机趋势仍有各向上向外之机,所以本证虽有可下之征,也不可攻下。

仲景强调"一症"在辨证中的意义,意在纷杂的病情病状中,寻求一个可把握的坐标。《伤寒论》这种执简驭繁辨析疾病的方法,映射出仲景自己独有的临床思维特征。这种跳跃式的顿悟思维,影响了中医学两千年来的学术发展,孕育出一代一代名医。近人虞舜臣先生治一老妇,患脑疽病,周围蔓延,其径近尺许,启其所盖膏药,则热气蒸蒸上冒,头项不能转侧。先生与余鸿孙先生会诊之,三日不见大效。四日诊时,天色已晚,见病者伏被中,不肯出。询其故,原来每日此时恶寒发热汗出。先生悟此为啬啬恶寒,翕翕发热之桂枝汤证,即用桂枝五分,芍药一钱,加姜草枣轻剂投之,次日病大减。遂逐日增加药量,到桂枝三钱,芍药五钱,余三味亦如此之,不曾加他药。数日后,竟告痊愈[①]。本证脑疽,周围蔓延,径近尺许,热气蒸蒸上冒,与这些突出的症状相比,发热恶寒几乎是一个微不足道的症状。而恰恰"恶寒"这个症状,反映出本证病机的趋势。显而易见,虞、余二位先生是得益于《伤寒论》的方法。

仲景强调"一症",此只是《伤寒论》方法的一个方面,在强调"一症"的同时,仲景还强调另一个方面,这就是"随证"。"一症"是辨证过程中若干脉

---

① 曹颖甫.经方实验录[M].上海:上海科学技术出版社,1979:7.

症中相对稳定的"定格",或一个可把握的坐标,而"随证"则是辨证过程中可捕捉的变化态势,犹河水流动中的瞬间。"一症"与"随证"是相对的,是交融的,也是相互转移的。由一个脉症确定的"证",是随着病情的变化而在不断地改变着。因此,一旦把"但见一症"看成静止的,看成孤立的,那么,此所谓的辨证,就像是在流动的河水中"刻舟求剑"。

如前所述,第 42 条:"太阳病,外证未解,脉浮弱者,当以汗解,宜桂枝汤。"与第 12 条的桂枝汤证、第 35 条的麻黄汤证比较,本条表述的是太阳病另外一种不同的过程,此一方面体现出"观其脉证,知犯何逆,随证治之"的动态原则,另一方面,又依据但见"脉浮弱"一症,确定不论是中风还是伤寒,只要是"脉浮弱"都是桂枝汤证。这样,桂枝汤的应用就从第 12 条中解放出来了。

又如第 209 条:"阳明病,潮热,大便微硬者,可与大承气汤,不硬者,不可与之。若不大便六七日,恐有燥屎,欲知之法,少与小承气汤,汤入腹中,转矢气者,此有燥屎也,乃可攻之。若不转矢气者,此但初头硬,后必溏,不可攻之,攻之必胀满不能食也。欲饮水者,与水则哕。其后发热者,必大便复硬而少也,以小承气汤和之。不转矢气者,慎不可攻也。"本条是阳明病的一个过程,从条文中的若干个"若"字,可以看出,在这个阳明病的过程中,它包含有多种变化的可能,而每一种可能,都会成为这个阳明病过程中的小过程。从这个意义上说,病是过程的复合。就本条所言的阳明病来说,要想认识它的病机,就必须了解它可能出现的小过程,从细微的变化中,把握病机。循着"观其脉证,知犯何逆"的思路,在细微中探寻疾病的变化。

张仲景从"但见一症便是"与"观其脉证,知犯何逆"两个方面,对变化中的病情进行定格,抓住疾病短暂的相对稳定状态,从而确定出具体的证,这才有可能再作进一步"随证治之"。

"但见一症便是"与"观其脉证,知犯何逆",从静与动两个侧面勾勒出仲景《伤寒论》方法的基本框架。

"观其脉证,知犯何逆"体现出的是疾病的相对动势,"但见一症便是"体现出的则是疾病的相对静态。

分证与合证

对疾病进行分证不是张仲景的发明,《素问·阴阳应象大论》云:"察色按脉,先别阴阳。""先别阴阳",就是对任何疾病要认识它,治疗它,就必须先把它分为阴证与阳证。在《黄帝内经》时期,对疾病的认识主要还是粗线条的分类。张仲景具体地实践了《黄帝内经》的理论,《伤寒论》第7条开宗明义:"病有发热恶寒者,发于阳也,无热恶寒者,发于阴也。"伤寒发病,其脉症不论是比较单纯的,还是比较复杂的,无不纳入阴阳两大分类。但是,把伤寒发病仅仅分为二大类型,显然太粗糙,此不足以对伤寒作进一步的认识,尤其重要的是无法用药施治。于是,根据发病的正邪进退、病势的轻重缓急、症状的寒热虚实等等进行再分证,由此,才有了一阳分为三阳,一阴分为三阴,于是才有了太阳病、阳明病、少阳病、太阴病、少阴病、厥阴病(详见本书上篇《伤寒发病与三阴三阳分证》)。

但仅仅是太阳病或是阳明病、少阳病,仅仅是太阴病或是少阴病、厥阴病,病机仍是不够具体的,从治疗的角度看,仍未能细化至方便治疗与贴切用药的程度,于是仲景对六病作了进一步的分证。

一病多证。如同是太阳病,以不同的脉症为依据,可有发热、汗出、恶风、脉浮弱的太阳中风,论中第2条"太阳病,发热,汗出,恶风,脉缓者,名为中风";另可有发热、无汗、恶寒、体痛、脉浮紧的太阳伤寒,论中第3条"太阳病,或已发热,或未发热,必恶寒,体痛,呕逆,脉阴阳俱紧者,名为伤寒";还可有发热不恶寒的温病,论中第6条"太阳病,发热而渴,不恶寒者为温病"。

同是阳明病,一病多证。如论中190条曰:"阳明病,若能食,名中风;不能食,名中寒。"故有口苦咽干、腹满微喘、发热恶寒、脉浮而紧的阳明中风;有"若中寒者,不能食,小便不利,手足濈然汗出,此欲作固瘕,必大便初硬后溏","以胃中冷,水谷不别"的阳明中寒(《伤寒论》191条)。在《伤寒论》六病诸篇中,对伤寒的认识,在整体格局上,是一病多证,显示出仲景已经认识到伤寒发病的多样和多变。

一证多法。同是太阳伤寒,却有典型与非典型的不同,即使是典型的,也会有各种不同的表现,非典型的更是大同而多异,有各种不同的症状特点,故在治疗方面是一证多法。

虽同是解表发汗,但却有强弱、缓急、偏重、兼顾的不同。以不同的脉症为依据,对发热、无汗、恶寒者,选用开腠发汗的麻黄汤。如论中第35条:"太阳病,头痛发热,身疼腰痛,骨节疼痛,恶风无汗而喘者,麻黄汤主之。"

对发热、无汗、恶寒、烦躁者,选用开腠发汗、发越郁阳的大青龙汤。如论中第 38 条有云:"太阳中风,脉浮紧,发热恶寒,身疼痛,不汗出而烦躁者,大青龙汤主之。"

对发热而咳、呕、利、喘者,选用发汗解表散水的小青龙汤。如论中第 40 条云:"伤寒表不解,心下有水气,干呕,发热而咳,或渴,或利,或噎,或小便不利、少腹满,或喘者,小青龙汤主之。"

对无汗、恶风,项背强滞不舒者,选用开腠发汗、升津缓急的葛根汤。如论中第 31 条曰"太阳病,项背强几几,无汗恶风,葛根汤主之"等等。

同是太阳中风,依据发热、汗出、恶风,选用发汗解肌、调和营卫的桂枝汤;依据发热、汗出、恶风、项背强滞不舒,选用解肌开腠、生津缓紧、调营和卫的桂枝加葛根汤。

一法多方。《伤寒论》根据治疗的需要,一法可有多方,故有桂枝汤与桂枝加附子汤、桂枝加厚朴杏子汤等;有小柴胡汤与大柴胡汤、柴胡加芒硝汤、柴胡桂枝汤、柴胡加龙骨牡蛎汤等;有白虎汤与白虎加人参汤;有四逆汤与通脉四逆汤、四逆加人参汤、通脉四逆加猪胆汁汤;有当归四逆汤与当归四逆加吴茱萸生姜汤;有栀子豉汤与栀子生姜豉汤、栀子甘草豉汤、栀子厚朴汤;有大承气汤与小承气汤、调胃承气汤等等。多方是为了适应多证的需要,一法多方蕴含着法中之法。

一方多变。由于"随证治之"的需要,仲景所创立的"随机应变"之法,不仅包括一证多法、一法多方,而且还有"一方多变"。如小青龙汤、小柴胡汤、真武汤、四逆汤、四逆散、理中汤等,在方后注中,都另有详尽的药物随症加减。多变是为了适应多证的需要,一方多变蕴含着方中之方。

有了分证的过程,于是,在太阳病,有太阳中风,有太阳伤寒,有表证,有里证,有虚证,有实证,有寒证,有热证;在阳明病,有阳明中风,有阳明中寒,有阳明表证,有阳明里证,有阳明热证,有阳明寒证,"实则谵语,虚则郑声";在少阳病,有少阳伤寒,有少阳中风;在少阴病,有少阴中风,有少阴伤寒,有少阴表证,有少阴里证,有少阴热证,有少阴寒证等等。有了这种分证的思路和方法,才有可能对纷杂的疾病有比较详尽的认识和丰富多彩的表述,才有了辨证论治的基础。

分证的过程就是辨证的过程,这是认识疾病的必经之路。仲景分证的实践,反映出仲景的理论与临证思路,此贯穿于《伤寒论》之始终。

仲景的分证只是思路,不是法则。所以,在实践中,是能分则分,不能分则不分。分和不分,是由疾病的病机确定的。分证从一个方面反映了疾病的规律。

在认识疾病的过程中,证除了可以分,证还可以合。合证也是分证的过程与结果,它也是一种自然分类。于是,这就出现了表里同病,阴阳、寒热、虚实错杂之证。合证从另一个方面反映了疾病的规律。

病是过程的复合,因为病有若干个过程,所以也就有了若干个证。

《伤寒论》中的合病,不论是三阳合病,还是二阳合病,都属于合证的范围。除此之外,论中的表里同病,阴阳、寒热、虚实错杂之证也都是合证。

合证是用分治之法还是用合治之法,则视病情而定。如第 372 条:"下利腹胀满,身体疼痛者,先温其里,乃攻其表,温里宜四逆汤,攻表宜桂枝汤。"本证下利腹胀满,身体疼痛,属表兼里寒。仲景在此选用分治之法,先温里后解表。而第 301 条:"少阴病,始得之,反发热,脉沉者,麻黄细辛附子汤主之。"本证一则机体感邪后,具有表证,二则少阴阳虚。仲景则施以合治之法,温阳与解表同施,选用麻黄细辛附子汤。

又,如第 104 条:"伤寒,十三日不解,胸胁满而呕,日晡所发潮热,已而微利。此本柴胡证,下之以不得利,今反利者,知医以丸药下之,此非其治也。潮热者,实也。先宜服小柴胡汤以解外,后以柴胡加芒硝汤主之。"方用柴胡、黄芩、人参、甘草、生姜、半夏、大枣、芒硝。本条所述之证原本是太阳病柴胡汤证而兼有阳明里热,此本当应用大柴胡汤和外清内,合而治之。但却误用了"丸药"攻下,而攻下后,"胸胁满而呕"这个症状未去,说明柴胡汤证仍在,"日晡所发潮热"反映出里热滞留的病机。仲景先用分治之法,先选用小柴胡汤以解外,再以柴胡加芒硝汤以清内。而柴胡加芒硝汤则又体现出合治之法——一则用小剂的小柴胡汤(约小柴胡汤原方的三分之一)枢转气机以向外,二则又用二两芒硝以清阳明里热。

再如第 106 条:"太阳病不解,热结膀胱,其人如狂,血自下,下者愈。其外不解者,尚未可攻,当先解其外;外已解,但少腹急结者,乃可攻之,宜桃核承气汤。"方用桃仁、大黄、桂枝、甘草、芒硝。本条之证是太阳病不解,表邪逐渐化热,邪热外滞于表,内迫于下焦膀胱。在本证中,仲景选用分治之法,并特别告诫,"当先解表,后攻里"。

又如第 208 条"阳明病,脉迟,虽汗出不恶寒者,其身必重,短气腹满而喘,有潮热者,此外欲解,可攻里也。手足濈然汗出者,此大便已硬也,大承气汤主之;若汗多,微发热恶寒者,外未解也。其热不潮,未可与承气汤"。仲景虽说"未可与承气汤",但并不是说,不予治疗,而是强调"先解表,后攻里"原则。

解表攻里同治,在《伤寒论》中已见到雏形,这就是大柴胡汤。论中第103条:"太阳病,过经十余日,反二三下之,后四五日,柴胡证仍在者,先与小柴胡。呕不止,心下急,郁郁微烦者,为未解也,与大柴胡汤,下之则愈。"大柴胡汤方用柴胡、黄芩、芍药、半夏、生姜、枳实、大枣。方后注云:"一方加大黄二两。若不加,恐不为大柴胡汤。"解表攻里同治法在《金匮要略》里则显得更加成熟,如《腹满寒疝宿食病脉证治》篇的厚朴七物汤。此在药物组成上,是由解表的桂枝去芍药汤与行气导滞去实的厚朴三物汤合和而成。

在仲景时代,特别强调表里分治,如先解表,后攻里;先温里,后解表。至金、元以后,在认识上和实践上有了更大胆的突破,对较复杂的病证,更注重运用合治之法,于是有了刘完素的解表攻里、疏风清热、泻热通便、表里同治的防风通圣散(防风、荆芥、薄荷、麻黄、川芎、当归、白芍、栀子、连翘、甘草、桔梗、黄芩、白术、滑石、大黄、芒硝、石膏)。

后世在仲景分证分治,合证分治,合证合治的启迪下,思路进一步活跃,在辨证和治疗方面都有所作为,有所突破,有所创新。于是,除了麻黄细辛附子汤所体现出的温阳解表之外,后世又发展和丰富了益气解表、养血解表、滋阴解表等等;在大承气汤峻攻、麻子仁丸润下的基础上,又创制出攻补兼施的黄龙汤,滋阴通便的增液承气汤等等。

仲景的分证思想,是对《黄帝内经》疾病分类思想的继承和发展。《伤寒论》通过这种层层分证的方法,把《黄帝内经》的疾病分类思想具体化、细化。这个过程显露出仲景临床思维的轨迹。有了分证,然后才会有合证。张仲景通过分证,把握每一个证候的特点,而分证的依据,就是在若干纷杂的脉症中,找出能反映病机的脉症,这也就是前面所说的"但见一症便是"的具体实践过程。

分证体现出古代的辩证法思想,合证也体现出古代的辩证法思想。有分有合才使《伤寒论》的辨证论治理论更趋于完善。

对立与对比

仲景在认识疾病的过程中,善于抓住一些具有特定意义症状的对立与有无,进行对比,在比较中辨识疾病。这种方法对后世医家乃至中医辨证的发展有着重要的影响。

如第3条:"太阳病,或已发热,或未发热,必恶寒,体痛,呕逆,脉阴阳俱紧者,名为伤寒。"在本条中,对"已发热"与"未发热"进行比较,强调太阳伤寒,腠理闭拒,阳气郁聚肤表,虽有"已"与"未"的不同,但发热是本证重要的、必具的症状。

第 4 条:"伤寒一日,太阳受之,脉若静者,为不传;颇欲吐,若躁烦,脉数急者,为传也。"本条突出脉象,对脉象的"静"与"数急"进行比较。脉"静"是说脉不急、不数,反映出正盛邪微,其人虽伤于寒,但却不发病,故为"不传"。而"脉数急"则反映出外邪束表,阳气郁遏于肤表,故病人必发热,脉必数急,必发为太阳病,这就是论中所说的"传"。

第 6 条:"太阳病,发热而渴,不恶寒者,为温病。""恶寒"是症状,"不恶寒",不是症状。本条,突出本不是症状的"不恶寒",是强调"恶寒"在本证辨证中的重要意义。反映出,"冬伤于寒,春必病温",邪从外而内,又从内而发的病机特点。突出与"或已发热,或未发热","必恶寒"的寒邪束表的"伤寒"之间的不同。

第 15 条:"太阳病,下之后,其气上冲者,可与桂枝汤,方用前法。若不上冲者,不得与之。"本条对太阳病,下之后,气上冲与不上冲进行比较,得出两种不同的结论,两种不同的病机,两种不同的治疗方法。下之后,若气上冲,反映出机体正气向上向外的趋势,虽然受到顿挫,但表邪尚未内陷的病机,故在治疗方面,必须因势利导,仍用汗法。若下后,气不上冲,说明病势始有内陷之虞,此时已不宜再用汗法了。本条太阳病,下之后,气上冲与不上冲,成为辨证的要点,相对比而言,其他症状都处于次要地位了。

第 48 条:"二阳并病,太阳初得病时,发其汗,汗先出不彻,因转属阳明,续自微汗出,不恶寒……"第 208 条:"阳明病,脉迟,虽汗出不恶寒者,其身必重……"此二条都强调"不恶寒",本来"恶寒"才是症状,"不恶寒"不是症状,此处在辨证思路上,用强调"不恶寒"的方法,加强与"恶寒"的对立,从而强化排除表证的重要性。

其他类似的如第 61 条:"下之后,复发汗,昼日烦躁不得眠,夜而安静,不呕、不渴、无表证,脉沉微,身无大热……"本条的"不呕、不渴、无表证"本不是症状,在此特别加以强调,意在排除少阳病、阳明病与太阳病。"无大热"是与本证误下、误汗之前的"大热"对比而言。如此类似的第 63 条、第 162 条的"无大热",也是与太阳表证的"大热"对比而言。

第 70 条:"发汗后,恶寒者,虚故也。不恶寒,但热者,实也……"本条用"恶寒"和"不恶寒"对比,旨在强调虽然同是太阳病,但发汗后,会有不同的变化,并且通过"恶寒"和"不恶寒"对比,表述虚证与实证的最重要特征。第73条:"伤寒,汗出而渴者,五苓散主之,不渴者,茯苓甘草汤主之。"本条"渴"是症状,"不渴"不是症状。不能以"不渴"作为应用茯苓甘草汤的指征。仲景用"渴"与"不渴"的对比,意在强调气不化津,水停结聚的程度,在此,"渴"与"不渴"只是表达水不化津的程度,而不是表达水不化气病机的有无。

第96条:"伤寒五六日,中风,往来寒热,胸胁苦满,嘿嘿不欲饮食,心烦喜呕,或胸中烦而不呕,或渴,或腹中痛,或胁下痞硬,或心下悸、小便不利,或不渴、身有微热,或咳者,小柴胡汤主之。"本条中"心烦喜呕"与"胸中烦而不呕"进行对比。在此,"心烦喜呕"之"心"是指"胃"而言,此如第326条"心中疼热,饥而不欲食,食则吐蛔"之心。此处之"烦"是表述搅扰纠结的形象,此处之"心烦"是指胃中"恶心如吐"的感觉。所以,在此是"心烦"与"呕"对举。

"胸中烦而不呕"之胸中"烦",才是真正现代意义上的心烦。此"烦"源于"胸中",此"胸中"意表现代意义上的心。此"不呕"也不是症状,强调"不呕"是与前文之"喜呕"对比,意在表述其时病机虽已是热扰心神,但尚未干于胃。

第109条:"伤寒发热,啬啬恶寒,大渴欲饮水,其腹必满;自汗出,小便利……"。本证"小便利"是表达小便正常,此也不是症状,之所以在此加以强调,是与"小便不利"对比,意在表述本证从"小便不利"向"小便利"转化的过程,这个过程反映了机体肺的宣发与肃降功能正逐渐趋向自调。

第124条:"太阳病六七日,表证仍在,脉微而沉,反不结胸……"太阳病六七日,表证仍在,本当脉浮,今脉微而沉,与第135条"伤寒六七日","脉沉而紧",结胸热实对比,本条虽然也是"表证仍在",脉沉,但没有"心下痛,按之石硬"的症状,所以强调"反不结胸"。

第125条:"太阳病,身黄,脉沉结,少腹硬;小便不利者,为无血也;小便自利,其人如狂者,血证谛也……"本条"小便不利者,为无血也"是仲景自注句,以与"小便自利,其人如狂者,血证谛也"对比。"小便不利者",既然"为无血",那么,当是什么呢?身黄与小便不利并见,是湿热互结下焦。而"血证谛也",则小便是"自利",此"自利"意指正常。第126条:"伤寒有热,少腹满,应小便不利,今反利者,为有血也……"本条"小便不利"与"反利"也是强调对比,其意也是辨证"有血"与"无血"。

第166条:"病如桂枝证,头不痛,项不强……"本条"病如桂枝证",是说证候虽不是桂枝汤证,但却有与桂枝汤证相似的地方,与典型的桂枝汤证对比,本证又特别强调"头不能,项不强",那么,本证"如桂枝证"之处只能是"啬啬恶寒""翕翕发热"以及自汗出了。本条用这种对比辨证方法,既排除了桂枝汤证,又括清了寒凝胸中,胸阳不布的瓜蒂散证。

如第 197 条:"阳明病,反无汗而小便利,二三日呕而咳,手足厥者,必苦头痛,若不咳不呕,手足不厥者,头不痛。"本条通过咳、呕、手足厥、头痛与不咳、不呕、手足不厥及头不痛三组症状的对立与比较,表述了机体阳气不足时,阳明病发展趋势的不确定性,指出若热化燥化迟缓、无力,则可能引发寒邪主导病势。

《伤寒论》的这种对比反证的辨证方法,对后世有很大影响,如清代吴鞠通的《温病条辨》"太阴之为病,脉不缓不紧而动数,或两寸独大,尺肤热……"本条强调"脉不缓",是与伤寒病的太阳中风对比,"不紧"是与太阳伤寒对比,从"动数"之脉可辨风火相煽之象,从而排除了伤寒而辨证为温病。又如:"太阴温病,寸脉大,舌绛而干,法当渴,今反不渴者,热在营中也……"本条通过"渴"与"不渴"对比,强调虽然渴是温病的典型症状,但,当热入营分之后,证可能由"渴"变为"不渴"。再如"阳明温病,下后脉静,身不热,舌上津回,十数日不大便……"本条温病下后,十数日又不便,文中强调病人"身不热","身不热"虽然不是症状,但与运用下法之前的"身热"对比,更显示出"身不热"的辨证意义。结合脉象、舌象,从而辨证此"不大便"不是里实,而是津液尚未恢复。假若病人仍"身热",则可能是里热复盛,十数日不大便,属里实又结。

综前所述,本文所讲的《伤寒论》方法,主要是从认识论的角度,探讨张仲景是怎样具体地认识疾病的,面对比较复杂的疾病是用怎样的方法和思路切入的。从大的方面看,是以"观其脉证,知犯何逆"为一端,以"但见一症便是"为另一端,从而把握疾病的发展趋势和基本定格,在动与静之间寻求疾病的基本属性。从小的方面看,是在这个过程中,运用比较的方法,观察主要症状的有与无、隐与显、是与否,对病证进行分层次的认识,从而达到具体的分阴阳、定表里、辨虚实、明寒热的目的,于是有了阴证、阳证、表证、里证、虚证、实证、寒证、热证。而在分证的过程中,又是"观其脉证,知犯何逆",随其自然,能分则分,不能分的则合,从而又有了合证,于是出现了阴阳同病、表里相兼、寒热错杂、虚实互见。

"观其脉证,知犯何逆"贯穿于仲景辨证的始终。

仲景所达到的"神""圣""工""巧",揆度合参,"形气荣卫之不形于外,而工独知之"的出神入化境界,以及其中所体现出的渐悟和顿悟的思维方式垂范后世。

《伤寒论》方法从本质上说,是张仲景读经典的体悟与临床心法的结合。《伤寒论》条文中所蕴含和体现出的仲景思维方式对后世的中医学术产生了极为深远的影响。两千多年来,尤其宋金以后,仲景的思维方式、方法在中医学术的发展过程中,为多数人所采用,具有相当的广泛性、普遍性与典型性,为历代中医从业人员所学习、模仿、采用。因此,伴随中医学术的传承,仲景的思维方式逐渐发展成为具有简洁化、习俗化和思维惯性特点的中医学固有的思维方式。

二

经常有学生,包括本科生和研究生问过我,我们为什么要学习《伤寒论》? 怎样学习《伤寒论》? 中国台湾长庚大学中医系的学生以及来自马来西亚的跟我短期随诊的学生都曾问过我同样的问题。

我曾概括地、简单地回答说,学习《伤寒论》就是为了学会和掌握三种方法:

一是学会和掌握读懂《伤寒论》的方法。只有真正读懂了《伤寒论》,才能知道在《伤寒论》里,张仲景先生都讲了些什么内容。而想要真正读懂《伤寒论》,就必须学会和掌握读懂它的方法。如果不掌握读懂《伤寒论》的正确方法,那么,只能是误读《伤寒论》,其结果是曲解《伤寒论》。

《伤寒论》研究史已经证明了这一点。

二是学习张仲景先生诊病、辨证、立法、用药的思路和方法。后世人或者当代人学习《伤寒论》,就是跨越时空,间接地做张仲景的徒弟。从《伤寒论》中了解和学习张仲景是怎么看病的,张仲景是怎么想的,张仲景是怎么辨证和用药的,从中寻求自己的感悟——从深层讲,就是学习张仲景先生的医学思想。

三是通过学习《伤寒论》,熏陶、孕育自身中医学所蕴含的中国传统文化固有的思维方法,从这个意义上说,读《伤寒论》是一种训练。对包括中医学在内的中国传统文化的各个学科领域来说,"经典训练应是一个必要的项目,经典训练的价值不在实用,而在文化"(朱自清《经典常谈》)。朱自清先生强调学经典是不能讲实用主义的,文化强调的是熏陶、孕育,启发与升华。

《伤寒论》作为中医学的经典,它具有与《黄帝内经》共同的特点——它蕴含着中国传统文化所固有的思维方法。作为"经典"的《伤寒论》,只有读出它的原本含义,刻意寻求张仲景的思路,才有可能产生常读常新,读一遍一个体会,读一遍一个心得的感悟。是体会和心得,不是肤浅的模仿。这个体会和心得不是《伤寒论》原有的,而是你在《伤寒论》的启发下,你自己的感悟。

要达到上面讲的第二个和第三个目的,首先必须读懂《伤寒论》这本书。怎样才能读懂《伤寒论》呢?这就是前文所提出的怎样学习《伤寒论》的问题。

读或学《伤寒论》可以分为入门级与提升级两个阶段。这里讲的主要是怎样提升。

《伤寒论》这本书,并不深奥,多数是作者用当时的大白话或者方言,把自己的想法,做法,包括看病的过程,记录下来。

总体讲,《伤寒论》的医学思想深邃,它的诊病、辨证方法富有辩证思想,用方、用药的思路清晰、朴实而富有特点;对后世极多启迪,影响近两千年之久,从而奠定了中医学辨证论治的基础。

但是,就《伤寒论》的每一个具体的条文,每一句话来说,却不像某些人所说的那样"丝丝入扣,字字珠玑"。

要认真地、真正地把《伤寒论》弄明白,这就需要一个切实可行的"方法"。学习《伤寒论》的根本方法,就是了解、还原《伤寒论》本意的方法,也就是研究《伤寒论》的作者张仲景是怎么想的方法。"研究《伤寒论》的作者张仲景是怎么想的",这是学习《伤寒论》最基本的目标。根据这个基本目标来确定学习的方法。

研究《伤寒论》的目的可以是多方面的——如它的医学思想、理论、治则治法、药物、方剂等等(研究的是《伤寒论》,而不是伤寒,在中国医学史上研究伤寒发病与治疗方法的,肯定不会只有张仲景一人)。而说到底就是研究张仲景是怎么想的,是怎样写出这本书的。研究的对象则只有一个——即张仲景的书,包括《金匮玉函经》《金匮要略》。而研究《伤寒论》,途径只有一个,就是从张仲景的书中寻求、挖掘张仲景的思路。具体方法也只有一个,这就是用文献学方法,原原本本地潜心地读《伤寒论》。一面研究,一面思考,寻找张仲景的本意,寻找张仲景的辨证思路、用药思路。不能凭着自己的想象去臆测、去附会,也不能让后世的所谓注解、释义之类牵着你的鼻子走。你既然把学习《伤寒论》作为自己近期的目标或目的,如果你不认真地、原原本本地去读原序列、原条文,怎么能达到这个目的呢? 千万不能用读《伤寒论》的注解或《伤寒论》讲义之类的读物代替读《伤寒论》原序列、原条文。《伤寒论》的注解或《伤寒论》讲义只是最初级的引导,它夹杂着注释者或编讲义的人的己意,它把《伤寒论》的内容割裂了,它只是《伤寒论》的辅导读物,作为入门是可以的,但作为学习或研究的对象或作为升堂入室的阶梯,则是会误入歧途的。

古今中外,任何经典问世都会应运而出现一些辅导读物。读《伤寒论》原著与学习《伤寒论》讲义是两个不同的概念,只有认真地读过《伤寒论》原著的人,才能算是读过《伤寒论》。而没有读过原著,仅只学习过《伤寒论》讲义的人,只能算是学习过《伤寒论》的辅导读物。这对于任何"经典"的学习都是这样,对于没有读过马克思《资本论》原著,只读过《资本论》辅导读物的人,是不能自称读过《资本论》的。对于没有读过克劳塞维茨《战争论》原著,只读过《战争论》辅导读物的人,是不能自称读过《战争论》的。对于没有读过创立宏观经济学体系的经济学家约翰·梅纳德·凯恩斯《货币改革论》《货币论》原著,而仅仅只读过它们的辅导读物的人,是不能自称研究凯恩斯经济学的。同样,没有读过《三国演义》原著,只读过《三国演义》连环画书的人,也不能算是读过《三国演义》的。

对《伤寒论》的研究,千方法、万方法,最根本的入门方法就是文献学方法,这是研究经典最基本的、不可替代的方法。只有先学透了原著的本意,然后才有可能谈"研究""创新"这四个字。用文献学方法学习《伤寒论》的最基本的要求,就是要做到对原文的理解一要符合文理,二要符合事理,三要符合医理。任何不符合这三项原则的解释都是错误的。这就要求我们学习《伤寒论》不能随意地去发挥,不能臆测,不能用后世的想法去附会仲景原文的本意。在你还不明白张仲景《伤寒论》的本意时,所谓的"实验方法"和"临床方法"所"研究"的决不是《伤寒论》,而是南辕北辙,充其量也只能是研究中药学和方剂学的内容。

文献研究的基本原则是必须坚持以原始资料为依据。研究《伤寒论》就必须以《伤寒论》文本为依据。任何打着《伤寒论》研究的旗号,而做的不是研究《伤寒论》的事,只能是挂着羊头,卖的则是狗肉。当然,狗肉是可以卖的,但是不能挂羊头,以免混淆视听,误导后学。

中 篇

方证思路与辨疑

太阳中风与桂枝汤证

一

《伤寒论》中第 2 条:"太阳病,发热汗出,恶风脉缓者,名为中风。"第 12 条:"太阳中风,阳浮而阴弱,阳浮者,热自发,阴弱者,汗自出,啬啬恶寒,淅淅恶风,翕翕发热,鼻鸣干呕者,桂枝汤主之。"由此,后世注家把太阳中风与桂枝汤证等同起来,当今一些教科书亦是如此。这是误解,不论是从《伤寒论》整体结构来看,还是从逻辑上理解,这种把太阳中风与桂枝汤证等同起来的观点,都是不妥当的。

应当指出,太阳中风与桂枝汤证是两个不同的概念。太阳中风是一个具体的病证,典型的太阳中风的表现可以从第 1 条、第 2 条和第 12 条中概括出来,是在太阳病表证的基础上突出汗出和脉浮缓的脉症。它的病机特点是营弱卫强。典型太阳中风的常规治法是发汗解肌,调和营卫,桂枝汤是治疗太阳中风最基本的方剂。

我们说桂枝汤是治疗太阳中风的基本方剂,并不认为它是治疗太阳中风的唯一方剂。在这一点上,后世医家多有混淆。太阳中风作为一个比较复杂的病证,《伤寒论》并不是仅仅选用桂枝汤治疗。太阳中风是一个过程,由于太阳中风在其自身发展变化中的不同表现,以及太阳中风在发病过程中各种潜在因素,包括病人旧有的水气、痰饮、滞气、瘀血等宿疾的影响,所以能够形成太阳中风的若干个不同的证。如第 14 条,"太阳病,项背强几几,反汗出恶风者,桂枝加葛根汤主之"。本条太阳病,汗出、恶风为营弱卫强,属太阳中风的表现,而项背强几几,则属太阳经气不舒,津液失于正常敷布所致。本证系太阳中风兼太阳经气不舒,以桂枝加葛根汤主之。又如第 74 条:"中风发热,六七日不解而烦,有表里证,渴欲饮水,水入则吐者,名曰水逆,五苓散主之。"后世注家在讨论本条时,几乎完全忽视了"中风发热"六七日不解,而把注意力全部集中在"水逆",热衷于讨论所谓"蓄水"问题。这不能不说是失于片面。应当指出，本条首先是太阳中风，文中标明"中风发热，六七日不解而烦，有表里证"。中风发热，六七日不解，这里的"有表里证"之表证，涵括太阳中风恶寒发热、汗出等症状。本条所论的证候本质当是太阳中风兼水停三焦。冉雪峰先生指出："方注不曰小便利愈，而曰汗出愈，义可深思。"[①] 冉氏所论确实令我辈深思。单就本条停水而言，这是太阳中风发展变化的一个过程，实属太阳中风的又一个证。

第 96 条："伤寒五六日，中风，往来寒热，胸胁苦满，嘿嘿不欲饮食，心烦喜呕……"第 101 条："伤寒中风，有柴胡证，但见一症便是，不必悉具。"上述两条表明，在太阳中风的发病过程中，在表证不解的情况下，若邪结胁下，不论出现一个或数个症状，均以小柴胡汤主治。此属太阳中风表不解而兼邪结胁下之证。这说明了两个方面的问题：一是从小柴胡汤方面说，小柴胡能够治疗太阳中风；二是从太阳中风方面说，太阳中风能够形成小柴胡汤证。但，后世人一见到小柴胡汤，就认为是治少阳病。关于这一点，张隐庵说得极好，他说，"前人何据，谓小柴胡为少阳之主方耶？"[②] 冉雪峰言简意赅地指出："太阳有柴胡证，柴胡方。"[③] 他在解释第 96 条时又指出："此条是太阳的柴胡证，不是柴胡的少阳证。"[④] 当我们重新调整思路，重新审视小柴胡汤证时，就会发现，在太阳中风的发病过程中，可以形成柴胡汤证。

综上所述，桂枝汤证是太阳中风最典型、最重要的证，但不是唯一的证。在桂枝汤证之外，还有五苓散证、小柴胡汤证等等。从这个层面上说，太阳中风不等同于桂枝汤证。

桂枝汤，柯韵伯称："此为仲景群方之魁，乃滋阴和阳，调和营卫，解肌发汗之总方也。凡头痛、发热、恶风、恶寒，其脉浮而弱，汗自出者，不拘何经，不论中风、伤寒、杂病，咸得用此发汗。若妄汗、妄下，而表不解者，仍当用此解肌。"[⑤] 论中第 15 条"太阳病，下之后，其气上冲者"，不论伤寒中风，皆治之以桂枝汤。又如第 57 条："伤寒发汗已解，半日许复烦，脉浮数者，可更发汗，宜

① 冉雪峰.冉注伤寒论[M].北京:科学技术文献出版社,1982:182.
② 郑林.张志聪医学全书[M].北京:中国中医药出版社,1999:688.
③ 同①:562.
④ 同①:217.
⑤ 柯韵伯.伤寒来苏集.伤寒附翼[M].上海:上海科学技术出版社,1959:1-2.

桂枝汤。"本条伤寒,发汗虽解,但余邪未尽,半日许复烦,虽属伤寒,也只能改用桂枝汤发汗。第 42 条:"太阳病,外证未解,脉浮弱者,当以汗解,宜桂枝汤。"表明不论伤寒、中风,不论有汗无汗,不论已、未汗下,只要表证未解,脉浮弱,均属桂枝汤所治。桂枝汤不仅在治疗太阳病方面运用灵活,而且在整个一部《伤寒论》中,应用更为广泛。如第 234 条:"阳明病,脉迟,汗出多,微恶寒者,表未解也,可发汗,宜桂枝汤。"第 240 条:"病人烦热,汗出则解;又如疟状,日晡所发热者,属阳明也。脉实者,宜下之;脉浮虚者,宜发汗。下之与大承气汤,发汗宜桂枝汤。"第 276 条:"太阴病,脉浮者,可发汗,宜桂枝汤。"第 372 条:"下利腹胀满,身体疼痛者,先温其里,乃攻其表。温里宜四逆汤,攻表宜桂枝汤。"第 387 条:"吐利止,而身痛不休者,当消息和解其外,宜桂枝汤小和之。"引证上述各条,旨在说明,在《伤寒论》中,除典型的太阳中风,卫强营弱,用桂枝汤主治以外,在六病之中,不论伤寒、中风,若需要应用桂枝汤,有两个前提:一是表证仍在,在治疗原则上仍当解表;二是这些表证因各种因素决定了不宜用麻黄汤解表。这些可谓《伤寒论》中应用桂枝汤的通则。因此,从这一个层面上讲,桂枝汤所治疗的证候也并不都是太阳中风。

二

本论第 2 条云:"太阳病,发热、汗出、恶风、脉缓者,名为中风。"与太阳伤寒对比,汗出是典型的太阳中风的重要特征之一。如前所述,桂枝汤是治疗典型的太阳中风的基本方剂。但是,纵观《伤寒论》,用桂枝汤却不在于有汗。

前人曾有云:"无汗不得用桂枝",此说是错误的。其说当源于对《伤寒论》第 16 条后半部分的曲解。

第 16 条的后半部分是这样表述的:"桂枝本为解肌,若其人脉浮紧,发热汗不出者,不可与之也,常须识此,勿令误也。""桂枝本为解肌",此处桂枝系指桂枝汤而言。肌肉与腠理相对应,肌肉、腠理和脏腑对比,肌腠属表,脏腑属里。而肌与腠对比,则有肌深腠浅之不同。《名医别录》谓葛根疗伤寒中风头痛,解肌发表,出汗开腠理。称麻黄通腠理,疏伤寒头痛,解肌,泄邪恶气。在此,开通腠理与解肌并列,说明二者之不同。解,开也,缓也,宽纵之意。解肌谓缓纵肌肉之紧敛,这是一个相对而言比较和缓的过程。开腠谓开启腠理之闭塞,这是一个相对来说比较急骤的过程。

本条原旨是警示后学,太阳伤寒是禁用桂枝汤的。"脉浮紧,发热,汗不出者",属太阳伤寒腠理闭塞之证,当以麻黄汤开腠发汗。而桂枝汤鼓荡阳气,调和营卫,虽有发汗之力,但与麻黄汤的开腠发汗之力峻相比,则要缓和得多,且要求啜热稀粥以助药力,温覆令一时许,这是一个和缓的氤氲过程。因此,太阳伤寒若用桂枝汤治疗,则不仅不能达到开腠理发汗,宣发其外的目的,而且还有鼓荡邪热炽盛之弊端。所以,对于典型太阳伤寒来说,桂枝汤当禁用。在这里"脉浮紧,发热,汗不出者",是对太阳伤寒的概括,因此,这三项脉症是不可分割的。而"无汗不可用桂枝"之说,独取"无汗"这一症状,作为桂枝汤应用的禁例,这是对本条断章取义的曲解。

实际上,在《伤寒论》中,桂枝汤的应用指征并不在于有汗与无汗,无汗也可以应用桂枝汤。论中第 2 条的太阳中风,第 12 条、第 13 条、第 95 条阐述的桂枝汤的应用,都是有汗出症状的。而第 56 条:"伤寒,不大便六七日,头痛有热者,与承气汤;其小便清者,知不在里,仍在表也,当须发汗;若头痛者,必衄。宜桂枝汤。"第 57 条:"伤寒,发汗已解,半日许复烦,脉浮数者,可更发汗,宜桂枝汤。"这些都没有自汗出的症状。更能说明问题的是第 276 条:"太阴病,脉浮者,可发汗,宜桂枝汤。"论曰,"阴不得有汗"(第 148 条),三阴病若见自汗出则属亡阳。王肯堂对本条的解释极为精当,他说:"此脉浮,当亦无汗,而不言者,谓阴不得有汗,不必言也。不用麻黄而用桂枝者,以阴病不当更发其阳也,须识无汗亦有用桂枝证。"[1] 近人张锡纯先生从临床角度体验出:"桂枝汤证之出汗,不过间有出汗之时,非时时皆出汗也。"[2]

有汗可用桂枝汤,无汗亦可用桂枝汤,那么临床上怎样掌握呢?《伤寒论》第 42 条的表述可作为应用指征:"太阳病,外证未解,脉浮弱者,当以汗解,宜桂枝汤。"要点在于脉浮弱。脉浮弱含有浮而不紧之意。

表证见脉浮紧,就是麻黄汤证;表证见脉浮弱或浮而不紧就是桂枝汤证。

在有表证的情况下,只要有自汗出的症状,脉象是紧不起来的,因此,不会

① 王肯堂.证治准绳［M］.上海:上海科学技术出版社,1959:157.
② 张锡纯.医学衷中参西录［M］.石家庄:河北人民出版社,1974:397.

是浮紧,只能是浮弱。表证经过汗、吐、下后,虽然表证仍在,但正气耗伤,因此不论其原来的脉象是否浮紧,经过这些治疗之后,脉象只能是浮弱,或浮而不紧,而绝不会是浮紧的。论中第15条"太阳病,下之后,其气上冲者,可与桂枝汤",第44条"太阳病,外证未解,不可下也,下之为逆。欲解外者,宜桂枝汤",都是根据这个原则应用桂枝汤的。

因此,应用桂枝汤不在于有汗。只要表证未解,脉浮弱或浮而不紧,不论有汗无汗,都应当用桂枝汤。

如此说来,在此等情况下,用桂枝汤的目的是否都在于发汗呢? 从整个《伤寒论》来看也不尽然。《伤寒论》对桂枝汤的应用,在服用方法上,提出了两种不同的要求。

一是以第12条为代表的服用方法。桂枝汤在该条的应用,主要是治疗外邪侵袭,卫气开而不合,卫阳不固,营阴外泄而形成的虽发热,但热势不盛,虽恶寒,但恶寒程度不甚,脉象浮缓的太阳中风证。第12条方后注规定治疗本证,桂枝汤的服用方法是"适寒温,服一升,服已须臾啜热稀粥一升余,以助药力,温覆令一时许,遍身漐漐微似有汗者益佳,不可令如水流漓,病必不除"。论中凡用桂枝汤多注明"方用前法",从而使第12条规定的服用方法成为桂枝汤的常规服用方法。论中指出,若不温覆,不啜热稀粥,即使桂枝加桂汤,更加桂二两,也是不发汗的。这说明温覆和啜热稀粥是应用桂枝汤发汗的一个不可缺少的环节。(见本书《发汗与汗法》篇)

桂枝汤的另一种服用方法体现在第387条中,"吐利止而身痛不休者,当消息和解其外,宜桂枝汤小和之"。本证霍乱吐利止,说明里气已趋于安和;身痛不休,则言残邪仍稽留未解。其时,机体总的状况是正气已虚,邪气亦微。运用桂枝汤要求"小和之",意在调和阴阳营卫,宽纵解肌,皆在潜移默化,顺其自然之中氤氲而成。所以不需发汗,不宜发汗。本条中仲景未要求"方用前法",这在《伤寒论》所有运用桂枝汤的条文中,是唯此仅有的。而在《金匮要略·妇人妊娠病脉证并治》中亦有云:"妇人得平脉,阴脉小弱,其人渴,不能食,无寒热,名妊娠,桂枝汤主之。"本证妇人妊娠,平脉,无寒热,虽有不适,但不是病,纵有轻微症状,亦可自行缓解,逐渐消失。因此,此处之用桂枝汤不在于发汗,而意在冲和气机,平调阴阳,氤氲和胃以将息之。仲景书中,这仅有的两条,体现出的却是仲景运用桂枝汤的重要思路。

太阳伤寒与麻黄汤证

一

《伤寒论》中第 3 条:"太阳病,或已发热,或未发热,必恶寒,体痛,呕逆,脉阴阳俱紧者,名为伤寒。"第 35 条:"太阳病,头痛,发热,身疼,腰痛,骨节疼痛,恶风,无汗而喘者,麻黄汤主之。"后世医家在诠释时,把这两条混同起来,因此把第 35 条麻黄汤证径指为太阳伤寒的证治,把第 3 条太阳伤寒径指为麻黄汤证。从《伤寒论》的整体结构和逻辑上分析,这种把太阳伤寒和麻黄汤证等同起来的观点,是不妥当的。

关于太阳伤寒的论治,是太阳病篇中的重要内容之一。太阳伤寒作为机体感受外邪后的一个重要过程,它的表现是复杂多变的。但是学术界有这样一种倾向,即把第 35 条及与其相关条文所表述的麻黄汤证,看成太阳伤寒唯一的证。这无疑忽视了太阳伤寒发病多样、多变的特点。应当指出,通过第 3 条和第 35 条概括出来的麻黄汤证,只是太阳伤寒的典型表现,而不是太阳伤寒的全部表现。

麻黄汤是治疗太阳伤寒最重要、最基本的方剂,但不是治疗太阳伤寒的唯一方剂。太阳伤寒作为一个发病过程,在《伤寒论》中,不仅仅只用麻黄汤治疗。由于许多潜在因素的影响,机体感受外邪发为太阳伤寒时,呈多种表现;在发病过程中,不同的阶段,会有不同的表现,从而形成太阳伤寒的不同的证,因此必须选用不同的方剂治疗。

比如大青龙汤证。论中第 38 条:"太阳中风,脉浮紧,发热恶寒,身疼痛,不汗出而烦躁者,大青龙汤主之。"第 39 条:"伤寒,脉浮缓,身不疼,但重,乍有轻时,无少阴证者,大青龙汤发之。"这两条所表述的脉证是太阳伤寒中不同于麻黄汤证的重型伤寒。

第 38 条的特点是烦躁,要散其壅,除其烦,麻黄汤不仅力不能及,反而会有鼓动邪热之弊端。第 39 条的特点是身不疼,但重,要宣散滞塞日久之营卫,就必须加大发越力量。所以以上两条所述之证用大青龙汤主治,从而确立了太阳伤寒的大青龙汤证。

又如论中第40条,"伤寒表不解,心下有水气,干呕,发热而咳,或渴,或利,或噎,或小便不利、少腹满,或喘者,小青龙汤主之"。本条所论的也是太阳伤寒,但不是麻黄汤证。本证在症状上突出咳,在病机上强调"心下有水气",所以本条所论的太阳伤寒,在治法上采用解表行水,用小青龙汤主治,从而确立了太阳伤寒的小青龙汤证。

又,论中第31条,"太阳病,项背强几几,无汗恶风,葛根汤主之"。本条所论,为风寒外束肌腠,卫阳被遏,营阴郁滞,经输不利,虽内有太阳伤寒之病机,外有太阳伤寒之症状,但它不是麻黄汤证,而是葛根汤证。

《伤寒论》第102条:"伤寒二三日,心中悸而烦者,小建中汤主之。"本条所论,为伤寒里虚,营血不足。这样的伤寒既不能用麻黄汤,也不能用大青龙汤和葛根汤。论中第50条特别指出,"脉浮紧者,法当身疼痛,宜以汗解之,假令尺中迟者,不可发汗,何以知然? 以荣气不足,血少故也"。仲景告诫,伤寒里虚,不可发汗。许叔微治"丘生者,病伤寒,予为诊视,发热、头疼、烦渴、脉虽浮数而无力,尺以下迟而弱,予曰,虽属麻黄证(应属太阳伤寒——笔者注),而尺迟弱。仲景云,尺中迟者,营气不足,血气微少,未可发汗。予小建中汤加当归、黄芪,令饮。翌日脉尚尔。其家煎迫,日夜督发汗药,言几不逊矣。予忍之,但只用建中调营而已,至五日尺部方应,遂投麻黄汤,啜第二服,发狂,须臾稍定,略睡已得汗矣。"(《普济本事方》卷第八)许氏此案不足之处,未免太阳伤寒与麻黄汤证混同之误。它的可贵之处,在于把太阳伤寒看作是一个过程,根据病情的变化,观其脉症,随证治之。本例属太阳伤寒,初起阶段为建中汤证,如本论中第102条、第50条所述。经过调治,病又变化为麻黄汤证。本例也有力地说明了太阳伤寒也可以出现小建中汤证。

综上所述,麻黄汤证只是太阳伤寒最典型、最重要的证,但却不是太阳伤寒唯一的证。在麻黄汤证之外,太阳伤寒还有大青龙汤证、小青龙汤证等,此仅举其一端耳。因此,从《伤寒论》整体结构和逻辑上分析,把太阳伤寒和麻黄汤证混同起来的观点是不正确的。

麻黄汤,柯韵伯称"治风寒在表,头痛项强,发热,身痛,腰痛,骨节烦疼,恶风恶寒,无汗,胸满而喘,其脉浮紧浮数者,此为开表逐邪发汗之峻剂也"[1]。冉雪峰先生认为"此为《伤寒论》发表出汗,驱寒除热第一方"[2]。论中第51条:"脉浮者,病在表,可发汗,宜麻黄汤。"后世在诠释本条时,多讲成太阳病,如方有执:"表,太阳也,伤寒脉本紧,不紧而浮,则邪见还表而欲散可知矣。"[3]目前学术界亦多认为脉浮是代表病在太阳。应当说,这样理解不无道理。但若从深层理解,还是有距离的。在《伤寒论》中,"邪在表"和"太阳病"是两个概念,不能等同。脉浮,说明邪在表,而邪在表却不一定都是太阳伤寒。论中第235条,"阳明病,脉浮,无汗而喘者,发汗则愈,宜麻黄汤"。尤在泾在解释本条和第234条"阳明病,脉迟,汗出多,微恶寒者,表未解也,可发汗,宜桂枝汤"时说:"此二条乃风寒初中阳明之证,其见证与太阳中风伤寒相类,而阳明比太阳稍深,故中风之脉不浮而迟,伤寒之脉不紧而浮,以风寒之气入肌肉之分,则闭固之力少,而壅遏之力多也。而其治法则必与太阳少异。"[4]尤在泾解释的可贵之处,在于通过"相类"和"少异"明确指出,此处用麻黄汤不是治疗太阳伤寒,而是治疗阳明表证。柯韵伯在解释上述二条时,径直指出"此阳明之表证、表脉也","要知二方专为表邪而设,不为太阳而设,见麻黄证,即用麻黄汤,见桂枝证,即用桂枝汤,不必问其为太阳、阳明也"[5]。在这个地方,柯韵伯的解释是正确的。实际上,《伤寒论》中,麻黄汤的应用不仅仅局限在太阳伤寒,论中第231条和第232条相连贯表述的病机、症状均为极复杂的阳明中风"脉弦浮大而短气,腹都满,胁下及心痛,久按之气不通,鼻干,不得汗,嗜卧,一身及目悉黄,小便难,有潮热,时时哕,耳前后肿",在经过针刺治疗,症状略有缓解而又服小柴胡汤之后,当表邪仍未尽时,若"脉但浮,无余症者"仍"与麻黄汤"。

在《伤寒论》中,麻黄汤固然是治疗太阳伤寒最重要的方剂,但是,用麻黄汤所治之病证并非都属于太阳伤寒。由于麻黄汤"配伍精当,意义周到"(冉雪峰语),优于开腠解表发汗,所以论中不论太阳伤寒、阳明表证,还是太阳阳

① 柯韵伯.伤寒来苏集·伤寒附翼[M].上海:上海科学技术出版社,1959:3.
② 冉雪峰.冉注伤寒论[M].北京:科学技术文献出版社,1982:111.
③ 方有执.伤寒论条辨[M].北京:人民卫生出版社,1957:37.
④ 尤在泾.伤寒贯珠集[M].上海:上海科学技术出版社,1959:103.
⑤ 柯韵伯.伤寒来苏集·伤寒论注[M].上海:上海科学技术出版社,1959:91.

明合病,凡表邪不解,脉浮无汗,均选用麻黄汤主治。从这一方面理解,麻黄汤所治之证并非都是太阳伤寒。

在此强调太阳伤寒是一个过程,在它的发展变化中,可以出现多个不同的证,麻黄汤证仅是其中之一;阐明麻黄汤在《伤寒论》中的应用,并不局限于太阳伤寒,在阳明病的发展变化中,也可以出现应用麻黄汤的指征。因此,从《伤寒论》的整体结构和逻辑上讲,太阳伤寒和麻黄汤证是两个不同的概念。

二

通过第3条和第35条概括出来的麻黄汤证,严格说并不能算是完整的麻黄汤证。一个完整的、典型的麻黄汤证还应当包括第52条所表述的脉象:"脉浮而数者,可发汗,宜麻黄汤。"这就是说,一个典型的麻黄汤证,除了具有头痛、发热、恶寒、身痛、无汗以外,脉象应当浮紧,尤其应当浮紧而数。而后世注家对麻黄汤证之浮数脉,缺乏正确认识。比如,柯韵伯认为,脉数用麻黄汤发汗,于理不通,故训数为紧。他说:"数者,急也,即紧也。紧则为寒,指受寒而言;数则为热,指发热而言。辞虽异而意则同,故脉浮紧者,即是麻黄汤证。"[1]柯氏在这里的解释强词夺理,把"数"迂回讲成"紧",有偷梁换柱之嫌。

《医宗金鉴》则认为:"浮数似不在发汗之列,然视其病,皆伤寒无汗之表实,则不妨略脉而从证,亦可用麻黄汤汗之。"[2]不论是柯韵伯的训"数"为"紧",还是《医宗金鉴》的略脉从证,他们有一点是共同的,这就是都认为麻黄汤证不应当有浮数脉。这种认识是脱离临证实践的,是不会用麻黄汤的,是错误的。

其实早在柯韵伯和《医宗金鉴》之前的张介宾早有论析,他说:"凡欲察表邪者,不宜单据浮沉,只当以紧数与否为辨,方为的确。盖寒邪在表,脉皆紧数,紧数甚者,邪亦甚,紧数微者,邪亦微。"[3]张介宾的解释是极有道理的,从他这一段话可以看出他不仅著述丰赡,而且还是一位极有经验的临床家。他的

[1] 柯韵伯.伤寒来苏集·伤寒论注[M].上海:上海科学技术出版社,1959:35.

[2] 吴谦.医宗金鉴[M].北京:人民卫生出版社,1982.59.

[3] 张介宾.景岳全书[M].上海:上海科学技术出版社,1959:110.

这一段话,惜未能引起后世学者的注意。

就临床所见,数脉确系麻黄汤证的常见脉象。何廉臣选编的《全国名医验案类编》载近人南昌陈作仁治周保善伤寒案:感受风寒,发热头痛,遍身酸疼,项强恶寒,蒙被数层,战栗无汗,病势甚暴,脉象左寸浮紧而数,右关尺两脉亦紧数,诊为"风寒两伤太阳之经证",投以麻黄桂枝各半汤。麻桂用量较少,麻黄仅用八分,桂枝只用一钱[①]。按上述发热恶寒,头痛项强,遍体酸痛,脉浮紧而数,若合脉症而细参之,实属太阳伤寒麻黄汤证。然,医者选用麻黄桂枝各半汤,且麻黄用量偏少,此所谓因地、因人制宜故也。又,岳美中先生曾谈到,1972年夏秋之间,丰城尚庄煤矿发生流感,患者多为青年矿工,平素身体壮实,发病多急骤,恶寒发热,或但寒不热,寒热俱甚,寒战高热达40℃以上,头痛身痛,有紧束感,鼻塞喷嚏流涕,无汗,不渴或渴,舌苔白或薄黄,脉浮紧或数。开始用桑菊、银翘等成药治疗,有的有效,有的服后病情加重。审其证,有效的属表热,无效的属表寒,故对表寒者改投荆防败毒散加减,但疗效仍不满意。后改服麻黄汤,一般病例2~3剂,即汗出热退而愈[②]。现代论医者,虽然将"流感"多归之于"温病",但是,本例发热恶寒,头痛身痛无汗,脉浮紧或数,则显然是麻黄汤证,施治者不囿于"伤寒"或"温病",辨证论治,有是证,用是药,所以投麻黄汤获效。

又如郭某,男,42岁,农民。1969年12月某日晨,病发高热,恶寒,头痛,周身酸痛,鼻塞流涕,卧床不起,其妻邀笔者诊治。患者以推车为业,平素身体健壮,其时呈急性病容,面赤气粗,胸腹部潮红,口不甚渴,体温40.1℃,舌苔薄白,诊其脉浮紧而数,诊为"太阳伤寒"。其时笔者临证不久,对太阳伤寒出现数脉颇有不解,但是,斟酌再三,仍诊断为麻黄汤证,遂试投麻黄汤1剂。次日高热见退,恶寒消失,头痛、身疼等症悉减。遂再投1剂,食欲明显见好,病势大去,继之调养二三日而愈。此后笔者对风寒外感留意观察,凡遇外感而属风寒,症见发热恶寒,头痛身疼,脉浮紧者,无不兼见数脉。至此,方悟出:太阳伤寒麻黄汤证,脉数实属其常,盖因风寒束表,毛窍闭塞,卫阳郁于肤表而致热所为。

① 何廉臣.重印全国名医验案类编[M].上海:上海科学技术出版社,1959:70.
② 王琦,盛增秀,蒋厚文,等.经方应用[M].银川:宁夏人民出版社,1981:76.

证之于临床,张介宾所论极是。他说:"真正风寒外感者,脉反不浮,但其紧数而略兼浮者,便是表邪,其证必发热、无汗,或身有酸疼是其候也。"[①]

"伤寒但见发热,恶寒,脉紧数,无汗,头项痛,腰脊强,或肢体酸软者,便是表证,不拘日数多寡,即当解散。"[②]

如前所述,太阳伤寒麻黄汤证,脉数是其常,张介宾的阐释也极有道理,但是麻黄汤证为什么能够出现脉数,张氏未能论及。这也就是说,《伤寒论》第52条,"脉浮而数者,可发汗,宜麻黄汤"仍未能得到满意的诠解。

伤寒发病早期,初受风寒,机体即时反应是肤表紧束,腠理闭拒,症见恶寒、体痛、脉紧、不发热或发热不明显。随之,机体阳气趋于肤表,以与外邪抗争,阳气郁聚肤表不得宣泄,因而形成肤表阳郁。这时的病机重点已由寒邪外束,转化为肤表阳郁,症见发热、恶寒、呕逆、脉浮数,发热成为其主要症状之一。故《伤寒论》第3条在论述太阳伤寒时,有"或已发热,或未发热"两种可能。从寒邪外束到肤表阳郁,这是病机上的非线性因果转化,此即《素问·水热穴论》所谓"人伤于寒而传为热。"刘完素所论极是:"寒主闭藏,而腠理闭密,阳气怫郁不能通畅,怫然内作,故身热躁而无汗。故经曰,人之伤于寒也,则为病热。"(《伤寒直格》卷中)因此,这样的病机反映在脉象上,必定是浮紧而数。

《名医类案》载陶节庵治一人伤寒四五日,吐血不止,医以犀角地黄汤等治,而反剧,陶切其脉,浮紧而数。若不汗出,邪由何解? 遂用麻黄汤,一服汗出而愈。《伤寒论》第46条:"太阳病,脉浮紧,无汗发热身疼痛,八九日不解,表证仍在,此当发其汗。服药已,微除,其人发烦目瞑,剧者必衄,衄乃解,所以然者,阳气重故也,麻黄汤主之。"第47条:"太阳病,脉浮紧,发热身无汗,自衄者愈。"第55条:"伤寒脉浮紧,不发汗,因致衄者,麻黄汤主之。"本案伤寒四五日,脉浮紧而数,必见发热恶寒,无汗体痛等症状。与此同时,兼见吐血不止,这里的吐血不是风寒外袭的直接结果,而是风寒外束,腠理闭拒,卫阳郁遏不得宣泄,以致外而发热脉浮数,内而迫营吐衄血。成无己在解释第47条曾

---

① 张介宾.景岳全书[M].上海:上海科学技术出版社,1959:87.

② 何廉臣.重印全国名医验案类编[M].上海:上海科学技术出版社,1959:131.

说:"风寒在经(表),不得汗解,郁而变热,衄则热随血散。"① 在这一点上,成氏解释的核心是正确的。

尽管论中第 3 条讲,"太阳病,或已发热,或未发热",但是,典型的太阳伤寒或早或迟,总是要发热的。发热是因为腠理闭拒,肤表阳郁。至"阳气重"时,则必将鼓动经脉,迫及营分,还可能出现衄血。不论衄血,还是不衄血,只要具备上述病机,那么,反映在脉象上,不仅是浮紧,而且必定兼数。

因此,在太阳伤寒的典型过程中,发热和脉数是相对应的,是同步出现的。可以认为,在有外感表证的情况下,脉浮紧,尤其是脉浮紧而数,这是应用麻黄汤的重要指征。

那么,是否说太阳伤寒麻黄汤证的脉象都必定兼数呢? 答曰:不尽然。《医宗金鉴》在论及"太阳病,或已发热,或未发热"时,指出:"已发热者,寒邪束于皮毛,元府闭密,阳气郁而为热也。未发热者,寒邪初入,尚未郁而为热,顷之即发热也。"② 我认为:已发热者,脉必数;未发热者,脉不仅不数,而且浮象也不明显,但紧而已。

《素问·玉机真脏论》曰:"风寒客于人,使人毫毛毕直,皮肤闭而为热,当是之时,可汗而发也。"这里指出了病因是"风寒客于人",病机是"皮肤闭",症状是"毫毛毕直"和"热"。"毫毛毕直"是对恶风的形象描述。同时指出了治疗原则是"可汗而发也"。但是,《黄帝内经》没有提供可行的方药。参照《伤寒论》,此当投以麻黄汤。

麻黄汤中,麻、桂并用,温通辛散。麻黄,《神农本草经》主中风伤寒头痛,温疟,发表出汗,去邪热,止咳逆上气,除寒热。《名医别录》谓其通腠理,疏伤寒头痛,解肌,泄邪恶气。仲景在麻黄汤中,用其开泄皮毛、肌肉、腠理之闭拒紧敛。桂枝辛温,气味俱厚,《素问·阴阳应象大论》曰,味厚则泄,气厚则发热。仲景在麻黄汤中,用其温通肌表,发汗解肌,治风寒表邪。麻桂配伍,以麻黄开腠发汗,遍彻皮毛;桂甘协同,辛甘发散,透达营卫;合之并用,则在于温通以开腠理,辛散以泄郁热。腠理得开,遍身絷絷微汗,则风寒束表引致的脉紧、诸疼痛等症状得以缓解;随着汗出,则肤表郁热得以泄越,脉数、发热等症状亦

---

① 成无己.注解伤寒论[M].北京:人民卫生出版社,1963:72.

② 吴谦.医宗金鉴[M].北京:人民卫生出版社,1982:54-55.

随即消失。

对太阳伤寒典型过程的治疗,欲泄热,必开腠,欲开腠,必温散。张介宾说得好:"仲景表汗之条,缕悉尚多……第其所用汗剂,不曰麻黄则曰桂枝,此寒邪初感,温散之妙法也。"[①]

三

《伤寒论》第51条有云:"脉浮者,病在表,可发汗,宜麻黄汤。"脉但浮而应用麻黄汤者,还可见于第37条,"太阳病,十日以去,脉浮细而嗜卧者,外已解也;设胸满胁痛者,与小柴胡汤,脉但浮者,与麻黄汤";第232条,"脉但浮,无余症者,与麻黄汤";第235条,"阳明病,脉浮,无汗而喘者,发汗则愈,宜麻黄汤"。上述各条表明,虽然如前所述,脉浮紧或脉紧而数是应用麻黄汤的重要指征,但是,《伤寒论》中又同时蕴含着应用麻黄汤的活法,这就是在一些情况下,脉象但浮不紧者也可以应用麻黄汤。那么,怎样掌握这"但浮不紧"的"度"呢? 在这里我们可以借用柯韵伯的一段话来说明这个问题。在诠释第42条,"太阳病,外证未解,脉浮弱者,当以汗解,宜桂枝汤"时,他说:"此条是桂枝本脉,明脉为主,今人辨脉不明,故于证不合。伤寒中风杂病,皆有外证,太阳主表,表证咸统于太阳。然必脉浮弱者,可用此解外,如但浮不弱或浮而紧者,便是麻黄证。"[②]柯氏的这段话,尽管有不恰当的地方,但是,他明白地指出脉"但浮不弱"也是麻黄汤证,则是非常正确的。这"但浮不弱"与"浮而紧"形成了麻黄汤证的两个方面。"但浮不弱"恰到好处地勾勒出了脉"但浮不紧"的"度",即"不紧"的程度。因此,脉"但浮不弱"作为对"但浮不紧"的限制、规范,与脉浮紧相对而言,显示出麻黄汤应用的灵活性。脉浮紧固然可以应用麻黄汤,脉但浮,虽不紧,但也不弱者,也可以应用麻黄汤。正确、深入地理解这两个方面,将有助于掌握麻黄汤的应用活法,提高麻黄汤的应用技巧。

今有论及麻黄汤者,或曰麻黄汤宜北方不宜南方;或曰宜彼地,不宜此地;

---

① 张介宾.景岳全书[M].上海:上海科学技术出版社,1959:117.

② 柯韵伯.伤寒来苏集·伤寒论注[M].上海:上海科学技术出版社,1959:13.

或曰宜古人，不宜今人，凡此种种。世人多说江南人体质弱嫩，肌腠疏松，不宜麻黄汤之峻剂，又云江南多湿，无伤寒可治。其说偏颇。江南近代名医曹颖甫先生在《经方实验录》中载麻黄汤验案数则，兹录两案：一人患伤寒，迁延月余，察其脉浮紧，头痛，恶寒，发热不甚，治以麻黄汤，因病久胃气弱，又加生姜三片，红枣两枚，急煎热服，盖被而卧，果一刻后，其疾若失。又，黄汉栋，夜行风雪中，冒寒，因而恶寒，时欲呕，脉浮紧，宜麻黄汤。服汤后，汗出，继以桔梗五钱，甘草三钱，泡汤饮之，愈。先生指出，发热恶寒无汗，而两脉浮紧者，投以麻黄汤，无不应手奏效。伤寒始病，脉之所以浮紧者，以邪正交争于皮毛肌腠之间，相持而不下也。一汗之后，则皮毛肌腠已开，而邪正之交争者解矣。世人相传麻黄多用亡阳，而悬为厉禁，然则病太阳伤寒者，将何自而愈乎？他说，每年冬季气候严寒之日，患伤寒者特多，我率以麻黄汤一剂愈之。先生诘问道："谁说江南无正伤寒哉？"[①]事实上，江南医生善用麻黄汤者不乏其人。江西肖德发治一人，恶风寒无汗，头身痛，四肢关节尤甚，稍有咳嗽，自述不发热，然身着重棉，头裹围巾，抚其额，热而炙手，体温 39.7℃，口不渴，舌苔薄白润，脉浮数，以麻黄汤一剂，次日诸症悉减，继服原方减量，一剂而愈[②]。广东谭维之治一人，身体疼痛，骨节疼痛，恶风发热，头痛无汗而喘，脉紧，经用西药，热势未减，予麻黄汤一剂而病减半，两剂而愈[③]。四川任正明治一低热病人，低热一年之久，症见畏寒、发热、无汗、关节疼痛，脉浮紧，治以开腠发汗，方用麻黄汤，服药两剂后，身汗出，诸症减，脉细缓，以桂枝汤加味调理而愈[④]。上述引证各例，正合曹颖甫先生所言："谁说江南无正伤寒哉？"

清代乾隆、嘉庆年间的吴鞠通，是温病学派的代表人物之一，其一生经历多次温病流行，亲人亦有殁于温病者，其致力于温热病的研究，创导了温热病的三焦辨证理论及清热养阴的治疗法则，撰著《温病条辨》。就是这样一位在温病学理论方面极有建树的临床大家，对治疗伤寒的麻黄汤亦有极深刻的理解。他治一人头项强痛而恶寒，脉浮而紧，无汗。议论道："法当发汗，何得妄为冬温而恣用凉药？"遂投以麻黄汤原方，尽剂而汗至足。次日，头项痛已

① 曹颖甫.经方实验录[M].上海:上海科学技术出版社,1979:11-13.

② 肖德发.对"太阳病或已发热或未发热"的临床体会[J].江西中医药,1981(4):22.

③ 沈炎南.伤寒论医案选评[J].广东中医,1963(2):38.

④ 任正明.太阳发热(长期低热)治验[J].四川中医,1986(5):14.

解,脉不浮紧,胃亦开。(《吴鞠通医案·上卷》)由此可见,麻黄汤在温病学家那里,与凉散的桑菊、银翘是具有同等意义的。

麻黄汤的应用,不仅在脉象方面有定法和活法之变,在症状方面也有常变之殊。张锡纯在《医学衷中参西录》中载:一人年近四旬,初得外感,内外俱觉寒凉,头痛,气息微喘,周身微形寒战,诊其脉,六部皆无,重按亦不见,愚不禁骇然,问其心中,除觉寒凉外,别无所苦,知犹可治,不至有意外之虑,遂予麻黄汤原方中,加生黄芪一两,服药后,六脉皆出,周身得微汗,病遂愈[①]。又,李凤林等用麻黄汤治疗小儿发热 167 例,其中发热恶寒无汗,脉浮数者 84 例;发热恶热无汗,脉浮数者 70 例;发热无汗,脉浮数,无明显恶寒恶热,口不渴者 13 例。服药 1~3 次,当天痊愈者 91 例,服药 4~6 次痊愈者 73 例[②]。上述两例脉症与《伤寒论》麻黄汤证的固有脉症对比,有明显不同,这属常变之殊。对这种常变关系,曹颖甫先生的弟子姜佐景的分析很透彻,他说麻黄汤全部脉证固如前案拙按所云(前案指曹氏验案:范左伤寒,六七日,形寒发热,无汗,而喘,头项腰脊强痛,两脉浮紧,为不传也,麻黄汤主之),但并不谓必如此诸状悉具乃可用本汤,若缺其一,即不可施也。反之,若病者体内之变化,确属麻黄汤证之病理,则虽见证稍异,亦可以用之而效。缘病者体气不同,各如其面,加以受邪有轻重之别,时令有寒热之殊,故虽同一汤证,彼此亦有差池[③]。

《伤寒论》第 35 条方后注指出,服麻黄汤仅要"温服""覆取微似汗,不须啜粥,余如桂枝法将息"。第 38 条大青龙汤方后注则强调"温服","取微似汗,汗出多者,温粉粉之。一服汗者,停后服;若复服,汗多亡阳,遂虚,恶风,烦躁不得眠也"。相比之下,麻黄汤显得平和得多。那么为什么后世许多人一边称麻黄汤为开腠发汗之良剂,一边又以其峻猛而束之高阁呢?我认为与下列因素有关:一是不适当地强调麻黄汤的禁忌证;二是对外感病,偏用辛凉,疏于温散。

《伤寒论》中,有关不可发汗条文有若干条,后世有总结为七条者,有称九条者不一。如果把这些理解为麻黄汤的禁忌证,那么又何止七条、九条呢?

① 张锡纯.医学衷中参西录[M].石家庄:河北人民出版社,1974:400.
② 李凤林,刘广芳.麻黄汤治疗小儿发热一六七例疗效观察[J].新中医,1985(9):28.
③ 曹颖甫.经方实验录[M].上海:上海科学技术出版社,1979:11.

第 364 条就讲:"下利清谷,不可攻表,汗出必胀满。"把《伤寒论》中的"不可发汗"理解为麻黄汤的禁忌证,在道理上是说得通的,但是,在治法之中,哪一法没有自己的禁忌证呢? 实际上,禁忌证与适应证是既对立又统一的。离开禁忌证片面强调适应证,临床上施方用药将失去法度。同样,离开适应证,片面强调禁忌证,宛若作茧自缚。后世不少方书及《伤寒论》注疏,在论及麻黄汤时,都强调此方为峻剂,用之不当则变证蜂起。其实,用之不当而引起变证又何止麻黄汤! 麻黄汤作为开腠发汗解表之温散剂,对于阳虚里寒,阴虚血少者总是不宜,关键在于医生的诊断是否准确。方之峻与不峻,药之毒与不毒,这仅仅是一个方面,更重要的是对病情、脉证是否真正把握,服药将息是否如法。

关于麻黄汤峻与不峻,《医宗金鉴》说得极好:"此方为仲景开表逐邪发汗第一峻药也。庸工不知其制在温覆取汗,若不温覆取汗则不峻也。"① 可见,麻黄汤与其他方药一样,峻与不峻是有条件的,是相对的。片面夸大副作用是影响麻黄汤应用的重要原因。

近世有人一遇外感,往往不辨寒热,概用银翘、桑菊、大青叶、栀子、板蓝根之类。姜佐景在 20 世纪 30 年代曾引当时《现代中医》月刊第二卷第九期上发表的何公度作《悼恽铁樵先生》一文中的一段话,虽时隔数十年,其文中之精义对今人当仍有某些启示。文曰:"……越年,二公子三公子相继病伤寒殇。先生痛定思痛,乃苦攻《伤寒论》……如是者有年,而四公子又病伤寒,发热,无汗,而喘。遍请诸医家,其所疏方,仍不外乎历次所用之豆豉、山栀、豆卷、桑叶、菊花、薄荷、连翘、杏仁、象贝等味。服药后,热势依然,喘益加剧。先生乃终夜不寝,绕室踌躇,迨天微明,乃毅然曰:此非《伤寒论》'太阳病,头痛、发热、身疼、腰痛、骨节疼痛、恶风、无汗而喘者,麻黄汤主之'之病而何? 乃援笔书:麻黄七分,桂枝七分,杏仁三钱,炙草五分。持方与夫人曰:'吾三儿皆死于是,今四儿病,医家又谢不敏,与其坐而待毙,曷若含药而亡! '夫人默然,嗣以计无他出,乃即配药煎服。先生则仍至商务印书馆服务。及归,见病儿喘较平,肌肤有润意,乃更续予药,竟得汗出喘平而愈。四公子既庆更生,先生乃益信伤寒方。"姜佐景在引述了这段文字之后,议论道:"以上所引

---

① 吴谦.医宗金鉴[M].北京:人民卫生出版社,1982:57.

文字,不过寥寥数行,然而以吾观之,其中含蓄之精义实多。时医遇风热轻证,能以桑菊栀翘愈之,一遇伤寒重恙,遂不能用麻黄主方。罹其殃者,夫岂唯恽氏三儿而已哉?此其一义也。恽先生苦攻《伤寒论》有年,及用轻剂麻黄汤,尚且绕室踌躇,足见医学之难。此其二义也。"[1]姜氏的评述颇有入木三分之感。

近人蒲辅周先生曾会诊一男幼,当是之时高热40℃,无汗,面色青黄,咳而喘满,膈动足凉,口周围色青,唇淡,脉浮滑,指纹青,直透气关以上,舌质淡,苔灰白,胸腹满。蒲老先生在分析病情时指出:"此属感受风寒,始宜辛温疏解,反用辛凉苦寒,以致表郁邪陷,肺卫不宣。"[2]本案以及蒲老先生的评述不正好是对恽氏案几经波折的最好诠释吗?

后世,尤其是目前,对外感表证疏于温散,偏用寒凉的一个重要原因,是对外感风寒见到浮紧兼数或浮数不弱而又紧象不明显的脉象认识不足,多误以风热论治。实际上,即使对温病早期,温邪郁表,肺卫失宣,表闭无汗者,也多避免用一派寒凉,而是在辛凉之剂中配以辛温药为导,以期强化开表发汗散邪之力,其目的在于防止辛凉苦寒,遏闭表邪。银翘散中用荆芥穗即蕴此意。

毋庸讳言,目前临床上,中医传统的辨证论治正趋于淡化,临床诊断往往不遵循四诊互参,八纲分析,以致诊断治疗时,理法方药失于一体,辨证论治名不副实。这是目前对外感风寒表证滥用辛凉苦寒的另一个重要原因。

许叔微在治疗一例被前医屡次误治的病人时,前医曾仓皇失措,先生曰:"太阳病,下之,表未解,微喘者,桂枝加厚朴杏子汤。此仲景法也。"遂指令前医急制药,一啜喘定,再啜漐漐微汗,至晚身凉而脉已和。前医曰,某平生不曾用仲景方,不知其神捷如此。先生曰:"予不知仲景之法,其神如此,岂诳惑后世也哉! 人自寡学,无以发明耳。"[3]当我们在称许前医诚实和讥其寡学的同时,许叔微先生的这段话对今人不也是耐人寻味和令人深思的吗?

① 曹颖甫.经方实验录[M].上海:上海科学技术出版社,1979:10.
② 中医研究院.蒲辅周医案[M].高辉远,整理.北京:人民卫生出版社,1982:189.
③ 刘景超,李具双.许叔微医学全书[M].北京:中国中医药出版社,2006:142.

桂枝麻黄各半汤证

《伤寒论》第 23 条："太阳病,得之八九日,如疟状,发热恶寒,热多寒少,其人不呕,清便欲自可,一日二三度发,脉微缓者,为欲愈也。脉微而恶寒者,此阴阳俱虚,不可更发汗、更下、更吐也。面色反有热色者,未欲解也,以其不能得小汗出,身必痒,宜桂枝麻黄各半汤。"

本条有两个问题应当讨论。

第一个问题。条文最后要求本证应用桂枝麻黄各半汤,这就提出了一个问题,条文起始之太阳病应当是太阳伤寒,还是太阳中风?

对这个问题,历来没有讲清楚。成无己用他杜撰的"传经"谬论说"伤寒八九日,则邪传再经又遍,三阳欲传三阴之时也"[1]。明代许宏在《金镜内台方议》中云:"桂枝汤治表虚,麻黄汤治表实,二者均曰解表,霄壤之异也,今此二方合而用之者,乃解其表不虚不实者也。"[2]之后方有执则认为"发热恶寒,热多寒少者,风寒俱有而寒少风多也","桂枝麻黄各半汤者,总风寒而两解之之谓也"[3]。明末清初的喻嘉言则谓:"此亦风多寒少之证,以其风虽外薄,为寒所持而不能散,所以面显怫郁之热色,宜总风寒而两解之也。"[4]今人在解释本条时,对这个问题,往往是一带而过,实属回避。而冉雪峰先生亦认为"本条为风寒两伤久羁的轻证,故用风寒两伤麻桂各半合用的轻治法。分一方为两方,合两法为一法"[5]。

对本证的发病过程,成无己虽然指出是伤寒八九日,但却用"传经"解释,则引人误入歧途。至于"邪传再经又遍"云云,在此暂且不论(详见本书《"传"与"传经"》)。成无己之后,许多注家多从风多寒少来解释,这样就把本

---

① 成无己 . 注解伤寒论[M].北京:人民卫生出版社,1963:60.

② 许宏 . 金镜内台方议[M].北京:人民卫生出版社,1986:17.

③ 方有执 . 伤寒论条辨[M].北京:人民卫生出版社,1957:65.

④ 喻昌 . 尚论篇[M].上海:上海古籍出版社,1991:66.

⑤ 冉雪峰 . 冉注伤寒论[M].北京:科学技术文献出版社,1982:77.

来容易理解的问题，反而弄复杂了。这种解释的立足点，是认为麻黄汤治寒，桂枝汤治风，而本方在药物用量上桂枝多于麻黄，所以得出的结论是寒少风多。这种风寒分离，风寒分治的说法，虽然听起来好像有道理，但，却背离了仲景的临床思路。

一部《伤寒论》强调的是辨脉辨证，风与寒作为外邪六淫，虽然它们各自具有不同的特性，但若风寒杂至合而致病，则是难分难离，因此，用风多寒少解释本证的发病及病机是有失经旨的。按条文本意，只有太阳伤寒，才有可能经过八九日之后，出现条文中所表述的一系列症状："发热恶寒，热多寒少""一日二三度发，脉微缓"。这些症状的产生过程是从典型的太阳伤寒，发热恶寒、寒热并重、持续发作，在八九日之间，逐渐变化为发热恶寒、热多寒少、休作有时；脉象由典型的浮紧逐渐变化为略微弛缓。

所谓如疟状当有两层含义。按，疟是古老的病名，在甲骨文中即有疟字，《山海经》中有关于疟病的记载，而到了《黄帝内经》时代，在《素问·疟论》《素问·刺疟论》及《灵枢·岁露论》等篇中，对疟的发病、病机以及症状，都已经有了较详细的论述。仲景在《金匮要略·疟病脉证并治》中，对疟的辨证论治更为详细，提出具体治法。纵观仲景以及仲景以前时代对疟的认识，可以概括为两个方面，一是疟的发热恶寒，有热多寒少和寒多热少之别；二是这种特有的发热恶寒不是持续发作而是休作有时。根据这种寒热发作休作有时的不同，《素问·疟论》把它分为单日疟、间日三日疟等。所以本条"如疟状"一是指发热恶寒，热多寒少，二是指这种发热恶寒作止有时，一日二三度发。另外，疟在《金匮要略·疟病脉证并治》中，又称为"疟病"。而"疟疾"这个术语出现得较晚，当首见于宋代《太平圣惠方》。目前许多教科书把此处之疟解成疟疾，恐不甚贴切。在《内经》时代及其以前，"疟"的含义比后世的"疟疾"要宽泛得多，它是以发热恶寒、休作有时为特征。故《说文解字》把"疟"归释为"寒热休作"。而发病"寒热休作"者，不仅仅只是指后世的疟疾。

根据条文表述，本证当是发作时发热恶寒，呈太阳伤寒腠理闭塞之状，不发作时，只是身痛不休，营卫失调，周身违和之状，略同《伤寒论》第387条所述："吐利止而身痛不休者，当消息和解其外，宜桂枝汤小和之。"当此之时，不可不汗，亦不可多汗，不汗则腠理难以启闭，且阳气怫郁在表，此非桂枝汤所能为；多汗则伤正，邪微至一日二三度发，又非麻黄汤原方所宜，此等状态，是由太阳伤寒迁延日久形成的。所以仲景在麻桂二方中斟酌,在温服的一次量六合药物之中,桂枝汤和麻黄汤仅仅各占三合,可见其用药量之轻,从而达到发作时,意在开其腠理;不发作时,意在调其营卫,其过程均在氤氲之中。由此可见,本条起始之太阳病,只能是太阳伤寒,不可能是太阳中风。

第二个问题。对条文中"脉微而恶寒者,此阴阳俱虚,不可更发汗,更下,更吐也"应当怎样理解?

目前多数教材对本条的解释是:太阳病得之八九日,日久不愈,表邪不解,发热恶寒变为间歇发作,如疟状,一日二三度发,热多寒少,此时可出现三种转归。一是脉由浮紧变为缓和,是寒邪衰退,正气将复,预测病证欲愈;二是脉由浮紧变为微弱,恶寒加重,这是表里俱虚,故禁用发汗、攻下、涌吐之法;三是面色反有热色,无汗身痒,这是当汗失汗,故邪不解,阳气怫郁在表,不得宣泄,此即太阳病轻证,仍当解表。

这种讲法有两点难以自圆其说:

一是所谓第一个转归,脉由浮紧变为缓和,寒邪衰退,正气将复,预测病证欲愈,这种情况需不需要治疗?因为正气将复,意味着尚未复,病证"欲愈",说明尚未愈。

二是所谓第二个转归,作为一种疾病转归,试问一个八九日不解的太阳病,发热恶寒,热多寒少,一日二三度发,这样一个邪郁不解的表证实证,是否可能突然逆转为"脉由浮紧变为微弱,恶寒加重,表里俱虚"? 突然逆转,病情急转直下,这在《伤寒论》中也是有的,但多是在误治之后,如第61条:"下之后,复发汗,昼日烦躁不得眠,夜而安静,不呕,不渴,无表证,脉沉微,身无大热者,干姜附子汤主之。"又如第70条:"发汗后,恶寒者,虚故也。"若从临床上看,由实证急速转化为虚证,由阳证急速转化为阴证,也是有的,这是邪盛正虚,正不胜邪,在邪正相搏交争过程中,正气被迅速耗伤所致,脉症可见四肢厥冷,面色苍白或冷汗淋漓,脉至微弱,此属阴阳俱虚,亡阳在即。但从本条表述所见,在本证的整体变化中,没有形成这种转归的动因。这就是说太阳病,经过八九日,由持续的发热恶寒变化为一日二三度发,且热多寒少,这样一个太阳病过程,根本不存在这种向"脉微而恶寒者,此阴阳俱虚"转化的可能性。

前述那种乍听起来似合理,但结合临床,仔细一分析很不合乎病情的说法,在《伤寒论》学术界却是很有些影响的。众注家也多是人云亦云,因因相袭,说明这个说法还是有些源流的。赵嗣真《活人释疑》曰:"仲景之意,盖得病之八九日,如疟状,发热恶寒,热多寒少十六字,为自初至今之证。下文乃是以后拟病防变之辞,当分作三截看,若其人不呕,清便欲自可,一日二三度发,脉浮缓为欲愈。此一节乃表和无病。而脉微者,邪气微缓也,阴阳同等,脉证皆向安之兆,可不待汗,而欲自愈。若脉微而恶寒者,此阴阳俱虚,不可更汗更下更吐之,此一节宜温之。若面色反有热色者,未欲解也,以其不能得少汗出,其身必痒。宜桂枝麻黄各半汤,此一节,必待汗而愈。"按,赵嗣真,汪琥称其是元末人。"所著其书不传,其辨《活人》两感伤寒治法之误,又其论合病、并病、伤寒变温热病,能反复发明仲景大旨",其说载明代《玉机微义》中。此后,明代王肯堂接受此说云:"首一节至寒少止,为自初至今之证,下文皆拟病防变之辞,当分作三截看,至欲愈也,是不须治;至吐也,是宜温之;至末是小汗之。"[1] 由此程应旄则称"作一头,下面分三脚,其说盖原于赵氏也"。

现在看来此一说法来源于赵嗣真了。如果仍循赵嗣真之"一头三脚论"来分析,但就这所谓第二只脚的理解,陈修园的解释是比较有代表性的,他说:"设脉但见其微,而不见其缓,是邪衰而正亦衰也;不见其发热,而但见其恶寒者,是客胜主负也,盖太阳底面即是少阴,今脉微即露少阴脉沉细之机,恶寒即伏少阴厥逆及背寒之兆,此不独太阳虚,而少阴与太阳俱虚,不可更发汗、更下、更吐也。"(《伤寒论浅注》卷一)陈修园的分析,似很有些说服力的,但是,恰恰是这样一种太阳、少阴俱虚,厥逆及背寒出现在即的状态,更不可能在"自初至今之证"的基础上发生。

那么怎样理解才比较妥当呢?"脉微而恶寒者,此阴阳俱虚,不可更发汗、更下、更吐也。"这是仲景的自注句。是对前文"脉微"的进一步阐释。以作告诫警示,在表达方式上是夹叙夹议,其体例如同大青龙汤证"若脉微弱,汗出恶风者,不可服之,服之则厥逆,筋惕肉瞤,此为逆也"。又与第67条"发汗则动经,身为振振摇者"相似。这种文中"自注句"形式,在中国古代经籍、史籍中多见(参见本书下篇《条文中自注例》)。先师李克绍先生把这一句作夹注处理,这样,文气贯通,条文的义理也就顺畅了。"脉微缓者,为欲愈也;面色

---

① 王肯堂.证治准绳[M].上海:上海科学技术出版社,1959:67.

反有热色者,未欲解也。"这样,既符合条文本义,又符合临床,先生的见解极有见地。

桂枝二麻黄一汤证

《伤寒论》第 25 条:"服桂枝汤,大汗出,脉洪大者,与桂枝汤,如前法。若形似疟,一日再发者,汗出必解,宜桂枝二麻黄一汤。"本条也有两个问题需要讨论。

一是本条前半部分所述内容及表达形式与第 26 条类同,而为什么本条之证以桂枝汤主之,第 26 条之证却与白虎加人参汤呢?二是本条起首所云服桂枝汤之前应当是什么证?是太阳伤寒麻黄汤证,还是太阳中风桂枝汤证?如果是太阳伤寒,为什么服桂枝汤?如果不是太阳伤寒而是太阳中风证,那么最后为什么可以服含有麻黄汤的桂枝二麻黄一汤?因为《伤寒论》用药,麻黄汤中有桂枝,桂枝汤中无麻黄,有麻黄汤之后用桂枝汤法,无桂枝汤之后用麻黄汤法。

关于第一个问题。第 26 条云:"服桂枝汤,大汗出后,大烦渴不解,脉洪大者,白虎加人参汤主之。"第 25 条前半段与第 26 条对比,文字相似但治法迥异。对此,后世人多有评论。成无己在注解第 26 条时说:"大汗出,脉洪大而不渴,邪气犹在表也,可更与桂枝汤,若大汗出,脉洪大,而烦渴不解者,表里有热,不可更与桂枝汤,可与白虎加人参汤。"[1] 成无己分析二者之不同,把着眼点放在渴与不渴上。

方有执在解释第 26 条时曰:"此与上条(指第 25 条——笔者注)同而多大烦渴,盖比上条汗更出过多,亡津液而表里燥热更甚,所以用白虎两解表里之热,加人参润其燥而消其渴也。"[2] 方有执除了强调二者大烦渴之有无,还认为第 26 条比第 25 条汗出更多。

① 成无己.注解伤寒论[M].北京:人民卫生出版社,1963:61.
② 方有执.伤寒论条辨[M].北京:人民卫生出版社,1957:67.

　　汪琥承袭了成无己的说法,认为第 25 条"服桂枝汤,汗大出者,此出汗不得其法,所以中风之脉,本浮缓而反得洪大,可见病不除而风热愈盛,必再与桂枝汤如前法服之"。又曰:"此条(第 26 条——笔者注)当是太阳证罢转属阳明之证,因上条(指第 25 条——笔者注)大汗出后,脉洪大,虽与桂枝汤,已有传入阳明之势,此增烦渴,的系白虎汤证,而非太阳病矣。"[①]

　　《医宗金鉴》对这一观点进一步归纳强化,认为"服桂枝汤,大汗出,病不解,脉洪大,若烦渴者,则为表邪已入阳明,是白虎汤证也,今脉虽洪大而不烦渴,则为表邪仍在太阳,当更与桂枝汤如前法也"[②]。前人的这些解释都是从辨表证与里证来讨论用桂枝汤与用白虎汤的不同。这种辨表里的方向是对的,但作为具体思路,从烦渴与不烦渴上来辨析则是缺乏说服力的。黄元御在《伤寒悬解》卷三阐述桂枝二麻黄一汤证这一条时,则认为:"服桂枝汤,大汗出而表未解,而脉又洪大,是表有寒而里有热。"黄氏在这里还特别对脉洪大加以注释:"洪大即脉浮之变文。"这里用"变文"来沟通脉"洪大"与"脉浮"之间的关系,在医理与脉象上都讲不通。

　　今人在解释第 25 条与第 26 条之区别时,多从这二证洪大脉之不同,作为理解二者区别的切入点。认为,这两证的脉洪大有质的区别,第 25 条桂枝汤证之脉洪大是来盛去衰,而第 26 条白虎加人参汤证之脉洪大是滔滔满指,来去俱盛云云。

　　洪脉在今本仲景书中多次出现,除上述两条外,尚有《金匮要略·疮痈肠痈浸淫病脉证并治》:"肠痈……脉洪数者,脓已成,不可下也,大黄牡丹汤主之。"又《金匮要略·水气病脉证并治》:"脉浮而洪,浮则为风,洪则为气,风气相搏。"另外,《伤寒论·辨脉法》云"立夏得洪大脉,是其本位","立夏脉洪大,是其时脉"。《伤寒论·平脉法》:"其脉洪大而长,是心脉也。"按,《黄帝内经》论脉,无洪脉一词,而其意象则是粗大。粗大脉见于《素问·脉要精微论》:"粗大者,阴不足,阳有余,为热中也。"张介宾释之曰:"粗大者,浮洪之类,阳实阴虚,故为内热。"[③]又,其义曰钩,见《素问·玉机真脏论》:"夏脉如钩,何如而

① 汪琥.伤寒论辩证广注[M].上海:上海科学技术出版社,1959:62-63.

② 吴谦.医宗金鉴[M].北京:人民卫生出版社,1982:105.

③ 张介宾.类经[M].北京:人民卫生出版社,1965:161.

钩？岐伯曰,夏脉者,心也,南方火也,万物之所以盛长也,故其气来盛去衰,故曰钩。"张介宾释之曰:"钩者,举指来盛,去势似衰,盖脉盛于外而去则无力,阳之盛也。"[1]

王叔和《脉经》云:"洪脉,极大在指下。一曰浮而大。"[2]孙思邈对洪脉的描述是:"按之浮大,在指下而满。"[3]王叔和对洪脉的描述当最能贴近仲景洪脉之意象。此后,六朝人,高阳生《脉诀》把浮、芤、滑、实、弦、紧、洪称之为"七表"。至南宋崔嘉彦以《难经》和高阳生《脉诀》述及的浮沉迟数为纲,以统七表八里,把洪脉描述为"洪较之浮,大而力健","浮而无力,是名芤脉,有力为洪"(《东垣十书·脉诀》)。崔氏《脉诀》影响很大,连以杂记见闻琐事、书画文艺考证著称的陶宗仪《辍耕录》对此都特别详细地予以引载(《辍耕录》卷十九)。

元代滑寿对洪脉的理解是"大而实也,举按有余,来至大而去且长,腾上满指"[4]。及至明代李延昰《脉诀汇辨》言:"洪脉极大,状如洪水,来盛去衰,滔滔满指。"[5]

后世尤其是今人,对洪脉的理解与仲景洪脉之意象有相当差距。洪与浮、沉都是以形象意。洪的意象就是洪水其来,逆流而视,波涛汹涌,其势浮盛浩大;洪水其去,顺流而视,宽阔满盈,其势平展急落远逝。这种来去之势,虽被称为"来盛去衰",其实并无衰意。用洪水之形以象脉意,则是脉体阔大、滔滔满指、来盛去衰。此正如吴山甫所云:"洪犹洪水之洪,脉来大而鼓也。若不鼓,则脉形虽阔大,不足以言洪。如江河之大,若无波涛汹涌,不得谓之洪。"(《脉语·上卷》)吴氏对洪脉的描述极为形象贴切,但他仍未能脱离"洪"而有力为实,洪而无力为虚之窠臼。既然浮而有力为洪,那么就不存在洪而无力之说,亦即"浮而有力之无力"不知所云。

实际上,洪脉的指诊特征是:轻触即得,按之来势充实有力,应指形大满指,但脉去骤然,有下陷之感,亦所谓来盛去衰。因此可以认为,在先贤那里洪

---

① 张介宾.类经[M].北京:人民卫生出版社,1965:131.

② 沈炎南.脉经校注[M].北京:人民卫生出版社,1991:1.

③ 孙思邈.千金翼方[M].北京:人民卫生出版社,1955:301.

④ 滑寿.诊家枢要[M].上海:上海卫生出版社,1958:16.

⑤ 李延昰.脉诀汇辨[M].上海:上海科学技术出版社,1963:65.

脉是不可分为所谓滔滔满指之洪与来盛去衰之洪的。

综上所述,第25条与第26条都是服桂枝汤后,大汗出,都是脉洪大,一用桂枝汤,如前法,一用白虎加人参汤,其辨证根据,一不是渴之有无,二不是脉洪大之不同,那么应当是什么呢?答曰:应当是表证之有无。第12条方后有注云:服桂枝汤当"遍身漐漐微似有汗者益佳,不可令如水流漓,病必不除"。第25条所言是大汗后,病必不除,表证仍在,故复与桂枝汤,方用前法。而第26条所言则是大汗后,伤阴耗津,表邪"传而为热",表证已去,而见大烦渴不解,故选用白虎加人参汤。关键是表证已去。若表证不去是绝不能用白虎汤的,关于这一点,本论第170条特别予以强调,曰:"伤寒脉浮,发热无汗,其表不解,不可与白虎汤,渴欲饮水,无表证者,白虎加人参汤主之。"尽管已经渴欲饮水,但若有表证,仍然是不能用白虎汤的。即使是比白虎汤证更加急重的大承气汤证,仲景亦是一再强调"若汗多,微发热恶寒者,外未解也,其热不潮,未可与承气汤"(第208条)。又曰"阳明病,脉迟,汗出多,微恶寒者,表未解也,可发汗,宜桂枝汤"(第234条)。

纵观《伤寒论》,在运用白虎汤与承气汤时,有一个共同的原则,这就是"其表不解者,不可与"。

近人岳美中先生对此极有体验。先生曾治一被确诊为"流行性乙型脑炎"的3岁男孩,高热达40℃,有汗,口渴,面赤,唇干,呕吐,舌苔黄润,大便日2次,微溏。脉数,右大于左。诊为暑邪已入阳明气分,予以辛凉重剂,白虎汤加味。方用生石膏45g,知母6g,山药9g,连翘9g,粳米9g,炙甘草3g,次日晨二诊,热反增高到40.5℃,舌黄而腻,大便日3次,溏薄。仍进原方,石膏量加至60g,午后再诊,体温升至40.9℃,更加入人参服之,热仍如故,大便溏泄不减。三日再复诊:前后大剂白虎汤连用2天,高热不但不退,而且溏便增至4次,闻声惊惕,气粗呕恶,病势趋向恶化。但汗出、口渴、高热、舌黄、脉大而数,均是白虎汤之适应证,何以服后诸证不减反有加重呢?先生苦思良久,忽悟到患儿人迎脉数,面赤、高热、汗出、微喘,是表有邪;舌黄不燥,呕恶上逆,大便溏泄且次数多,是脾胃蕴有暑湿,乃协热下利证。前次屡投清阳明经热之白虎,既犯不顾表邪之错误,又犯膏、母凉润助湿之禁忌,无怪服药后高热和溏泄反有增无减。患儿属协热下利,纯系葛根芩连汤证。因亟处方葛根12g,黄芩9g,黄连1.5g,甘草3g,1剂服下,热即减至39.4℃,2剂又减至38.8℃,大便转佳,呕恶亦止,很快痊愈出院①。本例从临床角度对《伤寒论》第170条"其表不解,不可与白虎汤"进行诠解,发人深省,同时对理解第25条之用桂枝汤,第26条之用白虎加人参汤亦圈点出恰到好处的切入点。

再讲第二个问题。张仲景在《伤寒论》第16条中告诫:"桂枝本为解肌,若其人脉浮紧,发热汗不出者,不可与之也。常须识此,勿令误也。"由此可见,桂枝汤是不可用于脉浮紧,发热无汗的太阳伤寒的。所以,本条起首服桂枝汤之前,不可能是太阳伤寒麻黄汤证,而只能是太阳中风桂枝汤证。这样一个桂枝汤证,尽管服药不如法,以致大汗出,其表不解,发热恶寒,日再发,形似疟,但在病情变化上,终无应用麻黄汤的转机。而在本证的治疗方面却应用桂枝二麻黄一汤,在这里,尽管麻黄汤用量极少,但它终究是麻黄汤,这也就说明仲景认为本证在病机上,有必须应用麻黄汤之动因。对这个问题,后世注家多回避。方有执说:"形如疟日再发者,邪居浅而外向,终为微寒所持,故曰汗出必解,言须发之也。桂枝二麻黄一汤者,重解风而轻于散寒也。"② 汪琥则认为:"此条是外寒束其风热,乃营卫俱伤之证,但风邪多而寒气少耳。法当微发其汗,汗出必解。"③ 至舒驰远则认为"大汗出,大字有误,当是不字,若大汗出之症,不藉汗解,可知必是不汗出,故宜汗解"(《新增伤寒集注》卷三)。上述这些讲法,均未能弄明白,为什么一个桂枝汤证,服桂枝汤大汗出后,还有可能再使用少量的麻黄汤以开腠理?

关于这一点,冉雪峰先生总结得好,他说:"伤寒规律,麻黄汤中用桂枝,桂枝汤中不用麻黄。有用麻黄汤后用桂枝汤法,无用桂枝汤后用麻黄汤法。"④ 那么为什么在本证的治疗过程中,在用桂枝汤之后,又用麻黄汤呢?

实际上,这是将息失宜,风寒复闭,是大汗之后,旋即表闭无汗,是一种轻微的复感,即旧邪未去,复感新邪。近似于《素问·移精变气论》所云:"故病未已,新病复起。"对此柯韵伯有一段论述讲得比较清楚,他认为是"桂枝证未罢,当仍与之,乘其势而更汗之,汗自漐漐,邪不留矣。是法也,可以发汗,汗生于谷也;即可以止汗,精胜而邪却也。若不用此法,使风寒乘汗客于玄府,必复

---

① 中医研究院.岳美中医案集[M].北京:人民卫生出版社,1978:123.

② 方有执.伤寒论条辨[M].北京:人民卫生出版社,1957:67.

③ 汪琥.伤寒论辩证广注[M].上海:上海科学技术出版社,1959:62.

④ 冉雪峰.再注伤寒论[M].北京:科学技术文献出版社,1982:77.

恶寒发热如疟状"。柯韵伯指出，服桂枝汤大汗出后，发热恶寒如疟状，这是风寒乘汗复客于玄府所致，此可谓发前人之所未发，见解独到，其说符合仲景条文蕴意，符合仲景之桂枝汤后无用麻黄汤法的规律。

我们可以从仲景用桂枝二麻黄一汤的基本思路中领悟，本证除了具有发热恶寒症状之外，还有一个特点，就是"无汗"。本证的无汗是从大汗出变化来的。由大汗出而变为无汗，这是一个几被忽略而又非常重要的过程。由于大汗后肌腠疏松，复感微邪，肌腠旋即闭拒，导致肌腠整体弛张失调，发热恶寒时肌腠处于一定程度的紧敛状态，发热恶寒休止时，肌腠闭拒缓解，周身处于不适、违和状态。本证与第23条桂枝麻黄各半汤证对比，此为邪虽衰而未已，正气尚未恢复而复客微邪，正邪相搏，如疟状；彼是正气未复，微邪不解，正邪纷争，如疟状。两证的病机同中有异，异中有同，而其用药相类相似不相同，终因病势有浅深之别。

桂枝二越婢一汤证

《伤寒论》第27条云："太阳病，发热恶寒，热多寒少，脉微弱者，此无阳也，不可发汗，宜桂枝二越婢一汤。"对本条的理解，历来注家们分歧很大，分歧的焦点是怎样理解"脉微弱者，此无阳也"。成无己对本条一字未解，只是对桂枝二越婢一汤略陈一辞，可见本条本证在理、法、方、药上都确实存在难解之处。

方有执尝曰："发热恶寒，热多寒少与上条（指桂麻各半汤证——笔者）同，上条以脉微而恶寒为阴阳俱虚，此以脉微弱为无阳，两皆不可更汗亦同，然风为阳，病属太阳，而曰无阳，诚不可晓，阙疑可也。"[1] 尽管方有执刻意诠解，逐条辨析，重订《伤寒论》而名于世，但对本条本证亦处于无奈之中，他说："法则谓之无阳，方则谓之越婢，且是汤也，名虽越婢之辅桂枝，实则桂枝麻黄之合

---

① 方有执.伤寒论条辨［M］.北京：人民卫生出版社，1957：66.

济,乃大青龙以芍药易杏仁之变制耳。"① 喻嘉言曰:"此亦风多寒少之证,无阳二字,仲景言之不一,后人不解,皆置为阙疑,不知乃亡津液之通称也。故以不可更汗为戒,然非汗则风寒终不解,惟取桂枝之二以治风,越婢之一以治寒,乃为合法。"② 喻嘉言把无阳解为亡津液,对后世亦颇有些影响。

此后王子接、汪琥均承袭此说。王子接言:"无阳者,阳分亡津之谓。"③ 汪琥云:"无阳而津液少耳。"而柯韵伯则指认无阳是指"阳已虚",他说:"无阳是阳已虚而阴不虚,不烦不躁,何得妄用石膏。观麻黄桂枝合半、桂枝二麻黄一二方,皆当汗之证,此言不可发汗,何得妄用麻黄。凡读古人书,须传信阙疑,不可文饰,况为性命所关者乎?且此等脉证最多,无阳不可发汗,便是仲景法旨。"④ 钱潢则认为:"无阳者,命门真阳之气衰少也,真阳既衰,其升发之卫气浸弱,故云不可更汗,汗之则阳气必败矣。"⑤ 舒驰远亦认为无阳有误,指出:"热多寒少四字是条中关键。必其人平素热盛津衰,故方中用石膏,以保其津液也。但无阳二字有误,如果无阳,则必寒多热少,当用附子,石膏又在所禁矣。"(《新增伤寒集注》卷三)

稍后的日本人丹波元简对此有一个简要概括,他说:"无阳,方氏亦尝疑之,然犹释为疾在阴而无在阳之义;张志聪、张锡驹从其说为解;喻氏、周氏(谓扬俊也——笔者注)、张璐则曰无津液之谓;《医宗金鉴》亦云,无太阳表脉。皆强解也。程氏云,正阳虚;钱氏云,命门真阳之虚。果然,则安有用石膏之理乎?其他魏氏(荔彤也——笔者注)、汪氏辈,皆属附会。只成氏于此一条,不下注解,盖有所见也。至于柯氏,断然阙疑,可谓卓越之识矣。"⑥ 综上所述,可略见本条本证难解之一斑。

纵观本条所论,结合本证用药,遵循仲景桂枝汤后无用麻黄法之原则,本条所言之太阳病只能是太阳伤寒,而不可能是太阳中风。本证太阳伤寒,发热恶寒、热多寒少,从字面上看与第 23 条表述的是一个含义,但若从方药用量上

① 方有执.伤寒论条辨[M].北京:人民卫生出版社,1957:66.
② 喻昌.尚论篇[M].上海:上海古籍出版社,1991:66.
③ 王子接.绛雪园古方选注[M].上海:上海科学技术出版社,1982:32.
④ 柯韵伯.伤寒来苏集·伤寒论注[M].上海:上海科学技术出版社,1959:19.
⑤ 钱潢.伤寒溯源集[M].上海:上海卫生出版社,1957:130.
⑥ 丹波元简.伤寒论辑义[M].北京:人民卫生出版社,1983:30-31.

看,则本证的症状是极轻微的。桂枝二越婢一汤是由桂枝汤与越婢汤按比例合成,或称合方。

发热恶寒这个症状不论从《黄帝内经》《伤寒论》,还是从临床上看都有明显的轻重、缓急之不同,在《伤寒论》中发热急重,恶寒亦急重者,莫过于第38条的大青龙汤证。大青龙汤证由于阳气郁闭较重,以致出现烦躁。而第39条用大青龙汤意在"发之"。"发之",发越之意,发越什么呢? 发越阳气。

麻黄汤证发热恶寒也比较重,但与大青龙汤证发热恶寒的急重程度对比,则略轻微一些,在病机上,麻黄汤证的阳气郁闭程度也比较重,以至于达到第46条所表述的程度:"太阳病,脉浮紧,无汗,发热,身疼痛,八九日不解,表证仍在,此当发其汗。服药已,微除,其人发烦目瞑,剧者必衄。衄乃解,所以然者,阳气重故也。"麻黄汤证阳气郁闭以至于热迫血行而致衄,正如第55条所云:"伤寒脉浮紧,不发汗,因致衄者,麻黄汤主之。"尽管如此,麻黄汤证阳气郁闭的程度比大青龙汤证还是轻缓的。

桂枝汤证啬啬恶寒,淅淅恶风,翕翕发热。发热恶寒的程度比麻黄汤证又轻缓一些。在病机上是"阳浮者,热自发",也属阳郁,故发热。与麻黄汤证对比,桂枝汤证阳气郁闭的程度又更轻微一些。

在方药应用方面,大青龙汤主要用药为麻黄六两,桂枝二两,生姜三两,石膏如鸡子大。温服一升,取微似汗,汗出多者,温粉粉之。一服汗者,停后服。若复服,汗多亡阳。

麻黄汤主要用药为麻黄三两,桂枝二两,温服八合,覆取微似汗,不须啜粥。

麻黄汤与大青龙汤对比,大青龙汤发汗力大峻猛,表现在服药后不用"覆",即可取微似汗。而麻黄汤服后,需要"覆取微似汗",虽不用啜粥,但"余如桂枝法将息"。

桂枝汤主要用药为桂枝三两,芍药三两,生姜三两,适寒温,服一升,服已须臾,啜热稀粥一升余,以助药力,温覆令一时许,遍身絷絷微似有汗者益佳。

桂枝汤与麻黄汤对比,麻黄汤发汗力峻,表现在"不需啜热稀粥"即能发汗。而桂枝汤发汗则必须啜热稀粥,若不温覆、不啜热稀粥,服桂枝汤就达不到发汗的目的,论中第387条称其为"消息和解其外",只能达到"小和之"的目的。论中第117条桂枝加桂汤,因为不要求温覆和啜热稀粥,所以桂枝汤即使更加桂二两也是不发汗的。温覆与啜热粥对于发汗,有重要意义。《金匮要略·痉湿暍病脉证治》防己黄芪汤方:防己一两,甘草半两,白术七钱半,黄芪一两一分。本方白术、黄芪虽走表,但发汗力极微,在或有或无之间。方后注云:"服后当如虫行皮中,从腰下如冰。后坐被上,又以一被绕腰以下,温令微汗,瘥。"本方之发汗,主要在温覆之法。

又,同篇栝蒌桂枝汤方:栝蒌根二两,桂枝三两,芍药三两,甘草二两,生姜三两,大枣十二枚。本方系桂枝汤原方原量加栝蒌根二两。方后注云:"取微汗,汗不出,食顷,啜热粥发之。"本方取微汗,当是温覆取微汗,若汗不出,需啜热粥,可见本方之发汗又在啜热粥。

越婢汤见于《金匮要略·水气病脉证并治》:"风水,恶风,一身悉肿,脉浮,不渴,续自汗出,无大热,越婢汤主之。"越婢汤,麻黄六两,石膏半斤,生姜三两,大枣十五枚,甘草二两。方中虽用石膏,但本证脉浮不渴,续自汗出,无大热,可以认为本证虽有热,但热象不明显,且方后注云"恶风者加附子一枚",从中可见本证或有阳虚的因素。从本证"续自汗出"和服后不温覆、不发汗可见,本方在立意上并不在于发汗。

以越婢汤和大青龙汤对比,麻黄同为六两,生姜同为三两,甘草同为二两,越婢汤用石膏半斤(八两),大青龙汤用石膏如鸡子大,越婢汤无桂枝、杏仁,大青龙汤用桂枝二两,杏仁四十枚。按:柯雪帆以上海中医药大学中药标本室所藏,测定石膏如鸡子大,为56g[1]。据柯氏研究,东汉一两为15.625g,一斤为250g[2]。近有熊长云著《新见秦汉度量衡器集存》认为东汉时期一斤约今220g。一两约13.75g。柯氏与熊氏结论相差不到2g。由此可得如鸡子大、56g左右的石膏约为东汉3.58两。以两方对比,大青龙汤之发汗力峻全在于六两麻黄与二两桂枝的配伍,与麻黄汤对比亦在于此,且更有三两生姜辛散相助。

以越婢汤和麻黄汤对比,麻黄的用量虽为6∶3,但,越婢汤重用石膏至八两,从而监制六两麻黄的辛温发汗。同理,麻杏石甘汤,麻黄四两,石膏半斤,杏仁五十个,其功亦不在发汗。对此,清朝邹澍曾有评论:"说者谓麻黄得石膏

① 柯雪帆.伤寒论选读[M].上海:上海科学技术出版社,1996:207.
② 柯雪帆,赵章忠,张玉萍,等.《伤寒论》和《金匮要略》中的药物剂量问题[J].上海中医药杂志,1983(12):36.

则发散不猛,此言虽不经见,然以麻杏甘膏汤之汗出而喘,越婢汤之续自汗出证之,则不可谓无据矣。"①

由桂枝汤二份越婢汤一份合成的桂枝二越婢一汤,按林亿所云:"今以算法约之,桂枝汤取四分之一,即得桂枝、芍药、生姜各十八铢,甘草十二铢,大枣三枚。越婢汤取八分之一,即得麻黄十八铢,生姜九铢,甘草六铢,石膏二十四铢,大枣一枚八分之七,弃之。二汤所取相合,即得桂枝、芍药、甘草、麻黄各十八铢,生姜一两三铢,石膏二十四铢,大枣四枚。"按《汉书·律历志》定二十四铢为两,十六两为斤,即得桂、麻均不足一两,石膏恰合一两。

由上可见,桂枝二越婢一汤,麻、桂各十八铢,石膏一两,与麻黄六两,桂枝二两,石膏 3.58 两的大青龙汤;与麻黄三两,桂枝二两的麻黄汤;与麻黄六两,石膏八两的越婢汤相比较,其发越郁阳之力,不可等同而言。我们是否可以得出这样一个结论:桂枝二越婢一汤根本就不是发汗剂,而只是一个轻疏微散之平剂。

比较是区分事物之间相同点和不同点的逻辑方法,通过比较,我们能从表面上差异很大的事物中,揭示它们在本质上的共同点;或从表面上极为相似的事物中揭示它们本质上的差异点。在整个中医学中,其理论的阐释离不开比较。阴与阳、表与里、寒与热、虚与实、正与邪、标与本、动与静等,都是在比较中理解、深化的。同样道理,临床诊断亦离不开比较,离开比较就无从认识疾病。

综上所述,比较是认识和理解本条本证的重要方法。通过上述大青龙汤、麻黄汤、桂枝汤以及越婢汤方证的比较,可以对桂枝二越婢一汤方证有一个基本的认识。本证当是感邪之后,迁延日久,至八九日之多,正邪交争乏力,与大青龙汤证、麻黄汤证、桂枝汤证比较,证见微热微寒,其曰热多寒少乃是相对而言。所谓"无阳"即是指这种阳郁几微的状态,其反映在脉象上,亦不同于大青龙汤证、麻黄汤证之浮紧而数。对此清代沈尧封尝曰:"脉微弱为无阳证,故用此方,较大青龙为制之小也,"又曰,"不可更汗,对大青龙言"(《伤寒论读》见《三三医书·第三集》)。其说是有道理的。

关于"无阳",《伤寒论·辨脉法》有云:"脉浮而迟,面热赤而战惕者,六七

---

① 邹澍. 本经疏证[M]. 上海:上海科学技术出版社,1957:128.

日当汗出而解,反发热者,差迟。迟为无阳,不能作汗,其身必痒也。"此条所言无阳,为阳气不足不能作汗。而此所谓"阳气不足"亦是比较而言,既不是阳气大虚,更不是后世所谓命门火衰。又第153条,"太阳病,医发汗,遂发热,恶寒,因复下之,心下痞。表里俱虚,阴阳气并竭,无阳则阴独",此处之"无阳"系指阳气大虚。由此可见,无阳在《伤寒论》中的含义是多相的,其蕴意体现在对比之中。

"无阳"是第27条的疑点和难点。明白了"无阳"的含义,那么本条也就不难理解了。正因为本证病机是阳郁几微,所以不可发汗,只宜选用温散力不及麻桂,凉透力不及越婢,并非汗剂的桂枝二越婢一汤平散之。

葛根汤与桂枝加葛根汤

葛根汤首见于《伤寒论》第31条:"太阳病,项背强几几,无汗恶风,葛根汤主之。"与第1条、第2条对照,本条所述"太阳病","无汗恶风",属太阳伤寒。与第1条所述"头项强痛"有所不同,"头项强痛",强调"头项"虽"强",但突出的是"痛"。本证"项背强几几"强调的不仅是"项""强",更突出的却是"背""强",且达到"几几"程度。

"几几",成无己云:"音殊,短羽鸟飞几几也。"[①]又云:"几,音殊。几,引颈之貌。几,短羽鸟也,短羽之鸟,不能飞腾,动则先伸引其头尔,项背强者,动亦如之。"[②]而至程应旄《伤寒论后条辨》则改"几"为"兀"(wū),程林《金匮要略直解》则改"几"为无钩的"几",读音为"殊"。而张令韶承袭成无己所释云:"几几者,短羽之鸟欲飞不能之状,形容强急之形,欲伸而不能伸有如几几然也。"

"几几",成无己的读音及解释影响至今。

其实,早在明代万历三十二年(1604),王肯堂即言:"按《诗·豳风·狼跋》

---

① 成无己.注解伤寒论[M].北京:人民卫生出版社,1979:65.

② 成无己.伤寒明理论[M].上海:上海科学技术出版社,1980:11.

云,赤舄几几。注云,几几,绚貌。绚谓拘着舄屦头,为行戒,状如刀衣鼻,在屦头。言拘者,取自拘持,使低目不妄顾视。按此可以想见项背拘强之状。若作鸟羽释,则'几'当音殊,而于拘强之义反不切矣。"[1]今人钱超尘先生肯定了王氏的看法,认为成无己读音释意有误,指出"几几"当读为 jǐn jǐn(紧紧),拘紧貌[2]。今又有学人认为,"强几几"读作"qiàng jǐ jǐ",此是南阳一带的方言,在表达似疼非疼、似痒非痒、拘急不舒难以形容的感觉时,往往在名词的后面加"几几"(jǐ jǐ)来描述,如"苦几几""疼几几"等[3]。项背强几几,反映出风寒外袭,不仅项部肌腠闭塞而僵痛,而且背部肌腠亦板滞拘紧。

本证无汗恶风的伤寒,不只是"头项强痛",而且是"项背强几几",反映出风寒外袭,不仅项部肌腠闭塞而强痛,而且背部肌腠亦板滞僵紧、拘束强急。突出背部的拘紧不舒,反映出项背局部气血滞塞更加严重。

葛根汤仲景另用于治疗刚痉。《金匮要略·痉湿暍病脉证治》:"太阳病,无汗而小便反少,气上冲胸,口噤不得语,欲作刚痉,葛根汤主之。""太阳病,发热无汗,反恶寒者,名曰刚痉"。

葛根汤在此的运用,一是缘于"欲作刚痉",痉,项背"强几几"之甚者;本篇又云:痉之为病,"病者身热足寒,颈项强急,恶寒,时头热,面赤,目赤,独头动摇,卒口噤,背反张者,痉病也"。痉病发之轻者则项背强急,重则必角弓反张,口噤不开。

本证虽尚未作"痉",但"欲作刚痉","刚痉"在"作"与"未作"之间,症见项背强急不舒,此一则外邪客于太阳经输,经输不利则项背局部津液失润,二则既往津气不足,感邪后加剧项背筋脉失润。

二是缘于"无汗而小便反少"。外邪侵袭,症见无汗本当小便多,今"无汗而小便反少",则反映出本证津液已显不足。

从《金匮要略》关于刚痉发病的论述中,可以领略刚痉发病,除了缘于寒邪束表,腠理滞塞之外,津液不足也是发病的重要因素。

从仲景用葛根汤治刚痉,可以了解仲景的思路:葛根汤一能开腠解肌,驱

---

① 王肯堂.证治准绳[M].上海:上海科学技术出版社,1959:66.

② 钱超尘.伤寒论文献通考[M].北京:学苑出版社,1993:464.

③ 林绍志.《伤寒论》"强几几"音义释疑[J].中医杂志,2012,53(14):1252-1254.

外邪以治痉,二能滋津液以缓痉。

痉之发病与津液不足关系密切,还可以从《伤寒论》有关论述中得到印证。如第 6 条:"太阳病,发热而渴,不恶寒者为温病。若发汗已,身灼热者,名风温。风温为病,脉阴阳俱浮,自汗出,身重,多眠睡,鼻息必鼾,语言难出。若被下者,小便不利,直视失溲。若被火者,微发黄色,剧则如惊痫,时瘛疭,若火熏之。一逆尚引日,再逆促命期。"本条言风温为病,若误"被火者",则"剧则如惊痫,时瘛疭"。"如惊痫,时瘛"这就是"痉"的表现之一。此"痉"一则是因"风温"误用火法,两阳相熏灼,心神浮越,躁扰如惊痫,二则属阴虚津竭,筋失所养而抽搐。

又第 20 条:"太阳病,发汗,遂漏不止,其人恶风,小便难,四肢微急,难以屈伸者,桂枝加附子汤主之。"本条言太阳病发汗太过,大汗伤阳,阳虚则失于温煦;大汗伤津,津伤则不得濡润,故四肢筋脉时有拘急、屈伸不利。"四肢微急,难以屈伸"也是痉的表现之一。

又第 85 条:"疮家,虽身疼痛,不可发汗,汗出则痉。"所谓疮家轻则气血暗耗,重则阴阳气血俱损,若径直发汗,戕伐气血津液,失养的筋脉,再失滋养,故轻则肢体拘挛,重则肢体强急。

从以上条文的引述,可以看出,拘挛强急之痉,不论有多少其他引发的因素,而津液亏乏则是不能阙如的、极重要的病机。

由于仲景另用葛根汤治疗太阳阳明合病,见于《伤寒论》第 32 条:"太阳与阳明合病者,必自下利,葛根汤主之。"故方有执释曰:"麻黄散太阳之表,葛根解阳明之肌,桂枝主荣卫之和,姜枣健脾之弱,甘草者和中之国老,芍药者缓中而佐使。夫如是而经中之邪散,则胃中之正回,不分清者自分清,不显治者而治在其中矣。"[1] 于是,后世对葛根汤的理解,颇受方有执的影响。

汪琥云:"太阳病,项背强矣,复几几然,颈不得舒,颈之经属阳明,项背与颈几几然,其状当无汗矣,今反汗出恶风,仲景法太阳病汗出恶风者,桂枝汤主之。今因其几几然,故加葛根于桂枝汤中,以兼去阳明经之风也。"(《伤寒论辩证广注·辨太阳病脉证并治法上》)

《医宗金鉴》解释葛根汤时云:"葛根君桂枝,解阳明肌表之邪,不曰桂枝

---

① 方有执.伤寒论条辨[M].北京:人民卫生出版社,1957:54.

汤加麻黄葛根,而以葛根命名者,其意重在阳明,以呕利多属阳明也。"① 其在解释桂枝加葛根汤时又云:"今反汗出恶风者,虚邪也,宜桂枝加葛根汤,解太阳之风,发阳明之汗也。"②

徐大椿解释葛根汤时云:"按葛根《本草》治身大热,大热乃阳明之证也,以太阳将入阳明之经,故加此药。"③

自方有执以葛根为阳明药者以降,注家少有脱离其窠臼者。唯张隐庵、张锡驹、王子接、柯韵伯对仲景书中的葛根,尚能依循《神农本草经》解说。张隐庵在解释桂枝加葛根汤时云:"用桂枝汤以解太阳肌中之邪,加葛根宣通经脉之气,而治太阳经脉之邪。"同时他又说:"葛根藤引蔓延,能通经脉,为阳明宣达之品,主治太阳经脉之邪。"

张锡驹在解释本论第 14 条桂枝加葛根汤证时云:"此病太阳之经输也,太阳之经输在背,经云,邪入于输,腰背乃强,项背强者,邪入于输而经气不舒也。"又云:"夫邪之中人始于皮肤,次及于肌络,次及于经输。邪在于经输,则经输实而皮毛虚,故反汗出而恶风也。宜桂枝汤以解肌,加葛根以宣经络之气。"(《伤寒论直解·辨太阳病脉证》)

王子接在解释葛根汤时云:"先煮麻黄、葛根减二升,后内诸药,则是发营卫之汗为先,而固表收阴袭于后,不使热邪传入阳明也。故仲景治太阳病未入阳明者,用以驱邪,断入阳明之路,若阳明正病中,未尝有葛根之方。东垣、易老谓葛根是阳明经主药,误矣。"④ 在解释桂枝加葛根汤时又云:"桂枝加葛根汤,治邪从太阳来,才及阳明,即于方中加葛根,先于其所往,以伐阳明之邪。"⑤

柯韵伯云:"要知葛根秉性轻清,赋体厚重,轻可去实,重可镇动,厚可固里,一物而三美备。然唯表实里虚者宜之。胃家实者,非所宜也,故仲景于阳明经中不用葛根。东垣用药分经,不列于太阳,而列于阳明,易老云,未入阳明者,不可服,皆未知其义。"⑥ 故丹波元简评论说:"案方氏以降,以此方(指桂

① 吴谦.医宗金鉴[M].北京:人民卫生出版社,1982:281.

② 同①:322.

③ 徐大椿.伤寒论类方[M].北京:人民卫生出版社,1956:13.

④ 王子接.绛雪园古方选注[M].上海:上海科学技术出版社,1982:33.

⑤ 同④:3.

⑥ 柯韵伯.伤寒来苏集·伤寒附翼[M].上海:上海科学技术出版社,1959:4.

枝加葛根汤——作者按）为太阳阳明合病之的方。只张志聪、张锡驹之解，为太阳病项背强者之主剂，其说似长矣。盖以葛根为阳明之药者，昉乎张洁古，诸家未察耳。仲景用葛根者，取之于其解表生津。痓病亦用葛根，其意可见也。"[1]实际上，方有执以葛根主阳明，是源于张洁古。按张洁古，名元素，洁古是他的字，金代易州人，生卒年不可确考，约生于 12 世纪前期。曾传授李杲医术。撰著《医学启源》，倡导古今不同，随时令用药，提出药物归经、"引经报使"说，创制新方如九味羌活汤，可称后世"时方"之鼻祖。其云"葛根，气平味甘，除脾胃虚热而渴，又能解酒之毒，通行足阳明之经"[2]。

葛根通足阳明，此是张元素的发明。用约 1 000 年后金元时代的用药思想，解说张仲景怎样用葛根的，显然违背了历史与逻辑。

葛根，《神农本草经》云"味甘平"，"主消渴，身大热，呕吐，诸痹，起阴气，解诸毒"；《名医别录》："治伤寒中风头痛，解肌发表出汗，开腠理，""生根汁，大寒，治消渴，伤寒壮热"。在《伤寒论》中讲葛根，当遵《神农本草经》和《名医别录》。

葛根汤是在桂枝汤的基础上减桂枝、芍药各一两，再加麻黄、葛根而成。"项背强几几"一缘风寒束表，腠理闭塞，项背局部气血滞塞更加严重，一缘邪袭太阳经输，津液输布不畅，经脉失养。本方用葛根，一举而两得：桂枝汤增解肌、发表、开腠的葛根配麻黄、桂枝以开腠解肌，温通经输，故酌减桂枝一两以收温开而不泄之效；增起阴气的葛根配芍药、甘草益阴气，升津滋液，舒挛缓急，故酌减芍药一两以收柔润而不凝之效。纵观《伤寒论》桂枝汤去芍药其意都在避其助寒抑阳之弊。（见本书《桂枝去芍药汤与桂枝加芍药汤》）

桂枝加葛根汤证本当无汗，但却有汗。项背强几几和汗出并见，反映出局部的腠理闭塞与全身性的营弱卫强错杂的病机特点。故调阴阳、和营卫以治其本，开腠理、舒挛急以图其标。葛根开腠理，起阴气，标本兼顾，亦是一举而两得。

桂枝加葛根汤，林亿按语云："恐是桂枝中但加葛根耳。"指出此方无麻黄。朱肱《类证活人书》亦云："伊尹《汤液论》，桂枝汤中加葛根，今监本用麻

① 丹波元简.伤寒论辑义［M］.北京：人民卫生出版社，1983：16-17.
② 张元素.医学启源［M］.北京：人民卫生出版社，1978：171.

黄误矣。"(《类证活人书》卷十二)按,《金匮玉函经》卷七桂枝加葛根汤方,无麻黄,可从。

柯韵伯云:"桂枝、葛根,俱是解肌和里之剂,故有汗无汗,下利不下利,皆可用,与麻黄专于治表者不同。"[1] 丹波元简评论云:"《神农本草经》曰,葛根气味甘平辛,治消渴身大热,起阴气。柯氏以为发表生津之品,全本于《本经》,而刚痉所主,亦在乎此,实卓见也。"[2]

桂枝去桂加茯苓白术汤证

《伤寒论》第 28 条:"服桂枝汤,或下之,仍头项强痛,翕翕发热,无汗,心下满,微痛,小便不利者,桂枝去桂加茯苓白术汤主之。"自成无己注释《伤寒论》以来,对本条的理解就产生了歧义,800 多年以来,学术界纷争不息。

一

成无己在解释本条时说:"头项强痛,翕翕发热,虽经汗下,为邪气仍在表也。心下满微痛,小便利者,则欲成结胸。今外证未罢,无汗,小便不利,则心下满微痛,为停饮也。与桂枝汤以解外,加茯苓白术利小便行留饮。"[3]成氏观点的核心是把原文所用的桂枝去桂加茯苓白术汤径改为桂枝汤加茯苓白术,由此引发了后世对本条的怀疑和臆改之风。

钱潢对本条所述之证以"桂枝去桂加茯苓白术汤主之"的真实性表示怀疑,他说:"治之以桂枝汤去桂加茯苓白术汤,未详其义,恐是后人传写之误,未可知也。即或用之,恐亦未能必效也。""仲景立法,岂方不对证,而能为后世训乎。余窃疑之,大约是历年久远,后人舛误所致,非仲景本来所系原方,近代

① 柯韵伯.伤寒附翼[M].上海:上海科学技术出版社,1959:5.
② 丹波元简.金匮玉函要略辑义[M].北京:人民卫生出版社,1983:19.
③ 成无己.注解伤寒论[M].北京:人民卫生出版社,1963:62.

名家,悉遵成氏之训,俱强解以合其说,谓用之而诸证悉愈,吾不信也"①。

《医宗金鉴》继承了发端于成无己以己意窜改本方之风,对本证用方以断然肯定的口气说:"去桂当是去芍药。此方去桂,将何以治仍头项强痛,发热无汗之表乎?细玩服此汤,曰余依桂枝汤法煎服,其意自见。服桂枝汤已,温覆令一时许,通身漐漐微似有汗,此服桂枝汤法也。若去桂则是芍药、甘草、茯苓、白术,并无辛甘走营卫之品,而曰余依桂枝汤法,无所谓也。且论中有脉促胸满,汗出恶寒之证,用桂枝去芍药加附子汤主之。去芍药者,为胸满也。此条证虽稍异,而其满则同,为去芍药可知矣。"②对《医宗金鉴》把去桂枝改为去芍药的做法,丹波元简曾评论说:"《金鉴》则依桂枝去芍药之例,为去芍药之误,其说亦难从矣。"③

与上述疑古而径改原文的做法不同,一些医家对本条进行刻意地阐释以诠解其意,其中主要以方有执、喻昌、柯韵伯、尤在泾等为代表。如方有执云:"服桂枝汤,病不解而证变者,不独中风而且有寒也。又或下之,益误也。仍头项强痛,翕翕发热,无汗者,风寒之表皆在而未除也。心下满微痛者,误下而证入里也,小便不利,下后亡津液而水饮停也。"④柯韵伯云"心下之水气凝结,故反无汗而外不解,心下满而微痛也";"如小便不利,病为在里,是太阳之本病,而非桂枝证未罢也,故去桂枝而君以苓术";"此水结中焦,只可利而不可散";"但得膀胱水去,而太阳表里证悉除"⑤。王子接谓此方:"苓术芍甘,治太阳里水法也。解肌或下,水邪不去而反变症,是非解肌者矣。当去桂枝而以苓术生姜代桂枝行阳,存芍药以收阴,不取辛甘发散于表,取苓芍约阴利水,甘枣培土制水,即太阳入里用五苓表里两解之义也。"⑥

诸家注释各倡其说,各有不同。对此,吕震名指出:"方中行谓中风兼寒,故桂枝及下法皆误,喻嘉言亦从其解,而程郊倩又以中气虚津液少立论,总觉牵强附会,与方义不甚相合,唯柯韵伯主太阳府病立论,王晋三亦以为治太阳

① 钱潢.伤寒溯源集[M].上海:上海卫生出版社,1957:133-134.
② 吴谦.医宗金鉴[M].北京:人民卫生出版社,1982:73.
③ 丹波元简.伤寒论辑义[M].北京:人民卫生出版社,1983:32.
④ 方有执.伤寒论条辨[M].北京:人民卫生出版社,1957:67.
⑤ 柯韵伯.伤寒来苏集·伤寒论注[M].上海:上海科学技术出版社,1959:25.
⑥ 王子接.绛雪园古方选注[M].上海:上海科学技术出版社,1982:4.

里水法,则理路乃觉清晰,而方义亦属熨贴。"(《伤寒寻源·下集》)其实被吕震名略加推崇的柯韵伯、王晋三,对本条的理解也是自相矛盾的,亦未能讲清楚为什么要去桂枝。

去桂去芍之争由来已久,它是本条所述之证有无表证和如何解表问题的具体化。去桂去芍之争虽由《医宗金鉴》所引发,但其思路与成无己之桂枝汤不去桂加茯苓白术的思维路线却是一脉相承的,都是怀疑原方的真实性、可靠性和合理性。

纵观诸家对本条所述之证的不同看法,就主要倾向而言,可以进行如下归纳:

第一,几乎所有的注家都认同这样一个基本观点:即本证具有水饮内停的病机。尽管在水饮形成的原因、存在的形式和部位方面还有不同的认识。

关于这一点,丹波元简曾有概括,他说:"王肯堂以降,多为水饮所致,然无的据。"[1] 而清代章虚谷,在本证病机的认识上,却不同意有水饮内停。他说:"太阳外邪不解而无汗者,必有恶寒;里有水邪上逆,必有心悸,或咳或呕等证,如小青龙、五苓散各条之证可见也。此条外证无恶寒,内证无心悸、咳呕,其非水邪上逆,表邪不解可知矣。其心下满微痛者,由误下而邪陷三焦表里之间也。"他认为,"三焦邪阻,脾胃之气不能行于营卫经络,故内则心下满微痛,外则头项强痛,发热无汗,中则水道不通,而小便不利也。所以此方专主助脾和胃以生津液,宣化三焦之气,使津气周流,表里通达,小便自利,其邪亦解,故曰小便利即愈"(《医门棒喝·伤寒论本旨》卷九)。章氏之论刻意用心地指出太阳外邪不解,必有恶寒,这是非常正确的,但把本方讲成助脾和胃以生津液,宣化三焦之气则于方义不合。本方由芍药、甘草、生姜、白术、茯苓、大枣 6 味药组成,助脾和胃则通,以生津液则不通。而"宣化"更无从说起,尤其一个"宣"字,似离谱太远。三焦为水火之通路,三焦不通则水道必不行,津气既不得周流,则必气惰而津停,津停则必为饮。说到底,章氏之论尽管不讲水饮内停而讲三焦邪阻,但其底蕴仍不离水饮。如此说来,章氏之论仍有可取之处。

第二,在有无表证的问题上,可以分为两种不同的观点:一是坚持有表证,二是坚持无表证。

---

[1] 丹波元简.伤寒论辑义[M].北京:人民卫生出版社,1983.32.

在坚持有表证的基本观点中,在如何解表的问题上,又存在3种截然不同的看法。

其一是由成无己发端。如前所述,他认为本证是外有表邪,内有停饮,"今外证未罢,无汗,小便不利,则心下满微痛,为停饮也"。在治疗上用桂枝汤以解外,加茯苓、白术利小便行留饮。对此,丹波元简指出:"成注不及去桂之义。但云桂枝汤以解外,则成所注本,无去桂二字欤?"[①]成氏基本观点是改变经文治法原旨,把原文中的桂枝去桂加茯苓白术汤改易为桂枝汤加茯苓白术。

其二是以尤在泾、陈修园、唐容川等一些医家为代表的观点:认为本证的病机是外有表邪,内有水饮,用桂枝去桂加茯苓白术汤,利水中寓有解表。尤在泾有云:"头项强痛,翕翕发热,无汗,邪在表也;心下满微痛,饮在里也。此表间之邪与心下之饮相得不解,是以发之而不从表出,夺之而不从下出也。夫表邪夹饮者,不可攻表,必治其饮而后表可解。桂枝汤去桂加茯苓白术,则不欲散邪于表,而但逐饮于里,饮去则不特满痛除,而表邪无附,亦自解矣。"[②]而陈修园则谓:"无汗则表邪无外出之路,小便不利则里邪无下出之路,总由邪陷于脾,失其转输之用,以致膀胱不得气化而外出,三焦不行决渎而下出。《内经》云,三焦、膀胱者,腠理毫毛其应,是言通体之太阳也。此时须知利水法中大有转旋之妙用,而发汗亦在其中。"(《伤寒论浅注》卷一)唐容川则提出"此方是太阳之水不下行,故去桂枝,重加苓术,以行太阳之水,水下行则气自外达,而头痛发热等症自然解散","此方重在苓术以利水,利水即所以发汗也。"(《伤寒论浅注补正》卷一)这些注家们观点中共同之处,认为本证病机是表邪未解,内有停饮,主以桂枝去桂加茯苓白术汤,在利水中虽不解表,而表自解。

其三则是如前所述《医宗金鉴》的观点,认为"去桂当是去芍药,此方去桂将何以治仍头项强痛,发热无汗之表乎?"《医宗金鉴》的作者们感到在本条表证不解的情况下,径去具有解表作用的桂枝,似乎于理于法不通,所以断言提出"去桂当是去芍药"。与成无己提出的桂枝汤加茯苓白术对比,一个是留桂一个是去芍,一留一去虽然视角不同,但思路确有共同之处,均与经义不合。

---

① 丹波元简.伤寒论辑义[M].北京:人民卫生出版社,1983:32.

② 尤在泾.伤寒贯珠集[M].上海:上海科学技术出版社,1959:32.

而以张兼善、柯韵伯为代表的观点,认为桂枝去桂加茯苓白术汤证无表证。

明代张兼善,《中国医籍考》载其撰有"《伤寒发明》二卷,未见"。明代叶盛《菉竹堂书目》中载其人与书名。张氏之《伤寒发明》虽不可见,但其说则散载于明代王肯堂之《证治准绳·伤寒》中。《张卿子伤寒论》与丹波元简之《伤寒论辑义》中有关张兼善的论述均转引自《证治准绳》。张兼善对第28条有一段不容忽视的论述。他用设问的方式提出:"或问上条所云头项强痛,此邪气仍在表也,虽经汗下而未解,犹宜解散之,何故去桂加茯苓白术汤主之,是无意于表也? 予曰,此非桂枝证,乃属饮家也。夫头项强痛既经汗下而未解,心下满而微痛,小便不利,此为水饮内蓄,邪不在表,故云去桂枝加茯苓白术,若得小便利,水饮行,腹满减而热自除,则头项强痛悉愈矣。"[1]王肯堂对张兼善之论多有推崇,所以多择其善者而采掇之。王氏评论说:"解释仲景书者,唯成无己最为详明,虽随文顺释,自相矛盾者时或有之,亦白璧微瑕,固无损于连城也。后此赵嗣真(撰《活人释疑》佚——笔者注)、张兼善之流皆有发明,并可为成氏忠臣,张公耳孙故多采掇,使学者一览洞然而一得之,愚亦时附焉。"[2]

张兼善明确地排除了桂枝去桂加茯苓白术汤证有表证,可算是独辟蹊径,不失为引人走出困惑的一条思路。可惜后世医家多未曾注意,唯有柯韵伯看到这一点。柯氏虽然把本证病机和膀胱停水扯在一起,认为"病机实在膀胱,由膀胱之水不行,致中焦之气不运,营卫之汗反无,乃太阳之腑病",有失允当,但他明确指出本证"非桂枝证未罢也",认为"病不在经,不当发汗,病已入腑,法当利水,故于桂枝汤去桂而加苓、术,则姜、芍即为利水散邪之佐,甘、枣得效培土制水之功,非复辛甘发散之剂矣"[3]。柯氏之论,虽有可以商讨的地方,但他的可贵之处在于明确地指出了本证无表证。

综上所述,研究经典,首先应当遵循经典,以经典为依据。研究《伤寒论》的依据,就是《伤寒论》原文。在缺乏文献根据的情况下,臆改经典原文不能算是做学问的严谨做法。因此,不足取。研究《伤寒论》第28条桂枝去桂加

① 王肯堂.证治准绳［M］.上海:上海科学技术出版社,1959:96.

② 同①:3.

③ 柯韵伯.伤寒来苏集·伤寒附翼［M］.上海:上海科学技术出版社,1959:18.

茯苓白术汤证的证候、治法、方药等，只能以第 28 条原文为依据。《医宗金鉴》提出的"去桂当是去芍药"，态度失之审慎。与此相对比，那些遵循《伤寒论》原文，对第 28 条的病机、症状、治法、方药进行刻意阐释者，尽管其阐释尚未能令人信服，但其忠实于原著的研究方法，却是应当称道的。

二

对本条的理解，当今学术界主要倾向于尤在泾、陈修园、唐容川之说。我则认为此说亦未能讲清楚病机要害，而思路也欠清晰畅达。尤其陈修园以"利水法中大有转旋之妙用，而发汗亦在其中"的说法来解释本条，笼统而模棱两可，玄机难悟，大有令人转旋目眩之惑。

实质上，本条原文是记叙仲景对本证的治疗过程，它反映的是仲景的临床思路。从本条文字表述上看，具有医案性质，是治疗经过的如实记录。文中用一个"或"字和一个"仍"字，勾勒出本病的治疗全过程，清楚地表述了治疗的先后顺序，并对治疗前后的症状进行了对比。这个对比过程就是诊断本证的临床思维过程。方后注中有一句引人注目的话"小便利则愈"，有的注家认为这是仲景在用本方之前，胸有成竹地对治疗后结果作出的判断或预言。这是把仲景作为医圣而抱有的理想化的美好愿望。实际上，"小便利则愈"是治疗后的记述，它记录了治疗后的病情变化，包含有讨论和总结病情之意。从本条文字表述形式看，整个治疗过程既有正确的治疗，也有误诊或误治。

对《伤寒论》中许多关于误治的记述，后世学者多认为都是"前医"所为，而仲景是医圣，是不会出现误诊误治的，这种看法是违背认识规律的。把仲景尊奉为医圣，这只是对《伤寒论》在中医学发展中地位的高度评价。而仲景毕竟不是神仙，仲景对疾病的认识也要经历一个从不认识到认识，从认识不正确到认识正确，从认识肤浅到认识深刻的过程。对他来说，诊断和治疗疾病的过程也是一个不断修正诊断、调整治法，不断总结经验、教训的过程。这种由表及里、由浅入深的认识过程是人类认识事物的共同规律。

从条文中"仍头项强痛，翕翕发热，无汗，心下满微痛，小便不利"中的"仍"字，可以看到，这些症状在服桂枝汤之前就已存在。那么，是否说服桂枝汤之前与服桂枝汤之后的两组症状完全相同呢？注家们完全忽视了这非常重要的一点。实际上是有本质区别的。本条所述之证为什么一开始服用桂枝汤治疗？难道仅仅是因为"头项强痛"和"翕翕发热"这组症状吗？论中第166条有云："病如桂枝证，头不痛，项不强，寸脉微浮，胸中痞硬，气上冲喉咽不得息者。"从这里我们可以得到启示：一个"头不痛，项不强"而又很像桂枝汤证的"证"，到底应当具有哪些症状与桂枝汤证相似？如果与第12条相对照，应当是"啬啬恶寒，淅淅恶风"。论中第152条："太阳中风，下利呕逆，表解者，乃可攻之，其人漐漐汗出，发作有时，头痛，心下痞硬满，引胁下痛，干呕短气，汗出不恶寒者，此表解里未和也，十枣汤主之。"这里的太阳中风，不言而喻当包括发热、脉浮、头痛等症状，但更重要的是包括具有特殊意义的"恶寒"这一症状。所以当第152条原文要求"表解者，乃可攻之"时，是以什么为根据来判断表邪已解呢？根据就是由原来的恶寒变化为不恶寒。第152条从"其人漐漐汗出"以下罗列的一系列症状中，只有"不恶寒者"说明"表解"，而其他症状均表明是"里未和"。

从这些启示，我们可以领悟，第28条在服用桂枝汤之前，有一个具有特别意义的、极为重要的症状，这就是恶寒。恶寒在《伤寒论》中，对诊断表证具有决定性的意义。如第164条："伤寒大下后，复发汗，心下痞，恶寒者，表未解也。"第208条："阳明病，脉迟，虽汗出不恶寒者，其身必重，短气，腹满而喘，有潮热者，此外欲解，可攻里也。手足濈然汗出者，此大便已硬也，大承气汤主之；若汗多，微发热恶寒者，外未解也。"第234条："阳明病，脉迟，汗出多，微恶寒者，表未解也。"对此，后世学者进行了归纳，提出了"有一分恶寒便有一分表证"的论断。对第28条来说，正是因为恶寒这个极重要的症状被忽略了，才导致800多年来的无端纷争，以致谬误流传。

本条端首明言，服桂枝汤，其后仍头项强痛、翕翕发热等，在详细罗列的一系列症状中，没有恶寒这一症状，这不是偶然的或仲景的疏漏，而是因为服用桂枝汤之后表证已解，恶寒症状已经消失。

由此可见，本条所述，初始服桂枝汤之前的证，既有发热、恶寒、头项强痛的表证，又有心下满微痛、小便不利之里证，这是一个太阳中风兼心下有水气之证。按本论所遵循的原则，表兼里实者，当先解表，后攻里，解表宜桂枝汤。服桂枝汤之后，不再恶寒，说明表证已解，此时之证当属"表解里未和"。而"心下满微痛，小便不利"虽属里证，但属于什么性质最初尚不甚清晰。按先解表后攻里的原则,因症见心下满微痛而用下法,但下后诸证仍在,说明治不得法,属于误治。遵循第16条所论"观其脉证,知犯何逆,随证治之"的原则,调整思路,认识到此时之证是水饮内停,头项强痛、翕翕发热均为水饮所致。所以在此前所运用的桂枝汤的基础上进行药物调整,加减斟酌,去解肌发汗之桂枝,加主治心下结痛,利小便,开胸腑的茯苓(见《神农本草经》《名医别录》),和消痰水除心下急满之白术(见《名医别录》),服汤后,小便得利,水饮去而病愈。

有注家以本证有翕翕发热,头项强痛,而认为本证具有表证,特别是把翕翕发热与第12条翕翕发热联系在一起,从而把这一症状看成桂枝汤证所独有。其实,翕翕发热只是表述发热的轻微程度。本论第192条云"翕翕如有热状",一个"如"字,令人领悟发热程度之轻微。《金匮要略·五脏风寒积聚病脉证并治》之心中风、脾中风,其发热均作翕翕然状。因此,并非只有桂枝汤证才可见翕翕发热。

桂枝去桂加茯苓白术汤的命名具有特点,桂枝汤去了桂枝而仍以桂枝命名,这也是一些注家主张本方去芍药的论据之一。即,既去桂枝,又何以桂枝命名? 即使许多主张去桂的注家们的心中,也存有一缕莫名的疑惑。徐大椿曾感叹曰:"凡方中有加减法,皆佐使之药,若去其君药,则另立方名,今去桂枝,而仍以桂枝为名,所不可解。"[①] 徐大椿的感叹道出了注家们心中的无奈。

实际上,去桂枝仍以桂枝命方者,在今本仲景书中尚有两处,惜未引起注家们的注意。

一是本论第174条:"伤寒八九日,风湿相搏,身体疼烦,不能自转侧,不呕不渴,脉浮虚而涩者,桂枝附子汤主之。若其人大便硬,小便自利者,去桂加白术汤主之。"这里的"去桂加白术汤"是以桂枝附子汤为前提,去桂加白术汤不能算是方剂的全称,桂枝附子去桂加白术汤才是本方的真正方名。桂枝附子去桂加白术汤不论其组成还是命名都是建立在先前所应用的桂枝附子汤的基础上。若没有先前所应用的桂枝附子汤,那么其后的去桂加白术汤也就无从说起。二是《金匮要略·痰饮咳嗽病脉证并治》中的桂苓五味甘草去桂加姜辛夏汤。此方命名之由来,当从本篇中小青龙汤说起。"咳逆倚息不得卧,

---

① 徐大椿.伤寒论类方[M].北京:人民卫生出版社,1956:8.

小青龙汤主之"（第 35 条），"青龙汤下已，多唾口燥，寸脉沉，尺脉微，手足厥逆，气从小腹上冲胸咽，手足痹，其面翕热如醉状，因复下流阴股，小便难，时复冒者，与茯苓桂枝五味甘草汤，治其气冲"（第 36 条），"冲气即低，而反更咳、胸满者，用桂苓五味甘草汤去桂加干姜、细辛，以治其咳满。""咳满即止，而更复渴……呕者复内半夏以去其水"（第 38 条），方用桂苓五味甘草去桂加姜辛夏汤。由上述诸条共同表述的病情变化和治疗过程，反映了仲景"观其脉证，知犯何逆，随证治之"的临床思维活动。从方药的加减应用以及方剂的命名可以求索仲景临床思维之轨迹。其中桂苓五味甘草去桂加姜辛夏汤的组成和命名是以此前所应用的茯苓桂枝五味甘草汤为根据。若没有先前的茯苓桂枝五味甘草汤，那么其后的桂苓五味甘草去桂加姜辛夏汤不论其方或名也都无从说起。

与此同理，在本论第 28 条所述的治疗过程中，若没有先前服用桂枝汤这一环节，那么就不可能有其后的桂枝去桂这一思维过程。

综上所述，若孤立地看待桂枝去桂加茯苓白术汤之证与方，则不可解；若把本条所论之全部治疗过程联系起来看，则充分显示出仲景临床思维的轨迹。通过上述分析可见，《伤寒论》第 28 条桂枝去桂加茯苓白术汤证原文服桂枝汤之前的证候，是表兼里证，具有以恶寒为特征的表邪未解的症状。服桂枝汤之后，表证消失。根据"恶寒者，表未解也，当先解表，表解乃可攻里"的原则，本条之证服桂枝汤是一个不可缺少的重要的治疗环节。服桂枝汤恶寒消失之后的症状属于"表解里未和"。桂枝去桂加茯苓白术汤功在利水，方药对证。本方之特殊命名源于此前所服用的桂枝汤，若没有这一重要的治疗过程，就不可能产生"去桂"这一临床思路。由此可见，本条服桂枝汤之前有表证，而桂枝去桂加茯苓白术汤证则无表证。原文去桂当毋庸置疑，去芍药当属曲解。

大青龙汤证

今本仲景书中，有关大青龙汤方证的条文共有 3 条，一是《伤寒论》第 38 条："太阳中风，脉浮紧，发热恶寒，身疼痛，不汗出而烦躁者，大青龙汤主之。"

二是《伤寒论》第 39 条："伤寒脉浮缓,身不疼,但重,乍有轻时,无少阴证者,大青龙汤发之。"三是《金匮要略·痰饮咳嗽病脉证并治》："病溢饮者,当发其汗,大青龙汤主之;小青龙汤亦主之。"仲景书问世后,几经散失、分合、整理、编次,至宋代才真正开始进行全面系统的校勘和注释,并得到广泛的传播。仲景书自从有了诠解释义,对大青龙汤方证的理解就产生了歧义,尤其是对《伤寒论》第 38 条、第 39 条的理解,有极大的差距。对两千年前张仲景讲过的这几段话,有不同的理解,是很自然的。这些诠释无不掺进研究者本人的认识和看法。从学术发展的观点来看,就是要承认各种不同学术观点存在的价值。量中有质,只有拥有相当数量的观点,才能产生具有相当质量的观点。在学术发展中,知识需要互补,思维需要共振。

一

成无己在解释第 38 条时说："此中风见寒脉也。浮则为风,风则伤卫;紧则为寒,寒则伤荣。荣卫俱病,故发热恶寒,身疼痛也。风并于卫者,为荣弱卫强;寒并于荣者,为荣强卫弱。今风寒两伤,则荣卫俱实,故不汗出而烦躁也。与大青龙汤发汗,以除荣卫风寒。"[①] 在解释第 39 条时则云："此伤寒见风脉也。伤寒者身疼,此以风胜,故身不疼;中风者身重,此以兼风,故乍有轻时;不发厥吐利,无少阴里证者,为风寒外甚也。与大青龙汤,以发散表中风寒。"[②] 成无己以风伤卫,寒伤营,风寒两伤,荣卫俱实,解释大青龙汤证的病机,对后世影响极大。许叔微尝云："仲景论治伤寒,一则桂枝,二则麻黄,三则大青龙。桂枝治中风,麻黄治伤寒,大青龙治中风见寒脉、伤寒见风脉,三者如鼎立。"[③] 此后方有执、喻昌均承此说,且有所发挥。方有执在其《伤寒论条辨》中,根据风伤卫,寒伤营,风寒两伤营卫之说把桂枝汤证、麻黄汤证、大青龙汤证各分立为卫中风、营伤寒、营卫俱中伤风寒上中下三篇。认为"太阳一经,风寒所始,营卫二道,各自中伤。风则中卫,故以卫中风而病者为上篇","太阳统摄之荣卫,乃

① 成无己.注解伤寒论［M］.北京:人民卫生出版社,1963:69.

② 同①:70.

③ 刘景超,李具双.许叔微医学全书［M］.北京:中国中医药出版社,2006:141.

风寒始入之两途,寒则伤荣,故以营伤于寒而病者为中篇","中风者,单只卫中于风而病也;伤寒者,单只荣伤于寒而病也。若风寒俱有而中伤,则荣卫皆受而俱病,故以荣卫俱中伤风寒而病者为下篇"[①]。方氏之说颇得喻昌的赞誉,喻昌说:"仲景立桂枝汤、麻黄汤、大青龙汤,鼎足大纲三法,分论三证。"[②]从而形成了被后世注家所称的"三纲鼎立"之说。

作为清代钦定教科书的《医宗金鉴》承取了"三纲鼎立"之说,从而使风伤卫,寒伤营,风寒两伤,营卫同病的观点得以强化和传播。

当今《伤寒论》学术界持此论者仍不乏其人。世人皆称此说发端于成无己,如尤在泾说:"按伤寒分立三纲,桂枝主风伤卫,麻黄主寒伤营,大青龙主风寒两伤营卫,其说始于成氏、许氏,而成于方氏、喻氏。"[③]实际上,风伤卫,寒伤营系出自《伤寒论·辨脉法》,"寸口脉浮而紧,浮则为风,紧则为寒,风则伤卫,寒则伤荣,荣卫俱病,骨节烦疼,当发其汗也"。《伤寒论·辨脉法》只是从脉象讨论营卫发病的病机。

唐朝孙思邈提出凡疗伤寒,"寻方之大意,不过三种,一则桂枝,二则麻黄,三则青龙"[④]。而早在成无己之前的朱肱《类证活人书》则把风伤卫、寒伤营与桂枝、麻黄、青龙三方强扯在一起,提出"大抵感外风者为伤风,感寒冷者为伤寒,故风则伤卫,寒则伤营,桂枝主伤卫,麻黄主伤营,大青龙主营卫俱伤故也"[⑤]。此则实为"三纲鼎立"说之滥觞。

由于以"三纲鼎立"说诠释大青龙汤脉证方药,有如此源流,有如此之上下承袭,从而使其成为《伤寒论》研究史上,理解大青龙汤脉证的主流观点。

而非主流观点对此则不以为然,提出各自的看法。程应旄在论及第38条之烦躁时认为:"若云伤风见寒,则论中所云风则伤卫,寒则伤营,营卫俱伤,骨节烦疼,当发其汗者,何以只言骨节烦疼而已?"在论及第39条时,程应旄把第39条径改为小青龙汤发之,并指出:"坊本俱作大青龙,余幼读古本实是小青龙,观条中脉证,总非大青龙病。宜世人有伤风见寒之说,近并得友人张路

---

① 方有执.伤寒论条辨[M].北京:人民卫生出版社,1957:1,35,61.

② 喻昌.尚论篇[M].上海:上海古籍出版社,1991:22.

③ 尤在泾.伤寒贯珠集[M].上海:上海科学技术出版社,1959:22.

④ 孙思邈.千金方[M].刘清国等,校.北京:中国中医药出版社,1998:610.

⑤ 朱肱.类证活人书[M].北京:商务印书馆,1955:97.

玉一订其讹,喜其先得我心,不止孙吴之暗合也。"(《伤寒论后条辨》卷六)程氏不仅对三纲鼎立提出疑问,而且对本证用大青龙汤也提出疑问。张路玉把第39条的大青龙汤径改为小青龙汤(《伤寒缵论》卷上)。徐大椿也认为:"此条必有误,脉浮缓,邪轻易散,身不疼外邪已退,乍有轻时,病未入阴,又别无少阴等症,此病之最轻者,何必投以青龙险峻之剂,此必另有主方而误以大青龙当之者也。"①

丹波元简认为:"成氏注解所原,其来久矣,然风寒荣卫两伤,尤不可信据,何则脉浮紧,发热恶寒,身疼痛不汗出者,伤寒之候。烦躁亦非中风之候,虽曰太阳中风,并无中风之候证,盖中风二字,诸家纷纭,无有的据显证,故姑置之阙疑之例而可已。"②张隐庵则断然否定成注的见解,认为"成氏谓风寒两感,营卫俱伤,宜大青龙汤则悖谬殊甚"。他进一步指出,"所以致悖谬者,只因原本未清。其始有风伤卫,寒伤营,伤寒脉紧无汗,宜麻黄汤,中风脉缓有汗,宜桂枝汤之说,因遂有风寒两感,营卫俱伤,宜大青龙汤之说矣"。同时感叹道,"所谓始差毫厘,终失千里,使仲祖本论蒙蔽不明,直至今日良可悲已"③。

而柯韵伯刻意提出自己的见解:"仲景凭脉辨证,只审虚实,不论中风伤寒,脉之紧缓,但于指下有力者为实,脉弱无力者为虚,不汗出而烦躁者为实,汗出多而烦躁者为虚……实者可服大青龙,虚者便不可服,此最易晓也。要知仲景立方,因证而设,不专因脉而设。"在这里柯韵伯用虚实二字巧妙地绕过了"中风脉浮紧""伤寒脉浮缓"的难题。他指责许叔微:"大青龙证之不明于世者,许叔微始作之俑也。"④柯韵伯运用淡化伤寒与中风之间的差异,强调二者之间相同之处的方法,试图解开这个结,指出"伤寒无定脉也。然脉浮紧者必身疼,脉浮缓者身不疼,中风伤寒皆然,又可谓之定脉定症矣",他以"诊者勿执一以拘也"为由淡化了"伤寒""中风"的差异⑤。

对第38条、第39条的理解,由于"太阳中风脉浮紧""伤寒脉浮缓"与论

① 徐大椿.伤寒论类方[M].北京:人民卫生出版社,1956:11.
② 丹波元简.伤寒论辑义[M].北京:人民卫生出版社,1983:52.
③ 郑林.张志聪医学全书[M].北京:中国中医药出版社,1999:621.
④ 柯韵伯.伤寒来苏集·伤寒论注[M].上海:上海科学技术出版社,1959:49-50.
⑤ 同④:48.

中麻黄汤证、桂枝汤证的表述相悖,所以后世注家煞费苦心,亦难以自圆其说,成为《伤寒论》研究史上的一大困惑。

二

《伤寒论》对病证的讨论,重点是辨证和发病过程,而不是病因。论中第7条:"病有发热恶寒者,发于阳也;无热恶寒者,发于阴也。"通过"发热恶寒"和"无热恶寒"这两组症状,讨论疾病发生的不同机制。论中以大量篇幅,论述机体感受外邪以后,机体的不同反应。从机体的反应来讨论发病,这种方法源于《黄帝内经》。在《素问·至真要大论》中,"诸风掉眩,皆属于肝""诸热瞀瘛,皆属于火"等等,讨论的都是以机体的反应为主。外邪致病是通过机体的反应表现出来的,有什么样的反应,就有什么样的病机。以"诸风掉眩,皆属于肝"为例,这里的风既不是六气之风,也不是六淫之风,而是涵括眩晕、动摇、抽搐等症状和病机的疾病整体状态。从这个角度理解,太阳伤寒、太阳中风,实际上是对机体感受外邪以后所产生若干脉症及病机的整体概括,它的意蕴是深层的。因此,如果把伤寒和中风理解成伤了寒或中了风,仅仅看成病因,认为伤寒是由寒邪引起的,中风是由风邪引起的,那必将流入肤浅。

从方法论的角度看,六淫是一种比类取象,"象者,象其事;比者,比其辞",作为一种认识方法,运用类比、联想和想象,通过对彼物的构思,来认识未知的事物,其意在于用简单的物象去涵括自然界包括人体生理病理在内的广泛联系和变化规律。从某种意义上说,六淫所指的风寒暑湿燥火,已经远离了自然界本原之"质",而强化了其"性",使其"性"的表现更加抽象化,更倾向于"象",实际上已经"象化"了。因此对"中风脉浮紧""伤寒脉浮缓"的理解和把握,只能运用以象求意的方法,从"中风"和"伤寒"的一系列脉症中去求索,领悟其中深层的蕴意。

对《伤寒论》中第38条的中风和第39条的伤寒,注家历来以麻黄汤证和桂枝汤证去框套,这是一种刻舟求剑的方法,以致矛盾丛生。实际上,伤寒、中风作为疾病的分类方法在《伤寒论》中得到比较广泛的应用,它不仅仅包括太阳病篇中的麻黄汤证和桂枝汤证,同时在阳明病篇中有阳明中风、阳明中寒(伤寒),在少阳病篇中有少阳中风和少阳伤寒,在太阴病篇中有太阴中风、太阴伤寒等。《伤寒论》中的伤寒和中风，如同《黄帝内经》中的阴阳一样，是古代的两分法辩证逻辑在医学领域中的应用。中风和伤寒可见于三阴三阳各病，它反映的是疾病的状态和过程的对立统一，可以说是"古代的两点论"在《伤寒论》中的应用，这种对立统一是以涵括疾病整体属性的"象"为基础的。简化之，则是动者属阳，属中风；静者属阴，属伤寒。在这一点上，持"三纲鼎立"说的有影响力的注家方有执歪打正着，略有领悟，他在解释第38条和第39条的区别时说："均是龙也，而一则曰主之，一则曰发之，何也？主之者，以烦躁之急疾属动而言，发之者，以但重之沉默属静而言之也。"[①]第39条强调，必须与少阴病相鉴别（"无少阴证者"），而少阴病是"脉微细，但欲寐"，可见其"沉默"与"静"的程度。在这里，方有执无意中点出了第38条脉症为什么被称为"中风"，第39条脉症为什么被称为"伤寒"，同时也不言自明地指出了第39条脉症中是绝对不会有"烦躁"这一属"动"的症状的。在这里，对中风和伤寒的把握只能是一种悟解，而不可以直解。

后世不少注家认为，第38条因为有烦躁症状而用大青龙汤，那么第39条用大青龙汤，其症状中也必有烦躁，这样就把大青龙汤牢牢地钉在烦躁这个症状之上。他们强调"唯烦躁是本证所独"[②]；"此汤非为烦躁设，为不汗出之烦躁设"（《伤寒论后条辨》卷六）；《金镜内台方议》用问答的形式，疑而问曰，"何为中风见寒？答曰：中风证反见伤寒脉也。如有自汗恶风，乃中风证，脉当浮缓，今反见脉浮紧者，乃伤寒脉也，故曰中风见寒，属大青龙汤。问曰：何为伤寒见风？答曰：伤寒证反见中风脉也。如无汗恶寒，乃伤寒证，脉当浮紧，今反见浮缓者，乃中风脉也，故曰伤寒见风，属大青龙汤。问曰：二证皆见，若不烦躁者，此可用乎？答曰：既无烦躁，可除石膏勿用也"[③]。在这里且不论所谓"中风见寒，伤寒见风"之悖谬，单是大青龙汤如果去了石膏，又何以能称其为大青龙汤呢？不言而喻，这实际是肯定的：没有烦躁是不可以用大青龙汤的。这些论述在《伤寒论》研究史上，形成了几乎一边倒的注疏倾向。

但是，若进一步思考，其结论却不尽然。清朝尤在泾在解释第39条时，高

① 方有执. 伤寒论条辨[M]. 北京：人民卫生出版社，1957：63.

② 柯韵伯. 伤寒来苏集·伤寒论注[M]. 上海：上海科学技术出版社，1959：47.

③ 许宏. 金镜内台方议[M]. 北京：人民卫生出版社，1986：49-50.

出诸家一筹,他说:"伤寒脉浮缓者,脉紧去而成缓,为寒欲变热之证,经曰,脉缓者多热是也,伤寒邪在表则身疼,邪入里则身重,寒已变热而脉缓,经脉不为拘急,故身不疼而但重,而其脉犹浮,则邪气在或进或退之时,故身体有乍重乍轻之候也。"[①] 尤氏解释的可贵之处,在于为我们提供了一个前所未有全新的思路。他根据原文,合理地诠释了"伤寒脉浮缓",令人信服地排除了第39条必有烦躁这个症状。

太阳伤寒是脉浮紧,身疼痛。这是机体感邪以后,肤表腠理骤然闭塞、紧敛的结果,此属其常。但是,若治疗不及时,迁延日久,表邪不解,肤表腠理持续闭塞紧张,致使紧极则缓,闭极则弛。在症状上表现为脉由浮紧逐渐变为浮缓,身疼逐渐变为身重,在病机上表现为营卫更加滞涩不通,这是太阳伤寒之变证。如果把第38条看作是太阳伤寒重证的急性过程,那么对第39条可以理解为太阳伤寒重证的慢性过程或亚急性过程,实属形轻而实重,症轻而病重。尤在泾在解释第39条时,不但没有提出把烦躁症状强塞进去,而且从他提出的"脉紧去变缓","身疼变重"的论断中,可以领悟出第39条的营卫更加滞涩,表邪已有顽固难拔之势。这就不是麻黄汤证,而必须改用大青龙汤。条文中强调"大青龙汤发之","发之"二字不用在第38条,而用在第39条,这就说明,第39条脉症是非"发之"而不能除。此正合有执所言"发之者,以但重之沉默,属静而言之也"。从语意思维看,"发之"一词的语意只能用于"身不疼,但重",而决不能用于"烦躁"。这一点是需要通过意会才能领悟的。

"现代信息论表明,语言文字所'蕴'的,即所负载的思想信息(意)有一个层次结构。一般人从这种载体(言、象)中只能得到表层的信息,经过一定修养的人,则可以得到较深一层的信息。修养越深,所得信息愈深。这里表层表意相对于深层就是间接的。若意义全在字面上,只要不是非正常人,所及信息应是一样的。可见言也是不可直接表意的,反过来说,字面背后的意义是不能靠文字直接表现的"[②]。这段文字对我们理解第38条、第39条,在方法上当不无启发。

① 尤在泾.伤寒贯珠集[M].上海:上海科学技术出版社,1959:23.

② 许艾琼."言不尽意论"的辩护[J].辽宁大学学报,1991(3):99-100.

三

大青龙汤由麻黄、桂枝、甘草、杏仁、生姜、大枣、石膏组成。组方的基本思路，是以麻黄汤的组成做基础框架，配以姜枣和石膏。本方用姜枣在于加强通营和卫的力量，而全方重心在石膏。第38条证候特点是烦躁，要散其壅滞而除烦，麻黄汤不仅力不能及，反而会有鼓荡邪热之弊端，所以加石膏之凉透。仲景因烦躁而加石膏，还可见于《金匮要略·肺痿肺痈咳嗽上气病脉证治》："肺胀，咳而上气，烦躁而喘，脉浮者，心下有水，小青龙加石膏汤主之。"若仅外感风寒，内停水饮，则用小青龙汤散寒化饮即可；若饮郁化热，症见烦躁，则在小青龙汤中加石膏以泄郁热而除其烦。此二方中在麻黄、桂枝配伍石膏方面有异曲同工之妙。关于这一点，程应旄有一段很好的论述："烦躁须汗出而解，汗剂无如麻黄汤，然而辛热之性散寒虽有余，而壮热则愈甚，一用之而斑黄狂闷之证随汗势而燎原，奈何？故加石膏于麻黄汤中名曰大青龙汤，使辛热之剂变为辛凉，则寒得麻黄汤之辛热而外出，热得石膏之甘寒而内解，龙升雨降，郁热顿除矣。"（《伤寒论后条辨》卷六）石膏，"其辛散凉润之性，既能助麻、桂达表，又善化胸中蕴蓄之热为汗，随麻桂透表而出也，为有云腾致雨之象，是以名为大青龙也。"[1]

由于营卫滞涩严重，为防发越不彻，又在麻黄汤的基础之上再倍加麻黄，于是壅开、滞散、热溃，作汗而解。

李克绍先生指出，第39条的证候特点是"身重"，要宣散滞塞日久之营卫，就必须加大发越力量，条文中以"发之"来表达治法的立意，所以在麻黄汤中倍加麻黄以增进开腠、发越之力。与此同时，为了防止大剂量麻黄辛热之弊，所以又佐以石膏以监制之[2]。第38条和第39条虽然都运用大青龙汤，但是，组方思路不同，前者立意于"烦躁"，后者立意于"身重"，只有理解这一点，才能把大青龙汤的应用从烦躁的束缚中解脱出来。

有研究者认为，第39条脉症的病机是水湿在表，原文中的"发之"蕴含

---

① 张锡纯.医学衷中参西录［M］.石家庄：河北人民出版社，1974：407.

② 李克绍.伤寒解惑论［M］.济南：山东科学技术出版社，1978：51.

发越在表水湿之意,根据是《金匮要略·痰饮咳嗽病脉证并治》"病溢饮者,当发其汗,大青龙汤主之,小青龙汤亦主之"。从表浅的层面理解似乎有道理,但是从思维路线上看却是把本末倒置了。《伤寒论》第38条、第39条所表述的脉症是太阳伤寒中用麻黄汤力不能及的重型伤寒,根据脉症的需要,对麻黄汤进行调整改造,构建成大青龙汤来治疗,从而使理法方药在理论上、实践上统一起来。如果我们把第38条称之为典型的大青龙汤证,那么第39条可以看成非典型的大青龙汤证。《金匮要略·痰饮咳嗽病脉证并治》中用大青龙汤治疗溢饮,仅仅是大青龙汤的又一具体应用。应当说,溢饮作为一个病,可以发生在不同的病人身上,在其不同的发展变化过程中能够形成若干个证,可以有不同的治法,所以本条提出"大青龙汤主之,小青龙汤亦主之"。溢饮的病机是水湿在表,文中强调"当发其汗",意在发散宣泄在表之水湿。

张介宾发挥了吴崑之说,曾云:"上焦不治则水泛高原,中焦不治则水留中脘,下焦不治则水乱二便。"[1]溢饮除了水湿停滞的一般见症外,尚伴有表证,病势偏上偏表。这些表证的产生,不排除外在湿邪的侵袭,但是,更重要的原因是水湿停滞,三焦阳气不振,上焦不能如雾,不能熏肤、充身,肤表失于温养,卫气失于卫固。这些表证实质上是水液停滞的外在反应,其病位在三焦,病势偏于上焦。溢饮病的若干症状只是三焦整体气化功能失调的局部表现。仲景用大青龙汤"发其汗"治疗溢饮,属因势利导,宣散水湿,但其深层意义乃在于通阳化气,振奋三焦,调节三焦整体功能。而服大青龙汤"取微似汗",则是三焦阳气振奋的结果。"大青龙汤主之,小青龙汤亦主之",这是提示溢饮不仅可以用大青龙汤,也可以用小青龙汤,怎样掌握?概言之,偏热者用大青龙汤振奋三焦阳气以治本,宣透郁热以治标;偏寒者用小青龙汤振奋三焦阳气以治本,温阳发散以治标。这也说明溢饮病用大青龙汤发汗只是一种用药上的选择,这与《伤寒论》第38条和第39条的用方立意显然是不同的。因此,用溢饮病的病机来诠释《伤寒论》第39条的脉症机制是难以令人信服的。

---

① 张介宾.类经[M].北京:人民卫生出版社,1965:31.

小青龙汤证

　　小青龙汤首见于《伤寒论》第40条:"伤寒表不解,心下有水气,干呕,发热而咳,或渴,或利,或噎,或小便不利、少腹满,或喘者,小青龙汤主之。"次见于第41条:"伤寒,心下有水气,咳而微喘,发热不渴,服汤已,渴者,此寒去欲解也,小青龙汤主之。"在今本仲景书中,小青龙汤还见于《金匮要略·痰饮咳嗽病脉证并治》:"病溢饮者,当发其汗,大青龙汤主之,小青龙汤亦主之。"又,"咳逆倚息不得卧,小青龙汤主之。"《金匮要略·妇人杂病脉证并治》:"妇人吐涎沫,医反下之,心下即痞,当先治其吐涎沫,小青龙汤主之。"《伤寒论》第40条小青龙汤方后注有云:"若渴,去半夏,加栝楼根三两;若微利,去麻黄,加荛花,如一鸡子,熬令赤色;若噎者,去麻黄,加附子一枚,炮;若小便不利、少腹满者,去麻黄,加茯苓四两;若喘,去麻黄,加杏仁半升,去皮尖。"

　　后世人对本方的方后加减用药曾提出疑问:"且荛花不治利,麻黄主喘,今此语反之,疑非仲景意。"此语可能是王叔和在整理仲景遗论时所按(见《疑非仲景意》)。虽然宋朝林亿等在校勘时曾指出:"岂非仲景意也。"对其真实性与合理性予以肯定,但,后世仍有怀疑和不解者。今略释之。

一

　　渴去半夏加栝楼根。后世多认为半夏化痰涤饮,而小青龙汤证之咳,系"水饮内停,不能化生津液"所致,故用半夏化饮治水,当是药证相符,为何去之?多有不解。实际上,以半夏化饮治水而用其止"水饮内停,不能化生津液"之渴,这只是今人想当然的臆测,而不是仲景的用药思路。仲景虽言"内半夏以治其水",但对此不能断章取义,仲景在这里"内半夏"治水的目的不是治渴,而是治呕。原文云"支饮者,法当冒,冒者必呕,呕者复内半夏,以去其水"(见《金匮要略·痰饮咳嗽病脉证并治》)。在今本仲景书中,呕加半夏,渴去半夏几成通则,如《伤寒论》第33条,不下利但呕者,葛根加半夏汤主之;第

| 209 |

146条,柴胡桂枝汤证微呕,方中用半夏;第172条,太阳与少阳合病,若呕者,黄芩加半夏生姜汤主之;而第96条小柴胡汤证,若胸中烦而不呕,小柴胡汤去半夏;第147条,柴胡桂枝干姜汤证渴而不呕,本方是小柴胡汤的变方,但,由于本证渴而不呕,所以亦不用半夏。

纵观《伤寒论》《金匮要略》,用半夏者约40方,其中内服汤剂约37方,方中半夏后只载一个"洗"字。《神农本草经》在半夏条下只有"用之汤洗,令滑尽"的要求,"令滑尽"算是半夏"洗"后的"质量标准"。至陶弘景《本草经集注》时,对这个"洗"字才提出了更具体要求:"用之皆汤洗十许过,令滑尽,不尔戟人咽喉。"在其"序录"中讲得更详细一些:"以热汤洗去上滑,手挼之,皮释随剥去,更复易汤洗之,令滑尽,不尔,戟人咽。旧方廿许过,今六七过,便足,亦可直煮之,沸易水,如此三过,仍挼洗毕便讫。"[①]生半夏置于口中,很容易尝到它特有的麻辣味。古人早已知道它有毒,所以早在《灵枢·邪客》篇的半夏秫米汤中用的是"治半夏"。这里的"治半夏"只不过是生半夏用水洗令滑尽而已,它对人的口舌刺激程度是可想而知的。它不同于后世的"制半夏"。

后世载半夏制法:"用大半夏一斤,石灰一斤,滚水七八碗,入盆内搅匀,凉冷澄清,将半夏入盆内手搅之,日晒夜露,一七日足,捞出,井花水洗净,三四次,泡三日,每日换水三次,捞起控干,用白矾四两,皮硝一斤,滚水七八碗,将矾硝共入盆内搅凉温,将半夏入内浸七日,日晒夜露,日足,取出,清水洗三四次,泡三日,每日换水三次,日足取出,控干入药。"引证这样一段极烦琐的记述,意在强调仲景时代所用之洗半夏,与后世之制半夏的巨大差异。

如此复杂的制半夏过程,其目的就是消除意味其毒性的麻辣味。《伤寒论》第313条半夏散及汤方后,有后世人(疑为叔和)的按语云:"半夏有毒,不当散服。"由此亦可以知道,仲景所用的"洗半夏"的麻辣味之甚。所以尽管半夏能化饮治水,但仲景只用其止呕,而决不用其治渴,且反复强调,"渴去半夏",试想,若渴不去麻辣之半夏,岂不犹火上浇油、饮鸩止渴欤?

栝楼根,《神农本草经》谓味苦性寒,主消渴。《名医别录》谓主唇干口燥。仲景书中用栝楼根计10方(含附方),文中明言渴者7证,如小柴胡汤证、小

---

① 陶弘景.本草经集注[M].北京:人民卫生出版社,1994:354,49.

青龙汤证、柴胡桂枝干姜汤证,栝楼牡蛎散证、柴胡去半夏加栝楼根证、三黄汤证、栝楼瞿麦丸证等。一方面,百合病,渴不差者,热盛伤津用之;另一方面,小便不利,有水气,其人若渴,服栝楼瞿麦丸,栝楼根与附子并用,"腹中温为知",在此,里阳不足亦用之。可见,栝楼根之用,视其配伍可寒可热。五苓散证之消渴,白虎加人参汤证之大烦渴不解,或欲饮水数升,仲景均不用栝楼根,其意在于求其本,或化气行水以治渴,或大补阴津以治渴,而对比之下,仲景用栝楼根止渴,仅属治标之举耳。论中第96条,小柴胡汤方后注明示渴去半夏,既加人参合前成四两半,又加栝楼根四两,此又体现出仲景治渴标本兼治之思路。

小青龙汤证之口渴,除了水饮内停,气不化津以外,还有另外一种可能性,就是水饮内停,郁而化热所致。《金匮要略·肺痿肺痈咳嗽上气病脉证治》有云:"肺胀,咳而上气,烦躁而喘,脉浮者,心下有水,小青龙加石膏汤主之。"本证外有风寒表证,内有水停心下,且饮邪郁而化热,用小青龙汤解表化饮,加石膏以清热除烦。本证虽未明言口渴,但热至烦躁,出现或轻或重之口渴则是在不言之中的。按仲景命方思路,是先有小青龙汤,而后才有小青龙加石膏汤。此虽未明言去半夏加栝楼根,而饮邪郁久化热之烦躁口渴,其口渴则必定要去麻辣之半夏,复加凉润之栝楼根以缓解标渴之急的。因此,第40条小青龙汤证之口渴,虽为水饮内停,但亦可有寒热之分。加石膏可视为小青龙汤又一斟酌的用法。

微利加荛花。荛花,《神农本草经》谓主治伤寒,温疟,下十二水,荡涤肠胃中留癖,利水道。《名医别录》谓治痰饮咳嗽。本证伤寒表不解,心下有水气,若下利,则加荛花。由于本方方后有后世人按语云"荛花不治利",从而"疑非仲景意",尽管林亿等在校勘时,特别指出"小青龙汤,大要治水,又按《本草》,荛花下十二水,若水去利则止也"。但,因为后世人几不识荛花,少用或不用,故对本方用荛花多有疑惑。

本证利加荛花可与第316条真武汤证利加干姜对比,从中可寻绎仲景治利之用药思路。论中第159条有云:"伤寒,服汤药,下利不止,心下痞硬,服泻心汤已,复以他药下之,利不止,医以理中与之,利益甚,理中者,理中焦,此利在下焦,赤石脂禹余粮汤主之。复不止者,当利其小便。"如此,真武汤证下利加干姜是循理中之法,而小青龙汤证下利加荛花则属利小便之法。或问,利小便药何其多,仲景为什么不用茯苓、泽泻之类,而单单用这样一味后世人少用的莞花呢？回答这个问题不能应用金元以后,尤其是今人的思考方式和体验去测度仲景的用药思路。

关于这一点可以从仲景书中得到某些启示。如第 395 条,牡蛎泽泻散方中之用商陆;第 112 条,桂枝去芍药加蜀漆牡蛎龙骨救逆汤之用蜀漆;第 107 条,柴胡加龙骨牡蛎汤之用铅丹;第 262 条,麻黄连翘赤小豆汤之用生梓白皮以及《金匮要略·奔豚气病脉证治》奔豚汤之用甘李根白皮等,这些药物的应用反映出仲景用药之医学、文化氛围和历史、时代的特征。由此可以联想到"葵"这味药物,《素问·脏气法时论》尝曰"五菜为充"。所谓五菜者,曰葵、韭、薤、藿、葱,其与五谷、五果、五畜并列,足可见其对民生之重要,故早在《诗·豳风·七月》中,先民即唱曰:"七月亨葵及菽。"北魏贾思勰《齐民要术》以"种葵"列蔬菜第一篇,元代王祯之《农书》称其为"百菜之主"。而至《本草纲目》时,李时珍对"葵"则曰:"诚蔬茹之要品,民生之资益者也,而今人不复食之,亦无种者。"①故将其列于草类。从"葵"由百菜之主而沦为草类,对今人理解仲景用莞花治利,当不无启发。至言及莞花,李时珍又曰:"按苏颂《图经》言,绛州所出芫花黄色,谓之黄芫花。其图小株,花成簇生,恐即此莞花也。"②连李时珍在此处都用一个"恐"字,以表达其不能确定之意,说明其时莞花已不为人知到了何等程度。综前所述,小青龙汤证下利加莞花,所体现出的仲景用药思路,可以从以下三个方面理解:

1. 仲景用药的依据是《神农本草经》,且融入自己的体会,对此,梁代陶弘景有云:"张仲景一部,最为众方之祖宗,又悉依《本草》。但其善诊脉,明气候,以意消息之耳。"③《神农本草经》谓莞花下十二水,荡涤肠胃中留癖,利水道。故对已下趋大肠作利之邪水,莞花荡涤而驱之,水去则利止。

2. 对正欲下趋而尚未下趋大肠之水气,莞花利水道,溺而泄之,清浊分利,水去而利自止。

3. 莞花,《名医别录》将其与半夏、生姜、枳实、茯苓等并列为治痰通用药。

① 李时珍.本草纲目［M］.北京:人民卫生出版社,1977:1039.

② 同①:1217.

③ 陶弘景.本草经集注［M］.北京:人民卫生出版社,1994:24.

本品虽泄水之力较峻，且《名医别录》又将其与大戟、甘遂等并列为治大腹水肿通用药，但《神农本草经》称其主治伤寒、温疟、饮食寒热邪气，故虽能泄水治利，却无表邪内陷之弊。宋朝寇宗奭对此曾有评论，他说："张仲景《伤寒论》以莞花治利者，以其行水也，水去则利止，其意如此。"[1]寇氏所言切中。"其意如此"，即此为仲景用药思路与体会而不是其他人的想法。

噎加附子一枚，炮。《伤寒论·辨脉法》云："趺阳脉浮，浮则为虚，浮虚相搏，故令气噎。"又云："水得寒气，冷必相搏，其人即噎。"噎，同噎。其状如《金匮要略·水气病脉证并治》所云："气上冲咽，状如炙肉。""肾气上冲，喉咽塞噎。"此为下焦阳虚，水寒之气上逆所致，不同于食不下之饭窒。此乃为阳虚水寒之象。附子，《神农本草经》谓辛温，主治风寒咳逆。《名医别录》谓其大热，主治腰脊风寒，心腹冷痛。仲景用其温阳制水，以平抑水寒冲逆之气。本方加附子实蕴含真武汤壮阳镇水变制之意。

喘加杏仁。《神农本草经》谓杏仁下气，主咳逆上气。《名医别录》主时行头痛，解肌，消心下急。纵观《神农本草经》《名医别录》，杏仁解表散邪降气。与麻黄的功效对比，虽有强弱之分，却有共同之处。所以陶弘景在他首创的"诸病通用药"分类中，把麻黄、杏仁分别同列于"治伤寒通用"和"治上气咳嗽通用"之中。仲景治喘，善用麻黄，如麻杏石甘汤、越婢加半夏汤等，尤其在《金匮要略·痉湿暍病脉证治》之防己黄芪汤证中，风湿伤于肌表，肺气不宣之喘，明言加麻黄半两。而在小青龙汤证中，其喘证在病机上因有不宜用麻黄之处（详见后文），故去麻黄以杏仁代之，此可视为权宜之策，不得已而为之。此如同《金匮要略·痰饮咳嗽病脉证并治》所云："其证应内麻黄，以其人遂痹，故不内之。"于是以杏仁代之。这里用一个"应"字，把用杏仁的思路交代清楚了。可以认为，这是仲景用药之替代法，这在思路上，与渴去半夏加栝楼根，小便不利、少腹满去麻黄加茯苓，有所不同。

另外，本证若小便不利，少腹满者，加茯苓四两。仲景善用茯苓，四逆散证、小柴胡汤证小便不利加茯苓；真武汤证小便利去茯苓，一加一减，其意于消息之间。

---

① 寇宗奭.本草衍义［M］.北京：人民卫生出版社，1990：69.

二

麻黄，《神农本草经》主治中风伤寒头痛，发表出汗，去邪热气，止咳逆上气，除寒热。《名医别录》谓其通腠理，疏伤寒头痛，解肌。是小青龙汤主要药物之一，但在方后注中则要求，微利，噎，小便不利、小腹满，喘者，分别去麻黄，此多令后世人不解。

小青龙汤证虽属太阳伤寒，但，从或然症状之错综，药物加减之多变，足可见其病机之复杂。本证由于内外合邪，外感风寒牵动在里久积水寒之气，水、湿、饮一源三歧，阴寒凝滞，易伤下焦阳气。条文虽无明言阳虚之脉症，但，方后注中，"噎加炮附子一枚"和仲景对一贯放手使用的麻黄所表现出的特别审慎的态度，对我们当有所启示，即小青龙汤证的病机中具有潜在的阳虚因素。

论中第 316 条："少阴病，二三日不已，至四五日，腹痛，小便不利，四肢沉重疼痛，自下利者，此为有水气，其人或咳，或小便利，或下利，或呕者，真武汤主之。"方后云："若咳者，加五味子半升，细辛一两，干姜一两；若小便利者，去茯苓；若下利者，去芍药，加干姜二两；若呕者，去附子，加生姜足前为半斤。"把本条真武汤方证和第 40 条小青龙汤方证及用药加减对比，虽二证之间有阴阳、表里、虚实之分，但仍可见二者之间的内在联系和若干相似之处。

真武汤证是少阴伤寒，无热恶寒，水气内停，阳虚水泛；小青龙汤证是太阳伤寒，发热恶寒，水气内停，变动不居。在症状方面都具有咳、呕、利和小便不利。在病机方面，真武汤证是里寒阳虚为本，水气泛滥为标；小青龙汤证是表寒水气为本，阳气不振为标。从小青龙汤去麻黄加附子、茯苓的底面，折射出隐约可见的真武汤及其加减的影子。小青龙汤去麻黄即蕴此意。关于这一点，王子接有一段话，讲得比较深刻，他说："小青龙汤治太阳表里俱寒，方义迥异于大青龙之治里热也。盖水寒上逆，即涉少阴，肾虚不得已而发表，岂可不相绾照，独泄卫气，立铲孤阳之根乎？故于麻桂二汤内，不但留芍药之收，拘其散表之猛，再复干姜、五味摄太阳之气，监制其逆，细辛、半夏辛滑香幽，导纲药深入少阴，温散水寒从阴出阳。推测全方，是不欲发汗之意。推原神妙，亦在乎阳剂而以敛阴为用。偶方小制，故称之曰小青龙。"① 王氏所论未必完全正确，但他把小青龙汤证与少阴阳虚联系起来认识，却是极有道理的。

运用小青龙汤，根据病情的需要去麻黄，这是仲景的临床体悟，其中既有经验也有教训。《金匮要略·痰饮咳嗽病脉证并治》对水饮病证而服用小青龙汤以后的变化，进行了详细的记述和讨论。文曰："咳逆倚息不得卧，小青龙汤主之。"本证外寒内饮，咳逆不得卧，治以小青龙汤，解表散寒化饮，本当表解饮去，咳逆平息。但是，服青龙汤之后，"多唾口燥，寸脉沉，尺脉微，手足厥逆，气从小腹上冲胸咽，手足痹，其面翕热如醉状，因复下流阴股，小便难，时复冒者，与茯苓桂枝五味甘草汤治其气冲"。茯苓桂枝五味甘草汤实际上是在前方小青龙汤去麻黄基础上的加减变方。从上述两条可见，初证虽属小青龙汤证，但初服小青龙汤后，未能收到预期的效果而产生了一系列的变证：一是寸脉沉、尺脉微、手足厥逆；二是气从小腹上冲胸咽。前者说明了服小青龙汤发散之后，潜在的里阳不足之病机，通过脉症显露出来；后者说明了服小青龙汤之后，虽咳逆暂息，多唾口燥，水饮有将去之象，但，由于小青龙汤发越阳气，所以致使虚阳冲逆，说明本证病机有下焦阳虚，水饮上盛之势，这是一种下虚上实之证。对于所产生的这些变证，仲景给予桂苓五味甘草汤。服桂苓五味甘草汤之后，"冲气即低，而反更咳、胸满"，在此情况下，仲景随证治之，对方药再次加减，前方去桂加干姜细辛，即成苓甘五味姜辛汤，以治其咳满，此仍不离小青龙汤之藩篱。服汤已，"咳满即止，而更复渴"，此为水饮将去，而终未能去，"渴反止者，为支饮也，支饮者，法当冒，冒者必呕，呕者复内半夏以去其水"。渴去半夏，呕内半夏，仍属小青龙汤之加减。"水去呕止，其人形肿者，加杏仁主之"。在此，仲景特别自注加以说明，"其证应内麻黄，以其人遂痹，故不内之，若逆而内之者，必厥"。为什么呢？仲景又指出："以其人血虚，麻黄发其阳故也。"其实何止血虚！仲景在论中反复告诫，不论阴虚血少，还是阳虚气衰，凡正气不足均不宜动其阳。

本证上盛下虚，通过这一段治疗过程以及所出现的各种变证，对其不宜用麻黄动其阳，仲景是有所领悟的。对此，清朝尤在泾有一段话评论曰："服青龙汤已，设其人下实不虚，则邪解而病除，若虚则麻黄细辛辛甘温散之品，虽能发

---

① 王子接.绛雪园古方选注［M］.上海：上海科学技术出版社，1982：31.

越外邪,亦易动人冲气。"他接着又分析道:"仲景以为渴而冲气动者,自当治其冲气。不渴而冒与呕者则当治其水饮。故内半夏以去其水,而所以治渴而冲气动者,惜未之及也。约而言之,冲气为麻黄所发者,治之如桂苓五味甘草,从其气而导之矣。"① 尤在泾的这一段话恰切地说到点子上。

仲景正是从这些小青龙汤的应用中得到了体验。《伤寒论》第40条所述,"伤寒表不解,心下有水气,干呕,发热而咳",这是一般见证。在此基础上的若干个或然证,或个别出现,或同时出现,反映出本证病机的复杂性。其复杂性表现在正面是伤寒表不解,心下有水气,而在其底面则是下焦阳气不足,具有下虚上实之势,这正是喘、噎、小便不利、少腹满,去麻黄的根本原因。

清朝喻嘉言对小青龙汤的诠释纵贯《伤寒论》《金匮要略》,颇具独到之处,亦得仲景要旨。他说:"风寒不解,心下有水气,水即饮也。水寒相搏必伤其肺,或为多证者,人身所积之饮或上或下或中或热或冷各不相同。"② 沈目南亦云:"盖人身积饮在胃,或表里上下中间,寒热诸证,皆赖肺气通调而为总司。"(《伤寒六经辨证治法》卷三)喻、沈二家皆指出小青龙汤证有或寒或热之变。而或然证则是疾病病机整体性反应的一部分。

近人张锡纯得益于此论,他在初为人治病,而偶用小青龙汤得效后云:"愚从此知小青龙汤之神妙,自咎看书未到。遂广阅《伤寒论》诸家注疏。至喻嘉言《尚论篇》论小青龙汤处,不觉狂喜起舞,因叹曰,使愚早见此名论,何至不知用小青龙汤也。从此以后,凡遇外感喘证,可治以小青龙汤者,莫不投以小青龙汤,而临证细心品验,知外感痰喘之挟热者,其肺必胀,当仿《金匮》用小青龙汤之加石膏。且必重加生石膏方效。"他又议论曰:"特是医家治外感痰喘喜用麻黄,而以小青龙汤治外感之喘,转去麻黄加杏仁,恒令用者生疑。近见有彰明登诸医报而议其非者,以为既减去麻黄,将恃何者以治外感之喘乎?不知《本经》谓桂枝主上气咳逆,吐吸,是桂枝原能降气定喘也。诚以喘虽由于外感,亦恒兼因元气虚损不能固摄,麻黄虽能定喘,其得力处,在于泻肺,恐于元气素虚者不宜。是以不取麻黄之泻肺,但取桂枝之降肺,更加杏仁能降肺兼能利痰祛邪之

① 孙中堂.尤在泾医学全书[M].北京:中国中医药出版社,1999:139-140.

② 喻昌.尚论篇[M].上海:上海古籍出版社,1991:71.

品以为之辅佐,是以能稳重建功也。"① 张锡纯对喻嘉言所论小青龙汤证"人身所积之饮或上或下或中或热或冷各不相同",尤其对"或热或冷"的体会是极深刻的,而认为"恐于元气素虚者不宜"则"去麻黄"是完全正确的。

综上所述,我们还是用尤在泾的那一段话来结束本题目:"服青龙汤已,设其人下实不虚,则邪解而病除,若虚则麻黄细辛辛甘温散之品,虽能发越外邪,亦易动人冲气。"在这里,尤氏用了一个"设"字和一个"若"字破译了仲景用小青龙汤不宜之秘,即外寒内饮,下焦阳气不虚,则留用麻黄;若外寒内饮,下焦阳气不足,则去麻黄,此正是小青龙汤之一方两法。因可谓之曰:用麻黄者,以麻黄发其阳故也,不用麻黄者,亦因麻黄发其阳故也。

大青龙汤与小青龙汤均以青龙名之,而又以大小别之,既强调了二者的内在联系,又突出了二者之间的区别。龙,萌也,阴中之阳,故言龙举而云兴;青,东方之色,生发升散意。阳之汗以天地之雨名之,以青龙命方,应行水之象,寓发汗行水之意。

大、小青龙汤内在联系的纽带是麻黄和桂枝,二者功在发汗解表。《金匮要略》云:"病溢饮者,当发其汗,大青龙汤主之,小青龙汤亦主之。""亦主之"三字对二者之间的相同之处,不言而言中。大小青龙汤的不同之处,在于大青龙汤重用石膏,其性偏凉,重在泄郁热;小青龙汤偏重芍药、干姜、细辛,其性偏温,重在化寒饮。故柯韵伯总结指出:"两青龙俱两解表里法,大青龙治里热,小青龙治里寒。故发表之药同,而治里之药殊也。"② 是以大青龙汤汗在胸中,乃内扰之阳气;小青龙汤汗在心下,乃内蓄之水气。柯氏的分析极为精当。

麻黄杏仁甘草石膏汤

麻黄杏仁甘草石膏汤见于《伤寒论》第63条:"发汗后,不可更行桂枝汤,汗出而喘,无大热者,可与麻黄杏仁甘草石膏汤。"方用麻黄四两去节,杏仁

---

① 张锡纯.医学衷中参西录[M].石家庄:河北人民出版社,1974:410-411.

② 柯韵伯.伤寒来苏集·伤寒附翼[M].上海:上海科学技术出版社,1959:9.

五十个去皮尖,甘草二两炙,石膏半斤碎。又见于第162条:"下后,不可更行桂枝汤,若汗出而喘,无大热者,可与麻黄杏子甘草石膏汤。"此二条,除了一条是"发汗后",一条是"下后"外,其他仅有个别无关紧要的字不同。

麻黄杏仁甘草石膏汤的核心是麻黄配石膏。

在今本仲景书中,麻黄与石膏同用,除了麻黄杏仁甘草石膏汤之外,还见于《伤寒论》的大青龙汤,第38条"太阳中风,脉浮紧,发热恶寒,身疼痛,不汗出而烦躁者,大青龙汤主之";第39条"伤寒脉浮缓,身不疼,但重,乍有轻时,无少阴证者,大青龙汤发之";《金匮要略·痰饮咳嗽病脉证并治》:"病溢饮者,当发其汗,大青龙汤主之;小青龙汤亦主之。"

另见于越婢汤:《金匮要略·水气病脉证并治》"风水恶风,一身悉肿,脉浮不渴,续自汗出,无大热,越婢汤主之"。

还见于小青龙加石膏汤:《金匮要略·肺痿肺痈咳嗽上气病脉证治》"肺胀,咳而上气,烦躁而喘,脉浮者,心下有水,小青龙加石膏汤主之"。

又见于越婢加半夏汤:《金匮要略·肺痿肺痈咳嗽上气病脉证治》"咳而上气,此为肺胀,其人喘,目如脱状,脉浮大者,越婢加半夏汤主之";"咳而脉浮者,厚朴麻黄汤主之"。

又,文蛤汤:《金匮要略·呕吐哕下利病脉证治》"吐后,渴欲得水而贪饮者,文蛤汤主之。兼主微风,脉紧,头痛"。

另,桂枝二越婢一汤:《伤寒论》第27条"太阳病,发热恶寒,热多寒少,脉微弱者,此无阳也,不可发汗,宜桂枝二越婢一汤"。

大青龙汤用六两麻黄,鸡子大石膏(约汉3.58两),麻黄量大于石膏,且外加桂枝二两,生姜三两,辛散之性尤胜,石膏虽可监制其温性,使辛热之剂变为辛凉,但其辛散之性使发汗之力增大。故治腠理闭拒,营卫滞涩,阳气郁遏的重症伤寒。

小青龙加石膏汤用麻黄三两,石膏二两,虽麻黄用量略大于石膏,但更有桂枝三两、细辛三两、干姜三两相助,故突出辛热温散之性;本方虽有石膏二两,但却不足以改变小青龙汤原方的辛温解表化饮之功,故此用少量石膏,仅能清除局限性郁热。

厚朴麻黄汤用麻黄四两,石膏鸡子大与大青龙汤用量相同;麻黄用量与石膏用量虽似接近,但本方另有杏仁半升,细辛二两、干姜二两相助,更重要的是麻黄与厚朴配伍,《神农本草经》云,麻黄"止咳逆上气","厚朴为之使";厚朴苦温,《名医别录》云,厚朴"消痰下气",故厚朴麻黄汤与大青龙汤在立意上有极大的差异。本方宣降化饮,用石膏意在清除局限的邪热,在这一点上,与小青龙加石膏汤似有若干相似之处。

文蛤汤用麻黄三两,石膏五两,石膏用量略大于麻黄。在此,石膏一则清热止渴,二则对麻黄辛温之性略有监制之功,麻黄得三两辛温化饮的生姜,仍显辛散之力,以开宣上焦;又,文蛤咸凉,化释凝滞,清热胜湿;本方清解热结,散饮消水,且兼治"微恶风,脉紧,头痛"表邪,辛凉发散疏解,故方后注说"汗出即愈"。

越婢汤用麻黄六两,重用石膏半斤,和大青龙汤相比较,石膏用量明显大于麻黄。在本方中,石膏之功,重在监制麻黄,它的监制力大大地超过了大青龙汤中石膏对麻黄的监制作用,所以,大青龙汤是重用麻黄,经用鸡子大石膏的监制,而化为辛凉发汗峻剂。越婢汤虽麻黄也用至六两,但石膏却重用半斤,辛温的麻黄受半斤甘寒石膏的监制,故使麻黄虽有辛散之力,却已无发汗之功。故用于"续自汗出,无大热"的风水证。且服后,不温覆,不发汗。见表5。

表5　麻杏石甘汤、大青龙汤、越婢汤、小青龙加石膏汤、越婢汤加半夏汤、厚朴麻黄汤、文蛤汤中麻黄与石膏等用量比较

	麻黄	石膏	桂枝	生姜	杏仁	大枣	甘草	细辛	干姜	厚朴	五味子	芍药	文蛤	半夏	小麦
麻杏石甘汤	四两	半斤			五十个		二两								
大青龙汤	六两	鸡子大	二两	三两	四十个	十枚	二两								
越婢汤	六两	半斤		三两		十五枚	二两								
小青龙加石膏汤	三两	二两	三两				三两	三两	三两		半升	三两		半升	

续表

	麻黄	石膏	桂枝	生姜	杏仁	大枣	甘草	细辛	干姜	厚朴	五味子	芍药	文蛤	半夏	小麦
越婢汤加半夏汤	六两	半斤		三两		十五枚	二两							半升	
厚朴麻黄汤	四两	鸡子大			半升			二两	二两	五两	半升			半升	一升
文蛤汤	三两	五两		三两	五十个	十二枚	三两						五两		

通过仲景书上述这些麻黄与石膏同用的对比讨论(参见表5),可以基本上廓清麻黄杏仁甘草石膏汤中麻黄与石膏的关系。大青龙汤中的麻黄与石膏用量之比是6:3.58(12:7.2),越婢汤中的麻黄与石膏用量之比是6:8(12:16),而麻黄杏仁甘草石膏汤中之麻黄与石膏比则是4:8(12:24),故麻黄杏仁甘草石膏汤中,石膏对麻黄的监制之力既超强于越婢汤,更超强于大青龙汤。故麻黄杏仁甘草石膏汤虽辛透而不发汗,虽甘凉而不寒凝,其清透之力大于越婢汤,属辛凉清透重剂。

后世每有人只以麻黄与石膏配伍为主,即号称是大青龙汤或麻杏石甘汤加减云云,此误也。大青龙汤的立意是重用麻黄,其中麻黄与石膏用量上的关系是麻黄大于石膏,而更重要的是,它的核心是麻黄的绝对用量大。麻杏石甘汤的立意是重用石膏,其中麻黄与石膏用量上的关系是石膏大于麻黄,它的核心是石膏的绝对用量大。这里所讲的"绝对用量",是强调立意上的重用。

后世,包括今人在讲到麻黄杏仁甘草石膏汤时,多认为本证是所谓的"寒包火",此大谬。

从原文所见,麻黄杏仁甘草石膏汤证没有表证。第63条与第162条都是症见"汗出而喘,无大热",从原文"发汗后,不可更行桂枝汤"与"下后,不可更行桂枝汤"可见,强调"不可更行桂枝汤",是言麻黄杏仁甘草石膏汤证,已无表证。从原文方方后注看,只要求"温服一升",并不要求发汗。相比之下,大青龙汤证"发热恶寒",大青龙汤方后注要求"温服一升,取微似汗",而且强调若"汗出多者",应以"温粉粉之"。特别告诫:若"一服汗者,停后服。若复服,汗多亡阳遂虚"。所以,大青龙汤证有典型的表证,若用所谓"寒包火"来说明大青龙汤证的病机,也许还会有些贴切。大青龙汤体现的是解表发汗之法。

因为麻黄杏仁甘草石膏汤证是邪热壅肺,所以麻黄杏仁甘草石膏汤重用半斤石膏,虽用麻黄四两而不至发汗,它体现出的是清宣透散之法。

表证未解,过早地应用麻黄杏仁甘草石膏汤可有寒凝表闭之虞。近人蒲辅周先生曾会诊一个3个月大的婴幼,发热4天,无汗,咳嗽,有少量的痰,气促,抽风2次,伴有腹泻,黄色便溏,精神萎顿,吃奶少。经用西药治疗,并服大量麻杏石甘汤复以银翘散加味,寒凉撤热,症状未见改善。先生会诊时,症见高热40℃,无汗,面色青黄,咳而喘满,膈动足凉,口周围色青,唇淡,脉浮滑,指纹青,直透气关以上,舌质淡,苔灰白,胸腹满。先生认为:此属感受风寒,始宜辛温疏解,反用辛凉苦寒,以致表郁邪陷,肺卫不宣,治宜调和营卫,透邪出表,苦温合辛温法,用桂枝加厚朴杏子汤加味。桂枝五分,白芍六分,炙甘草五分,生姜二片,大枣二枚,厚朴五分,杏仁十粒,僵蚕一钱,前胡五分。服一剂后,有微汗出,体温渐退,精神好转,喉间有水鸡声,腹仍满,膈动微减,吃奶好转,仍便溏一日5次,口周围青色稍退,脉滑不数,指纹青色亦稍退,舌淡苔秽白。属营卫虽和,但肺气仍闭,湿痰阻滞,宜温宣降逆化痰为治,用射干麻黄汤加减。再经厚朴生姜半夏甘草人参汤加味,复用二陈汤调治而愈。本证乃风寒犯肺之症,误用大剂麻杏石甘汤与银翘散退热,而热不解,因之寒邪郁闭,肺卫不宣。从本案中可见,重用石膏的大剂麻杏石甘汤,在有表证的情况下,是不宜早用的。

仲景常用的这种寒热监制的方法,在今本仲景书中多有体现,一个典型的例子就是《金匮要略·腹满寒疝宿食病脉证治》的大黄附子汤。文曰:"胁下偏痛,发热,其脉紧弦,此寒也,以温药下之,宜大黄附子汤。"方用大黄三两,炮附子三枚,细辛二两。方中大黄在附子、细辛的监制下,虽荡涤开结,通便泻下,但体现出的则是温阳通便之法。

仲景书中的这种寒热监制的方法,对后世方药的创制与应用,有很大的影响。以吴鞠通《温病条辨》银翘散中的荆芥与金银花的关系和仲景麻黄杏仁甘草石膏汤中的麻黄与石膏的关系对比,可见异曲同工之妙。

金银花甘寒,连翘苦寒,功在清热解毒,而与辛温的荆芥、淡豆豉配伍,则辛凉解表,散热解毒而无凝表之虞。笔者以麻黄易荆芥,调整与金银花用量的关系,相互监制,或伍杏仁或配豆豉,则又得别样感悟。

五苓散证

《伤寒论》中只有五苓散证,论中条文无"蓄水"一词,更无"膀胱蓄水"一说。根据《伤寒论》柴胡汤证、桂枝汤证等以方名证的通例,五苓散证是由若干有关原文所阐述的症状、病机等构成的。第71条:"太阳病,发汗后,大汗出,胃中干,烦躁不得眠,欲得饮水者,少少与饮之,令胃气和则愈。若脉浮,小便不利,微热消渴者,五苓散主之。"第72条:"发汗已,脉浮数,烦渴者,五苓散主之。"第73条:"伤寒,汗出而渴者,五苓散主之。"第74条:"中风发热,六七日不解而烦,有表里证,渴欲饮水,水入则吐者,名曰水逆。五苓散主之。"上述这些条文所表述的脉浮、发热、渴欲饮水或水入则吐等脉症,根据所应用的五苓散,概括为五苓散证。五苓散证的命名从表浅层次上看是由脉症和方药两部分组成。实质上,在脉症和方药的深处或底面,蕴含着更重要的因素,这就是病机。

对本证病机的不同理解,成为《伤寒论》研究史上的难点之一。

其中对本证病机的一个很有影响的说法就是"太阳膀胱蓄水""膀胱蓄水"或"太阳蓄水"。而"蓄水"一词并不见于《伤寒论》原文。把五苓散证称为"太阳膀胱蓄水证",实际上是后世人提出并强加于《伤寒论》的。

在《伤寒论》研究史上,对五苓散证的认识有一个不断深化的过程。学术界对五苓散证的讨论从来没有停止过。钱潢在解释第72条时说:"此条义理深微,最不易解,若以常法论之,则脉之浮数,当云浮则为风,数则为热,似与上文(指第52条——笔者注)脉浮而数可发汗用麻黄汤之同类矣。以证之烦渴论之,则烦为热邪在里,渴则胃中热燥,又当与白虎加人参汤症相类矣。而长沙以五苓散主之,似乎以热治热,其义令人不解,所以历代注家俱不得其旨。"

为此,他感叹说"仲景之旨晦而不彰者久矣"①。

成无己把五苓散证的病机主要概括为两个方面:一是"亡津液,胃燥"。在他看来用五苓散是在于"生津液和表里","和表润燥"。他说:"若脉浮者,表未解也;饮水多而小便少者,谓之消渴,里热甚实也;微热消渴者,热未成实,上焦燥也。"若邪气传里,则会亡津液胃燥,而出现汗出而渴。二是成氏在解释"水逆"的病机时,又认为是"里热少,则不能消水,停积不散,饮而吐水也"②。他说:"水饮内蓄,须当渗泄之,必以甘淡为主,是以茯苓为君,猪苓为臣;白术味甘温,脾恶湿,水饮内蓄,则脾气不治,益脾胜湿,必以甘为助,故以白术为佐;泽泻味咸寒,《内经》曰,咸味下泄为阴,泄饮导溺,必以咸为助,故以泽泻为使;桂味辛热,肾恶燥,水蓄不行,则肾气燥,《内经》曰,肾恶燥,急食辛以润之,散湿润燥,故以桂枝为使;多饮暖水,令汗出愈者,以辛散水气外泄,是以汗润而解也。"③

但是,成无己并没有讲"膀胱蓄水"或"水蓄膀胱"。把五苓散证讲成"太阳膀胱蓄水证",这还是成无己以后的事情。

应当指出,成无己对五苓散证病机的认识,触及"饮停不散",这是很可贵的。但是,他又认为是"亡津液,胃燥",这显然自相矛盾,难以自圆其说。对此,钱潢提出疑问:"愚窃谓津液既亡,四苓之淡渗下走,如何可滋,津液既燥,一桂之辛散温热如何治燥!"④

成无己对五苓散证的看法,归纳起来对后世有两个方面的影响:

一是方有执几乎全面接受了他的观点。方氏认为"烦者,汗出过多,亡津液而内燥也";"欲饮水者,燥甚而渴,希救故也。吐,伏饮内作,故外者不得入也,盖饮亦水也,以水得水,涌溢而为格拒";五苓散"导湿滋干,功兼其全也,干得滋而湿得导,则热不期退而自退,病不言愈而愈可知"⑤。

二是后世不少注家根据成氏"饮停不散"的论述,予以发挥,提出若干不同的说法。其中饮停膀胱即源于此,且有一定影响。把渴证与膀胱联系起来,

---

① 钱潢. 伤寒溯源集[M].上海:上海卫生出版社,1957:65-66.

② 成无己. 注解伤寒论[M].北京:人民卫生出版社,1963:80-81.

③ 成无己. 伤寒明理论[M].上海:上海科学技术出版社,1959:64.

④ 钱潢. 伤寒溯源集[M].上海:上海卫生出版社,1957:66.

⑤ 方有执. 伤寒论条辨[M].北京:人民卫生出版社,1957:10,13.

可能始于王好古。王好古与李杲学医于张元素,由于李杲长王好古20岁,故王好古对李杲以师事之,尽得其传。王好古编集的《此事难知》是李杲的医学论述和学术思想。因此,李士材把他引证的下面一段话说成是李杲的。"太阳者,乃巨阳也,为诸阳之首。膀胱经病,若渴者,自入于本也,名曰传本"。"五苓散为下药,乃太阳里之下药也,太阳高则汗而发之,下则引而竭之。渴者,邪入太阳本也,当下之,使从膀胱出也"。又曰:"假令太阳证伤寒自外入,标本有二说,以主言之,膀胱为本,经络为标;以邪言之,先得者为本,后得者为标,此标先受之即是本也,后入于膀胱本却为标也。"(《此事难知》卷上)这种"渴为太阳之本证","膀胱为太阳之本"的说法对程应旄产生很大影响。程氏有云:"夫五苓散之利小便,为太阳犯本而设也,不知太阳犯本之证,舍五苓散尚更有其法焉。"程应旄从《黄帝内经》的标本理论提出:"太阳一经有标有本,何为标,太阳是也,何为本,膀胱是也。中风发热,标受邪也,六七日不解而烦,标邪转入膀胱矣,是谓犯本,犯本者,热入膀胱,其人必渴,必小便不利,""水入则吐者,缘邪热入里未深,膀胱内水邪方盛,以故外格而不入也。"程氏一面讲"邪热入里未深,膀胱内水邪方盛",同时他又认为"热微消渴者,是则热入膀胱而燥其津液,乃成消渴,谓水入即消,渴不为止,膀胱无邪水之蓄可知"(《伤寒论后条辨》卷五)。程应旄突出地强调了本证的各个症状与膀胱的关系,使后世多数人在论述本证的病机时,都围绕着膀胱阐发。

关于这个问题,汪琥在《伤寒论辩证广注》中进行了几乎同样的论述[1]。最终在《医宗金鉴》中得到较全面而充分的阐释:"若脉浮,小便不利,微热消渴者,则是太阳表邪未罢,膀胱里饮已成也。经曰,膀胱者,津液之府,气化则能出矣。今邪热熏灼,燥其现有之津,饮水不化,绝其未生之液,津液告匮,求水自救,所以水入即消,渴而不止也。用五苓散者,以其能外解表热,内输水府,则气化津生,热渴止而小便利矣。"[2]《医宗金鉴》编写得系统而通俗,便于中医入门教育和普及,所以使五苓散证是太阳膀胱蓄水的说法更加倡行。

20世纪50年代国内创办中医学院,《伤寒论》的教材建设方面取得了一定的成绩,同时也不同程度地受到《医宗金鉴》的影响。1964年出版的中医

---

① 汪琥.伤寒论辩证广注[M].上海:上海科学技术出版社,1959:78-80.

② 吴谦.医宗金鉴[M].北京:人民卫生出版社,1982:23.

学院试用教材重订本《伤寒论讲义》，在阐释第 71、第 72、第 73、第 74 条时，把五苓散证的主要病机讲成水饮内蓄或蓄水，但通篇未提"膀胱"二字[1]，这不是偶然的。它反映出本讲义的编写者们对既往"水蓄膀胱"和"膀胱蓄水"观点的某种保留。1979 年出版的全国高等医药院校试用教材《伤寒论选读》在解释上述有关五苓散证的若干条文时，把本证主要病机讲成"表邪未尽，太阳之邪随经入腑，影响膀胱气化功能，水道失调，邪与水结而成蓄水所致"[2]，这里的一句"太阳之邪随经入腑"，就把太阳病分为太阳经证和太阳腑证。本讲义把五苓散证的若干条文，置于"太阳腑证"的标题下讨论，那么本证的病机是所谓的太阳腑证即膀胱蓄水则不言自明了。

需要指出的是这里所谓的"经证"与"腑证"，根本就不是张仲景《伤寒论》中固有的术语或概念，而是成无己杜撰的东西。

1985 年出版的高等医药院校教材《伤寒论讲义》把有关五苓散证的若干条文置于"蓄水证"的标题下，把它的主要病机讲成"病人脉象浮数，既说明太阳病未解，也反证其原患太阳表证；心烦、口渴，用通里达表利水剂为主治疗，反映外邪入里，与水停蓄于膀胱，水道不利，水不化津。证属蓄水，故小便不利等当为必见"[3]。更有甚者，有人在五苓散证的症状中臆加"少腹满"，从而更加强调有形质的水停蓄在有形质的膀胱之中。这样无形中就把一个能通达上下，能表里分消的五苓散牢牢地钉在膀胱上了。

实际上，自成无己提出饮停不散之后，饮停何处，不独有前面所述的水停膀胱一说。张隐庵另辟蹊径，提出"汗出而渴者，乃津液之不能上输"，"盖发汗而渴，津液竭于胃，必藉脾气之转输，而后能四布也"。用五苓散之目的在于"取其四散之意，多饮暖水汗出者，助水津之四布"。张隐庵的论述强调渴和小便不利是"脾虚不能为胃行其津液"，津液不得输布，于是用五苓散"取其四散之意，多饮暖水汗出者，助水津之四布也"[4]。张氏之"助水津之四布"说，表明了他对本证病机的理解是水津不能四布，而不是"水蓄膀胱"。

张令韶亦对五苓散证进行了自己的阐述："以脉在表，故微热，以脾不转

① 成都中医学院.伤寒论讲义[M].上海：上海科学技术出版社，1964：63-65.
② 湖北中医学院.伤寒论选读[M].上海：上海科学技术出版社，1979：29-30.
③ 李培生.伤寒论讲义[M].上海：上海科学技术出版社，1985：66.
④ 郑林.张志聪医学全书[M].北京：中国中医药出版社，1999：641.

输,故小便不利而消渴,宜五苓散布散其水气。散者,取四散之意也。"认为五苓散的作用是"助脾气以转输"(《伤寒论直解》卷二)。陈修园继承了张隐庵、张令韶阐发的脾不转输的见解,提出五苓散证的病机是"脾不转输而水津不能布散也"。认为"五苓散降而能升,山泽通气之谓也,通即转输而布散之,不专在下行而渗泄也"。陈修园提出五苓散的作用是"降而能升",既具转输布散之功,又有下行而渗泄之力,其观点是很高明的。他还特别指出"近注以太阳为表为标,膀胱为里为本,此证名为犯本,又名为表里传,反多歧节,与本论之旨不合。"(《伤寒论浅注》卷二)陈修园的一句"与本论之旨不合",实际上是批判了成无己"经证""腑证"的谬解。

　　综上所述,以张隐庵、张令韶、陈修园为代表的"脾不转输"说,比起所谓"水蓄膀胱"的说法更符合本论之旨。特别是陈修园关于五苓散降而能升的观点,当更能启迪思路。

　　此后,与张隐庵同时代且又为其浙江同乡的柯韵伯,对五苓散证的解释尽管另辟蹊径,别开生面,但却未能引起世人的注意。柯氏在解释第71条时说:"若发汗后,脉仍浮而微热,犹在表未尽除也,虽不烦而渴特甚,饮多即消,小便反不利,水气未散也。""小便由于气化,肺气不化,金不生水,不能下输膀胱,心气不化,离中水虚,不能下交于坎。必上焦得通,津液得下。"津液"散于胸中,必先上焦如雾,然后下焦如渎,何有烦渴癃闭之患哉"[①]。在解释第74条时他说:"邪水凝结于内,水饮拒绝于外,既不能外输于玄府,又不能上输于口舌,亦不能下输于膀胱,此水逆所由名也。"用五苓散一方面渗泄其水,一方面"推陈而致新,斯水精四布而烦渴解,输精皮毛而汗自出,一汗而表里顿除"。他特别指出"五苓因水气不舒而设,是小发汗,不是生津液;是逐水气,不是利水道[②]"。柯氏之论的独到与高明之处,在于他明确指出五苓散证的病机是水气未散,水气不舒,水气弥漫三焦而停在膀胱之前。不是"膀胱蓄水",而是水不能下输膀胱,是上焦不通导致津液不下。用五苓散的目的首先是使上焦如雾,然后致下焦如渎。

　　先师李克绍先生总结了前人的论述,吸收了张隐庵、张令韶、陈修园等人

---

　　①　柯韵伯. 伤寒来苏集·伤寒论注［M］. 上海:上海科学技术出版社,1959:55.

　　②　同①:54.

关于五苓散证的合理阐释,融会了柯韵伯对五苓散证的认识,指出,把五苓散证的病机看作是三焦不利,比看作是水蓄膀胱更有说服力。他对五苓散证作出了全新的阐释。他说,三焦是行水之道,膀胱是贮水之器,水的排泄是通过上、中、下三焦,最后进入膀胱贮存起来,到一定程度,再排出体外的。如果水道不畅,水就不仅会郁在下焦,而且还会郁滞在人体上、中、下各部组织内,使上焦不能如雾,中焦不能如沤,下焦也不能如渎。如果不是三焦不利,而仅仅是膀胱不能排泄的话,那就会形成尿潴留,出现小便难、小腹满等症状。尤其是小腹满这一症状,膀胱蓄水时必然存在,而在三焦水道不畅的情况下,其水下输膀胱的功能迟滞,是不能,或很少可能形成小腹满的[①]。因此,五苓散的作用是"内通三焦,外达皮腠,通阳化气,行水散湿"[②]。先生的阐释极有说服力,为正确地理解五苓散证提供了明晰的思路,为临床上正确地应用五苓散提供了理论依据。

茯苓甘草汤证

茯苓甘草汤的应用,在《伤寒论》中有两条。一是第 73 条:"伤寒汗出而渴者,五苓散主之,不渴者,茯苓甘草汤主之。"二是第 356 条:"伤寒厥而心下悸,宜先治水,当服茯苓甘草汤,却治其厥,不尔,水渍入胃,必作利也。"而第73 条,"不渴者,茯苓甘草汤主之",意犹未尽,原因是本方所治之证的具体症状难以确定。口渴是症状,而本条所述之"口不渴"则不能认为是症状。这就像头痛是症状,发热是症状,但不能把头不痛和不发热讲成症状一样。显然,不能把本条之"不渴"作为茯苓甘草汤证应用的指征。由此产生了一个问题:茯苓甘草汤证应当具有哪些症状? 于是注家蜂起,各有所论。

张隐庵随文顺释说:"不渴者,津液犹能上达,但调和中胃可也,茯苓甘草

① 李克绍.伤寒解惑论[M].济南:山东科学技术出版社,1978:68-69.

② 同①:55.

汤主之,方中四味主调和中胃而通利三焦。"① 试问,一个口不渴的人,无端调中和胃,当从何说起呢? 因此,张隐庵的解释未能触及问题的实质。柯韵伯提出"汗出下,当有心下悸三字","不然,汗出而渴是白虎汤证,汗后不渴而无他证是病已瘥"②。柯韵伯对原文妄加窜改,法不可取,且无根据。对此丹波元简提出异议,指出"柯氏,汗出下,补心下悸三字,其说难凭,盖因厥阴篇,伤寒厥而心下悸者,宜先治水,当服茯苓甘草汤,却治其厥。不尔,水渍入胃,必作利也一条,而生此说耳"③。徐灵胎叹息曰:"此方之义从未有能诠释者,盖汗出之后而渴不止,与五苓人所易知也,乃汗出之后并无渴证,又未指明别有何证,忽无端而与茯苓甘草汤,此意何居? "④徐灵胎虽忠实于原文,但,认为"此方之义从未有能诠释者",不免过于消极。

近人陆渊雷先生认为"茯苓甘草证,则必有阙文矣,厥阴篇云,伤寒厥而心下悸,宜先治水,当服茯苓甘草汤,却治其厥,不尔,水渍入胃,必作利也,据此知茯苓甘草汤,本是治水饮之方,其证有心下悸"⑤。陆氏之说实本于柯韵伯。此说影响较大,似成为主流观点,目前一些教科书也以此说为解。

一个明显的道理,第356条伤寒厥而心下悸用茯苓甘草汤,但并不能以此推论,第73条之不渴者用茯苓甘草汤治疗,则一定有心下悸症状。这就像第96条往来寒热用小柴胡汤,而第379条呕而发热用小柴胡汤则不一定必有往来寒热症状。又如第74条,渴欲饮水,水入则吐之水逆证用五苓散,而第71条及第72条用五苓散则并没有水入则吐的症状。第73条是茯苓甘草汤证,而第356条运用茯苓甘草汤,是针对厥而心下悸作出的一种用药上的选择,其中的道理是显而易见的。

第73条是用对比的方法阐述五苓散证与茯苓甘草汤证的不同,这种对比方法的特点是对相同之处有意识地进行忽略,而突出不同之处,从而形成较明显的反差,以达到鉴别的目的。第73条的茯苓甘草汤证作为一个证的系统症状,不应当简单、勉强地从厥阴病篇中的第356条中去生拉硬扯,而应当遵循

① 郑林.张志聪医学全书[M].北京:中国中医药出版社,1999:642.
② 柯韵伯.伤寒来苏集·伤寒论注[M].上海:上海科学技术出版社,1959:56.
③ 丹波元简.伤寒论辑义[M].北京:人民卫生出版社,1983:89.
④ 徐大椿.伤寒论类方[M].北京:人民卫生出版社,1956:38.
⑤ 陆渊雷.伤寒论今释[M].北京:人民卫生出版社,1955:113.

条文表述过程中所蕴含的思路,在与五苓散证的对比中去求索。

五苓散证,论中第 71 条,太阳病,发汗后,大汗出,脉浮,小便不利,微热,消渴,用五苓散治疗。概括起来,五苓散证应当是微热,消渴,脉浮或浮数,小便不利。而第 73 条,"伤寒汗出而渴者,五苓散主之,不渴者,茯苓甘草汤主之",是把五苓散证和茯苓甘草汤证相同的症状加以省略,从而突出渴与不渴的反差,用渴与不渴鉴别五苓散证和茯苓甘草汤证的不同。由此可以得出这样的结论:茯苓甘草汤证应当是脉浮,微热,小便不利。

关于这一点,《医宗金鉴》的解释是"伤寒发汗后,脉浮数,汗出烦渴,小便不利者,五苓散主之,今唯曰汗出者,省文也。渴而不烦是饮盛于热,故亦以五苓散主之,利水以化津也,若不烦且不渴者,是里无热也,唯脉浮数,汗出,小便不利是营卫不和也,故主以茯苓甘草汤和表以利水也"。又云:"有脉浮数汗出之表,故主以桂枝。去大枣、芍药者,因有小便不利之里,恐滞敛而有碍于癃闭也。五苓去术、泽、猪苓者,因不渴不烦,里饮无多,唯小便一利可愈,恐过于燥渗伤阴也。"[1]《医宗金鉴》的解释不能说是很完善圆满,但它给予了我们一个已被众注家所忽视的启示:

1. 五苓散证与茯苓甘草汤证均有脉浮数、微热、汗出、小便不利的症状。

2. 五苓散证与茯苓甘草汤证都是外有轻微的表证,内有停饮。

3. 在停饮方面,五苓散证较重,所以口渴;茯苓甘草汤证较轻,《医宗金鉴》称其"饮无多",所以没有口渴的症状。

水饮或水气为病,本来就存在渴与不渴的两种可能,如第 40 条、第 41 条,伤寒表不解,心下有水气的小青龙汤证,或渴或不渴两种可能都可以出现。渴是水饮结聚重笃,影响津液上承;不渴是水饮结聚轻缓,"里饮无多",津液尚犹能上承。水饮或水气致病,渴与不渴不可一概而论,而是因病情而异的。如《金匮要略·呕吐哕下利病脉证治》有云:"呕家本渴,今反不渴者,以心下有支饮故也,此属支饮。"又曰:"胃反,吐而渴欲饮水者,茯苓泽泻汤主之。"

五苓散证与茯苓甘草汤证虽然均属表证兼有水饮内停,但五苓散证表证更轻微,而停饮则显得突出,以小便不利和口渴为特点,故仅用桂枝解散轻微之表邪,且通阳化气,以振奋三焦阳气,用茯苓、猪苓、泽泻利水蠲饮,用白术散

---

① 吴谦.医宗金鉴[M].北京:人民卫生出版社,1982:66.

水逐饮。茯苓甘草汤证，表证与里证对比，表证更突出一些，而停饮则显得较轻微，水饮结聚不甚，津液尚能上承，故未至于口渴的程度，仅小便不利耳，所以用生姜桂枝甘草以解散表邪，仅用一味茯苓渗利停饮。

至于第 356 条，"伤寒厥而心下悸，宜先治水，当服茯苓甘草汤"，如前所述，这是根据厥而心下悸，所作出的用药上的选择，"当服"二字有选择、斟酌之意。伤寒水停心下，阳气不得宣通，四肢厥冷，选用桂枝、生姜宣通阳气；心下停水，心阳不足，心下悸，一方面选用茯苓、生姜行水以定心悸，一方面选用桂枝配甘草壮心阳以安心神。二条虽然均运用茯苓甘草汤，但思路和立意却是有区别的。

关于第 73 条渴用五苓散，不渴用茯苓甘草汤，近人冉雪峰先生对此有一段精辟的论述。他说："渴用五苓，不渴用茯苓甘草，所以然者，气不化水，是两证所同。用茯苓桂枝，亦是两方所同，五苓水不化气，气不上滋，故用茯苓的渗利，必佐猪苓的润利，又必须借白术的斡运，以资上输，泽泻的引导，以资上达。若水能化气，气有上滋，则三药可无须，知五苓必用此三药的意义，即知本方不用此三药的意义。"冉先生所论极是，一方面阐述了五苓散证为什么渴，茯苓甘草汤证为什么不渴，说理透彻明达，不拐弯抹角；另一方面极有信心地回答了徐灵胎的"此方之义从未有能诠释"之叹息："或谓此方从无人能诠释，吾斯之未能信。"[①] 余斯之亦然。

栀子豉汤

栀子豉汤，今赵刻宋本《伤寒论》六病诸篇首见于第 76 条："发汗后，水药不得入口，为逆，若更发汗，必吐下不止。发汗、吐下后，虚烦不得眠；若剧者，必反复颠倒，心中懊憹，栀子豉汤主之。若少气者，栀子甘草豉汤主之。若呕者，栀子生姜豉汤主之。"次见于第 77 条："发汗，若下之，而烦热胸中窒者，栀子豉汤主之。"又见第 78 条："伤寒五六日，大下之后，身热不去，心中结痛者，

---

① 冉雪峰.冉注伤寒论［M］.北京：科学技术文献出版社，1982：180.

未欲解也,栀子豉汤主之。"第 221 条:"阳明病,脉浮而紧,咽燥口苦,腹满而喘,发热汗出,不恶寒反恶热,身重。若发汗则躁,心愦愦反谵语;若加温针,必怵惕,烦躁不得眠;若下之,则胃中空虚,客气动膈,心中懊恼。舌上胎者,栀子豉汤主之。"第 228 条:"阳明病,下之,其外有热,手足温,不结胸,心中懊恼,饥不能食,但头汗出者,栀子豉汤主之。"第 375 条:"下利后,更烦,按之心下濡者,为虚烦也,宜栀子豉汤。"(本条还见于《金匮要略·呕吐哕下利病脉证治》)

在《伤寒论》中,仲景用栀子豉汤治疗虚烦和懊恼。虚烦是胃脘部搅扰纠结、饥饿空虚、欲吐不吐、恶心之感,心中懊恼是胃脘部的嘈杂感(详见本书《"虚烦"与"懊恼"》篇)。

栀子豉汤方用栀子清"胃中热气",用香豉"调中下气"。由于胃脘搅扰纠结不适,故卧不安寐,病人精神疲惫,语言声低气馁无力,此谓之"少气"。"少气",既不是短气,也不是气息微弱,而是气不足以言,语无后音,底气不足。故加甘草,其意主要不在补气,而在和胃缓中。

本证始终有恶心呕吐倾向,若呕不能自制时,则加生姜以和胃止呕。若心中嘈杂灼热至甚,可伴有胸中窒塞不畅或心下结塞而痛,或腹满,这些症状也都是胃脘嘈杂灼热不同程度的表述。

栀子豉汤方后有云:"得吐者,止后服。"成无己把本方径指为吐剂,曾说:"《内经》曰:其高者,因而越之,与栀子豉汤以吐胸中之邪。"又云:"酸苦涌泄为阴,苦以涌吐,寒以胜热,栀子豉汤相合,吐剂宜矣。"[1]他把栀子豉汤与瓜蒂散对举曰:"下利后,更烦,按之心下濡者,为虚烦也,宜栀子豉汤;脉乍结,心中满而烦,饥不能食者,病在胸中,瓜蒂散。二者症均是烦也,药均是吐也,而又轻重之不同。吐下发汗后,邪气乘虚而入为烦者,则谓之虚烦,与栀子豉汤则是吐剂之轻者;不因吐下发汗后,邪气结于胸中,则为膈实,与瓜蒂散,则是吐剂之重者。"[2]此后方有执亦承袭此说:"反复颠倒,心中懊恼者,胸膈壅滞不得舒快也,所以用栀子豉,高者因而越之之法也。"[3]王肯堂则曰:"若发汗、吐

① 成无己.注解伤寒论[M].北京:人民卫生出版社,1963:82.

② 成无己.伤寒明理论[M].上海:上海科学技术出版社,1959:19.

③ 方有执.伤寒论条辨[M].北京:人民卫生出版社,1957:48.

下后,邪气乘虚留于胸中,则谓之虚烦,应以栀子豉汤吐之,此吐胸中虚烦者也。"[1]张卿子重复了成无己之说:栀子豉汤能"吐胸中之邪","酸苦涌泄为阴,苦以涌吐,寒以胜热,栀子豉汤相合,吐剂宜矣。"(《张卿子伤寒论》卷三)程应旄亦云:"栀子气味轻越,合以香豉能化浊为清,但使涌去客邪,气升则液化而郁闷得舒矣。"(《伤寒论后条辨》卷六)在众多注家几乎一面倒地认为栀子豉汤为吐剂的声言中,几乎听不到不同声音。

唯比成无己稍晚的刘完素曾提出过与成无己不同的看法,只是后世这些注家寡闻罢了。刘完素认为:"或吐者,止后服,凡诸栀子汤,皆非吐人之药,以其燥热郁结之甚,而药顿攻之,不能开通,则郁发而吐。"(《伤寒直格》卷下)可惜刘完素的看法在一派栀子豉汤为吐剂的声言中被湮没。刘完素之后,元代王好古一方面认为栀子豉汤为吐剂,另一方面又认为栀子本非吐药。为此刻意曲解,以求圆通其说,他说:"仲景用栀子治烦,胸为至高之分也,故易老云轻浮而象肺也,色赤而象火,故能泻肺中之火。《本草》不言吐,仲景用此为吐药,栀子本非吐药,为邪气在上,拒而不下,故令上吐,邪因得以出。"(《汤液本草》卷下)王好古所言"仲景用此为吐药"是以己意强加于仲景。

清代汪琥通过临床实践,提出自己的看法:"栀子豉汤,仲景虽用以吐虚烦之药,余曾调此汤与病人服之,未必能吐,何也?盖栀子之性苦寒,能清胃火润燥;豉性苦寒,微甘,能泻热而兼下气调中,所以其苦未必能使人吐也,医工必欲升散火郁,当于病患喉中探之,使吐可耳。"[2]汪琥虽能提出疑问,且在自己的实践中证明本方"未必能吐",但仍未能脱离前人指认栀子豉汤为吐剂的羁绊。

其实早在汪琥之前,张志聪已对栀子豉汤是吐剂的说法,提出疑问,发表了与他的老师张卿子不同的见解,他说:"旧本有一服得吐止后服七字,此因瓜蒂散中有香豉而误传于此也,今为删正。"又云:"元人王好古曰,'本草中并不言栀子能吐',奚仲景用为吐药?嗟嗟!仲祖何曾为吐药耶?即六节中并不言一吐字,如瓜蒂散证,则曰'此为胸有寒也,当吐之',况既汗吐后,焉有复吐之

① 王肯堂.证治准绳[M].上海:上海科学技术出版社,1959:241-242.
② 汪琥.伤寒论辩证广注[M].上海:上海科学技术出版社,1959:81.

理,此因讹传讹,宜为改正。"① 对此,后世曾有人评论,张氏在学术上虽有守旧倾向,但在理论研究上,并非人云亦云,而能独立思考,提出看法。

张志聪的"侣山堂"同学张锡驹亦持有同样的看法,认为:"栀子豉汤,旧说指为吐药,即王好古之高明,亦云《本草》并不言栀子能吐,奚仲景用为吐药,此皆不能思维经旨,以讹传讹者也。"(《伤寒论直解》卷二)二张极辩栀子豉汤为吐剂之误,力断栀子豉汤非为吐剂是非常正确的。由于张志聪设"侣山堂",召集同学门第论医,自顺治中至康熙初年,数十年间,学者趋往者众。因此其说影响广泛。对此,丹波元简曾给予评价:"成氏而降诸家,率以为吐剂,特志聪、锡驹断为非吐剂,可谓卓见矣。"②

由于二张此说影响较广泛,丹波元简的评论当不无道理。但是还应当指出,在二张之前约500年的刘完素对此早已指出:"凡诸栀子汤,皆非吐人之药。"刘完素与成无己几乎为同时代的人,但在《伤寒论》研究方面的影响却远不及成无己。

张志聪虽然断栀子豉汤非为吐剂且具影响,但是,他终未能理解"得吐者,止后服"之深意,认为吐下之后虚烦,无复吐之理,此因瓜蒂散用香豉而误传之也,从而认为这是《伤寒论》传讹,故断言"今为删正"。而此举颇伤武断,矫枉过正,有失允当。其实第79条栀子厚朴汤,第80条栀子干姜汤,虽均无香豉,而方后注仍有"得吐者,止后服"六字。这说明,此六字并不像张志聪所云:"因瓜蒂散用香豉,而误传之也。"

本证虚烦乃胃脘空虚饥饿之状,搅扰纠结、恶心欲吐之感;懊憹乃虚烦之甚,系胃脘灼热嘈杂,欲吐不吐之感。在此状态下,得栀子豉汤偶有呕吐,则是非常合乎病情变化的。所以,汪琥根据自己的实践指出"与病人服之未必能吐"。其言外亦含"未必不吐"之意。对此,陈修园的儿子,清代医家陈元犀曾说:"愚每用此方,服之不吐者多,亦或有时而吐,要之吐与不吐,皆药力胜病之效也。"(《长沙方歌括》卷三)火郁胃脘,灼热嘈杂之证,服栀子豉汤得吐后,病情必得缓解,在此情况下,"止后服",在理法之中。所谓"得吐者",并非药入即吐,一个"得"字,蕴含着服栀子豉汤后由不吐而至吐之过程。

---

① 郑林.张志聪医学全书[M].北京:中国中医药出版社,1999:642-643.

② 丹波元简.伤寒论辑义[M].北京:人民卫生出版社,1983:94.

　　栀子,《神农本草经》谓苦寒,主五脏邪气,胃中热气。《名医别录》谓大寒,治胸中、心、大小肠,大热,心中烦闷,胃中热气。豉,《名医别录》谓苦寒,主治伤寒头痛寒热,瘴气恶毒,烦躁满闷,虚劳喘吸。关于服栀子豉汤得吐,众注家多不是从病情切入,而是从方药探究。尤其是从豆豉上找原因,或谓豆豉气味轻薄,或谓豆豉腐臭令人恶心云云。汪琥的观点极具代表性,他说:"用豉法,须陈腐极臭者,能使人吐。方中云香豉,恐医工用豉,反取新制而气不臭者,无怪乎其不能使人吐也。"[①]汪氏所言差矣,若但以极臭法令人生吐,何必独用豉焉!

　　按,豉,《神农本草经》不载,且仲景所用之香豉,其制作方法、气味今已不可确考。距其约300年的北魏贾思勰撰《齐民要术》,其中载有豉的制作法。大约成书于北魏末年(533—534)的《齐民要术》是国内现存最早最完整的农书,也是世界农学史上最早的专著之一。书中关于"作豉法"谓"用陈豆弥好","扬簸,大釜煮之","掐软便止","漉著净地摊之","冬宜小暖,夏须极冷,乃内荫屋中聚置","豆便内外均暖,悉著白衣,豉为粗定","从此以后,乃生黄衣","复摊豆,令厚三寸,便闭户三日"。"三日开户,复以杴东西作垄构豆","构遍,以杷构豆,常令厚三寸。间日构之。后豆著黄衣,色均足,出豆于屋外,净扬簸去衣"。"扬簸讫,以大瓮盛半瓮水,内豆著瓮中,以杷急抨之使净"。"使豆小软则难熟,太软则豉烂。水多则难净"。"夏停十日,春秋十二三日,冬十五日,便熟。过此以往则伤苦;日数少者,豉白而用费;唯合熟,自然香美矣。"(《齐民要术·作豉法第七十二》)

　　几乎与贾思勰同时代的陶弘景也曾对豆豉的制作有过论述,陶弘景尝云:"豉,食中之常用,春夏天气不和,蒸炒以酒渍服之,至佳。"又云:"依康伯法,先以酢、酒溲蒸曝燥,麻油和,又蒸曝,凡三过,乃末椒、干姜屑合和以进食,胜今作油豉也。"[②]纵观贾思勰、陶弘景之作豉法,对今人理解仲景用豉,当不无启发。可见仲景至贾思勰、陶弘景时代所制作和所使用的"豉"是"自然香美",是可"和以进食"的佐肴,并不以腐臭为特征。所以仲景称其为"香豉"。这与汪琥等清代注家所见、所言之豆豉当有极大不同。

①　汪琥.伤寒论辩证广注[M].上海:上海科学技术出版社,1959:81.
②　陶弘景.本草经集注[M].北京:人民卫生出版社,1994:504.

清代药肆中豆豉作法,当是如数百年前明代《本草纲目》所载的"造淡豉法":"用黑大豆二三斗,六月内淘净,水浸一宿,沥干,蒸熟取出摊席上,候微温,蒿覆,每三日一看。候黄衣上遍,不可太过。取晒簸净,以水拌,干湿得所,以汁出指间为准。安瓮中,筑实。桑叶盖,厚三寸,密封泥,于日中晒七日,取出,曝一时,又以水拌入瓮。如此七次,再蒸过,摊去火气,瓮收筑封即成矣。"①经过这样酿蒸曝晒加工的豆豉,外皮黑色,上有黄灰色膜状物,质脆,有霉臭味。不言而喻,用这样的方法所制作的豆豉绝不是仲景所用之"香豉"。

正如王好古所云,《神农本草经》不言栀子能吐,同样,《名医别录》亦不言豆豉味臭催吐。所以,本证用本方得吐,全不在方药之力,而在于胃脘搅扰纠结、嘈杂恶心欲吐之病势。

或问,豆豉若不能吐,瓜蒂散用之何意? 答曰,《伤寒论》第 166 条、第 355 条用瓜蒂散,方用"香豉一合,用热汤七合,煮作稀糜,去滓,取汁和散"。此用香豉不是以臭味或腐味催吐,而是"煮作稀糜去滓取汁和散",意在既顾护胃气而又不碍吐。仲景用香豉和胃调中之秘,在约 1 300 年之后的《本草纲目》中才被认识到,李时珍把它概括为"下气调中"②。

瓜蒂散之吐力,全在瓜蒂不在豆豉,当已明晰。而《金匮要略·痉湿暍病脉证治》之一物瓜蒂汤更可为之佐证。

又,《伤寒论》第 393 条:"大病差后劳复者,枳实栀子豉汤主之。"方用枳实炙三枚,栀子十四个,豉一升。此与栀子豉汤对比,栀子用量相同,栀子豉汤用豉仅四合。与第 79 条栀子厚朴汤对比,栀子厚朴汤有厚朴四两,虽无豆豉,但方后亦云"得吐者,止后服"。相比之下,枳实栀子豉汤虽用豉达一升之多,但服后并不言吐。从中亦可见,吐与不吐不在栀子和豆豉,而在病势。

栀子豉汤,栀子、豆豉配伍,外能宣透肌表浮游之热,内能清泻胃脘积郁之火,安中和胃以调治胃脘之虚烦懊侬,亦即搅扰纠结、嘈杂恶心欲吐之状。张德超先生曾治一人,因强食热物后,曾吐血数口,旋即膈内拒痛,连及胃脘,食入则膈痛加剧,脘痞嘈杂,懊侬不安,不欲饮食,舌质红,苔薄黄,脉滑。用栀子

① 李时珍.本草纲目[M].北京:人民卫生出版社,1978:1527.
② 李时珍.本草纲目[M].北京:人民卫生出版社,1978:1528.

豉汤加黄连 1.5g,蒲公英 9g,3 剂膈痛痊愈,亦能进食[①]。又,俞长荣先生治病人郑某,胃脘痛,医治不减,反增便秘。证见,胸中满闷不舒,懊侬欲吐,辗转难卧,食少神疲,历七八日,按其脉沉弦而滑,验其舌黄腻而浊,检其方多桂附香砂之属,此本系宿食为患,初只须消导之品,或可获愈。今迁延多日,酿成夹食致虚,补之固不可,下之亦不宜,乃针对心中懊侬欲吐二证,投以栀子生姜豉汤,生栀子三钱,生姜三钱,香豉五钱,分温作两服,服药进剂后,诸证均瘥,昨夜安然入睡,今晨大便已下,并进食少许[②]。上述两例栀子豉汤的应用均在胃脘部的疼痛、嘈杂欲吐。第二例特别指出,病人服栀子豉汤之后,未发生呕吐。对于栀子豉汤的应用,冉雪峰先生有一段话说得极好:"盖病为吐病,而方非吐方,故有吐有不吐,用于本证吐,用于他证并不吐,吐则郁闭开,胸膈松快,中病即止,勿俾过量,得吐止后服,气相合为得,吐而曰得,吐原不误。不吐之吐,吐不大吐,恰到好处。"[③]冉先生的评论也是恰到好处的。

大建中汤与小建中汤

建中汤,名曰建中,意在补中焦,建中气。由于证有轻重,治有缓急,所以方有大小,组方用药立意不同。

大建中汤见于《金匮要略·腹满寒疝宿食病脉证治》:"心胸中大寒痛,呕不能饮食,腹中寒,上冲皮起,出见有头足,上下痛而不可触近,大建中汤主之。"本证的症状特点是"大寒痛"。其痛上连及心胸,下牵及腹中,彻内彻外,自觉寒凝之气上下攻冲、绞结、游窜。其痛时,腹部可结成有形之块状,上冲皮起,宛若"有头足"形,手不可近。称其为"大寒痛",一是言其性属寒凝结聚;二是言其痛势急剧暴烈。本证病机属中焦阳气衰微,阴寒内盛,寒凝之气游窜攻冲。故方用大建中汤以驱逐寒邪,建补中阳,力峻势猛。

① 王琦,盛增秀,蒋厚文,等.经方应用[M].银川:宁夏人民出版社,1981:223.
② 俞长荣.伤寒论汇要分析[M].福州:福建科学技术出版社,1985:106.
③ 冉雪峰.冉注伤寒论[M].北京:科学技术文献出版社,1982:186.

大建中汤由蜀椒、干姜、人参、饴糖组成。蜀椒,《神农本草经》谓其辛温大热,主邪气咳逆,温中,逐骨节皮肤死肌寒湿痹痛,下气。《名医别录》称其除六腑寒冷,伤寒温疟,大风,汗不止,心腹留饮,宿食肠澼,散风邪瘕结,水肿黄疸。本方用蜀椒配以干姜,取其阳中之阳性,大制阴寒之气;又用人参、饴糖建中阳以和气血。方后注云:"如一炊顷,可饮粥二升,后更服,当一日食糜,温覆之。"从服后"饮粥二升""温覆"可以推知,本证之所以称为"大寒痛"还当有恶寒、厥逆、脉伏等症状。

广州邓鹤芝先生曾治一女性病人,时年 67 岁,患胸腹剧痛 2 天,呕吐涎沫,不能进食,舌苔白,脉弦迟。诊断为上中二焦阳气虚,阴寒上乘,予以大建中汤。二诊时,胸腹痛减半,呕止,但仍吐涎沫,稍能食,脉弦迟已减,仍拟大建中汤加半夏以降逆去涎沫。速服二剂痊愈[1]。按:本证以胸腹剧痛为特点,舌苔白,脉弦迟,均提示本证病机为阴寒凝滞。二诊,治以大建中汤加半夏,实属《备急千金要方》大建中汤。《备急千金要方》载大建中汤治虚劳,寒澼,饮在胁下,决决有声,饮已,如从一边下,决决然也,有头并冲皮起,引两乳内痛,里急,善梦,失精,气短,目䀮䀮忽忽,多忘。其方后注曰:"里急拘引,加芍药桂心各三两;手足厥,腰背冷,加附子一枚;劳者加黄芪一两。"[2]这些症状,都可为《金匮要略》大建中汤证之"大寒痛"作参证,同时又可以为上述邓鹤芝先生之治案作诠释。

田仁德先生曾治一病人,时年 42 岁。发病年余,腹胀、腹痛、呕吐、便溏,腹部常有包块时起时消,肠鸣拒按,纳呆不渴,畏寒,面色㿠白,憔悴,少气息短,语怯,脉象沉细而缓,舌淡苔白。诊断为中阳虚衰,阴寒内盛,方用大建中汤。连用 20 剂,病愈未发,以附子理中丸善后[3]。此证以腹痛、时有包块、拒按为特点,即仲景所述之"大寒痛","出见有头足,痛而不可触近"的典型实例。

大建中汤证的突出特点是寒和虚,由于中阳虚衰,阴寒内盛,故出现"心胸中大寒痛","上下痛而不可触近"。如此暴痛者,在《伤寒论》中还见于大陷胸汤证"膈内拒痛""从心下至少腹硬满而痛不可近"和太阴病桂枝加大黄汤

① 邓鹤芝.大建中汤治心胸中大寒痛、呕不能饮食经验[J].广东中医,1959,2:46.

② 孙思邈.备急千金要方[M].北京:人民卫生出版社,1955:349.

③ 田仁德.大建中汤治愈克隆病二例[J].山东中医学院学报,1983(3):62.

证之"大实痛"。三者相比,大陷胸汤证是热与水结,与其他二证有寒热之别。而桂枝加大黄汤证突出寒和实,故重用芍药和大黄以通络破结;大建中汤证虽曰大寒痛,但在病机上更突出"虚"。

小建中汤,仲景书凡五见。用于虚劳里急,悸,衄,腹中痛,梦失精,四肢酸疼,手足烦热,咽干口燥;男子黄,小便自利;妇人腹中痛;伤寒阳脉涩,阴脉弦,腹中急痛;伤寒二三日,心中悸而烦等。其应用比大建中汤更为广泛。仲景用小建中汤不论是治虚人外感还是虚劳里急,妇人腹痛,其立意都是补中气建中阳。其所主之证虽有寒象,但突出的也是"虚"。

陈大启先生曾治一女性病人,时年 34 岁,脘腹胀痛 2 年,时作时休,纳呆食少,倦怠乏力,畏寒肢冷,心悸气短,健忘失眠,大便溏泄,面色淡黄无华,舌淡苔白,脉沉细,诊断为中焦虚寒,气血两虚,治以小建中汤,连服 20 剂,诸症皆除[①]。又,湖南吴达昌先生治一男性病人,腹痛伴呕吐反复发作 5 年。即时症见脐周疼痛,按之痛减,痛甚时伴呕吐,食少便溏,面色萎黄,舌质淡,苔薄白,脉沉细。诊为中焦虚寒,治以温中补虚,缓急止痛,方用小建中汤,10 余剂后诸症悉除[②]。按:此二例症状中皆有腹痛,其特点是时作时休或按之痛减,属仲景之虚劳腹痛,与大建中汤之剧痛、大寒痛,不可触迥异。故以小建中汤建中补虚。中焦乃气血化生之源,《灵枢·决气》篇云:"中焦受气取汁,变化而赤是谓血。"中焦建则气血自生,营卫自和。所以小建中汤又能调补气血阴阳。

大、小建中汤,仲景命之曰"建中",其中是有一定思想文化渊源的。中,在中国传统文化中,有丰富的底蕴。中,即是根本,有了根本才有一切。《伤寒论》第 184 条云"阳明居中主土也,万物所归"。建中,从局部讲是建补中焦,从整体讲是调整阴阳,燮理全身,培补根本,它所针对的病机都离不开一个"虚"字。

大、小建中汤其立意均在建中,其核心是饴糖。饴糖,《神农本草经》称其味甘,主补虚乏,止渴去血。今本仲景书用饴糖者,唯建中汤。除大、小建中汤之外,尚有黄芪建中汤,以及《金匮要略》附方内补当归建中汤。小建中汤若无饴糖则是桂枝加芍药汤。桂枝加芍药汤在太阴病中用于破阴结,通脾络以止痛,

① 王孝续,陈生.陈大启老师运用小建中汤的经验[J].北京中医杂志,1989(2):5.
② 吴达昌.小建中汤治验二则[J].湖南中医杂志,1991(6):34.

加饴糖才名曰建中。故邹澍指出："建中固以饴糖得名耳。"[①] 明代汪讱庵曾云："今人用建中者,绝不用饴糖,失仲景遗意矣。"[②] 对此,姜佐景评论说："近古已然,曷胜叹息。夫小建中汤之不用饴糖,犹桂枝汤之不用桂枝,有是理乎?"[③]

由上所述,可见大建中汤功在驱散寒邪以建中阳,专用于中脏寒盛之证。周岩曾云："温脾无过干姜,补脾无过人参、胶饴,椒能由脾达肾,以消饮而杀虫,亦温脾之要药,此四物大温大补,不出中宫,建中有大于是者乎!"[④] 周岩的评说虽然掺进了一些后世人的认识,但亦探得汉末仲景大建中汤之底蕴。

小建中汤功在调和阴阳气血,建补中焦,故所治者广,用于虚人外感、虚劳、血痹、黄疸、妇人杂病等。与大建中汤相比,小建中汤散寒,桂枝生姜不及蜀椒干姜;补虚,大枣芍药不及人参;同时,虽均用饴糖一升,然用法不同。大建中汤以水四升煮取二升,去滓,内(纳)胶饴一升,微火煎取一升半,浓缩之程度大,胶饴之含量高,最后煎成的药液几近膏腴。小建中汤以水七升煮取三升,去滓内(纳)饴,更上微火消解即成,无浓缩过程。故建中汤以胶饴得名,力峻者为大,力缓者为小。

大半夏汤与小半夏汤

在今本仲景书中,以大小命方者计有青龙、柴胡、建中、陷胸、承气、半夏诸方。其中青龙、柴胡、陷胸、承气、建中诸方,除大建中汤之外,均见于《伤寒论》,前已论及。唯大、小半夏汤仅见于《金匮要略》。仲景以大小命方,体现出古代二分法辩证思想,也从一个侧面反映出其用药思路。为比较起见,在此对大、小半夏汤一并略论之。

大半夏汤见于《金匮要略·呕吐哕下利病脉证治》："胃反呕吐者,大半夏汤主之。"大半夏汤由半夏二升,人参三两,白蜜一升组成。在大半夏汤中,半

① 邹澍.本经疏证[M].上海:上海科学技术出版社,1957:121.
② 汪讱庵.医方集解[M].上海:上海卫生出版社,1957:163.
③ 曹颖甫.经方实验录[M].上海:上海科学技术出版社,1979:62.
④ 周岩.本草思辨录[M].北京:人民卫生出版社,1960:86.

夏用量大是本方特点之一。在今本仲景书用半夏约 36 方中,用量达二升者仅此一方。

半夏,《神农本草经》主伤寒寒热,心下坚,下气,咽喉肿痛,头眩,胸胀,咳逆,肠鸣,止汗。在《金匮要略·痰饮咳嗽病脉证并治》中,支饮用苓甘五味姜辛汤之后,有云:"呕者,复内半夏以去其水。"由此可见,半夏止呕之功似在于其能去水。半夏去水,这是仲景的经验,亦为后世的实践所证实。但若从深层理解,半夏去水之力全在其开结下气之功。

纵观《神农本草经》对半夏的论述,无不是以开结、下气而显其功力。故大半夏汤、葛根加半夏汤、黄芩加半夏生姜汤和小柴胡汤证胸中烦而不呕去半夏等,其用半夏或去半夏,均立意于下气。

大半夏汤的另一个特点是其独特的煎服法。其方后注云:"上三味以水一斗二升,和蜜扬之二百四十遍,煮药取二升半,温服一升,余分再服。"扬之二百四十遍,意在水与蜜搅拌时间较长。

白蜜一升加水一斗二升,共一斗三升,煮药至二升半,约减其五分之四,这是一个较长时间的浓缩过程。其浓缩程度可与小柴胡汤相比照。小柴胡汤六味药物共二十八两,另加大枣十二枚,药多方大,虽用水也是一斗二升,但体均势分,煮取六升,去滓,再煎取三升。从对比中可见,大半夏汤几经浓缩,近成膏腴,其中蕴含降中有润、破中有补之意。

仲景在本方中所用的半夏是生半夏,其所云"洗完用",当是"水洗令滑尽"。生半夏重用至二升,不仅有"戟人咽"之虞,更有致命之危。《伤寒论》第 313 条有云"半夏有毒"。所以此处用白蜜还有解半夏毒之意。《金匮要略》之乌头汤、大乌头煎、乌头桂枝汤、甘遂半夏汤等均用白蜜,其意均在于解乌头、甘遂之毒性。

大半夏汤证重笃危急,"胃反"二字说明呕吐之顽固性和严重性,故重用半夏二升开结降气止呕吐。《名医别录》称其消心腹胸膈痰热满结,咳嗽上气,心下急痛坚痞,时气呕逆。与《神农本草经》对比,《名医别录》对半夏的记载更突出了仲景及其同时代人对半夏的认识。

黄福斌曾治一女性病人,病患呕吐 10 年。食入即吐,反复发作。X 线钡餐检查诊为"贲门失弛缓症",久治无效。病人食水难入,入即呕吐,脘痞,气短无力,形体消瘦,面㿠白无光,舌质淡,苔薄白,脉弦细。证属胃虚气逆,方用大半夏汤,半夏 30g,人参 10g,白蜜 10ml。3 剂后呕吐好转,继服 3 剂,呕吐渐止,饮食大增,继以六君子汤善后。1 年后随访未复发[①]。按,大半夏汤方小、量大、药奇、力峻,仲景在方后注特别要求:"以水一斗二升,和蜜扬之二百四十遍。"刘献琳教授用大半夏汤加味治疗食入即吐之噎膈证,有良效。服药后气降呕平,进食不吐。先生尝云,用大半夏汤,水蜜相和必须扬之,不扬则效不显。

小半夏汤见于《金匮要略·痰饮咳嗽病脉证并治》:"呕家本渴,渴者为欲解,今反不渴,心下有支饮故也,小半夏汤主之。"同书《黄疸病脉证并治》:"黄疸病,小便色不变,欲自利,腹满而喘,不可除热,热除必哕。哕者,小半夏汤主之。"同书《呕吐哕下利病脉证治》:"诸呕吐,谷不得下者,小半夏汤主之。"小半夏汤由半夏一升,生姜半斤组成。在仲景书中,半夏用量除了大半夏汤用至二升以外,达一升者也只有小半夏汤、麦门冬汤和半夏厚朴汤。而方小量大者仅此小半夏汤。

本方用半夏一升配生姜半斤,功在散寒、降气、止呕。《金匮要略·腹满寒疝宿食病脉证治》之厚朴七物汤方后注有云"呕者加半夏五合","寒多者加生姜至半斤"。从中可见,仲景用小半夏汤不仅去水止呕以治标,而且散寒、降气以治本。

在今本仲景书中,半夏、生姜配伍,且与小半夏汤有可比性的还有生姜半夏汤,见于同书《呕吐哕下利病脉证治》,文曰:"病人胸中似喘不喘,似呕不呕,似哕不哕,彻心中愦愦然无奈者,生姜半夏汤主之。"方用半夏半升,生姜汁一升。本证"似喘不喘,似呕不呕,似哕不哕,彻心中愦愦然无奈者",表述的是欲吐不吐恶心之状。按,"恶心"这个术语出现得较晚,《灵枢》《素问》及今本仲景书中均未见及。经典中没有这个术语,并不能说明那个时期的病人没有这个症状(参见本书下篇《麻黄"先煮去沫"与"沫令人烦"》)。本方重用生姜汁一升,意在降气和胃止呕。

生姜,在仲景书中是最常用的几味药物之一,在《伤寒论》中凡三十九见,在《金匮要略》中约五十一见。《神农本草经》在干姜的条目下仅云"生者尤良"。《名医别录》主伤寒头痛、鼻塞、咳逆上气、止呕吐。与《神农本草经》对比,《名医别录》对生姜的认识有发展,从中可见,生姜止呕吐,当是因仲景和

---

① 黄福斌.大半夏汤治愈顽固性贲门失弛缓症[J].江苏中医杂志,1986(11):16.

他同代人的经验而被收入《名医别录》中。半夏、生姜均有降气止呕之功,二味配伍,相得益彰,止呕力更强。

陈嘉栋先生曾治一病人,眩晕,呕吐频繁,呕吐清水涎沫,量多盈盆,合目卧床,稍转动则感觉天旋地转。其形体胖,苔薄白腻,脉沉软滑。诊为水饮停胃,浊邪上僭,清空不清,治以和胃化饮,方用小半夏汤。制半夏 12g,生姜 10g,服 2 剂后,眩晕、呕吐止。原方加茯苓 12g 续服 2 剂,并以二陈汤加白术姜汁丸内服。追访 2 年未复发①。按,本证水饮内停,清阳不升,胃失和降,故眩晕恶心、呕吐。用小半夏汤降气和胃散水止呕。水饮去,眩晕自平。又,复诊,原方加茯苓 12g,即《金匮要略·痰饮咳嗽病脉证并治》之小半夏加茯苓汤。文曰:"卒呕吐,心下痞,膈间有水,眩悸者,小半夏加茯苓汤主之。"此亦为治水降气止呕良方。

大半夏汤与小半夏汤均治呕吐。大者,半夏用量大,以下气散结补虚为本,其所治之证重笃危急。小者,半夏用量较少,以下气散水和胃为本,所治之证较轻缓。

仲景设方以大小命剂的辨证思路,对后世有较大影响,如后世之和中饮、分清饮、活络丹、定风珠等均以大小名。在中国医学史上,以大小命名的方剂,以百论计。这种既对立又统一的以大小命方的思路,既是对仲景二分法辩证思想的继承,又从一个侧面透散出传统文化的气息。

大陷胸汤证与小陷胸汤证

——兼论膈内拒痛与疼痛拒按

结胸即胸结

大陷胸汤首见于《伤寒论》第 134 条:"太阳病,脉浮而动数,浮则为风,数则为热,动则为痛,数则为虚;头痛发热,微盗汗出,而反恶寒者,表未解也。

---

① 陈嘉栋.眩晕十则[J].中医杂志,1980(7):16.

医反下之,动数变迟,膈内拒痛,胃中空虚,客气动膈,短气躁烦,心中懊恼,阳气内陷,心下因硬,则为结胸,大陷胸汤主之。"本条所表述的是太阳病表证未解,因误下而表邪内陷。在《伤寒论》中,太阳病表证未解,误下能够伤阳、伤阴形成各种变证。本证病机特点不在于误下伤阳伤阴致虚,而是误下邪陷内结。其病机突出在"结"上。

在《伤寒论》中,因误下邪陷内结而引起的变证,不只是结胸,另外还有痞,如半夏泻心汤证、甘草泻心汤证等。就一般意义上讲,痞证也是邪结,但其结的程度与结胸证对比要轻得多,它突出的是痞塞满闷,以塞为主,痞而不痛,所以《伤寒论》第149条有云:"若心下满而硬痛者,此为结胸也……但满而不痛者,此为痞。"

论中另外还有所谓的"虚烦证",即第76条栀子豉汤证,也属于表邪未解,误治邪陷,但陷而未尽,故以虚烦、懊恼为主要症状(见本书《栀子豉汤》),其严重者,可偶见胸中窒(第77条)、心中结痛(第78条)等,但终未至"结"的程度。

结胸证除因误下而形成以外,也可以自然形成,如第135条,"伤寒六七日,结胸热实,脉沉而紧,心下痛,按之石硬者,大陷胸汤主之。"不论误下邪陷,还是自然形成,其病机特点都是"结",此正如第135条所云"结胸热实"。所谓"结胸热实"就是热与实结于胸。在此,实者,水也。即如第136条所云:"此为水结在胸胁也。"

在《伤寒论》中,病机突出"结"的病证还有"脏结"。所以,论中把"结胸"和"脏结"对举进行比较。第128条有云:"问曰,病有结胸,有脏结,其状何如?答曰,按之痛,寸脉浮,关脉沉,名曰结胸也。"而脏结则"如结胸状,饮食如故,时时下利,寸脉浮,关脉小细沉紧,名曰脏结"(第129条)。

脏结"如结胸状",那么结胸其状又何如?

纵观《伤寒论》,关于结胸证的症状似仅描述为"按之痛"(第128条),"心下痛,按之石硬"(第135条),"从心下至少腹硬满而痛不可近"(第137条),"心下满而硬痛"(第149条)。由此而产生了在《伤寒论》研究史上又一个令人困惑的问题,即既称之曰结胸,为何没有胸胁症状,而仅是一些胃脘、腹部症状呢?

于是注家各尽其说,论者哓哓。如汪琥云,"夫曰膈内,曰心中,曰心下,皆胸之分也,名曰结胸,其邪实陷于胃,胃中真气虚,斯阳邪从而陷入于胸,作结硬之形也"①。尤在泾亦云:"大陷胸与大承气,其用有心下与胃中之分……仲景所云心下者,正胃之谓,所云胃中者,正大小肠之谓也。"② 汪琥把心下指认为胸,尤在泾把大陷胸汤之用直指为胃,可见,历代注家均不得其解。

至近世,有研究者再次提出,结胸证结在何处?于是,有以胸概腹论者谓,"胸包括腹,所以从心下至少腹的症状,当然也就是胸的症状";有以前后论胸腹者云,"人身后为背,身前为胸,所以胸自然而然地包括腹在内";又有径指胸为腹者曰,"结胸即是结腹",云云。这些诠释都是为了曲意符合条文所表述的"心下痛,按之石硬"或"从心下至少腹硬满而痛不可近"。

注家们在解释第133条"结胸证悉具,烦躁者亦死"时,把"悉具"理解为仅仅是上述之心腹硬痛,或不大便,或舌上燥而渴,日晡小有潮热等诸症悉具。这些解释的悖谬之处,在于他们认为结胸证的主要症状全部是心下及腹部症状。

而结胸证恰如其命名,它的主要症状应当表现在胸胁部。

那么,结胸证表现在胸胁部的主要是些什么样的症状呢?要确定结胸证的主要症状,应当从解读"结胸"二字开始。

从仲景对本证的命名和对本证病机的表述,可以得出这样一个结论:结胸即胸结。胸不当结而结,所以痛、硬、满当自在其中。兹分述如下:

结胸证有胸痛症状

《伤寒论》第134条有云:"医反下之,动数变迟,膈内拒痛。"方有执把膈内拒痛讲成"拒,格拒也,言邪气入膈,膈气与邪气相格拒,而为痛也。"③ 喻昌亦云:"膈中之气与外入之邪两相格斗,故为拒痛。"④ 唐容川释之曰:"胸膈间为正气往来之路,为邪所入,正气拒之,则为拒痛。"(《伤寒论浅注补正》)今人则把"膈内拒痛"讲成"胸膈部疼痛拒按"。上述诸说,把"拒"或讲成格拒,

① 汪琥.伤寒论辩证广注[M].上海:上海科学技术出版社,1959:91.
② 尤在泾.伤寒贯珠集[M].上海:上海科学技术出版社,1959:48.
③ 方有执.伤寒论条辨[M].北京:人民卫生出版社,1957:22.
④ 喻昌.尚论篇[M].上海:上海古籍出版社,1991:40.

或讲成拒按,此属谬误。

按,拒,推而向外之意。《韩非子·扬权》:"数披其木,无使木枝外拒。"注曰:"拒,谓枝之旁生者也。"在"膈内拒痛"中,拒,可训为支,可引申为撑、胀,拒痛即是表述由内向外的支痛、撑痛或胀痛。《素问·六元正纪大论》有云:"厥阴所至,为支痛。"王冰注曰:"支,柱妨也。"按,柱通拄。拄妨,支撑也。支,又见于《伤寒论》第 146 条:"伤寒六七日,发热,微恶寒支节烦疼,微呕,心下支结……"支结,意即支撑满闷。《伤寒论》之拒痛,犹《六元正纪大论》之支痛。由此可以确定,结胸证具有胸膈内支撑疼痛症状。

结胸证有胸胁坚硬症状

在《伤寒论》的另一个古老传本《金匮玉函经》中,大陷胸汤有二,除赵开美复刻宋本中的大陷胸汤之外,"又大陷胸汤方第五十五,桂枝四两,甘遂四两,大枣十二枚,栝楼实一枚去皮,人参四两"。方后自注云:"胸中无坚,勿服之。"《金匮玉函经》治热实结胸之二方均以甘遂为主药,驱水为治,可谓是仲景治热实结胸之一法两方。而一直未引起注家们注意的"胸中无坚勿服之"七个字,尽管是仲景警示用本方的禁忌,但,更重要的是它为我们提供了结胸证必有胸部板硬这一症状的无可辩驳的确证。

结胸证有胸胁下满症状

第 143 条有云:"胸胁下满,如结胸状。"纵观第 143 条,妇人中风诸症,能够称得上"如结胸状"的症状,唯"胸胁下满"。又,本论第 136 条,"但结胸无大热者,此为水结在胸胁也"。由于结胸证的基本病机是"热入"(第 131 条),和"水结在胸胁"(第 136 条),所以,胸胁下满也是结胸证的必有症状。

结胸证有胸胁痛、胸胁硬、胸胁满症状

《伤寒论》第 340 条云:"病者手足厥冷,言我不结胸,小腹满,按之痛者,此冷结在膀胱关元也。"本条之"言我不结胸"一句,是病人对自觉症状的陈

述,自称不结胸。此处之"结胸"二字出自病人之口,因此,既不可能是病名,也不可能是病机,而是言表症状。这种表述方式还见于《金匮要略·惊悸吐衄下血胸满瘀血病脉证治》:"病人胸满,唇痿舌青,口燥,但欲漱水不欲咽,无寒热,脉微大来迟,腹不满,其人言我满,为有瘀血"。自称"不结胸"是病人陈述自身胸胁部不痛、不硬、不满。

综上所述,结胸即"胸结"。胸为清阳之所聚,《灵枢·邪客》篇云:"宗气积于胸中,出于喉咙,以贯心脉而行呼吸焉。"若热与水结于胸胁,最常见的症状莫过于胸胁痛、硬、满及短气躁烦,对此,仲景以结胸二字名之。"结胸"二字把胸部痛、硬、满诸症悉予涵括,而"心下痛,按之石硬"或"从心下至少腹硬满而痛不可近",则只是结胸证的伴见症状。由此可见,结胸证是以胸胁部的痛、硬、满为主,上连及头项颈部,下累及心胃脘腹及少腹,其证可谓之急重,故仲景治以大陷胸汤之峻剂。

《伤寒论》重点论述热实结胸——大陷胸汤证。而通过比照,旁及小结胸——小陷胸汤证。后世注家鉴于论中有称小结胸者且治以小陷胸汤,故把热实结胸之大陷胸汤证称之为大结胸。第138条"小结胸病,正在心下,按之则痛",与大结胸证之胸胁痛、硬、满以及"从心下至少腹硬满而痛不可近"相对比,其症状范围比较局限。但既称之为"结胸",尽管是小结胸,那么其不同程度的胸胁坚满则是不言而喻的。若仅仅认为是心下按之则痛,不按不痛,岂不混同于第78条心中结痛的栀子豉汤证!小陷胸汤虽不用甘遂以逐水,但却用大栝楼实一枚,其意则仍在开破胸中之实。

大陷胸汤由大黄、芒硝、甘遂组成。本证病势急,胸胁硬且坚,痛而满。本方以用甘遂为特点,与调胃承气汤对比,在药物组成上仅甘草、甘遂一字之差,但其功效则相去甚远,有天壤之别。仲景书中用甘遂方计五,曰大陷胸汤、大陷胸丸、十枣汤、甘遂半夏汤、大黄甘遂汤。十枣汤证水停胁下,心下痞硬满,引胁下痛;甘遂半夏汤证"虽利,心下续坚满";大黄甘遂汤证"妇人少腹满,如敦状",水与血结于血室。仲景用甘遂意在逐水。甘遂,《神农本草经》主大腹疝瘕,腹满,面目浮肿,留饮宿食,破癥坚积聚,利水谷道。汪琥对甘遂有一段评述,较深刻地揭示了秦汉时期对甘遂通逐水邪的理解:"甘遂,若夫间之遂。考《周礼》,凡治野,夫间有遂。注云,自一夫至千夫之田,为遂沟洫浍,所以通水于川。遂者,通水之道也,广深各三尺曰遂(按,《周礼》郑注曰:广深各二尺）。则是甘遂,乃通水之要药。陷胸汤中,以之为君,乃知结胸证,非但实热,此系水邪结于心下故也。"[1]了解了"遂"的含义,亦即理解了古人对甘遂的认识,这样才能真正领悟仲景在大陷胸汤中用甘遂的立意。

曹颖甫《经方实验录》载,王季寅先生曾作《同是泻药》篇曰,某日,狂风大作,余因事外出,当时冒风,腹中暴疼。服当归芍药汤加生军一剂,不应。时已初更,疼忽加剧,至午夜,疼如刀绞,转侧床头,号痛欲绝。无奈,饮自己小便一盅,始稍安。已而复作,状仍如前。黎明,延医针刺中脘以及各穴,行针历五时,痛始止。该医云,腹部坚硬如石,针虽止疼一时,而破坚开结,非药不克奏功。因服顺气消导之方,不效。翌日,余谓:腹坚硬如石,唯大承气或可见功,因自拟生军三钱,枳实二钱,厚朴三钱,芒硝五分。服后,时许,下积物甚多,胸腹稍畅。次日,胸腹仍觉满闷硬疼,又进二剂,复下陈积数次。元气顿形不支,因改服六君子汤三剂。元气稍复,而胸腹满疼,仍自若也。更服大承气二剂,不唯疼痛丝毫未减,腹中满硬如故。忽忆伤寒小结胸病,正在心下,按之则痛,大结胸则从心下至少腹硬满,不待按,即痛不可近。余之初病,即胸腹坚硬如石,号痛欲绝,得毋类是?唯大结胸以大陷胸汤为主治,此汤之药仅大黄、芒硝、甘遂三味。硝黄余已频服之矣。其结果既如上述,加少许甘遂,即能却病回生耶?遂决计一试,方用生军二钱,芒硝五分,甘遂末一分,药煎成,一饮而尽。服后,顿觉此药与前大不相同,盖前所服硝黄各剂,下咽即觉药力直达少腹,以硝黄之性下行最速故也。今服此药,硝黄之力竟不下行,盘旋胸腹之间,一若寻病者然。逾时,忽下黑色如棉油者碗许,顿觉胸中豁朗,痛苦大减,四五剂后,饮食倍增,精神焕发[2]。本例王季寅先生以自身的体验诠释了大陷胸汤证"胸腹坚硬如石"之症状和甘遂在大陷胸汤中不可替代之作用。

辽宁省生物医学工程学会的伤寒论现代研究"网络"临床实验组,1983年9月至1984年4月,在沈阳传染病院(今沈阳市第六人民医院)防治流行性出血热的工作中,对结胸证进行了深入的临床研究。曾治一高姓女病人,32岁,入院诊断为流行性出血热(重型)。经服四逆汤、猪苓汤、桃核承气汤后,体温复常,血压稳定,尿量增多,但患者出现胸痛、气短、不能平卧、面色晦暗,从心下至

① 汪琥.伤寒论辩证广注[M].上海:上海科学技术出版社,1959:92.
② 曹颖甫.经方实验录[M].上海:上海科学技术出版社,1979:73.

少腹硬满而痛,舌红,苔薄,脉沉滑,即投大陷胸汤一剂,得快利后,胸痛解,气平得卧,精神好转,面色复常。但次日查房时,患者诉腹痛剧烈。医者欲按其腹,患者急以双手护腹,惶恐拒按。投枳实理中汤二剂而愈。该文作者按,"服大陷胸汤以挽救急重证之后,临床常见到从心下至少腹疼痛一症依然存在。此并非'结胸'证仍在,不可更下。仲景云,'得快利,止后服',当遵此明训。当此之际,服理中汤加枳实甚效。对此,前贤有经验记载,如《伤寒百问歌》云,'陷汤下之病不去,毒气小攻及结聚。枳实理中调其气,次疗诸疾应手愈'"①。本例从现代临床角度有力地阐明了在仲景所论的典型结胸证中,胸痛、短气是不可缺少的症状,并再次证明了"结胸证必有胸结"这个结论的正确性。

小陷胸汤由黄连、半夏、栝楼实组成。由于小结胸证比大结胸证轻缓且局限,故不用破癥坚积聚逐水力速的甘遂,而改用开胸散结清热的栝楼实;清热不用荡实力速之硝、黄,而改用清泄热气之黄连,更用下气开结之半夏。本方重心是栝楼实。栝楼实,仲景书中凡五见:小陷胸汤,小柴胡汤证胸中烦而不呕加栝楼实一枚,另外如《金匮要略·胸痹心痛短气病脉证治》之栝楼薤白白酒汤、栝楼薤白半夏汤、枳实薤白桂枝汤(均用于胸痹、胸痛、胸满的治疗)。从中可见,仲景用栝楼实,意在开胸散结、清热涤痰,故小陷胸汤所治在痰不在水,是痰结不是水结。

郭彤治一女性病人,45岁,诉其一周前患感冒,曾服板蓝根冲剂、羚羊感冒片等病愈。继感上脘、两胁撑胀疼痛,拒按,心烦,不思饮食,脉弦滑,苔淡黄腻,误认为是余邪未尽客肺,气机失宣,投以淡豆豉、连翘、桔梗、枳壳等清解宣肺,服药数剂无效。改用疏肝和胃理气之品,烦躁反增,遂细审病机。患者外感过服寒凉之品,致邪热内陷与体内水饮相结而成结胸。《伤寒论》第138条:"小结胸病,正在心下,按之则痛,脉浮滑者,小陷胸汤主之。"故用黄连9g,姜半夏10g,全栝楼20g。服药3剂,疼痛明显减轻,继服3剂而愈。

按,本证小结胸病,上脘、两胁撑胀、疼痛、拒按是其特点,故治以小陷胸汤取效。又,本证脉弦滑,舌苔淡黄腻当是热与痰互结为是,故用全蒌20g,功在清热涤痰。

结胸病,证之高下,胸胁脘腹硬满痛之轻重,脉之浮沉紧弦滑,其差异在泾

---

① 杨麦青.《伤寒论》现代临床研究[M].北京:中国中医药出版社,1992:204.

渭之间,故其证有大小之分,其方有大小之剂,其治有缓急之策。其证称之为结胸,以陷邪为治,以用命方,故曰陷胸汤,谓高者陷之,以平为期。

泻心汤与泻心汤证

泻心汤,赵刻宋本《伤寒论》六病诸篇中包括重出五见,第 139 条半夏泻心汤、第 157 条生姜泻心汤、第 158 条甘草泻心汤、154 条大黄黄连泻心汤、第 155 条附子泻心汤;另,《金匮要略》中,《百合狐惑阴阳毒病脉证治》篇中重出甘草泻心汤,《呕吐哕下利病脉证治》篇中重出半夏泻心汤,又,《惊悸吐衄下血胸满瘀血病脉证治》篇与《妇人杂病脉证并治》篇中有泻心汤。

仲景书中的泻心汤大体可分为两个系列,一是半夏泻心汤系列如半夏泻心汤、生姜泻心汤与甘草泻心汤,另是大黄黄连泻心汤系列,如第 154 条大黄黄连泻心汤(泻心汤),第 155 条附子泻心汤。

半夏泻心汤、生姜泻心汤与甘草泻心汤药物组成的核心结构是相同的,即苦寒的黄连黄芩配辛味的干姜半夏,因为这关系到对三个泻心汤所治疗痞证病机的认识,所以其配伍特点引起后世医家的关注。

清代柯韵伯认为“痞因寒热之气互结而成,用黄连干姜之大寒大热者,为之两解”[1]。《医宗金鉴》所谓“芩连之寒,泻阳陷之痞热,干姜之热,散阴凝之痞寒”[2]。在现代中医教育中具有开创性地位的江苏省中医学校编著的《伤寒论释义》,针对半夏泻心汤有这样一段话:“患者胃气不健,又无痰饮食积,邪热内陷无所凭依,故心下但满而不痛,此即为痞。”[3] 中医研究院编撰的《伤寒论语译》在解析半夏泻心汤时说:“痞为寒热之气互结而成,所以寒热药味同时并用”“半夏干姜辛温可以散结而止呕,黄芩黄连苦寒可泻胃热”[4]。其后几十年来不同种类的《伤寒论》教材,都没有脱离这个窠臼。如“若误下后损伤脾

① 柯韵伯.伤寒来苏集·伤寒附翼[M].上海:上海科学技术出版社,1959:28.
② 吴谦.医宗金鉴[M].北京:人民卫生出版社,1963:92.
③ 江苏省中医学校伤寒教研组.伤寒论释义[M].南京:江苏人民出版社,1958:188.
④ 中华人民共和国卫生部中医研究院.伤寒论语译[M].北京:人民卫生出版社,1959:63.

胃,在外之邪热乘机内陷,以致脾胃升降失职,寒热错杂之邪干于中焦,故出现心下痞满而不痛的证候,此为痞"①。"寒热夹杂痞的三种证型,即半夏泻心汤,生姜泻心汤与甘草泻心汤证,三个汤证大同小异,都是汗下之后,外邪由表入里,表证已解,入里之邪部分热化,部分寒化,正气轻微受损,脾胃气机升降紊乱,从而形成寒热错杂,虚实错杂,升降失司的寒热夹杂痞"②。"误下后,脾胃损伤而生寒,外邪内陷而为热,于是寒热错杂于中,以致脾胃不和,升降失司,气机壅滞,而成心下痞"③。

从近现代中医业内对三泻心汤证的论述中,可以看出对其病机的认识基本没有超出"寒热错杂"的框架。这种认识经过 60 多年来《伤寒论》讲义或教材的强化,影响很大,但是,如果从原典文本与临床角度重新思考梳理就会发现,把半夏等三泻心汤证的病机简单概括为"寒热错杂",这是不准确的。

一

《伤寒论》第 149 条中,"伤寒五六日,呕而发热者,柴胡汤证具,而以他药下之"之后,病人出现"满而硬痛"与"满而不痛"两种不同的证,仲景把"满而不痛"者称为"痞"。所谓"痞",是指心下满,气隔不通。此是因"呕而发热"本属外连于表内连于里之"外证",被误下而引发气机紊乱,升降失调,勾牵起潜在的病机发动,酿成胃虚气逆,湿浊壅聚之证,仲景治以半夏泻心汤。仲景在此用半夏泻心汤的目的是什么? 这是后世人一直在揣摩的问题。

半夏泻心汤方用半夏、黄芩、干姜、人参、甘草、黄连、大枣。

半夏,味辛,《神农本草经》载"主伤寒寒热,心下坚,下气";《名医别录》称"消心腹胸中膈痰热满结","心下急痛坚痞"。

黄连,《神农本草经》载"味苦寒,主热气","肠澼腹痛下利";《名医别录》称"主五脏冷热,久下泄澼脓血","调胃厚肠"。

黄芩,《神农本草经》载"味苦平,主诸热,黄疸,肠澼泄利";《名医别录》

① 湖北中医学院.伤寒论选读[M].上海:上海科学技术出版社,1979:59.
② 柯雪帆.伤寒论选读[M].上海:上海科学技术出版社,1996:93.
③ 梅国强.伤寒论讲义[M].北京:人民卫生出版社,2003:147.

称疗"痰热胃中热"。

干姜，《神农本草经》载"味辛温，主胸满"，"温中"，"逐风湿痹，肠澼下利"；《名医别录》称主治"寒冷腹痛，中恶霍乱胀满"。

黄连、黄芩、干姜，在《神农本草经》中均主治"肠澼下利"。肠澼是古病名，从可检文献显示，当出自《黄帝内经》。典型的论述如《素问·生气通天论》："因而饱食，筋脉横解，肠澼为痔。"《素问·通评虚实论》载"肠澼便血""肠澼下白沫""肠澼下脓血"。另外，《灵枢·论疾诊尺》篇，《素问·阴阳别论》《素问·大奇论》《素问·太阴阳明论》《素问·著至教论》《素问·气厥论》等篇都论及"肠澼"。

肠澼，主要症状是腹泻，伴肠间沥沥水声。澼，本义"水声"，结合《黄帝内经》表述，腹泻中多夹杂腻黏垢滑之秽。对古病名中的"肠澼"，今人不能理想化地寻求与后世或现今的相关病证完全对应，更不能随意对应。概括起来，从文献的论述中可见，肠澼在不同语境下，涵括以泄泻为特征的各种排便异常。饮食不节或情志郁结损及胃脾腐熟消化、游溢散淫、升降顺逆功能，引发气结湿蕴，或大便不畅、里急后重，或大便洞泄、沥沥肠鸣，或大便白沫、脓血夹杂。肠澼腹泻缠绵难愈，其病机中离不开湿滞。

仲景勤求《药录》，从前人用芩、连与干姜主治肠澼的经验中，体悟出其中化湿的功效。因此，后世人对半夏泻心汤、甘草泻心汤与生姜泻心汤的用药与组方结构的认识，不能简单地只从寒热配伍推测其病机就是寒热错杂，而更应当从芩、连与干姜配伍中看出湿邪蕴结胃府的病机。今人对药物的认识深受唐本草即《新修本草》及其以后诸家《本草》的影响，对药物功能、疗效的认识与《神农本草经》有一定差异，因此今人读《伤寒论》，不能陷进用后世认识来解读仲景用药思路的误区，这就像不能用柴胡疏肝解郁来阐释《伤寒论》的四逆散一样。

心下痞塞滞满感，这在杂病中属饮食不节，饱食不化，食积生湿，湿郁化热，或者兼有情志郁结的因素；而在《伤寒论》中，半夏泻心汤、生姜泻心汤与甘草泻心汤所治之心下痞，则属外邪激发潜在的病机，证属中焦气虚，湿热壅聚，胃气上逆；所以方用人参、甘草、大枣补中气，和胃降逆。半夏味辛，主以化湿浊以开结气。用芩、连清胃中之积热，配以干姜之辛温，辛开温化。此正合《素问·至真要大论》"湿淫于内，治以苦热"，"以苦燥之"的论述。

与半夏泻心汤证的"心下满而硬"之"痞"比较,大黄黄连泻心汤证突显的是"心下痞,按之濡",此即第151条所言"按之自濡,但气痞耳"。这里所谓的"气痞",是强调胃脘部的空虚感。从而凸显出湿热壅聚胃脘的半夏泻心汤证之"痞而硬"与无形邪热壅滞胃脘的大黄黄连泻心汤证之"痞而濡"的不同。

张仲景的三泻心汤中所蕴含的辛苦配伍,寒热同用的思路对后世多有启发。清代叶天士《临证指南医案》卷七中,有叶氏的门人邵新甫从叶氏治痢的用药思路中归纳出"辛以开之,苦以降之"的思路。邵新甫在鲍案后有大段评述,文曰:"先生又借用半夏泻心汤。减去守中之品。取补以运之。辛以开之。苦以降之。与病情尤为允协。所以先生之见长。是集之奥妙。每每在此。"[①]从邵新甫的评述中可见,张仲景在三泻心汤中"辛开"与"苦降"的不是错杂的寒热,不是寒热分治。而是苦辛相合,清化蕴湿。壅聚胃脘的湿热,其舌苔必是黄白或黄厚,但共同特征则是以"腻"著见。这里用"化"表达,是强调"改变"或"转变",不是驱除。是设想用"苦辛相合"之"化",把病理之"湿"转化为生理之"津"。

同时。还必须指出,今人所说的"辛开苦降"并不是像某些人所说的那样,好像是张仲景刻意创出来的,而是仲景从前人用芩、连与干姜治疗肠澼的经验中,体悟出其中清热化湿的功效。所谓"辛开苦降"四字组合,当是以叶天士为代表的后世人从仲景半夏泻心汤等方药组成与功效中总结出来的。

二

泻心汤,"心"在仲景书中含义宽泛(见本书《心、心中与心下》)。半夏、生姜、甘草三泻心汤,所泻的"心"突显的是藏象中的"胃",此如同第324条"少阴病,饮食入口则吐,心中温温欲吐";第326条"心中疼热,饥而不欲食,食则吐蛔"等,这类"心"的含义是指"胃"。而《金匮要略·惊悸吐衄下血胸满瘀血病脉证治》篇:"心气不足,吐血衄血,泻心汤主之。"此条虽只言泻心汤,但从方药组成上看当是大黄黄连泻心汤。这里的"心气不足"表达的是病人自身的感觉,是症状,是病人略感心慌的体验;吐血衄血是主要症状,此属心

---

① 叶天士.临证指南医案[M].上海:上海科学技术出版社,1959:501.

火亢盛,迫血妄行,所以泻心汤在这里泻的是心火。此"心"突显的是"主神明的心",这里的"火"当是五志所化之火。

大黄黄连泻心汤见《伤寒论》第154条:"心下痞,按之濡,其脉关上浮者,大黄黄连泻心汤主之。"方中只有大黄二两,黄连一两。为此,宋代林亿等在校勘《伤寒论》时,特意加了一段校语:"臣亿等看详大黄黄连泻心汤,诸本皆二味;又,后附子泻心汤,用大黄、黄连、黄芩、附子。恐是前方中亦有黄芩,后但加附子也。故后云,附子泻心汤,本云加附子也。"林亿的这一段校语是说,他与高保衡、孙奇在所能见到的《伤寒论》传本中,本条大黄黄连泻心汤都是只有大黄、黄连二味药。但是在原文紧接在后的条文中的"附子泻心汤"里,除了加上附子外,还多了一味黄芩。因此他们断定"前方中亦有黄芩",紧接在后的"附子泻心汤"只是在前方中"但加附子也"。把林亿的这段话与《金匮要略·惊悸吐衄下血胸满瘀血病脉证治》篇中的"泻心汤"对照,似可得出三个结论:一是《伤寒论》第154条中的大黄黄连泻心汤中应当有黄芩;二是《惊悸吐衄下血胸满瘀血病脉证治》篇中的"泻心汤"是指大黄黄连泻心汤;三是大黄黄连泻心汤所泻之"心",在内涵上当是主神明之"心"与藏象之"胃"兼而有之。

《金匮要略·妇人杂病脉证并治》篇中也有一个"泻心汤":"妇人吐涎沫,医反下之,心下即痞。当先治其吐涎沫,小青龙汤主之;涎沫止,乃治痞,泻心汤主之。"在原文"泻心汤"方后,有林亿等宋臣小字按语"见惊悸中"。从条文文意与医理看,本条妇人吐涎沫,医误用下法,虽引发心下痞,但从先服小青龙汤治吐涎沫来看,此属寒饮。本证即是有邪热壅滞之疑,但尚不宜于大黄、黄连、黄芩之一派苦寒,所以林亿等此按语疑似有误。本条又见《备急千金要方·膀胱腑》:"治妇人霍乱,呕逆吐涎沫,医反下之,心下即痞,当先治其涎沫,可服小青龙汤,涎沫止,次治其痞,可服甘草泻心汤方。"可以确信,《金匮要略·妇人杂病脉证并治》篇中所用"泻心汤"应当是甘草泻心汤。

三

与第154条大黄黄连泻心汤少黄芩相类似的还有甘草泻心汤。

从文本研究,甘草泻心汤与半夏泻心汤、生姜泻心汤比照似缺少人参。对此,林亿等人在校勘时,曾写下一段按语认为半夏泻心汤、生姜泻心汤、甘草泻心汤三方,功在燮理中焦,所以方中必有人参,但是在第158条中,甘草泻心汤没有人参,此属传抄过程中脱落。为此,林亿等宋臣特别指出,在他们所见到的《千金》与《外台秘要》中的甘草泻心汤皆有人参。所以肯定"知脱落无疑"。

林亿在这里所讲的《千金》是指《备急千金要方》。林亿等校定《伤寒论》是宋英宗治平二年(1065)"二月四日进呈,奉圣旨镂板施行",校定《备急千金要方》是"治平三年正月二十五日进呈讫,至四月二十六日奉圣旨镂板施行"。这就是说,林亿在校勘《伤寒论》时,所见到的《备急千金要方》还是没有校定的传本。在今本《备急千金要方》卷第十《伤寒不发汗变成狐惑病》篇内有载:

"狐惑之病,其气如伤寒,默默欲眠,目不得闭,起卧不安。其毒在喉咽为惑病,在阴肛者为狐病。狐惑之病,并恶食饮,不欲食闻食臭,其面目翕赤、翕白、翕黑。毒食于上者,则声喝也。毒食下部者则干咽也。此由温毒气所为。食于上者,泻心汤主之。""泻心汤兼治下痢不止,腹中愊坚而呕吐肠鸣者方:

半夏半升　黄芩　人参　干姜各三两　黄连一两　甘草三两　大枣十二枚

上七味,㕮咀,以水一斗,煮取六升,分服一升,日三。"

这一段文字,见林亿等宋臣其后校定的《备急千金要方》卷第十,并有随文小字校语"仲景名半夏泻心,《要略》用甘草泻心"。又见于今本《金匮要略·百合狐惑阴阳毒病脉证治》篇,方中有人参。今本《千金翼方》卷九中亦载甘草泻心汤,方后有大字校语"一方有人参三两"。

林亿等依据方剂结构、药物组成,在《备急千金要方》卷第十中的小字校语中指出,此"泻心汤"在"仲景名半夏泻心,《要略》用甘草泻心"。当是说本方《伤寒论》中是指"半夏泻心汤"。但是,据其文理、证候,《伤寒论》之"半夏泻心汤"证与《备急千金要方》治"狐惑病"之"食于上者,泻心汤主之"之证大异,而《金匮要略》治"狐惑病"用甘草泻心汤与《备急千金要方》"食于上者,泻心汤主之"大同,所以林亿等人认定此"泻心汤"应当是甘草泻心汤,从而进一步确认甘草泻心汤方中必有人参(今本《外台秘要》见卷二《伤寒狐惑病方》)。

十枣汤证

《伤寒论》第 152 条："太阳中风,下利,呕逆,表解者,乃可攻之。其人漐漐汗出,发作有时,头痛,心下痞硬满,引胁下痛,干呕,短气,汗出不恶寒者,此表解里未和也,十枣汤主之。"近世论者,多把本条说成是太阳病类似证,而所谓太阳病类似证,其本身界定并不清楚。即太阳病类似证是不是太阳病? 如果是太阳病,那么这里所谓的"类似证"当从何说起? 如果不是太阳病,那么本条起始冠以太阳中风,又当属何病? 显然,把本条所述之证看成太阳病类似证是难以自圆其说的。

实际上,所谓的"类似证",这根本就不是《伤寒论》原典文本中的内容或"概念",而是后世人在解说《伤寒论》时杜撰出来的,用"类似证"来搪塞解释不清的问题。十枣汤证只是其之一,另外还有辨少阴病篇的四逆散证以及辨太阳病篇的痞证等等(参见本书《四逆散证治》《痞与痞的"类似症"》),这些都是编书人杜撰出来后硬加给《伤寒论》的。

本条起首冠以"太阳中风",四字凿凿,明确指出本证是太阳中风,这一点毋庸置疑。但从条文的表述来看,又不是典型的太阳中风,而是太阳中风发病过程中的一个特殊过程。从总体讲,病是过程的复合,太阳病是由若干个过程组成的。在太阳病发生发展过程中,由于机体条件不同,如体质强弱以及体内各种潜在因素的影响,或勾牵起既往的宿疾,从而可形成不同的临床表现或症状,而不同症状的差异和变化中暂时相对的稳定状态,又形成了太阳病的若干不同过程,即若干个证。太阳伤寒可有麻黄汤证、大青龙汤证、小青龙汤证等,太阳中风可有桂枝汤证、桂枝加葛根汤证等。

本条表述的是在太阳中风的发病过程中,最终形成的水饮内停胸胁证。这足以说明两点:一是本条所述之证具有太阳中风的病机和症状特征,包括营卫不和所致的发热、恶寒、头痛、汗出、脉浮等。二是表证未解,又有可下之证。关于表里先后的治疗原则,《伤寒论》中反复强调先解表后攻里。体现这一治疗原则的条文,都既有应当外解的表证,又有可下之里证。如第 106 条:

"其外不解者,尚未可攻,当先解其外,外解已,但少腹急结者,乃可攻之。"本条与第 106 条有相似之处。此两条都是外有当解之表证,内有可下之里证。严格地说,本条所述之证不应当笼统称之为十枣汤证。第 106 条所述之证,也不应当笼统地称之为桃核承气汤证。第 106 条是太阳病不解,热结膀胱,其人如狂,少腹硬满,讲的是太阳病的发病过程中(包括太阳中风、太阳伤寒)最终形成的表证未解,内有下焦蓄血。而所谓的桃核承气汤证只是表证已解之后的局部过程。本条太阳中风表证仍在,下利呕逆,心下痞硬满,引胁下痛,讲的是太阳中风的发病过程中,最终形成的表证未解而内有胸胁停水,所谓十枣汤证只是外证已解之后的局部过程。而表明外证已解的最显著特征是"不恶寒"。

从太阳中风表证未解,兼有里证这一过程来说,本条的表述和第 74 条的表述有相似之处。第 74 条:"中风发热,六七日不解而烦,有表里证,渴欲饮水,水入则吐者,名曰水逆,五苓散主之。"此两条的发病过程都是太阳中风,都有表里证,不同的是,第 74 条是表里同治,用五苓散内外分消,而本条是先解表,后逐水,表里分治。

从外有表证内有停饮方面讲,本条之证与第 40 条的"伤寒表不解,心下有水气,干呕,发热而咳"的小青龙汤证和第 28 条的"服桂枝汤,或下之,仍头项强痛,翕翕发热,无汗,心下满微痛,小便不利"的桂枝去桂加茯苓白术汤证有相似之处。不同的是,第 40 条的小青龙汤证是解表散饮,表里同治,而第 28 条和本条是根据发病过程和症状特点采取先解表后逐水的治疗原则(参见本书《桂枝去桂加茯苓白术汤证》)。

十枣汤证停水特点是有形之水客居胸胁,引胁下痛,病急证重,在治法上急病急治,非攻逐不能克伐,所以重在逐水,选用专于攻逐有形之水的甘遂、芫花、大戟。甘遂,《神农本草经》称其"主大腹疝瘕,腹满,面目浮肿,留饮宿食,破癥坚积聚,利水谷道"。芫花,《神农本草经》称其"主咳逆上气,喉鸣喘,咽肿短气"。大戟,《神农本草经》称其主"十二水,腹满急痛,积聚"。后世《本草纲目》对其功效进行归纳阐释,认为"芫花、大戟、甘遂之性,逐水泄湿,能直达水饮窠囊隐僻之处,但可徐徐用之,取效甚捷。不可过剂,泄人真元也"[①]。

---

① 李时珍.本草纲目[M].北京:人民卫生出版社,1977:1215.

对芫花、甘遂、大戟逐水的特点，李时珍分析得极为精辟。凡这样的逐水之品，必下气，水随气下，气水并泄，因此，逐水之品过则泄人真元，轻则致表邪内陷。所以，必须在无表证的情况下方可应用逐水之品。文中告诫"表解者，乃可攻之"，一方面强调，攻逐水饮是治疗水停胸胁证的根本选择；另一方面又强调，表证已解是这个选择必不可少的前提和条件。

综上所述，本条的意义完全不在于所谓的"头痛，汗出，呃逆与太阳中风有类似之处"，从而把十枣汤证讲成太阳病的类似证，进行所谓的鉴别。由于本条所述是太阳中风过程中，出现胸胁停水的全过程，其证候可概括为太阳中风兼胸胁停水。而十枣汤证仅是这个全过程中表解之后的局部过程。因此，把上述全过程或局部过程之证候列为太阳病的类似证，这在逻辑上显得自相矛盾，所谓鉴别则似更无从说起。

实际上，本条的意义主要在于阐述太阳中风兼胸胁停饮的发病过程、诊断要点和治疗原则。表未解，不可攻；表解者，乃可攻；不恶寒者，表已解，而"表解里未和"者才是真正的十枣汤证。对这个全过程的讨论所体现出的意义，乃是《伤寒论》的永恒主题：观其脉证，知犯何逆，随证治之。

白虎汤证与白虎加人参汤证

白虎汤始见于《伤寒论》第 176 条："伤寒脉浮滑，此以表有热，里有寒，白虎汤主之。"此条多数注家认为"里有寒"是传写有误。本证浮滑的脉象，反映出里热炽盛，充斥内外之病机，且以白虎汤主之，因此"里有寒"不可解，阙疑可也。而康平本《伤寒论》，本条则作"伤寒，脉浮滑，白虎汤主之"。第 219 条："三阳合病，腹满身重，难以转侧，口不仁，面垢，谵语遗尿。发汗则谵语，下之则额上生汗，手足逆冷。若自汗出者，白虎汤主之。"若结合本条讨论，那么白虎汤证的主要表现是身热，汗出，口渴，脉滑。如果再结合第 350 条"伤寒，脉滑而厥者，里有热，白虎汤主之"来看，白虎汤证是一个动态过程，当白虎汤证的病势进一步发展时，则会出现脉伏、肢体厥冷等真热假寒征象。这时，里热已不仅仅是炽盛，而且已达到结聚的程度。吴瑭撰著《温病条辨》，结合温病的治疗,对白虎汤的应用进行了阐释,提出:"太阴温病,脉浮洪,舌黄,渴甚,大汗,面赤,恶热者,辛凉重剂白虎汤主之。"又"形似伤寒,但右脉洪大而数,左脉反小于右,口渴甚,面赤,汗大出者,名曰暑温,在手太阴,白虎汤主之"。又"白虎本为达热出表,若其人脉浮弦而细者,不可与也;脉沉者,不可与也;不渴者,不可与也;汗不出者,不可与也。常须识此,勿令误也"。吴瑭用白虎汤治疗温病,并对其进行的阐释无疑是正确的,但后世人据此把《伤寒论》白虎汤证的证候表现归纳成所谓的"四大症"即大热、大汗、大渴、脉洪大,其说显然与仲景书原旨相悖。

与《伤寒论》有关白虎汤证的论述相对照,不难发现,在白虎汤证中,热、渴、汗、脉滑都是有的,这是阳明里热炽盛所致。在热、汗、渴的前面冠以"大"字,其目的是表述热、渴、汗程度之严重。但若证见大汗、大渴、脉洪大,则已非白虎汤所能及了。病情至此,则说明了病机已不仅仅是里热炽盛,而已达到耗津伤阴,壮火食气的程度了,此已属白虎加人参汤证的范围。

《伤寒论》第26条:"服桂枝汤,大汗出后,大烦渴不解,脉洪大者,白虎加人参汤主之。"第168条:"伤寒若吐若下后,七八日不解,热结在里,表里俱热,时时恶风,大渴,舌上干燥而烦,欲饮水数升者,白虎加人参汤主之。"第169条:"伤寒无大热,口燥渴,心烦,背微恶寒者,白虎加人参汤主之。"第170条:"伤寒脉浮,发热无汗,其表不解者,不可与白虎汤。渴欲饮水,无表证者,白虎加人参汤主之。"第222条:"若渴欲饮水,口干舌燥者,白虎加人参汤主之。"《金匮要略·痉湿暍病脉证治》:"太阳中热者,暍是也,汗出恶寒,身热而渴,白虎加人参汤主之。"纵观仲景书对白虎加人参汤证的论述可见,白虎汤证与白虎加人参汤证,在症状方面的最显著差别,就是口渴的程度不同。

仲景为揭示渴的程度不同,对白虎加人参汤证的口渴作了突出的表述:"大烦渴不解","大渴,舌上干燥而烦,欲饮水数升","烦渴","渴欲饮水,口干舌燥"等等。在白虎汤证中,虽然也有口渴症状,但这个口渴决不会口干舌燥,或欲饮水数升,故仲景仅表述为"口不仁"而已,即口干、口舌不敏之感。

分析仲景对白虎汤证的论述,可见,后世注家以及当今一些教科书把大热、大汗、大渴、脉洪大所谓四大症,指称为白虎汤证的主症,这是缺乏根据的。

这不仅混淆了白虎汤证与白虎加人参汤证的应用指征,而更重要的是把大汗与大热并列,已远远脱离了临床。

仲景组方,法度严谨,已为后世所称道。在仲景书中,因一味药物之有无,因一味药物用量之多少,而构成不同的方剂,这是不乏其例的,这些方剂都有自己不同的应用指征,形成不同的证候规范。如桂枝汤证兼见太阳经输不利之项背强几几时,仲景在桂枝汤的组成中,调整药物用量,再加一味葛根,以升津液,而命之曰桂枝加葛根汤,从而形成了与桂枝汤主治不同的新的证候规范,这就是桂枝加葛根汤证。后世几乎没有人把桂枝汤证与桂枝加葛根汤证相混同。但是,把白虎汤证与白虎加人参汤证混同者却是大有人在。这是一种误解,其影响及临床和教学。

张锡纯先生"精细体验白虎汤的用法",曾云:"凡服白虎汤之脉,皆当有滑象脉,滑者,中有热也。"先生曾治一人患伤寒热入阳明之府,脉象有力而兼硬,时作谵语,按此等脉,原宜投以白虎加人参汤,而竟投大量的白虎汤,分数次温饮下,翌日视之,热已见退,而脉搏转数,谵语更甚,乃恍然悟会,改投白虎加人参汤,煎一大剂,分三次徐徐温饮下,尽剂而愈。先生深有体会地指出"白虎汤证其脉宜见滑象,脉有硬象即非滑矣。此中原有阴亏之象,是以宜治以白虎加人参汤,而不可但治以白虎汤也。自治愈此案之后,凡遇其人脉数或弦硬,或年过五旬,或在劳心劳力之余,或其人身形素羸弱,即非在汗吐下后,渴而心烦者,当用白虎汤时,皆宜加人参"[1]。

先生此段议论,对认识白虎汤证和白虎加人参汤证之病机,当不无启发。

由汗出发展至大汗,由渴发展为大渴,这不仅仅说明里热炽盛,而更重要的是,反映出在病机方面,在实热的底面,还潜在有阴虚津亏的因素。若一方面立足于实热,一方面又把握住这个"虚"字,那么,白虎汤证与白虎加人参汤证则是不辨而自明矣,非独拘于大渴大汗之一症也。

分析本例与仲景书中关于白虎汤证以及白虎加人参汤证的论述,可见,即使把所谓"四大症"冠于白虎加人参汤证之上,也是违背临床的。若把"四大症"作为临床辨证用药之依据,则又更陷于谬误之中了。

① 张锡纯.医学衷中参西录[M].石家庄:河北人民出版社,1974:440-441.

大承气汤与小承气汤

大承气汤,仲景书中约见 32 次之多,其中《伤寒论》约二十一见。其最主要的功用是通便泄热,用于肠道燥结,或热结旁流或燥热内盛之发痉。《伤寒论》中运用大承气汤的代表条文是第 208 条:"阳明病,脉迟,虽汗出不恶寒者,其身必重,短气,腹满而喘,有潮热者,此外欲解,可攻里也,手足濈然汗出者,此大便已硬也,大承气汤主之。"小承气汤,仲景书中包括附方凡八见,论中有代表性的条文是第 213 条:"阳明病,其人多汗,以津液外出,胃中燥,大便必硬,硬则谵语,小承气汤主之。"其主要功效是行气导滞通便。

大承气汤与小承气汤均以承气命名,又以大小别之,说明二者之间的内在联系和区别。承,从手,上奉之意。承气,意在使胃肠之气上下接续相贯。肠道滞结不通是因为气不得相贯。《灵枢·平人绝谷》篇云:"胃满则肠虚,肠满则胃虚,更虚更满,故气得上下,五脏安定,血脉和利,精神乃居。"若胃肠但满不虚,气不得上下,必结滞不通。大小承气汤均有大黄、枳实、厚朴,若与调胃承气汤对看,曰承气,根由全在大黄。清代邹澍曾指出:"有用枳朴者,有不用枳朴者,有用芒硝者,有不用芒硝者,有用甘草者,有不用甘草者,唯大黄则无不用,是承气之名,固当属之大黄。"[1] 岂止三承气,若结合桃核承气汤看,此确属精论。

大黄,《神农本草经》称,破癥瘕积聚,留饮宿食,荡涤肠胃,推陈致新,通利水谷,调中化食,安和五脏。曰承气虽缘于大黄,但由于大、小承气汤中大黄用量均是四两,所以曰大小则不在于大黄,而在于枳朴的用量和芒硝的有无。大承气汤重用枳朴且加用芒硝,所以力峻为攻,小承气汤与大承气汤相比,枳朴用量偏少,且无芒硝,故力缓为和。

小承气汤的应用,比大承气汤,显得灵活而多变。在特定情况下,小承气汤对大承气汤有一定的补充作用和替代功能。小承气汤的常规用法是以第

---

208 条的服用方法为代表。第 208 条云："阳明病,脉迟,虽汗出不恶寒者,其身必重,短气,腹满而喘,有潮热者,此外欲解,可攻里也。手足濈然汗出者,此大便已硬也,大承气汤主之。若汗多,微发热恶寒者,外未解也;其热不潮,未可与承气汤。若腹大满不通者,可与小承气汤,微和胃气,勿令至大泄下。"方用大黄四两,厚朴二两,枳实三枚,"以水四升,煮取一升二合,去滓,分温二服"。这种每服六合的用法,目的在于和胃导滞通便。

小承气汤的第 2 种服用法是以第 209 条和第 251 条的用法为代表。特点是服用量不足六合。第 209 条云:"阳明病,潮热,大便微硬者,可与大承气汤。不硬者,不可与之。若不大便六七日,恐有燥屎,欲知之法,少与小承气汤,汤入腹中,转矢气者,此有燥屎也,乃可攻之。若不转矢气者,此但初头硬,后必溏,不可攻之。"第 251 条:"得病二三日,脉弱,无太阳柴胡证,烦躁,心下硬,至四五日,虽能食,以小承气汤,少少与,微和之,令小安。"第 209 条强调阳明病必须是大便硬与潮热并见,才能说明肠道有燥屎,才可以应用大承气汤。如果不大便六七日,未见潮热,肠道是否有燥屎? 如果有燥屎又怎样用药? 第 208 条指出,"其热不潮,未可与承气汤。"在这里仲景提出了一个变通的方法,即用小承气汤以低于常规服法的用量,少少与之进行试探,这就是论中所谓的"欲知之法"。汤入腹中,若转矢气,说明肠道中有燥屎,"乃可攻之",可以放手使用大承气汤;若不转矢气,则说明肠道无燥屎。仲景告诫:"不转矢气者,慎不可攻也。"本法的应用目的在于试探。

第 251 条,"烦躁,心下硬",说明阳明有热。但心下硬,又不同于腹满不通,同时脉搏尚未充实有力,而显得"弱",所以选用小承气汤,"少少与,微和之",少量服用,以达微和少安之目的。本法的应用目的不是试探,而是一种权宜的缓急之法。待大承气汤的应用指征具备,再选用大承气汤。小承气汤的这种用法体现出了它对大承气汤应用的补充作用。

小承气汤的第 3 种用法是以第 214 条和第 251 条中间一节所体现出的服用法为代表。第 214 条:"阳明病,谵语,发潮热,脉滑而疾者,小承气汤主之。因与承气汤一升,腹中转气者,更服一升。"第 251 条是先"少少与,微和之,令小安,至六日,与承气汤一升"。此两处服用法的特点是在用量上均大于六合的常规服用量。

第 214 条的症状"谵语发潮热",按第 215 条、第 220 条所论,谵语与潮热并见,当是大便已硬或有燥屎,属腑实已成,本当投以大承气汤,但大承气汤证脉象应当沉实有力。而本证则是"脉滑而疾",滑虽提示有热,但脉疾一息达七八至之多,其虚象堪虑,虽然诸症状似实,但有潜在阴虚之病机。故弃大承气汤而改用小承气汤加大服用量至一升以替代大承气汤。

这样,一方面可以达到荡涤实热结滞之目的,同时又避免了大承气汤峻下伤正之虞。第251条,得病二三日,出现烦躁、心下硬,至四五日,先以少量小承气汤和之,缓解病情而令小安。若仍不大便,诸症仍在,则以小承气汤一升服之。此处的用法在于弥补这样的一种不足:用大承气汤必须掌握"须小便利,屎定硬"的时机,否则"未定成硬,攻之必溏"。而若用小承气汤按常规量服用(六合),则对"烦躁心下硬,不大便六七日"这样的病情、病势力不能及,所以用变通之法,选用小承气汤加大服用量至一升,以弥补选方用药上的不足。在这里,小承气汤起到了替代大承气汤的作用。这种先服小剂,后服大剂的治疗方法与柴胡汤同,而以小剂加大服用量替代大剂的方法,则是小承气汤独具之特点。

少阳病与柴胡汤证

《伤寒论》中每一个方都有自己的主治,这是通过有关条文的表述而形成的。如论中第166条"病如桂枝证,头不痛,项不强……"第101条"有柴胡证,但见一症便是"等。这种以方命证的方法,被后世学者所接受并因袭效仿。据此,后世学者从《伤寒论》中总结出麻黄汤证、葛根汤证、白虎汤证、承气汤证等等。太阳病有麻黄汤证和桂枝汤证。麻黄汤证、桂枝汤证虽属于太阳病,但却不等同于太阳病,这在逻辑上是毋庸置疑的。但是,在少阳病与柴胡证的关系方面,在逻辑上陷于矛盾之中者,却不乏其人。

《伤寒论》中,少阳病和柴胡汤证,既有联系又不相同。这从条文内容的表述可见。太阳病篇、少阳病篇、阳明病篇、厥阴病篇,以及阴阳易差后劳复病篇中,都有关于小柴胡汤证的论述,后世注家多把柴胡汤证统称为少阳病,这种认识,在《伤寒论》研究史上颇有影响。溯其源,柴胡汤证和少阳病的关系混淆当始于方有执。

方有执把太阳病篇中的第 96 条"伤寒五六日,中风,往来寒热,胸胁苦满,嘿嘿不欲饮食,心烦喜呕,或胸中烦而不呕,或渴,或腹中痛,或胁下痞硬,或心下悸、小便不利,或不渴、身有微热,或咳者,小柴胡汤主之"指认为少阳病,认为"此少阳之初证,叔和以无少阳明文,故犹类此,凡如此者,今皆从之"[1]。方氏《伤寒论条辨》致启后人改窜移易曲解之渐。

此后,各注家多将有小柴胡汤字样的条文移窜于少阳病篇内。喻嘉言称:"仲景少阳经之原文,叔和大半编入太阳经中,昌殊不得其解。""此等处窃不敢仍叔和之旧",于是"将治少阳之法悉归本篇"[2]。这样,喻嘉言就把有关柴胡汤证治的条文都归并于少阳病篇内。

从方有执指责王叔和编次有误,至喻嘉言付之于行动而重新编次,从而使少阳病与柴胡证的概念相互牵混。喻嘉言把太阳病篇第 96 条"伤寒五六日,中风,往来寒热……"作为少阳病所谓"提纲"而移至少阳病篇首。至程应旄时,则又将本条列在"少阳之为病,口苦、咽干、目眩也"之后(《伤寒论后条辨》卷九)。而舒驰远则又对程氏之编次提出异议云:"初则从之,今觉有误,当复易转"(《新增伤寒集注》卷七)。这样又把第 96 条列为少阳病篇首。

经过这样反复的折腾之后,至《医宗金鉴》时,把有关柴胡汤的条文都归并于少阳病篇内,影响及今。

由此,在《伤寒论》研究史上,注家们多根据自己的理解,把有关柴胡汤证的条文和少阳病条文混编在一起。虽然这些编次的具体序列不同,但其指导思想则是一致的,即柴胡证就是少阳病,少阳病也就是柴胡证。

张隐庵用"标本中气"解释少阳病和柴胡汤证的发生机制,以及它们之间的关系。与方有执的看法不同,张氏的阐发虽有晦涩之感,但他所表达的观点则给人以启迪。他诘问道:"前人何据,谓小柴胡为少阳之主方耶?"他提出,小柴胡汤的作用是"从枢转而达太阳之气于外者也"[3]。认为小柴胡汤是调动少阳的枢转机制而使太阳之气畅达于外。这就是说,小柴胡汤治疗的是太阳

① 方有执.伤寒论条辨[M].北京:人民卫生出版社,1957:30.

② 喻昌.尚论篇[M].上海:上海古籍出版社,1991:103.

③ 郑林.张志聪医学全书[M].北京:中国中医药出版社,1999:688,647.

病,是把太阳之逆气,借少阳之枢转而畅达于外。

关于这一点,陈修园阐发得更为明确,他说:"太阳之气不能从胸出入,逆于胸膈之间,内干动于脏气,当藉少阳之枢转而外出也。"(《伤寒论浅注》卷二)

在张隐庵、陈修园看来,小柴胡汤治疗的不是少阳病,而是太阳之气运行失调。他们认为,小柴胡汤证不是少阳病。

近人冉雪峰先生对此阐述得更为明确,他说:"不得以太阳的少阳证为正值的少阳证,亦不得以阳明的少阳证为正值的少阳证。界畔必须分明,义理务求贯通。"[①]冉氏的意思是:太阳病的柴胡证、阳明病的柴胡证,不可以和典型的(正值的)少阳病相混。冉氏在解释第 265 条柴胡汤方药时指出:"太阳有柴胡证、柴胡方,阳明亦有柴胡证、柴胡方","彼为太阳柴胡证,不是少阳病,有是证用是药,此为少阳病,少阳病不仅局限柴胡一方,在他篇有柴胡加桂枝,柴胡桂姜汤,柴胡加龙牡,柴胡加芒硝,大柴胡用大黄等等"[②]。冉雪峰先生在这里道出了柴胡证与少阳病的异同,为正确认识柴胡证和少阳病之间的关系,提供了一个崭新的思路。

第 264 条:"少阳中风,两耳无所闻,目赤,胸中满而烦者,不可吐下,吐下则悸而惊。"张隐庵解释说:"此少阳自受之风邪,盖少阳初阳之气,自下而上,由内至外,则耳目聪明,若中于风,则少阳之气反从上而下,从外而内。"他在诠解第 265 条"伤寒脉弦细,头痛发热者,属少阳"时说:"此少阳自受之寒邪,伤寒脉弦细者,少阳之脉弦,气为邪伤则弦细,夫脉弦细而头痛发热,此属寒伤少阳。"[③]在众多的注释中,张隐庵的解释尤为恰当。他指出,少阳病是外邪直接中于少阳,少阳初阳之气被外邪郁闭而成。少阳初阳之气就是少火,少火被郁,则会出现口苦、咽干、目眩。

少阳病是少阳自受外邪而发的,是少阳气化之为病,以口苦、咽干、目眩为代表症状。柴胡汤证是由太阳病或其他病演变发展而来的,其发生的主要机制是邪结胁下,阳气出入枢机不利,是以往来寒热为特点。

---

① 冉雪峰.冉注伤寒论[M].北京:科学技术文献出版社,1982:553.

② 同①:562-563.

③ 郑林.张志聪医学全书[M].北京:中国中医药出版社,1999:687.

治少阳病和柴胡证都用小柴胡汤。但"方同义同,用法不同,目的不同"①。治少阳病意在升散郁火,治柴胡证意在枢转达邪于外。论中第101条:"伤寒中风,有柴胡证,但见一症便是,不必悉具。凡柴胡汤病证而下之,若柴胡证不罢者,复与柴胡汤,必蒸蒸而振,却复发热汗出而解。"本条柴胡汤证误用下法,正气受挫,复用柴胡汤,可蒸蒸而振,战汗而解,这反映的是正邪交争,正胜邪退,这正是小柴胡汤的枢转作用的体现。

小柴胡汤能治少阳病,但小柴胡汤证不都属于少阳病。我们还是借用张隐庵的那句话来总结这个论题,"前人何据,谓小柴胡为少阳之主方耶"!

柴胡汤虽有大小之分,但均以柴胡为正药,方以药名,体现出同中有异和异中有同之格局。柴胡,在中药学、方剂学中讲入肝胆经,疏肝解郁升阳,这是对的。但药物归经说源于宋金时代的张元素。张氏著《脏腑标本虚实寒热用药式》,系统阐述了药物性味的作用和归经的关系。在其《珍珠囊》中讲柴胡"入足少阳胆、足厥阴肝、手少阳三焦、手厥阴心包络"。而讲柴胡疏肝解郁升阳则基本上是《滇南本草》和《本草纲目》的认识。因此,用这样的认识去理解《伤寒论》中的柴胡,有强加于古人之嫌,不符合张仲景用柴胡的思路。

柴胡,《神农本草经》味苦、平,主心腹,去肠胃中结气,饮食积聚,寒热邪气,推陈致新。仲景之后,陶弘景总结了仲景时代及其之后300多年的实践对柴胡的认识:"除伤寒心下烦热,诸痰热结实,胸中邪逆,五脏间游气,大肠停积水胀"等。前者是仲景用柴胡的依据,后者包含了仲景及其同时代人对柴胡的理解和体会。《伤寒论》第97条:"血弱气尽,腠理开,邪气因入,与正气相搏,结于胁下,正邪分争,往来寒热,休作有时,嘿嘿不欲饮食,脏腑相连,其痛必下,邪高痛下,故使呕也,小柴胡汤主之。"本证服小柴胡汤之后,上焦得通,津液得下,胃气因和,身濈然汗出而解。上焦不通则气阻不行,寒热邪气结聚,必致肠胃结气,饮食积聚,故嘿嘿不欲食,心下烦热,心下急,郁郁而烦;由于胸中邪逆,五脏间游气,故胸胁苦满,心下痞硬。

大小柴胡汤,虽均属枢转内外、两解表里之剂,但小柴胡汤以黄芩、半夏为佐,意在调气,其势向外。大柴胡汤以枳实、芍药为辅,意在降泄,其势偏里。

大柴胡汤仲景书凡四见。《伤寒论》第136条:"伤寒十余日,热结在里,复

① 冉雪峰.冉注伤寒论[M].北京:科学技术文献出版社,1982:217.

往来寒热者,与大柴胡汤。"第165条:"伤寒发热,汗出不解,心中痞硬,呕吐而下利者,大柴胡汤主之。"第103条:"太阳病,过经十余日,反二三下之,后四五日,柴胡证仍在者,先与小柴胡,呕不止,心下急,郁郁微烦者,为未解也,与大柴胡汤,下之则愈。"《金匮要略·腹满寒疝宿食病脉证治》:"按之心下满痛者,此为实也,当下之,宜大柴胡汤。"大柴胡汤由柴胡、黄芩、芍药、半夏、生姜、枳实、大枣组成或加大黄。本方功在枢转并开心下结气,其治疗重心不在胁下而在心下或心中,故曰"心下急","心中痞硬"。与小柴胡汤比较,其证更偏里一些。所以,大柴胡汤证是既有外证,又复有里证,因此,在小柴胡汤中加枳实、芍药,意是解外和内,两解之法。

实际上仲景是先立小柴胡汤,后设大柴胡汤,大柴胡汤是小柴胡汤加减而制。对此,钱天来尝云:"大柴胡汤者,以小柴胡为主治而增减以大其用也。"[①] 大柴胡汤对于小柴胡汤来说,有补充性,在一定情况下,可据病情递进应用,先用小柴胡汤平调气机,再接着用大柴胡汤降气通下。如第103条,"太阳病,过经十余日,反二三下之,后四五日,柴胡证仍在者,先与小柴胡,呕不止,心下急,郁郁微烦者,为未解也,与大柴胡汤,下之则愈"。这种以大补小,递进应用的方式,成为柴胡汤大小命剂的特点之一。

桂枝去芍药汤与桂枝加芍药汤

桂枝去芍药汤见于《伤寒论》第21条:"太阳病,下之后,脉促,胸满者,桂枝去芍药汤主之。"桂枝加芍药汤见于《伤寒论》第279条:"本太阳病,医反下之,因尔腹满时痛者,属太阴也,桂枝加芍药汤主之。"桂枝去芍药汤与桂枝加芍药汤,一减一加其思路源于桂枝汤。因此,要讨论桂枝去芍药和桂枝加芍药,首先必须从桂枝汤讲起。

在仲景书中,桂枝汤之所以称之为桂枝汤,不仅仅是因为方中应用桂枝,更重要的是含有药物用量上的意义,即桂枝三两、芍药三两。本方桂枝与芍药

① 钱潢.伤寒溯源集[M].上海:上海卫生出版社,1957:261.

的用量一旦变化,那么在仲景的思路中,已不再是桂枝汤了。所以在仲景书中,桂枝去芍药、桂枝加芍药与桂枝去桂、桂枝加桂,它所表达和强调的,都是桂枝和芍药之间的关系。

桂枝汤中桂枝三两、芍药三两,其立意在于寒热并用,平调阴阳,用于阳浮而阴弱或卫强营弱。《金匮要略·水气病脉证并治》有云:"黄汗之为病,身体肿。发热汗出而渴,状如风水,汗沾衣,色正黄如柏汁,脉自沉,何从得之?师曰:以汗出入水中浴,水从汗孔入得之,宜芪芍桂酒汤主之。"芪芍桂酒汤由黄芪五两,芍药三两,桂枝三两,苦酒一升组成。本方虽以黄芪为君,但其基本结构却是芍药、桂枝各三两。本证身肿,状如风水,系水湿外侵,营卫失调;营行脉中,卫行脉外,营卫运行不畅,水湿滞而不行。本方用桂、芍之立意仍宗桂枝汤。

桂枝汤中用桂枝、甘草、生姜发散亢浮之卫阳;用芍药、甘草、大枣调补走泄之营阴。桂枝与芍药寒热互制,动静相宜,其意在求一个"和"字。仲景明言,桂枝汤证的病机是"阳浮而阴弱"(第12条)或"营弱卫强"(第95条)亦即"卫气不共营气谐和故尔"(第53条)。用桂枝、芍药各三两的目的就是要把阳浮阴弱或营弱卫强的状态,重新调整为阴平阳秘、营卫协和的状态。

第29条有云:"伤寒脉浮,自汗出,小便数,心烦,微恶寒,脚挛急,反与桂枝欲攻其表,此误也。得之便厥,咽中干,烦躁,吐逆者,作甘草干姜汤与之,以复其阳。若厥愈足温者,更作芍药甘草汤与之,其脚即伸。"此处用芍药甘草汤虽未明言"以复其阴",但与前文甘草干姜汤"以复其阳"相对照,则芍药甘草汤之"以复其阴"当是省文,不言而喻。由此可见,芍药在桂枝汤中的作用是"益阴气"。尽管《神农本草经》只言芍药"益气",但由于其味苦性寒,所以仲景在桂枝汤中、在芍药甘草汤中用芍药,意在益阴气则是显而易见的。

本论第21条:"太阳病,下之后,脉促,胸满者,桂枝去芍药汤主之。"本证属太阳病下后,阳气受挫,但不甚严重,从脉促胸满中,可见其病机仍有向上向外之趋势,故仲景用桂枝汤去性寒阴沉之芍药。桂枝汤去掉芍药,单用桂枝、生姜、甘草、大枣,则动而少静,辛甘化阳,几成纯阳发散之剂,意在强化其振奋阳气之功,以挽受挫之胸阳。若受挫程度比此更严重一些,再加附子一枚以温生阳,这就是桂枝去芍药加附子汤。从本方加用辛热温阳的附子,可更进一步领略仲景去芍药之要义。

桂枝附子汤的基本结构虽然仍是桂枝去芍药加附子汤,但药物用量不同,由于本方重用桂枝和附子,桂枝用到四两,比前者多一两,附子用三枚,比前者多一枚,所以其立意一方面是振奋阳气,而另一方面更突出了驱寒逐湿之力。第174条曰:"伤寒八九日,风湿相搏,身体疼烦,不能自转侧,不呕,不渴,脉浮虚而涩者,桂枝附子汤主之。"本证阳虚湿盛,当治以温阳化湿。本方不用芍药也在于避其阴寒之性。

第112条:"伤寒脉浮,医以火迫劫之,亡阳,必惊狂,卧起不安者,桂枝去芍药加蜀漆牡蛎龙骨救逆汤主之。"本证是火劫发汗导致亡阳,心神浮越,病机重点是亡阳,故用桂枝、甘草以壮心阳,芍药阴寒有抑阳之嫌故去之。

《金匮要略·水气病脉证并治》有云:"气分,心下坚,大如盘,边如旋杯,水饮所作,桂枝去芍药加麻辛附子汤主之。"本证阴寒内盛,阳虚至甚,水不化气,水停为饮,滞留心下,故心下坚,大如盘。本证几近水寒肆虐,桂枝汤去阴寒之芍药加麻黄细辛附子,一派辛热,意在温通周身阳气,彻表彻里,通利气机,发散水邪,重在"通"和"散"上,服后当汗出。方中虽无利水之品,但阳气一通,水饮四散,内外分消,此属治本之法,虽不利水,而水自去。本方纯热辛散,走而不守,故芍药在必去之中。

综上所述,仲景用桂枝汤去芍药,不论再加用什么药物,其立意都在于突出或强化桂枝配甘草的温阳作用。从而说明在仲景的用药思路中,桂枝汤去芍药意在避其助寒抑阳之弊。

第62条云:"发汗后,身疼痛,脉沉迟者,桂枝加芍药生姜各一两人参三两新加汤主之。"本证汗后营虚血少而身疼,仲景于桂枝汤中,重用芍药、生姜,再加补五脏、安精神、定魂魄的人参,变平调阴阳的桂枝汤为补益营血之剂。在三两桂枝、三两人参、四两生姜的监制下,芍药益阴而不抑阳,行滞而不开破。

第279条:"本太阳病,医反下之,因尔腹满时痛者,属太阴也,桂枝加芍药汤主之。"本条与第21条对比,都是太阳病误下,但下后变证不同,第21条所述之证是脉促胸满,表邪将陷而未陷。第34条有云:"脉促者,表未解也。"故桂枝汤去阴寒抑阳的芍药,独振受挫欲伸之胸阳,因势利导以散表邪。而第279条之证属太阳病下后邪陷太阴,邪气结滞,腹满时痛。桂枝汤再加芍药三两,功在破滞。

第 21 条胸满去芍药,第 279 条腹满加芍药,可见芍药之用不在腹满。第 96 条,小柴胡汤证,"腹中痛者,加芍药三两"。第 317 条,通脉四逆汤证,"腹中痛加芍药二两"。《金匮要略·痉湿暍病脉证治》中,防己黄芪汤证,"胃中不和者,加芍药三分",在同书《水气病脉证并治》中,又指出本方"腹痛加芍药"。可见仲景在《伤寒论》第 279 条中,"腹满时痛"治以桂枝加芍药汤,重用芍药六两,其立意在于腹痛而不是腹满。

芍药,《神农本草经》主邪气腹痛,除血痹,破坚积寒热,止痛,利小便。《名医别录》谓其酸寒,通顺血脉,缓中,散恶血,逐贼血。张志聪称其"气味苦平。风木之邪,伤其中土,致脾络不能从经脉而外行,则腹痛,芍药疏通经脉,则邪气在腹而痛者可治也"[①]。

邹澍对仲景用芍药的 60 余方进行分析,归纳芍药"其功在合桂枝以破营分之结,合甘草以破肠胃之结,合附子以破下焦之结,其余合利水药则利水,合通瘀药则通瘀。其体阴则既破,而又有容纳之善。其用阳则能布,而无燥烈之虞"。邹氏进一步把它归纳为"破阴凝,布阳和","阴结破则阳气布"[②]。

李克绍先生在《神农本草经》和《名医别录》的基础上,总结了张志聪和邹澍的认识,指出仲景用芍药在于"破阴结、通脾络、益阴气、利小便"。先生归纳的十二个字,言简意赅,既贴切条文原旨,又符合临床。

芍药在附子汤中,重在破阴结以治身疼;在真武汤中,重在通脾络以治腹痛,配茯苓以利小便。真武汤方后注云:"下利者,去芍药。"本论第 280 条云:"太阴为病,脉弱,其人续自便利,设当行大黄、芍药者,宜减之,以其人胃气弱,易动故也。"又《金匮要略·痰饮咳嗽病脉证并治》有云:"病者脉伏,其人欲自利,利反快,虽利,心下续坚满,此为留饮欲去故也,甘遂半夏汤主之。"本证"欲自利,利反快,虽利,心下续坚满",甘遂半夏汤重用芍药五枚。上述仲景对芍药的慎用和重用,从不同的侧面反映出仲景对芍药开破之性的认识和理解。

在桂枝加芍药汤中再加饴糖一升即小建中汤。建中汤意在建中,之所以称之为建中汤,就是因为方中有饴糖一升。在仲景书中无饴不称建中(参见本书中篇《大建中汤与小建中汤》)。在小建中汤中,以一升饴糖冲和了六两

---

① 郑林. 张志聪医学全书[M]. 北京:中国中医药出版社,1999:1128.

② 邹澍. 本经疏证[M]. 上海:上海科学技术出版社,1957:161.

芍药的开破之性，从而使其具有补和通的二重性。实际上，小建中汤是从以开破为主的桂枝加芍药汤向桂枝汤另一层意义上的回归，故《伤寒论》第 102 条有云："伤寒二三日，心中悸而烦者，小建中汤主之。"在此，小建中汤建补中焦以散表邪。又，小建中汤建补中气而兼通络行滞止痛，故在《金匮要略》中用于"虚劳里急，悸，衄，腹中痛，梦失精，四肢酸疼，手足烦热，咽干口燥"；"男子黄，小便自利"；"妇人腹中痛"等。在《伤寒论》第 100 条中，用于"伤寒，阳脉涩，阴脉弦"，"腹中急痛"等。同时，在《金匮要略》中，还有建中汤系列方如"虚劳里急，诸不足，黄芪建中汤主之"；又附方，千金内补当归建中汤"妇人产后，虚羸不足，腹中刺痛不止，吸吸少气，或苦少腹中急摩、痛引腰背，不能食饮"等，内补当归建中汤主之。在仲景书中，小建中汤，以及小建中汤系列方之用芍药，其功能皆不出上述之"破阴结、通脾络、益阴气、利小便"十二字。

综上所述，桂枝汤苦辛化合，寒热互济，功在平调阴阳；桂枝去芍药汤突出桂枝甘草之辛甘发散，意在温阳气；桂枝加芍药汤重用芍药酸苦涌泄为阴，意在破阴结；小建中汤方后注云："呕家不可用建中汤，以甜故也"，所以建中汤味甘，功在甘缓建中，补虚通络止痛。

少阴病吴茱萸汤证

——兼论烦躁与躁烦

《伤寒论》第 309 条："少阴病，吐利，手足逆冷，烦躁欲死者，吴茱萸汤主之。"本条历来是《伤寒论》研究和教学的难点之一。

首先，张仲景把这一条所述之证归属于少阴病，为历来研究者所困惑，他们不明白张仲景为什么把本条本证冠之以"少阴病"。沈明宗曰"此少阴并挟厥阴而乘胃也"，"用吴茱萸专驱肝肾之寒而下逆气"（《伤寒六经辨证治法》卷七）。王子接曰："吴茱萸汤，厥阴阳明药也。厥阴为两阴交尽，而一阳生气实寓于中，故仲景治厥阴以护生气为重。"[1]《医宗金鉴》认为本证"名曰少阴

① 王子接.绛雪园古方选注［M］.上海：上海科学技术出版社，1982：26.

病,主厥阴药者,以少阴、厥阴多合病,证同情异而治别也。少阴有吐利,厥阴亦有吐利;少阴有厥逆,厥阴亦有厥逆;少阴有烦躁,厥阴亦有烦躁。此合病而证同者也。少阴之厥有微甚,厥阴之厥有寒热;少阴之烦躁则多躁,厥阴之烦躁则多烦。盖少阴之病,多阴盛格阳,故主以四逆之姜附,逐阴以回阳也;厥阴之病,多阴盛郁阳,故主以吴茱萸之辛烈,迅散以通阳也。"《医宗金鉴》绕了一个大圈子,就是要说明本条之证不是少阴病而是厥阴病,或是少阴厥阴合病。"所以不用四逆汤,而用吴茱萸汤也"[①]。此后,学者亦多认为本条所述之证"并不是少阴病正治方法",并再次提出疑问"本条冠以少阴,一派虚寒证,何以不用四逆汤而用吴茱萸汤?"因此又有学者提出谬说,认为本条之证不是厥阴病,也不是少阴病,而把它称为"类少阴病"。"类似证"已经成为现代编《伤寒论》教材的人手中的一个"筐子",凡是讲不清的条文方证都放进这个万能的"筐子"里,造成谬流传。

其次是把本条和第296条对比。第296条:"少阴病,吐利,躁烦,四逆者死。"有学者提出,同样都是少阴病,吐利、四逆、烦躁,为什么309条之证可用吴茱萸汤治疗,而第296条所述之证是死证呢?比如张璐诘问道,此条(第296条)与吴茱萸汤一条不殊,"何彼可治,而此不可治耶?"(《伤寒缵论》卷上)舒驰远认定:"案此条(第296条)与前吴茱萸汤证无异,彼证未言死,此证胡为乎不主吴茱萸汤而断之曰死?是何理也?于中疑有缺文。"(《新增伤寒集注》卷九)

总之,后世学者,在对比中,对本条所述之证与治,多有疑惑,致使本条成为伤寒论研究和教学疑点之一。

下利与呕吐

下利与呕吐在《伤寒论》中属常见症状,可有寒热虚实之分。在典型的少阴病中,下利与呕吐是阳虚阴寒内盛的外在表现之一。在《伤寒论》中,对阳虚内寒的下利治疗有两大法门。病在太阴,重在温中散寒,应用以干姜、白术为主要结构的理中汤;病在少阴,重在驱寒回阳,应用以干姜、附子为主要结构

---

① 吴谦.医宗金鉴[M].北京:人民卫生出版社,1982:234.

的四逆汤（包括通脉四逆汤和白通汤）。所以第159条有云："……利不止,医以理中与之,利益甚,理中者,理中焦,此利在下焦,赤石脂禹余粮汤主之。"利在中焦是局部虚寒,利在下焦是全身性虚寒,对全身性虚寒的下利,仲景的常规治法本是用四逆汤,驱寒回阳救逆以治本,然本条下利已至滑脱不禁的程度,故仲景选用赤石脂禹余粮汤,涩肠固脱止利,此属治标应急之策,非治本之法。

下利这个症状对于少阴病来说,具有特别的意义,所以论中第282条:"少阴病,欲吐不吐,心烦,但欲寐,五六日,自利而渴者,属少阴也。"由此可见,在少阴病的发病过程中,只吐不利,还不能算是典型的少阴病,只有五六日出现自利而渴的症状,才是少阴病形悉具,才是典型的少阴病。因此,下利是少阴病的主要症状。在治疗上,把下利作为重点,以回阳救逆治本为法。阳回寒祛,下利自止,呕吐自平。所以后世有学者指出,四逆汤以治下利为主。日本人尾台榕堂认为"四逆汤主以下利逆冷"[①],此论极有道理。

呕吐是少阴病的常见症状,但不是主要症状。

纵观少阴病篇诸条文,呕吐或是作为或然症状出现,或是作为下利的伴随症状出现,或是表现轻微,"欲吐不吐"（第282条）,"干呕"（第315条、第317条）等,多属少阴里寒迫胃所致。唯有第309条吴茱萸汤证的呕吐具有明显的特点,而成为本证最主要的症状,即呕吐剧烈,乃至于烦躁呼号欲死。本证呕吐,在病机上不仅仅是少阴阳虚阴寒之邪上逆迫胃所致,而更重要的是外邪侵袭,病发少阴,由于少阴病是全身性虚寒,所以在少阴病的发病总体过程中,形成了胃虚寒凝的局部过程（当然也可以形成其他过程如真武汤证、四逆散证等）,本证伴有胃脘部疼痛无疑。从标本关系上讲,少阴病的基本病机为本,胃虚寒凝为标。少阴病的基本症状下利、手足逆冷为本,呕吐、烦躁为标。但是,由于呕吐急迫,烦躁欲死,所以仲景遵循急则治标的原则,先以吴茱萸汤温胃散寒下气止痛以治标,待呕吐平降以后,再以四逆汤驱寒回阳救逆以治其本。

吴茱萸汤论中凡三见,合计《金匮要略》不重复的条文,在今本仲景书中共见于4条。不论是阳明病的"食谷欲呕"（第243条）,还是厥阴病篇的"干

---

① 尾台榕堂.类聚方广义［M］.大安株式会社（日）,昭和三十七年:125.

呕吐涎沫"(第378条),或是《金匮要略·呕吐哕下利病脉证治》中的"呕而胸满",它们的共同之处都是以呕吐为主要症状,都是以胃虚寒凝气逆为主要病机。可以认为,吴茱萸汤是仲景治疗胃虚寒凝呕吐的专用方药。

吴茱萸,《神农本草经》称其"温中下气,止痛"。与生姜配伍意在温胃散寒下气。今人讲《伤寒论》言吴茱萸入厥阴经,温肝云云,是错误的,这种讲法背离了仲景时代的用药背景。吴茱萸入厥阴肝经、温肝,这是宋代以后的认识,仲景时代尚无此说,因此不可与《伤寒论》原旨相混。

《伤寒论》第352条承接第351条云:"若其人内有久寒者,宜当归四逆加吴茱萸生姜汤。"在手足厥寒,脉细欲绝的同时,病机突出阴寒痼冷,在原方当归四逆汤的基础上再加吴茱萸生姜,其意在于逐阴散寒,温化痼冷。而《金匮要略·妇人杂病脉证并治》中的温经汤,重用吴茱萸三两,其意仍在于"其人内有久寒",用之散寒止痛,缓解少腹里急。

清人周岩讲:"不知妇人之病,多因虚积冷结气,瘀血在少腹不去,其为有久寒可知。"① 其实仲景早已在温经汤方后注点明:本方"亦主妇人少腹寒,久不受胎。"

烦躁与躁烦

《伤寒论》中第309条:"少阴病,吐利,手足逆冷,烦躁欲死者,吴茱萸汤主之。"第296条:"少阴病,吐利,躁烦,四逆者死。"为了研究为什么第309条"烦躁欲死"不是死证,应用吴茱萸汤治疗,而第296条躁烦却是死证,后世注家把注意力集中到烦躁和躁烦的不同上。

今人对烦和躁通常连用,其意融会。但从文字本义考察,"烦"与"躁"确有不同。烦,《说文解字》作热头痛也,从页从火,引申为烦闷,心烦意乱。躁,《说文解字》作趭,疾也。《释名》躁,燥也,物燥而动,而飞扬也。引申为躁动不宁。从中可见烦是表述内在的情志状态,躁是表述外在的动作状态。烦和躁作为疾病的症状,不仅形象不同,在病机上也是有区别的,烦属阳,躁属阴。所以论中有时根据烦与躁的有无,作出不同的诊断,如第298条:"少阴病,四

① 周岩.本草思辨录[M].北京:人民卫生出版社,1960:109.

逆,恶寒而身蜷,脉不至,不烦而躁者死。""不烦而躁"在本条的含义,是表述疾病在阴阳离决之际,病人默默地循衣摸床、撮空理线的状态。又如第289条:"少阴病,恶寒而蜷,时自烦,欲去衣被者,可治。"本条的"时自烦"表述少阴病虽阴盛阳衰,但机体虚阳仍与邪抗争,有阳回之势,故心中时有烦闷不宁之感。而烦与躁连用,在论中却是大量存在,它的最一般意义就在于表述内在的和外在的不安宁。

论中除了烦与躁连用之外,还有躁与烦连用,从而形成了鲜明的对照。其中具有代表性的就是本条吴茱萸汤证的烦躁和第296条的躁烦,几乎成为所有注家思考的焦点。成无己首先提出:"所谓烦躁者,谓先烦渐至躁也,所谓躁烦者,谓先发躁而迤逦复烦者也。"①成氏之说对后世影响颇大,众注家多从此说。若离开临床,孤立地用学究式的思维方式思考,此说似有些道理,但若从临床角度看,则没有道理。且不说询问一个有烦躁症状的普通病人,即使询问一位坚持认为"烦躁与躁烦意义不同"的《伤寒论》专家,恐怕也是难以回答出其自身的"先烦后躁"或是"先躁后烦"的不同体验。

在《伤寒论》中,烦躁和躁烦是混用的,意义是相同的。

如论中第4条:"……若躁烦,脉数急者,为传也。"第48条:"……其人躁烦,不知痛处,乍在腹中,乍在四肢。"第110条:"……胃中水竭,躁烦必发谵语。"第134条:"……客气动膈,短气躁烦。"第269条:"……其人躁烦者,此为阳去入阴故也。"又,《伤寒论·辨脉法》有云:"营气微者,加烧针,则血留不行,更发热而躁烦也。"又,《伤寒论·辨不可发汗病脉证并治》曰:"微则阳气不足,涩则无血,阳气反微,中风汗出,而反躁烦……"在《伤寒论·辨不可下病脉证并治》中,此语又复出。

纵观《伤寒论》,不仅躁烦有死证,如第296条。烦躁亦有死证,如第133条:"结胸证悉具,烦躁者亦死。"又如第300条:"少阴病,脉微细沉,但欲卧,汗出不烦,自欲吐,至五六日,自利,复烦躁不得卧寐者,死。"又如第343条:"伤寒六七日,脉微,手足厥冷,烦躁,灸厥阴,厥不还者,死。"烦躁虽有死证,但烦躁绝不都是正气溃散;同样道理,躁烦亦有死证,而躁烦也不都是微阳外脱。要正确认识烦躁和躁烦的意义,主要还应当结合原文,结合临床把它置于

---

① 成无己.伤寒明理论[M].上海:上海科学技术出版社,1959:20.

全部症状之中,全面认识。

实际上,《伤寒论》中的烦躁与躁烦,只是一个词语前后两个字颠倒使用的现象,如第48条原文在《伤寒论·辨发汗后病脉证并治》中复出时,"其人躁烦"作"其人烦躁"。又,第239条:"病人不大便五六日,绕脐痛,烦躁发作有时者,此有燥屎,故使不大便也。"本条在《金匮玉函经》卷三中烦躁作躁烦。而恰恰是第296条"少阴病,吐利,躁烦,四逆者,死",在《金匮玉函经》卷四中恰作烦躁。这绝不是误讹,这种一个词语前后两个字相互置换混用的现象,不仅仅只见于烦躁和躁烦。

在仲景书中,《伤寒论》第142条"太阳与少阳并病,头项强痛,或眩冒……"第160条"伤寒吐下后,发汗,虚烦,脉甚微,八九日心下痞硬,胁下痛,气上冲咽喉,眩冒,经脉动惕者……"《金匮要略·痰饮咳嗽病脉证并治》"心下有支饮,其人苦冒眩,泽泻汤主之"。这里"眩冒"和"冒眩"的意义是相同的。

又如第64条"发汗过多,其人叉手自冒心……"第75条"未持脉时,病人手叉自冒心……"这里"叉手"与"手叉"的意义也是相同的。

又如《伤寒论》第174条"伤寒八九日,风湿相搏,身体疼烦……";第175条"风湿相搏,骨节疼烦……";《金匮要略·妇人杂病脉证并治》中"……或引腰脊,下根气街,气冲急痛,膝胫疼烦……"。第174条与175条另见于《金匮要略·痉湿暍病脉证治》;本篇另条又云"湿家身烦疼,可与麻黄加术汤发其汗为宜……";《伤寒论》第146条"伤寒六七日,发热,微恶寒,支节烦疼,微呕……"。在这里,疼烦与烦疼的意义也是相同的。这是否可以认为是仲景生活环境的方言习惯或语言现象?

死与欲死

《伤寒论》第296条:"少阴病,吐利,躁烦,四逆者死。"本条可有两个方面的理解,一是少阴病濒临死亡之际,对预后的判断,即将死亡已成为不可逆转的事实,突出的是"死"字。这是在以往经验的基础上,对病人的病情和病机进行分析所得出的结论。二是死亡之后的记录,是回顾性的总结。这是一个少阴病病人在整个发病过程中,虽经治疗,但终究未能控制病情,从而经历的这样一个短暂过程,突出的是"过程"。

我们在研究本条时,应当从死亡这个事实出发,遵循条文所启示的思路,研究这个过程。本证的表现是:①神志不清,手足躁动不宁,捻衣摸床,撮空理线;②呕吐清水,声音低微;③下利清水,滑脱不禁;④四肢逆冷。总的病机是少阴阳虚里寒,纯虚无实,纯阴无阳。

第 309 条"少阴病,吐利,手足逆冷,烦躁欲死……"此虽是"欲死",但毕竟没有死。"欲死"在论中是表述痛苦难忍程度之甚。《神农本草经》天名精条云:"血瘕欲死"。《金匮要略·奔豚气病脉证治》:"奔豚病,从少腹起,上冲咽喉,发作欲死。"这些"欲死"的表述都没有死证的含义,都是表述痛苦难忍的程度。这种表达形式,今人仍习用,俗谓"烦死了""疼死了"等,是其例。

遵循条文所启示的思路,本证具有少阴病最一般的特征:下利和四肢厥冷。但它更突出的是一般少阴病所不具有的泛泛恶心不能自持,阵阵呕吐窘迫难忍,气机逆乱、心神不胜扰动而烦躁至极,痛苦无以言表而呼号欲死。它的病机是少阴病阳虚阴寒内盛为本,胃逆阴寒痼冷为标,是虚中夹实。由此可见,第 309 条吴茱萸汤证与第 296 条之死证不论在病机方面,还是临床形象方面都完全不同。

综上所述,典型的少阴病是以下利和四肢逆冷为特点,用四逆汤治疗,意在治本,但四逆汤证不是少阴病的全部。少阴病是过程的复合,它包含若干个过程,而吴茱萸汤证是其过程之一,属少阴病胃寒证,是少阴病局部阴寒痼冷,应用吴茱萸汤意在治标。标急缓解之后,仍当治本,治本宜四逆汤。

本证属少阴病毋庸置疑。这也体现出《伤寒论》观其脉证,知犯何逆,随证治之的总原则。

甘草与甘草汤

甘草汤见于《伤寒论》第 311 条:"少阴病,二三日,咽痛者,可与甘草汤。"方用甘草二两,以水三升,煮取一升半,去滓,温服七合,日二服。本方特点是一药为一方,单味药而能称之为方,是因为有治有法。方与药,其区别就在于单味为药,复之为方。这仅仅是就一般意义而言,若深层次理解,则"泛治药味之一般功用者,无论其缀拾多少,只能谓之为药;虽药仅一味,而是在治则指导下施治于证者,皆称之为方"①。所以,药之所以为药,方之所以为方,主要不在药味之多少,而在用药之法度。

甘草平淡无奇。今本仲景书凡一百五十八见,《伤寒论》七十见,《金匮要略》八十八见,是仲景应用最广泛、次数最多的药物。仲景用甘草可归纳为强固、监制、缓急、协和八字法度。

甘草的所谓强固作用是指甘草与某些药物配伍,能使其某一方面的功效更突出,且被固化、稳定。如甘草与桂枝的配伍,后世注家在解释其配伍意义时,多用辛甘化阳来概括。桂枝性温,本来就具有通阳的作用,这一个"化"字其意何在? 原来桂枝得甘草,不仅强化了其原有的通阳作用,而且能把这种通阳作用保持在稳定状态。桂枝的这种被强化和固化的通阳作用,可以归纳为两种形式:一曰发散。在解表剂中,桂枝配甘草辛甘发散,通阳散寒,解表散邪,治外感风寒不论有汗无汗;二曰壮心阳。桂枝得甘草固化稳定其温通以壮心阳的作用,治心阳不振之心悸不安。若单用桂枝而无甘草为佐,虽仍具温阳作用,但其壮心阳作用难以突出且不稳定。论中第64条云:"发汗过多,其人叉手自冒心,心下悸,欲得按者,桂枝甘草汤主之。"本方若无甘草,那么桂枝的作用或偏向散,或偏向降,难以稳定在壮心阳的功效上。论中大凡壮心阳的方剂,多不离桂甘配伍结构,如桂枝加桂汤、苓桂术甘汤、桂枝去芍药加蜀漆牡蛎龙骨救逆汤等。

同样的道理,在《金匮要略·水气病脉证并治》中,"里水,越婢加术汤主之,甘草麻黄汤亦主之。"在此,甘草麻黄汤治"里水",若四两麻黄无二两甘草的固化,麻黄就难能以稳定的发汗作用达到治里水的目的。

芍药配甘草,后世概括为苦甘化阴或酸甘化阴。《伤寒论》第29条云:"……若厥愈足温者,更作芍药甘草汤与之,其脚即伸。"此即得益于其益阴作用。若芍药用量独重,再佐以甘草,则突出固化其止痛作用。论中小建中汤、桂枝加芍药汤、桂枝加大黄汤等均重用芍药配伍甘草以求达到止痛

---

① 任应秋. 方剂肤论[J]. 北京中医学院学报,1982,3:1.

效果。

《金匮要略·痰饮咳嗽病脉证并治》之甘遂半夏汤证，"病者脉伏，其人欲自利，利反快，虽利，心下续坚满，此为留饮欲去故也，甘遂半夏汤主之"。本证水留为饮，虽有欲去之势，症见自利，利反快，但病机仍在，症见心下续坚满。仲景以甘遂为君，攻水逐饮，伍以甘草。《神农本草经》云："甘遂反甘草。"陶弘景在《本草经集注·序录》中云，"勿用相恶、相反者"。而仲景恰恰是用甘遂配甘草，取其相反以求相激而相用，其意即在本条这个"留"字上。仲景书中"饮"有多种，均为停而不散，滞而不行，无气之"死水"。而仲景独把本条之证称之为"留饮"，说明在仲景看来，本证水邪停聚，沉痼皱襞，根深缠恋，顽固难除，故一反常规，用甘遂配甘草相反以求激荡，使沉痼缠恋之留饮随激荡之势得以尽去。甘草在此，意在强化甘遂逐水之力。

经云"寒者热之，热者寒之"，此属以偏救弊，以求其和。但是用药之道，虽用其偏，但不可以过，过则或戕伐正气或寒热格拒。所以，仲景用甘草的另一个重要目的是监制药性之偏激，以求钝化其激荡不羁之偏性，使其更加突出所需求的功效，减少毒性或副作用。如第 29 条 "……得之便厥，咽中干，烦躁吐逆者，作甘草干姜汤与之。"本方重用甘草四两，而干姜用量只有二两，但要达到"以复其阳"的目的，所依靠的主要药物是干姜，而不是甘草。本方重用甘草，其目的即在使干姜守中而复阳，既防其上潜，又防其走表。又，干姜附子汤与四逆汤比较，在药物组成上只少一味甘草，第 61 条有云："下之后，复发汗，昼日烦躁不得眠，夜而安静，不呕，不渴，无表证，脉沉微，身无大热者，干姜附子汤主之。"本证先下后汗，误治引起突发的正气衰败，亡阳于顷刻之间，发病虽急，但不属痼疾，故急用姜附大热回阳，以求其力锐效捷。四逆汤虽有回阳之功，但仲景多用于开辟积阴沉寒以回阳，所以用姜附配以甘草，急中有缓，锐中有柔，一则守中，二则缓姜附走窜之锐气，以防寒热格拒。

白虎汤用大寒之石膏、知母，功在清泄里热，为防其寒中，所以用甘草缓其性，合粳米以护中。调胃承气汤之大黄、芒硝功在荡实涤热，配甘草缓其性，以防速下，突出调胃之意。

《伤寒论》中，在症状急迫之际，习用甘草缓急以治标。论中第 158 条："……其人下利日数十行……干呕心烦不得安。"病机虽然与半夏泻心汤证同,但由于症状急迫,下利以至于"日数十行",干呕心烦以至"不得安"的程度,所以,在半夏泻心汤原方的基础上,再加重甘草用量,使之居于君药地位,突出缓急之功。

《金匮要略·呕吐哕下利病脉证治》曰:"食已即吐者,大黄甘草汤主之。"本证食入即吐,属实热壅阻,积热为火,腑气不通,气不得下,气与火激迫冲逆,故食后旋即冲逆而吐。方用大黄甘草汤:大黄四两,甘草一两。用大黄通腑,清热降火,甘草缓急和中,使通下而不致有过。

又,《伤寒论》第175条:"风湿相搏,骨节疼烦,掣痛不得屈伸,近之则痛剧,汗出短气,小便不利,恶风不欲去衣,或身微肿者,甘草附子汤主之。"此为风湿流注关节,症状剧而急,故用甘草,一则缓急止痛以治标,二则病势顽固,以图缓治。

《伤寒论》在并用寒热反差较大的药物时,佐以甘草以作纽结中介。寒热不同的药物通过甘草的协调冲和,建立起联系,使方剂成为一个整体结构,从而能在整体水平上发挥作用。如柴胡桂枝干姜汤、小柴胡汤、黄连汤、半夏泻心汤等方剂,药物较多,配伍关系较复杂,寒热并用,以甘草作纽结中介,全方位地联结、网络、总括着每一味药物,使方药浑然一体。

仲景对甘草的运用,超出了《神农本草经》对甘草的认识。《名医别录》总结甘草"温中下气,烦满短气,伤脏咳嗽,止渴,通经脉,利血气,解百药毒"。从中可以追寻《伤寒论》《金匮要略》中甘草出没的踪迹。

一味甘草,被仲景运用得纵横融会,左右逢源。从小处看是一味药,从大处看是一个方。作为一味药,它在不同的配伍结构中发挥出不同的功效。作为一个方,它体现出的则是内在的法度。第311条,少阴病,外邪客热咽痛,虚中有实,在此,虚不宜补,热不宜泄,用生甘草清淡之品轻拂以除之,若拂之不去,再加桔梗苦以清之,辛以散之,甘以缓之,这就是后世治咽痛之祖方——桔梗汤。

在《伤寒论》用甘草的70方中,唯甘草汤之甘草生用,生用即求其清淡而凉和,用于少阴病外邪客热咽痛,从中显出平中见奇之效。

四逆散证治

四逆散始见于《伤寒论》第318条："少阴病,四逆,其人或咳,或悸,或小便不利,或腹中痛,或泄利下重者,四逆散主之。"后世注家对本证病机及本方的功用,在认识上分歧很大,其重要的原因有三:

一是条文中冠以少阴病,而证候表现与少阴病的典型表现,如被后世称之为少阴病提纲证的第281条"少阴之为病,脉微细,但欲寐也",相距甚远。

二是条文对主要症状陈述过于简略,仅述"四逆"一个症状,使人难以把握。

三是相比之下,条文中的或然症状比主要症状多且杂,主要症状及或然症状与本证所用之四逆散原方及其方后药物加减之间,有似不相符合之处。因此,对本证的发病与病机众说纷纭。

一

后世人一提及少阴病,必是"脉微细,但欲寐",或是真武汤证、附子汤证或是白通汤证、通脉四逆汤证,当是一派虚寒之象,面对本条本证本方,颇有无以释言之感。

成无己对四逆释之曰:"四逆者,四肢不温也。伤寒邪在三阳,则手足必热;传到太阴,手足自温;至少阴则邪热渐深,故四肢逆而不温也。"[1] 连自称"广益见闻,虑积久长,晚忽豁悟"的方有执也只能阿附成无己的传经谬说,而顺文释义:"人之四肢,温和为顺,故以不温和为逆,但不温和而未至于厥冷,则热犹为未入深也。"[2] 至喻嘉言则明确提出,"传经热邪至于手足,四逆最当辨悉,若见咳利种种之证,其为热证无疑矣。然,虽四逆而不至于厥,其热未深,

---

① 成无己.注解伤寒论[M].北京:人民卫生出版社,1963:166.

② 方有执.伤寒论条辨[M].北京:人民卫生出版社,1957:119.

故主此方为和解"①。自此以后，众注家多沿袭其说。如徐灵胎亦云："此乃少阴传经之热邪。"②

汪琥撰著《中寒论辩证广注》，提出"中寒、伤寒截然两途"，"中寒者，其证内外皆寒而多虚；伤寒者，其证外寒内热而多实"。他在解释第20条时尝曰："此条病乃太阳真寒证，风寒之邪由背而入，直中少阴，少停于表即头项痛，腰脊强，其与热病有别者，止微痛微强耳。"他把四逆散证看成伤寒证，认定"此条少阴病乃伤寒邪在少阳，传入少阴之证"。又云，四逆散方"虽云治少阴，实阳明、少阳药也"③。沈明宗则认为："此少阴邪气挟木乘胃也。"他认定是少阴、厥阴、阳明相关同病（《伤寒六经辨证治法》卷六）。而《医宗金鉴》却认为："此则少阳、厥阴，故君柴胡以疏肝之阳，臣芍药以泻肝之阴，佐甘草以缓肝之气，使枳实以破肝之逆。三物得柴胡，能外走少阳之阳，内走厥阴之阴，则肝胆疏泄之性遂，而厥可通也。"④《医宗金鉴》实际上不认为本证是少阴病，而是厥阴、少阳肝胆失调。把本证看成肝胆失调，不是《医宗金鉴》的发明，而是承袭李士材之说。李士材在《伤寒括要》中说四逆散"此本肝胆之剂，而少阴用之者，为水木同源也"（《伤寒括要》卷下）。张路玉又认为："此证虽属少阴，而实脾胃不和，故尔清阳之气不能通于四末。"（《伤寒缵论》卷上）这样，在病机上又涉及脾胃。

至近代，陆渊雷先生提出"其病盖少阳之类证，决非少阴"。又云："经文以腹痛泄利下重为或然证，以四逆为正证，复冒以少阴之名。"⑤陆渊雷的说法，对今人影响较大，为某些今人解说本条提供了一个难得的"抓手"。有人对本条提出："至于首句少阴病，不能拘泥地看作脉微细，但欲寐，很多注家认为本条是少阳病一类的证候。"⑥

至1964年，中医学院试用教材（二版）对本条的解释力求平允："少阴四逆，皆由阳虚不能敷布四末之证。而本证所重在阳郁于里，不能达于四肢，其

① 喻昌.尚论篇［M］.上海：上海古籍出版社，1991：128.

② 徐大椿.伤寒论类方［M］.北京：人民卫生出版社，1956：41.

③ 汪琥.伤寒论辩证广注［M］.上海：上海科学技术出版社，1959：168，169.

④ 吴谦.医宗金鉴［M］.北京：人民卫生出版社，1982：243.

⑤ 陆渊雷.伤寒论今释［M］.北京：人民卫生出版社，1955：409.

⑥ 江苏省中医学校伤寒教研组.伤寒论释义［M］.南京：江苏人民出版社，1958：229.

或咳或悸或小便不利,是气机不宣;或腹中痛或泄利下重是气血郁滞,故用四逆散宣散气血之郁滞。本方为宣达郁滞之剂,方中用柴胡宣阳解郁,使阳气外达。"在这里,还要指出,本讲义讲柴胡宣阳是正确的,但说它解郁则是错误的。因为在仲景时代,还没有认识到柴胡的解郁功能,柴胡解郁是金元以后的认识。但是,又不难看出,本教材编撰者用心之良苦,他的成功之处在于超越众注家之说,试图用"阳郁"勾描前人认识上的交汇点。可惜本教材的观点未能得到进一步的深化。

1979 年全国高等医药院校试用教材《伤寒论选读》则倒退了一大步,把本条从《伤寒论》少阴病篇原序列中扯裂到厥阴病篇,认为:"虽然冠名少阴病,但与心肾阳虚阴盛的厥逆根本不同,乃肝气郁结,气机不利,阳郁于里,不能布达四肢所致。"条文的这种排列,对那个时代的中医学教育乃至中医学术界一代人产生了极深刻的影响。

1985 年版《伤寒论讲义》(五版),又把本条重新移回到少阴病篇。从本条在现代中医教育的《伤寒论》教材中序列的变化,可以窥见前人关于本条的认识对今人的影响,同时,也可以鸟瞰当今《伤寒论》学术界对本条认识的基本脉络。

然而,由于本条冠以"少阴病",三字凿凿,因此,任何离开少阴病的解释,都是后人把自己的认识强加于张仲景,此既背离《伤寒论》原旨,又悖逆了研究经典的原则。

中医发病学思想是强调内因,不唯内因。外邪致病是通过机体的反应表现出来的。因此,证是机体感受外邪以后机体所呈现出的反应态。少阴是水火之脏,机体感邪以后,之所以能发为少阴病而不是其他,这与少阴水火本有虚的因素是有根本性关系的。少阴发病以后,可以形成若干类型,实际上,这是机体感邪以后,机体的不同反应态。这些不同的反应,是由少阴水火阴阳的盛衰以及它们之间的关系来决定的。

机体受邪以后,少阴发病,依据少阴水火两虚的偏重不同,病势向寒热两极从化。若少阴素禀阳虚,则病势从寒化,形成少阴病的阴寒内盛证,表现为脉微细,但欲寐,恶寒蜷卧,下利清谷等,这就是后世所谓之典型的少阴寒化证,它的基本病机可概括为阴盛阳衰,如附子汤证、真武汤证等,阴盛格阳如通脉四逆汤证等。若少阴素禀阴虚,则病势从热化,形成少阴水亏火旺,表现为心烦,不得眠,口燥,咽痛,舌红少苔,尿赤,脉沉细数等,这就是后世所谓之典型的少阴热化证。它的基本病机可概括为阴虚火旺,如黄连阿胶汤证。

可以说,上述的少阴寒热两极从化,所形成的少阴寒化证和热化证,只是少阴病寒热对立的两个方面,虽然是非常重要的两个方面,但却并非少阴发病的全部。

由于寒化和热化是少阴病发病的动态过程,所以,少阴病除了寒热两极从化之外,还有第三个方面,即寒热从化不全。

当机体少阴水火偏虚,水火之间处于假性的稳定状态时,这是一种低于正常水平的变态平衡,在这种情况下,少阴发病,病势的寒热从化,虽有倾向和趋势,但比较起来不甚明显,笔者把这种类型称之为寒热从化不全。这种类型,既不是典型的寒化证,也不是典型的热化证。但是在一些方面,既表现出寒化的倾向,又可见热化的趋势,症状以寒热并见为特点。程应旄称之为"固非热证,亦非深寒"(《伤寒论后条辨》卷十一)。《医宗金鉴》谓之"既无可温之寒,又无可下之热"[1]。这是少阴病水火失调的又一种表现,它的病机可以概括为阴遏阳郁,这是少阴病中较为复杂的一个类型。《伤寒论》四逆散证是这个类型的典型表现之一。

二

由于本条叙证简略,如前所述,这也是引起后世注家纷争的重要原因之一。柯韵伯称:"条中无主症,而皆是或然症,四逆下必有阙文。"[2]柯韵伯对《伤寒论》的解释尤多卓识,但对此条的论释则颇伤武断。

四逆散证以四逆为主症,而以咳、悸、小便不利、腹痛、泄利下重为或然症。这说明四逆作为本证的主要症状与其他各或然症比起来,是一个更常见的症状。但是,仅以四逆这个症状,不足以揭示本证的病机。证作为病的一个过程,它的症状产生不是孤立的,它的病机变化不是线性因果关系。因此,或

---

① 吴谦.医宗金鉴[M].北京:人民卫生出版社,1982:242.

② 柯韵伯.伤寒来苏集·伤寒论注[M].上海:上海科学技术出版社,1959:172.

然症和主症虽然各有其病机根据,但是,在总的病机方面,在动态变化和整体联系上,它们却是不能间断、不可分离的。因此,本证尽管就某一个具体的症状来说,可能是或然的,或出现或不出现,然而这些或然症作为病机上的一个相关联整体,与主要症状四逆的关系却不是或然的,而是存在着内在的必然联系,只有把握住这一点,才能认识到本证的病机深层。

由于本证有较复杂的或然症,所以本方复立加减法以治其或然症,而正是在这些治疗或然症的加减用药中,蕴藏着理解本证病机的钥匙。

如前所述,本证病机是阴遏阳郁,而这郁遏阳气之阴邪是六淫之中哪一种具体的邪气呢? 为回答这个问题,兹对本方加减用药分析如下:

咳加干姜、五味子。干姜、五味子,仲景书还用于小青龙汤、小柴胡汤、真武汤、厚朴麻黄汤、小青龙加石膏汤、苓甘五味姜辛汤、桂苓五味甘草去桂加姜辛夏汤、苓甘五味加姜辛半夏杏仁汤、苓甘五味加姜辛半杏大黄汤等。上述诸方所治之证,在症状上都有不同程度的咳满或上气,在病机上都与水饮有关系。水、湿、饮,一源三歧,均属水寒阴冷之邪。

干姜,《神农本草经》谓辛温,主治胸满、咳逆上气、温中。仲景在《金匮要略·痰饮咳嗽病脉证并治》篇中,有对病人服用苓甘五味姜辛汤之后病情变化的表述:"干姜,为热药也。" 在同书《肺痿肺痈咳嗽上气病脉证治》亦云:"肺中冷,必眩,多涎唾,甘草干姜汤以温之。" 本方治肺中冷,其温肺之功全在干姜。

四逆散证咳加干姜,其意即在温通宣发生阳之气,以消阴翳水寒之邪。

五味子,《神农本草经》谓其酸温,主咳逆上气。本品虽五味咸具,但以酸为胜。《黄帝内经》有云:"肺欲收,急食酸以收之。" 本证肺寒气逆而咳,故用干姜配五味子之酸以收逆气,安肺而止咳。李杲曰,五味子 "酸以收逆气,肺寒气逆,则以此药与干姜同用治之"(王好古《汤液本草》卷中)。

腹痛加附子。附子,《神农本草经》谓辛温,主风寒咳逆、邪气、温中、破癥坚积聚、血瘕、寒湿。《名医别录》谓其辛甘温大热,主治心腹冷痛。仲景在《伤寒论》中的应用,概括起来,不外乎温阳以逐阴,后世人谓其益火之源以消阴翳。本方腹痛加附子,意在温阳散寒化湿,配芍药以破阴结而止腹痛。邹澍尝云:"附子、芍药得真武汤之半,抑少阴方兴之水气。"①

芍药,《神农本草经》谓苦平,主邪气腹痛,除血痹,破坚积,寒热疝瘕,止痛,利小便,益气。《名医别录》谓其酸微寒,通顺血脉,缓中,散恶血,逐贼血,去水气,利膀胱、大小肠等等。纵观《神农本草经》《名医别录》,自南北朝上溯晋魏至仲景延及汉秦,先贤对芍药的基本认识,虽曰或平或寒,能益气,但,更突出的则是其具有的开破之性。仲景在本方用其利小便,去水气,邹澍谓其"破阴凝,布阳和",是为至理。

枳实,《神农本草经》谓苦寒,除寒热结。《名医别录》谓除胸胁痰癖,逐停水,破结实,消胀满,心下急,痞痛,逆气,胁风痛,安胃痛,止溏泄。纵观《神农本草经》和《名医别录》,枳实突出的是降泄之性,功在利气开结,导水下行,故能除寒热结。《金匮要略·痰饮咳嗽病脉证并治》篇,用厚朴大黄汤逐痰饮,治疗支饮胸胁满,方中用枳实四枚。枳实与芍药配伍意在开破,与柴胡配伍一升一降。升,升发郁遏难伸之阳;降,降泄阴寒水湿之邪。

小便不利加茯苓。仲景指出,本证有小便不利之可能性,说明本证在病机上有水饮内停,水湿不行之倾向,如同小青龙汤证之小便不利,故加茯苓利水湿而通小便。

悸加桂枝。本证心悸与厥并见,为水气凌心,加桂枝意在通阳行水,壮心阳以定心悸。

纵观本方用芍药、枳实,又,咳加干姜、五味子,腹痛加附子,小便不利加茯苓,心悸加桂枝,可见本证病机中有阴寒水湿的一面。

本方用柴胡意在发泄郁阳。邹澍谓"柴胡为用,必阴气不纾致阳气不达者,乃为恰对"。又云"柴胡既以升阳为用",则"能达阴中之阳者,何止举阳之透阴而出哉? 即举阴之包阳而藏者,悉皆托出矣"。他认为:"柴胡非徒畅阳,实能举阴;非徒能畅郁阳,以化滞阴,并能俾阳唱阴随,是以心腹肠胃之间,无结不解,无陈不新。譬之春气一转,万化改观,自有不期然而然者矣。""咳,悸,小便不利,不降也;腹中痛、泄利下重,不升也。病同一源,或为不升,或为不降,亦可见其为中枢不旋矣。旋其中枢,舍柴胡其谁与归!"②润安先生六易

---

① 邹澍.本经疏证[M].上海:上海科学技术出版社,1957:164.

② 同①:38-39.

寒暑,克成是编,为古圣贤阐发义理,其对柴胡之笺疏辩论可谓至细至精。本证四逆用柴胡,说明在病机上有阳郁之势。

泄利下重,加薤白。薤白,《神农本草经》主金疮疮败。《名医别录》谓除寒热,去水气,温中散结。仲景书用薤白凡四方,除本论用于本方之外,在《金匮要略》中还有栝楼薤白白酒汤,栝楼薤白半夏汤,枳实薤白桂枝汤。仲景用薤白,意在疏郁散结,通行阳气。实际上,《神农本草经》之"金疮疮败"即属阳气内陷之证,用薤白功在通阳内托。钱潢在分析了仲景用薤白诸方之后,指出:"用薤白通行阳气,即白通汤用葱白之意也。"① 钱氏之论宛若点睛传神之笔,在此解说得好极了,既符合仲景原旨,又切合临床。

纵观本方之用柴胡和方后注泄利下重加薤白,可见本证病机还有阳气郁结不得宣通的一面。

结合症状、治疗、方药加减讨论,本证四逆是阳气郁结不能外达以温四末所致,其基本病机是阴遏阳郁,阳气被阴寒水湿所阻。本方柴胡、芍药、枳实、甘草配伍应用,意在消阴霾,畅阳气,升清降浊。

根据主症和出现的不同或然症所反映的病机特点,把握阴遏阳郁两个不同侧面的病机偏重,选用干姜、五味子、附子、桂枝、薤白,或强化原方消阴霾的方面,或强化原方畅阳气的方面,虽然根据病情对原方功效的强化偏重不同,但总不离其基本原则:消阴霾、畅阳气、升清降浊。

后世人把原方和方后注的药物加减割裂开来研究和应用四逆散,讲柴胡入肝胆经,疏肝解郁,讲芍药敛阴养血柔肝,讲枳实理气解郁,泄热破结,讲甘草调和诸药,益脾和中,综合四药,共奏透邪解郁,疏肝理脾之效。从而把四逆散讲成调和肝脾,疏解少阳之剂。如果在《方剂学》中这样讲,无疑是正确的,因为《方剂学》的任务是研究方剂的配伍规律及临床应用,它既讲源又讲流,而重点在流,研究千年来方剂的不断开发和扩大应用。如果研究《伤寒论》或在《伤寒论》的教学中也这样讲解,则是错误的,因为这样诠解的不是仲景的用药思路。讲柴胡入肝胆经,疏肝解郁,讲芍药敛阴养血柔肝,这是金元时期张元素的认识,又经过李东垣、王好古的发展,通过《本草纲目》的整理总结而形成的。金元以后的中药理论,与《神农本草经》《名医别录》对比,有了很大

---

① 钱潢. 伤寒溯源集 [M]. 上海:上海卫生出版社,1957:329.

的发展；尤其归经理论的建立和发展，更显示出金元以后与东汉时期在药物认识方面的差异。不仅研究四逆散存在这样一个问题，研究《伤寒论》中其他方剂也存在同样的问题。

一方与二法

本节所论的一方两法，是指赵刻宋本《伤寒论》中，方剂的药物组成相同，只是药物的用量略有不同或服用方法不同，因而治疗作用显示出差异的用药方法。

调胃承气汤

调胃承气汤在《伤寒论》中凡八见，如第 29 条、第 70 条、第 94 条、第 105 条、第 123 条、第 207 条、第 248 条、第 249 条等。主要应用是在阳明病篇中。

调胃承气汤方用甘草二两炙、芒硝半斤、大黄四两，清酒洗。

《伤寒论》对调胃承气汤的服用有两种不同的要求。

一是以第 207 条为代表的服用方法。第 207 条："阳明病，不吐，不下，心烦者，可与调胃承气汤。"本证是阳明病胃家实的主要表现之一。病机特点是胃肠热结为主，所以用调胃承气汤和胃开结涤热。因为是胃家实，肠道实热，所以在具体用法上，方后注强调"温顿服之，以调胃气"。这里的"顿服之"是要求原方三味"以水三升，煮二物至一升，去滓，内芒硝，更上微火一二沸，温顿服之，以调胃气"。这就是说，一升药液，再内入芒硝半斤后，一次内服，其目的是取药力集中，和胃、开结、涤热效捷。这是调胃承气汤在《伤寒论》中的典型服用方法。

调胃承气汤的另外一种服用方法是第 29 条方后注规定的方法。第 29 条："……若胃气不和谵语者，少与调胃承气汤。"方后注云"少少温服之"。本条调胃承气汤所治，在于"由自汗、小便数，胃家先自津液干少，又服干姜性燥之药，以致阳明内结谵语，然非邪实大满，故但用调胃承气汤以调之，仍少与之也"（赵嗣真语）。在本证一系列的误治过程中，尽管在症状表现上，以阳虚为急，但在病机上具有潜在的阴虚因素，所以过用辛热以后，阳复太过，终于暴露出阴虚肠燥而谵语的底面。因此，在病机上，本证与第207条相比有自己的特点。这就是经过一系列的误治，正气在一定程度上受损，因此，要求在运用调胃承气汤时，在具体服用法上有所斟酌，"少少温服之"以求药力持续而和缓，正如本论第30条所云："以承气汤微溏，则止其谵语。"目前的教科书，只讲前一种服用方法，而忽视了后一种方法，有失允当，这不能算是对调胃承气汤的全面了解和把握。从某种意义上说，后一种服用方法更体现出调胃的意蕴。

理中丸

理中丸首见于《伤寒论》第386条："霍乱，头痛，发热，身疼痛，热多欲饮水者，五苓散主之，寒多不用水者，理中丸主之。"次见于第396条："大病差后，喜唾，久不了了，胸上有寒，当以丸药温之，宜理中丸。"

理中丸方用人参、干姜、甘草、白术各三两，上四味，捣筛，蜜和为丸，如鸡子黄许大。

理中丸在上述两条中的具体服用法是有区别的，大体分为3种用法。

服用法之一。第386条是以理中丸治疗霍乱寒多不用水者。霍乱，仲景有云"呕吐而利"，发病急骤，吐利剧烈交作。其阳虚里寒者，用理中丸温中散寒，燮理中焦，恢复脾胃的升降功能。由于发病急，症状变化快，所以论中要求"以沸汤数合，和一丸，研碎，温服之，日三四，夜二服；腹中未热，益至三四丸"。此处的服用方法有两个特点，一是昼夜连续服用，二是根据病情变化，增加每次的服用量"益至三四丸"。

服用法之二。由于霍乱病情危急，所以仲景又强调指出理中丸虽方证相合，"然不及汤"。并详列理中汤的制作及煮服方法："以四物依两数切，用水八升，煮取三升，去滓，温服一升，日三服。"汤法在此处有两个方面的优点，一是急病急治，药效迅捷；二是可据病情特点，随证加减，从而显示出更大的灵活性和应变性，"若脐上筑者，肾气动也，去术加桂四两；吐多者，去术加生姜三两；下多者还用术；悸者，加茯苓二两；渴欲得水者，加术，足前成四两半;腹中痛者,加人参,足前成四两半;寒者,加干姜,足前成四两半;腹满者,去术,加附子一枚"。不言而喻,如此加减,随证治之,其治疗效果将会更加显著。

服用法之三。体现在论中第396条中:"大病差后,喜唾,久不了了,胸上有寒,当以丸药温之,宜理中丸。"本条讲,大病愈后,虽然诸证悉去,但病后脾胃虚寒,阳气不振,水津上泛,时时喜唾,绵延不愈,久不了了,形成慢性过程。与第386条霍乱相比,本证病情久延,故图之以缓,在应用理中丸时,要求"以沸汤数合,和一丸,研碎,温服之,日三服",比之前述两法,不论在服用量上,或服用方法上,都体现出缓病缓治的原则。

抵当汤与抵当丸

《伤寒论》运用抵当汤、丸者,凡五条:

第124条:"太阳病六七日,表证仍在,脉微而沉,反不结胸,其人发狂者,以热在下焦,少腹当硬满,小便自利者,下血乃愈。所以然者,在太阳随经,瘀热在里故也,抵当汤主之。"

第125条:"太阳病,身黄,脉沉结,少腹硬;小便不利者,为无血也;小便自利,其人如狂者,血证谛也,抵当汤主之。"

第126条:"伤寒有热,少腹满,应小便不利,今反利者,为有血也,当下之,不可余药,宜抵当丸。"

第237条:"阳明证,其人喜忘者,必有蓄血。所以然者,本有久瘀血,故令喜忘。屎虽硬,大便反易,其色必黑者,宜抵当汤下之。"

第257条:"病人无表里证,发热七八日,虽脉浮数者,可下之,假令已下,脉数不解,合热则消谷喜饥,至六七日不大便者,有瘀血,宜抵当汤。"

其中第124条、第125条讨论的属太阳病血证。论曰:"太阳随经,瘀热在里",形成少腹硬满,小便自利,如狂或发狂,脉沉微或沉结,方用抵当汤破血逐瘀。

抵当汤方用水蛭、虻虫各30个,桃仁20个,大黄三两,以水五升,煮取三升,温服一升。

论中第126条讨论的也是太阳病血证,但与前两条相比,在症状上有轻重之别。第 124 条是少腹硬满,第 125 条是少腹硬,而第 126 条仅仅是少腹满,还未到硬的程度。所以在治法上,改抵当汤为丸,对药物用量进行调整。其中主要的活血祛瘀药物水蛭、虻虫由原来的各 30 个,减为各 20 个。桃仁由原来的 20 个增加为 25 个(主要是赋形的需要,增加黏着力),大黄用量不变。上述各味药物,按量分制四丸,以水一升,煮一丸,取七合服之。对比药物的用量、用法以及服用量,显而易见,抵当丸比抵当汤的药效要和缓一些,从而形成抵当一方,汤丸两种用法。对此,清人尤在泾曾有精辟论述:"此条证治(指第126 条——笔者注),与前条(第 125 条——笔者注)大同,而变汤为丸,未详何谓,尝考其制,抵当丸中水蛭、虻虫,减汤方三分之一,而所服之数,又居汤方十分之六,是缓急之分,不特在汤丸之故矣。"[①]

四逆汤与通脉四逆汤

四逆汤首见于《伤寒论》第 29 条,论中运用本方 13 处之多,是论中回阳救逆首选方。方用甘草二两,干姜一两半,附子一枚。

关于本方药物的用量,原方特别注明,"强人可用大附子一枚","干姜可增至三两"。论中第 91 条、第 92 条、第 225 条、第 323 条、第 324 条、第 353 条、第 354 条、第 372 条、第 377 条、第 388 条、第 389 条等,均提出应用四逆汤治疗。而第 225 条"脉浮而迟,表热里寒,下利清谷者,四逆汤主之";第 354 条"大汗,若大下,利而厥冷者,四逆汤主之";第 389 条"既吐且利,小便复利而大汗出,下利清谷,内寒外热,脉微欲绝者,四逆汤主之"。这些条文所述之证,对四逆汤的应用可以说是最为典型。

与四逆汤相对比,仅仅在药物用量上略有差别,而治疗目标基本一致的方剂是通脉四逆汤。可以说,四逆汤与通脉四逆汤的关系是统之为一,分之为二。

通脉四逆汤见于《伤寒论》第 317 条和第 370 条。第 317 条云:"少阴病,下利清谷,里寒外热,手足厥逆,脉微欲绝,身反不恶寒,其人面色赤,或腹痛,或干呕,或咽痛,或利止脉不出者,通脉四逆汤主之。"第 370 条:"下利清谷,

---

① 尤在泾.伤寒贯珠集[M].上海:上海科学技术出版社,1959:45.

里寒外热,汗出而厥者,通脉四逆汤主之。"

通脉四逆汤,甘草二两,附子大者一枚,干姜三两,强人可四两。对比两方的组成,药物用量,以及临床功效,四逆汤一方两法的格局清晰可见。通脉四逆汤所治证候与四逆汤相比,显得更加严重和凶险。病人"下利清谷,手足厥逆,脉微欲绝",反映出阴寒内盛,阳气斯灭之势,"身反不恶寒,其人面色赤"则说明虚阳浮越于外之势。从而形成了真寒假热之象。为此,论中对四逆汤的药物用量,进行调整,加大附子和干姜用量,目的在于通阳复脉,急回顷刻浮散之亡阳。

第 389 条:"既吐且利,小便复利,而大汗出,下利清谷,内寒外热,脉微欲绝者,四逆汤主之。"对于本条,后世注家如张路玉、山田正珍、丹波元简等认为,"内寒外热,脉微欲绝","四逆恐力不胜",当用通脉四逆汤。实际上,论中对四逆汤的主要药物干姜和附子的用量规定,有一定的灵活性,这种独特的规定,在论中是绝无仅有的。

后世还有人认为通脉四逆汤当有葱白,此纯属臆测,文献依据不足。清代汪琥引武陵陈氏一段话,对此论述颇精:"通脉四逆即四逆汤也。其异于四逆者,附子云大,甘草干姜之分量加重(按:赵刻宋本《伤寒论》原方,甘草用量二方同),然有何大异,而加通脉以别之?曰四逆汤者,治四肢逆也。论曰:阴阳之气不相顺接,便为厥。厥者,阳气虚也,故以四逆益真阳,使其气相顺接,而厥逆愈矣。至于里寒之甚者,不独气不相顺接,并脉亦不相顺接,其证更剧,故用四逆汤而制大其剂,如是则能通脉矣。同一药耳,加重则其治不同,命名亦别,方亦灵怪矣哉。"(《中寒论辩证广注》卷中)可见,四逆汤与通脉四逆汤虽名为二方,实则为一方两法。按:汪琥所引陈氏,乃陈亮斯,康熙年间(1662—1722)人,著有《伤寒论注》,佚。汪琥云:"康熙中,武陵陈亮斯著其书,尚未刊版。偶于友人周孝斌处抄得草稿二本,其注仲景论,能独出己见,而不蹈袭成氏、方氏、喻氏诸家之说,每经病,必依叔和原次反复详解,极为入理,惜其书不全,所抄者,止阳明、少阳、太阴、少阴、厥阴五经病耳。琥欲泛棹武陵访其人,传其书而未能,不意孝斌又作故人。自嗟岁月不待,立言之念愈急,终不能全见其书之为恨耳。"

《伤寒论》中,除上述之调胃承气汤、理中丸、抵当汤、四逆汤有一方两法之用,另外桂枝汤、小承气汤亦有一方两法之用,详见本书《太阳中风与桂枝汤证》篇和《大承气汤与小承气汤》篇,此不赘述。

同时,仲景书中桂枝加桂汤、桂枝加芍药汤与桂枝汤,厚朴三物汤、厚朴大黄汤与小承气汤等,其组方、用法以及药物用量等方面已超出一方两法范围,故不在此讨论。从仲景的一方两法之用,可以从一个侧面揭示《伤寒论》在理、法、方、药中所蕴含的规矩与方圆、常法与变法。

下 篇

条文解读与义疏

脉"如豆大,厥厥动摇者,名曰动"

脉"如豆大,厥厥动摇者,名曰动",语出《辨脉法》第 10 条:"阴阳相搏,名曰动。阳动则汗出,阴动则发热。形冷恶寒者,此三焦伤也。若数脉见于关上,上下无头尾,如豆大,厥厥动摇者,名曰动也。"

从文字表述以及"名曰动"三字的语境语气看,此处讲的"动"是指"动脉"而言。

在仲景书中,论脉言及"动脉"或"脉动"的,另见于《伤寒例》:"凡得病,厥脉动数,服汤药更迟,脉浮大减小,初躁后静,此皆愈证也。"此处之"脉动"是言脉搏跳动得快,跳动得躁急,此"动"不是言"动脉"。

还见于《辨不可发汗病脉证并治》篇:"诸脉得数动微弱者,不可发汗,发汗则大便难,腹中干,胃躁而烦。其形相象,根本异源。"此处之"脉得数动微弱者"中之"动",是言本证之脉数而短促、慌急之象,此"动"是对上述数脉形态的描述,亦不是言"动脉"。

另外还见于太阳病篇第 134 条:"太阳病,脉浮而动数,浮则为风,数则为热,动则为痛,数则为虚,头痛发热,微盗汗出,而反恶寒者,表未解也。医反下之,动数变迟,膈内拒痛……"太阳病篇第 4 条:"伤寒一日,太阳受之,脉若静者为不传……脉数急者为传也。"相对比之下,第 134 条之"脉浮而动数,浮则为风,数则为热,动则为痛",是表述太阳病由典型的脉症表现,向里热里实发展,从而变为不典型。病势正在发展之中,脉由典型的浮数之象变化为浮而数急躁动,此即所谓"动"。此处之"动"与太阳病篇第 4 条的"脉若静"对比,是其变。故此处之"动"也不是言"动脉",而是对数脉形态的描述,是表达脉数而躁动坚急。

与上述若干条文中之脉"动"不是言"动脉"比较,《金匮要略·惊悸吐衄下血胸满瘀血病脉证治》篇中之"寸口脉动而弱,动即为惊,弱则为悸"与《血痹虚劳病脉证并治》篇之"夫失精家,少腹弦急,阴头寒,目眩一作目眶痛,发落,脉极虚芤迟,为清谷,亡血失精。脉得诸芤动微紧,男子失精,女子梦交,桂枝加龙骨牡蛎汤主之。"此二条中之"脉动"则是指言"动脉"。与《辨脉法》中之"数脉见于关上,上下无头尾,如豆大,厥厥动摇者"类同。

动脉是一种什么样的脉象?文中列举"数脉见于关上"以作比较,突出"上下无头尾"之象,以言脉形之局限,文曰:"若数脉见于关上,上下无头尾,如豆大,厥厥动摇者,名曰动也。"此处之"若"字,是好像、如同的意思。从文中可见,其脉"率"是"数",其部位是"关上",其脉势是关前关后脉微弱,因而突出"关上"脉的"数"象,从而体现出关前无头,关后无尾,故脉形如"豆",此如同仅仅关上脉数之象;此以"豆"象类比,是言脉形之突兀。其脉"厥厥动摇",厥,短而顿也。意象脉来之乍大乍小不齐,慌急短绌、滞涩促顿,故此脉曰"动"。

动脉之"豆"象,虽以见于"关上"为例,描述其"上下无头尾,如豆大,厥厥动摇",但,却不是仅仅见于"关上"。《脉经》卷第四有云:"左手寸口脉偏动,乍大乍小不齐,从寸口至关,关至尺,三部之位,处处动摇,各异不同。"此"乍大乍小不齐","三部之位,处处动摇,各异不同",廓清了动脉之短圆缺绌、乍大乍小、脉来不齐之脉形、脉象与脉位。

要理解"如豆大,厥厥动摇"的"动"脉,还需要联系《金匮要略》"胸痹心痛短气病脉证治"篇,文曰:"胸痹之病,喘息咳唾,胸背痛,短气,寸口脉沉而迟,关上小紧数,栝蒌薤白白酒汤主之。"本条胸痹之病,喘息、短气伴见咳唾,胸背疼痛。再结合本篇相关的栝蒌薤白半夏汤证之"心痛彻背",乌头赤石脂丸证之"心痛彻背,背痛彻心"诸症状,本条所言当属寒凝阳衰,痰阻心脉,胸阳不振之证。其"寸口脉沉而迟",沉主阳虚气陷,迟主寒痰结聚。其"关上小紧数",即关脉"脉小""脉紧""脉数"并见,此系与寸、尺相比较,关更显短小敛束突兀。此与本条"若数脉见于关上,上下无头尾,如豆大,厥厥动摇者,名曰动也",在内涵上是相通的(参见本书《"寸口脉沉而迟,关上小紧数"》)。

"寸口脉沉而迟,关上小紧数"

"寸口脉沉而迟,关上小紧数",语出《金匮要略·胸痹心痛短气病脉证治》篇第3条。文曰:"胸痹之病,喘息咳唾,胸背痛,短气,寸口脉沉而迟,关上小紧数,栝蒌薤白白酒汤主之。"本条"寸口脉沉而迟,关上小紧数"一语中,"脉迟"与"脉数"并见,两种相反的脉象,缘何凑在一起,难煞后世众医家。于是众说纷纭至今不息。如清代医家程林认为本证其脉不当显"数"而见"数"字,故此"数"是衍误;而沈明宗又认为是脱文,断言在"关上小紧数"之"关"字上应当有"若"字。另有从病机方面曲解脉数以迎合脉迟者,有从脉象方面曲解脉数以迎合脉迟者。近人胡希恕先生依据相关条文与病机把"数"改为"弦",认为"关上小紧数"应当是"关上小紧弦"。笔者本人早年读本科时,叶执中老先生讲授《金匮要略》,认为此"数"字是衍文,于是当堂勾去。

今检国家图书馆影印北京大学图书馆藏《新编金匮方论》(元代邓珍本)、上海科学技术出版社影印上海图书馆藏《金匮要略方》(明代吴迁本)、中医古籍出版社影印中国中医科学院藏《仲景全书·金匮要略方论》(宋代林亿等校正,明代赵开美翻刻)并作"关上小紧数",故上述诸说,文献依据明显不足,不可从。

欲理解"寸口脉沉而迟,关上小紧数"一语中迟数并列之脉象与病机,只能把镶嵌于"迟"与"数"缝隙中的源自临床的原典本意,挖掘还原出来,才能想象得到,体验得到,"看得见""关上小紧数"的脉象原形。

纵观《金匮要略·胸痹心痛短气病脉证治》篇,本条胸痹之病,喘息、短气伴见咳唾,胸背疼痛,结合本篇相关的栝蒌薤白半夏汤证之"心痛彻背",乌头赤石脂丸证之"心痛彻背,背痛彻心"诸症状,本条所言当属寒凝阳衰,痰阻心脉,胸阳不振之证。其"寸口脉沉而迟",沉主阳虚气陷,迟主寒痰结聚。本条难点是"关上小紧数",关脉"脉小""脉紧""脉数"并见,此系与寸、尺相比较,关脉更显短小敛束突兀。此与《辨脉法》"若数脉见于关上,上下无头尾,如豆大,厥厥动摇者,名曰动也",在内涵上是相通的。与"关上小紧数"对比,"沉而迟"的寸脉与尺脉犹如"上下无头尾"。相形之下,关脉的"小紧数"就是"如豆大""厥厥动摇"的形象。

若把"喘息咳唾,胸背痛,短气,寸口脉沉而迟,关上小紧数"诸脉症立体化,置于一个活生生的病人身上,这同一个病人在现代医学的听诊中,可闻及脉律绝对不齐,心音强弱不等,脉率低于心率;在心电图检查中,可显示房颤的特征,结合条文中的若干症状,尤其是"胸背痛,喘息、短气",似可诊断为"心绞痛伴房颤",此可见于快速型房颤、中速型房颤或慢速型房颤。而此同一个病人在中医看来,则是一个具体的具有个性化特征的胸痹病人,脉显"寸口脉沉而迟,关上小紧数"或曰"动脉"。《脉经》卷第一曰:"见于关上,无头尾,大如豆,厥厥然动摇。"此证属寒痰结聚,痹阻胸阳,胸阳不振。其脉来特点是在沉迟中,间断夹杂数疾之象(亦可能在沉数中间断夹杂迟涩之象),其所以强调"关上",是突显气血运行困阻,其脉来上不及寸,下不及尺,短促而顿踬如"豆"。

此以"豆"象类比,是言脉形之短小敛束突兀。其脉"厥厥动摇",意象脉来之慌急、短促、僵滞。厥者,短而顿也,故此脉曰"动"。《脉经》卷第四有云:"左手寸口脉偏动,乍大乍小不齐,从寸口至关,关至尺,三部之位,处处动摇,各异不同。"综合上述条文中动脉之意象,可悟解"寸口脉沉而迟,关上小紧数"中,脉迟既含脉率之迟,亦蕴脉涩之象;脉数既含脉率之数,亦蕴脉动之象。迟数并见,属脉来乍密乍疏,乍迟乍数,参五不调之象。此缘寒痰结聚,痹阻胸阳,阳困欲伸,气随阳动,痰随气动,脉随气行,故脉来强弱浮沉不等,脉率或快或慢、迟数错杂,脉搏忽去忽来,暂止而复来,节律凌乱。此亦即脉来数则如雀啄,迟则如屋漏;或脉来如弹石,急促坚硬,脉去如解索,散乱无序。

故"寸口脉沉而迟,关上小紧数"与"胸痹之病,喘息咳唾,胸背痛,短气"诸症状并见,其脉象中之"数",既不是字误,也不是衍文,而是来自临床具体的个性化胸痹病人脉象的真实写照。

"脉紧如转索"

"脉紧者,如转索无常",见《辨脉法》第12条。文曰:"脉浮而紧者,名曰弦也。弦者,状如弓弦,按之不移也。脉紧者,如转索无常也。"与此相关的表述还见于《金匮要略·腹满寒疝宿食病脉证治》:"脉紧如转索无常者,有宿食也。"《脉经·脉形状指下秘决第一》:"紧脉,数如切绳状。"这是中医学经典中,把紧脉与"转索""切绳"关联起来表达紧脉形象与指下感觉的早期论述。

这句话"脉紧如转索""紧脉如切绳",在中医学术史中,屡被曲解其意,其后,人云亦云者多,影响深远。

此后,历代医学多沿其说。如元代滑伯仁在《诊家枢要》中云:"紧,有力而不缓也,其来劲急,按之长,举之若牵绳转索之状。"明代李时珍在《濒湖脉学》中归纳前人从《素问》到朱丹溪等的表述:"紧脉,来往有力,左右弹人手,如转索无常,数如切绳,如纫箪线。"至近现代的《中医诊断学》在讲到紧脉时,仍沿袭此说,如"脉来绷紧,状如牵绳索"[①]"脉来绷紧弹指,状如牵绳索"[②]"脉来绷急,状如牵绳转索"[③]。

对"脉紧如转索无常""左右弹人手",现代解说纷然。如"像触摸在绷急并左右旋转的绳索一样,称之为左右弹手","左右弹动而无常位","左右旋转,脉位频繁变动"[④]。又如"紧脉的主要特征就是左右弹指,不拘于指下一定部位,这个特点,古人喻为'转索''切绳''纫箪线'。所谓'转索',就是指脉的搏动,犹如绳索之转动,左右弹指无定处。因绳索是数股拧在一起,状若麻花,有凹有凸。当绳索转动而前时,凹凸交替更迭,凸处或转于脉之左侧,则左侧弹指;凸处或转于脉的右侧,则右侧弹指,切之,脉左右弹指,不恒在一处搏动。有左右交替弹指之感,所以古人喻为'切绳''转索''左右弹指'。至于'如纫箪线',指竹箪纵横交错编织,凹凸不平,摸之凹凸交替出现,亦如转索无常。诸比喻中,以转索喻紧脉最为贴切、形象"[⑤]。这种把紧脉表述成寸口脉搏"状如牵绳索"的"旋转",并且左侧弹一下,右侧弹一下地搏动,不知道是不是作者自己的亲身体验,颇有些以其昏昏,使人昭昭的意味。

日本人丹波元简说:"紧之一脉,古今脉书,无得其要领者,皆谓与弦相似。予家君尝曰,《素问》仲景所谓紧脉,必非如诸家所说也。盖紧,即不散也,谓其广有界限,而脉与肉划然分明也。寒主收引,而不敢开散涣漫,故伤寒见此脉也。乃不似弦脉之弦绷三关,端直挺长也。矧于数脉之呼吸六七至无仿佛也。如转索,如切绳,戴氏辈虽巧作之解,而不知转索、切绳原是谬说(按,戴氏,元代医家戴起宗,撰《脉诀刊误》)"[⑥]。丹波元简在此指出所谓"转索""切

① 邓铁涛.中医诊断学[M].上海:上海科学技术出版社,1984:68.

② 李灿东.中医诊断学[M].北京:中国中医药出版社,2016:110.

③ 马维平.中医诊断学[M].北京:人民卫生出版社,2018:70.

④ 刘文龙,刘兴仁,张保春.濒湖脉学白话解[M].4版.北京:人民卫生出版社,2007:59.

⑤ 李士懋,田淑霄.脉学心悟[M].北京:中国古籍出版社,1994:45.

⑥ 丹波元简.脉学辑要[M].北京:人民卫生出版社,1957:27.

绳"之谬。大塚敬节则说:"'脉紧如转索无常'之意难以理解,自古以来有多种臆测,如《脉经》云'紧脉,数如切绳状',但所言之脉状到底如何仍不明了。"①

用上述丹波元简与大塚敬节的话讲,就是紧脉"古今脉书无得其要领","所言之脉状到底如何仍不明了"。

在紧脉的问题上,丹波元简与大塚敬节是实事求是的,他们自己心里不明白,就说"无得其要领","仍不明了"。后世一些严谨的医家学者也对此"颇感疑惑"。予窃以为,是不是一些写书的人与讲课的人心里也不明白,只是装着明白的样子,在自欺欺人?

那么,《辨脉法》《腹满寒疝宿食病脉证治》篇中所讲的"脉紧如转索",到底是什么含义呢? 在指下是一种什么样的指感呢?

一

欲理解紧脉,还需从脉象之"象"中切入。因为脉象讲的就是"象",象者,像也,它是从脉搏跳动的差异中求"象",再从"象"中求意。这个过程不是了然直白的。数千年前古人是用"象"表达脉体、脉形、脉势与脉率等,今人要想理解它的含义,还必须循着古人的思路去还原古人的想法。这就需要后世人包括今人从脉体、脉形、脉势、脉率中去"琢磨"、体悟。

中医学在理论建构过程中,更多的不是写实的描述,而是运用近取诸身,远取诸物的方法,从类中取象,从象中求意。以"象"做为"把手",来把握、领悟、模拟真实客体动态特征,所以,《黄帝内经》中有"阴阳应象""六节脏象"之类。同样的道理,古人在讲到脉搏跳动现象时,正如《素问·平人气象论》所述,是从"累累如连珠""如落榆荚""如揭长竿末梢""如鸡践地"等中求"象",以类比人体脉搏跳动的不同特征。

从《辨脉法》《腹满寒疝宿食病脉证治》《脉经》关于紧脉的表述中可见,古人讲到紧脉时,都是与"索"与"绳"联系起来,那么,为什么紧脉会与"索"与"绳"有关联呢?

要想理解紧脉脉象与"索""绳"之间的关联,还得从"绳""索"说起,尤

① 大塚敬节.伤寒论辨脉法平脉法讲义[M].王宁元,译.北京:华夏出版社,2011:59.

其需要从古人制绳技术说起。中国古代科技史研究表明,至新石器早期,原始人进一步提高了制绳技能[①]。距今4000年至5000年前中原先民已经熟练地掌握了制作麻绳的技术。在几乎与制绳技术同时发展起来的中国早期医学自然而然地运用了远取诸物的方法,以制绳的过程类比人体的一种常见脉搏跳动特点——这就是紧脉脉"象"的来源。

能从"绳"和"索"中抽象出"紧"的"象",说明其时制绳技术与思维都达到了一定的水平。最原始的绳是用手工把植物纤维直接搓出来的,随着生产技能的积累与提高,逐渐地出现简单的制绳工具。旋椎与纫车就是其中之一(图1),图中左是旋椎,右是纫车。

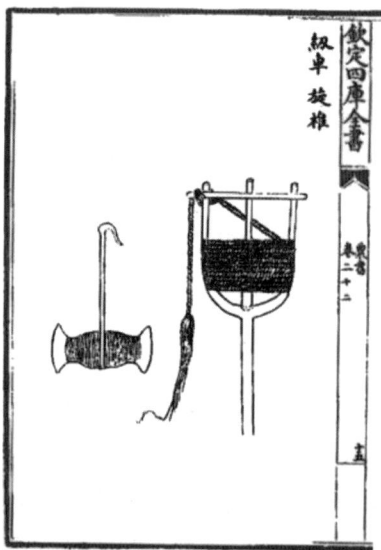

图1　旋椎与纫车

在元代东平(今山东东平)人王祯编撰的《王祯农书》中,旋椎有详细的结构与使用方法的记述:"截木长可六寸,头径三寸许,两间斫细,样如腰鼓,中作小窍,插一钩箄,长可四寸,用系麻皮于下,以左手悬之,右手拨旋,麻既成紧,就缠椎之上;余麻挽于钩内,复续之如前。"旋椎是通过"左手悬之"右手拨动,使其旋转,从而对麻缕加捻;通过旋转中的"旋椎"重力垂挂,对正在旋捻中的麻缕进行牵伸;"麻既成紧,就缠椎之上;余麻挽于钩内,复续之如前"。

纫车在《王祯农书》另有详尽记载:"揉木作棬,中贯轴柄,长可尺余,以棬之上角,(用)系单麻皮,右手执柄转之,左手续麻股,既成紧,则缠于棬上。"这段话是讲纫车的制法和操作:屈木做成个弯曲的棬,正中贯穿一根转轴作柄,一尺多长。用棬的上角系住单股的麻纤维,右手握柄旋转中轴,左手续接麻皮随着纫车的旋转,麻皮渐至转紧,纼成便缠绕在棬上[②]。

在《王祯农书》中还详细记载了元代以前的绳车结构与制绳的过程(图2)。

---

①　刘志远.关于我国古代结绳记事的探讨[J].河南教育学院学报,1996(1):81-84.

②　王祯.王祯农书[M].王毓瑚,校.北京:农业出版社,1981:431.

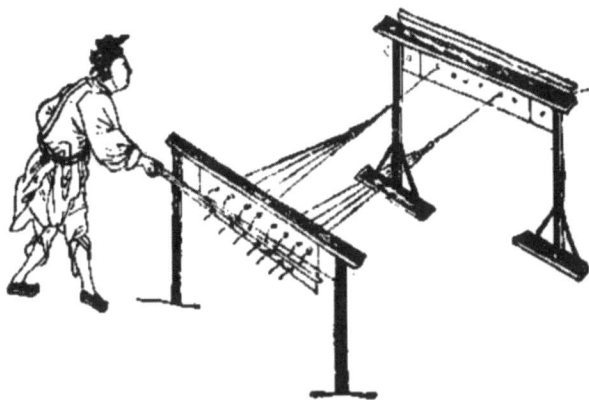

图 2　绳车与制绳

"绳车,绞合(古沓切)纴紧作绳也。其车之制,先立簨虡(sǔn jù 古代悬挂钟磬鼓的木架。横杆叫簨,直柱叫虡)一座,植木止之。簨上加置横板一片,长可五尺,阔可四寸,横板中间,排凿八窍或六窍,各窍内置掉枝,或铁或木,皆弯如牛角。又作横木一茎,列窍穿其掉枝,复别作一车,亦如上法。两车相对,约量远近,将所成纴紧(去声)。各结于两车掉枝之足。车首各一人,将掉枝所穿横木,俱各搅转,候纴股匀紧,却将三股或四股撮而为一,各结于掉枝一足,计成二绳。然后将另制瓜木,置于所合(入声)纴紧之首,复搅其掉枝,使纴紧成绳,瓜木自行,绳尽乃止。"

从这段文字可见,绳车是通过绞合已转紧的纴缕制成绳的。绳车的结构和操作是:立一座两根直柱上加一横杆的车架,柱脚植入土中固定,横杆上加装一块横板,五尺长,四寸阔,横板中央成排地凿开八个或者六个孔,各孔里面安设一个掉拐,用铁或者木头作成,都弯曲成牛角的形状,又用一条横木杆,开若干孔套进各个掉拐,另外,在对面又作一座车架,但这座车架的柱脚植入底板嵌稳,可以向前后自由活动,两座车架相对着,酌量距离远近放着,将转紧的纴缕分别结牢在两座车架的掉拐下脚上。车架外各由一人拿住套着掉拐的横杆摇转起来,待到纴缕转得既紧又匀的时候,即由对面的人将缕三股或者四股撮合在一起,分别结牢在掉拐的下脚,准备纠合成两条绳子,然后另用瓜木一个,套进撮合在一起的股的首端,再摇转掉拐,便把股绞合成绳,瓜木随着绳的被绞紧自然向前推移,直到绳尽才停止。文中瓜木是细腰葫芦形状,它的表面凿有纵管,约束纴缕,并借助于绞紧作用向前推移。直到绳尽停止 [①]。

《王祯农书》云:

"车头纴缕各牵连,

纠索初因匠手传,

一紧续来通似脉,

两端相掣直如弦;

机凭袅掉供旋转,

股入行瓜作紧圆。

资尔屈伸功用毕,

莫将良器等忘筌。"

了解了旋椎、纫车与绳车的结构与使用方法,才能理解"转索""切绳"的形象与意蕴。《辨脉法》与《金匮要略》用"转索",《脉经》用"切绳"比拟紧脉,其意象是一致的。"索"与"绳"都是广义的绳,只是有大小之别,大者为索,小者为绳。因此欲要理解紧脉的脉形与脉势还得从"转索"与"切绳"蕴意中感悟。

关于这一点,从《王祯农书》"绳车"篇的诗句"一紧续来通似脉,两端相掣直如弦",也能够看出在古人的心底,"紧"与绳索的关系。

用"转索"与"切绳"比拟紧脉,此有两个意象,一是言其脉形之端直。"索"与"绳"寓意"直"象。《诗·大雅》:"其绳则直。"二是言其脉势中潜有的弹力与搏指感。"转索"本是言绞制绳索的过程。静态的绳是"紧"不起来的,只有转动起来的绳才能处于直而"紧"的状态(见图2),所以说"紧如转索"。

把"脉紧者,如转索无常也"与"紧脉,数如切绳状"联系在一起理解,意思是"脉紧的道理就像切按正在摇转绞合而成绳索的感觉一样"。因为绳索只有摇转旋动才能紧起来,一堆盘缠的绳索是紧不起来的。

二

《辨脉法》第12条云:"脉浮而紧者,名曰弦也。弦者,状如弓弦,按之不移也。脉紧者,如转索无常也。"用心熟读《辨脉法》中这一段话,可以明白后

---

① 王祯.东鲁王氏农书译注[M].缪启愉,译注.上海:上海古籍出版社,1994:448.

一句紧脉之"如转索无常"是与前一句弦脉之"状如弓弦,按之不移"的对比。"转索无常"恰是与"按之不移"相对应,"无常"与"不移"颇有些对偶的意味。(见本书《"脉双弦""脉偏弦"与"脉浮而紧者名曰弦"》)

"索"只有"旋转"才能紧起来,"索"若是不"旋转",则是处于弛缓软绵状态,是既无"直"可言,也无"紧"可言的。"转索无常"是说当"索""转"起来的时候,必是一种"带有张力的摆动",这种"摆动"与不摆动比较起来正是所谓的"无常"。

这种"带有张力转索无常的摆动",给正循捋切按着持续转动绳索的手指带来明显的弹搏感,由此可以理解《金匮要略》所云"脉紧如转索无常",此不是言紧脉脉象是指下有如实物的"索"在"转动",而是用旋转摆动的绳索所产生的绷紧、弹搏张力来意象紧脉的指感,而指下的弹搏张力,正是《脉经》所言之"切绳状"。同样的道理,《伤寒例》所云:"脉至如转索,其日死。"也不是直白地表述寸口脉象真如"转索"一样在转动,而是寓意强劲张力过度搏指的紧象,此因张力强劲,失之于内在必要的舒缓柔和度,趋向极端,指下不仅搏指,而更突出硬实感,这是胃气已绝的表象,结合症因,故文曰"其日死",此属危证。

与转索、切绳相牵涉,且与紧脉脉象有关联的一句话"如纫箄线",似首见于《濒湖脉学》,李时珍标注此语源自"丹溪"。此后明代李中梓较详细地引证谓"丹溪曰:'如纫箄线,譬如以二股三股纠合为绳,必旋转而绞,乃紧而成绳耳'"(李中梓《诊家正眼》)。

清代黄宫绣《脉理求真》卷一中亦引证此段文字。但检索今存《丹溪全书》未能检视到此语。按,"如纫箄线",纫,捻绳,段玉裁注云:"合绳曰纠,单展曰纫"《玉篇·系部》:"纫,绳缕也,展而续之。"颜师古注《急就篇》云:"纫,谓切撚之令紧也"(转引自《汉语大字典》)。颜注含意"纫"的目的是把绳捻"紧"。箄,可泛指不同用途的竹器,涵括笼箅、竹筏之类。"纫箄线"可理解为捻制捆绑竹器的绳索。其捻制过程是"以二股三股纠合为绳,必旋转而绞,乃紧而成绳"。不旋转则不紧,无紧则不能成绳。其突出的是"纠合旋转而成绳"过程中所蕴含的"紧"象。

《脉经》云"紧脉,数如切绳状",在此"切绳"又与"数"字相关联。此"数"非迟数之数,非急促之数,亦无拘紧之意。《管子·霸言》云:"权重而令行,固其数也。"注曰:"数,犹理也。"在此,"数"字当引申为"道理",本句犹言紧脉之理如同切按绳索。若把此"数"讲成急疾之数,从而得出紧脉含有数象的结论是有悖经典原旨与医理的,是不正确的。如果联系《伤寒论》第52条:"脉浮而数者,可发汗,宜麻黄汤。"此条的"数"脉,却是真正的数脉,不能把"数如切绳状"之"数"曲解为"紧"。柯韵伯对此注云:"数者,急也,即紧也",此说是谬解。"数"就是数,训为"急"则可,但,在此不能训为"紧"(见本书《太阳伤寒与麻黄汤证》)。《金匮要略·胸痹心痛短气病脉证治》中云"胸痹之病,喘息咳唾……寸口脉沉而迟,关上小紧数……"《疮痈肠痈浸淫病脉证并治》云"肠痈者,少腹肿痞,按之即痛如淋……其脉迟紧者,脓未成,可下之……"此二条从"紧数"与"迟紧"两个侧面确证了紧脉只有"绷紧"之象,而不蕴含"数"与"迟"之意。

中医理论的构建主要是运用近取诸身,远取诸物的方法,从类中取象,从象中求意。以"象"作为"把手",来把握、领悟、模拟真实客体动态特征。所以,《黄帝内经》中有"阴阳应象""六节脏象"之类。同样的道理,《素问·平人气象论》从"累累如连珠""如落榆荚""如揭长竿末梢"等中求"象",以类比人体脉搏跳动的特征。中国早期医学以制绳的过程类比人体一种常见的脉搏跳动特点——这就是紧脉之象。

"脉双弦""脉偏弦"与"脉浮而紧者名曰弦"

"脉双弦",见于赵刻宋本《伤寒论·辨可下病脉证并治》第19条。文曰:"脉双弦而迟者,必心下硬。脉大而紧者,阳中有阴也,可下之,宜大承气汤。"此条又见《金匮玉函经》卷五《辨可下病形证治第十八》,《脉经》卷第七《病可下证第七》。文字略有不同。

讲到"脉双弦",不能不想到仲景书中还有"脉偏弦"。

"脉双弦"与"脉偏弦"并列,见于《金匮要略·痰饮咳嗽病脉证并治》篇第12条,文曰"脉双弦者,寒也";"脉偏弦者,饮也"。又见《脉经》卷四:"双弦则胁下拘急而痛。"什么是"脉双弦"?什么是"脉偏弦"?"脉双弦"与"脉

偏弦",在寸口脉上各显示什么样的"象"？后世医家不乏想象与臆度,归纳起来,大体不外下面的几种看法:

丹波元简认为"脉双弦"是在或右或左之寸口脉中,显现并列两道弦脉。其在《脉学辑要》中引吴昆《脉语》云"双弦者,脉来如引二线也","若单弦,只一线耳"[1]。

尤在泾认为左右寸口脉同显弦脉称之为双弦,其在《金匮要略心典》中释曰"双弦者,两手皆弦","偏弦者,一手独弦"[2]。陈修园也认为脉双弦是"脉双手俱弦",脉偏弦是"脉偏于一手见弦"(《金匮要略浅注》卷五)。近人何任先生亦认为:脉双弦是"两手之脉俱弦",脉偏弦是"或左右之一手脉弦"[3];何任先生又说"脉两手皆弦属寒证""如果偏于一侧弦的,是寒饮邪实"[4]。

近人何时希先生对于尤在泾所说的"偏弦者,一手独弦"。又有发挥,"痰饮之脉必弦,此尽人能知者,何以偏弦?以饮积于脾肺也,在右不在左,在左则肝旺矣"[5]。何先生是说"偏弦"专指痰饮病只在左手寸口上显弦脉。

徐彬则有些模棱两可,他在《金匮要略论注》中说"双弦者,两手皆弦""又有一手两条脉,亦曰双弦"。同时他又把"偏弦"理解成或弦或不弦,他说:"有弦有不弦,明是偏饮,而脉亦偏耳。"(《金匮要略论注》卷十二)

近35年来,不同版本的《金匮要略讲义》,如1985年李克光先生主编的《金匮要略讲义》,在讲到这一条时说"双弦,谓两手之脉俱弦。偏弦,谓或左或右之一手脉弦";"痰饮脉象,一般多见弦脉,但与虚寒的弦脉有别,因大下后里虚阳微者,是全身虚寒,故脉见双弦;因痰饮者,是饮邪偏注,故见偏弦"[6]。

2004年张家礼先生主编的《金匮要略》说:"痰饮病多见弦脉,但与虚寒性的弦脉不同。由于大下后里虚阳微,为全身虚寒,故两手俱见弦脉而无力,揭示了正虚;痰饮病乃饮邪偏注于体内某一局部,故左手或右手脉弦而有力,

① 丹波元简.脉学辑要[M].北京:人民卫生出版社,1957:26.

② 孙中堂.尤在泾医学全书[M].北京:中国中医药出版社,1999:136.

③ 何任.金匮要略提要便读[M].北京:北京科学技术出版社,1983:52.

④ 同③:58.

⑤ 何时希.读金匮札记[M].上海:学林出版社,1988:157.

⑥ 李克光.金匮要略讲义[M].上海:上海科学技术出版社,1985:131-132.

反映了邪实。"①

张琦、林昌松先生主编的《金匮要略讲义》第 2 版与第 3 版,大同小异地说:"两手脉俱弦者,主里寒,为峻猛攻下致虚;一手脉弦者,属饮病,由饮邪停积一处所为。"②

范永升先生先后主编《金匮要略》类同的 3 个版本,也是大同小异地说:"脉双弦,左右两手脉象皆弦。脉偏弦,左手或右手脉象见弦。""'脉双弦者……脉偏弦者,饮也',论述寒与饮脉象之别。饮脉以弦为主,因为饮邪多侵犯局部,偏注一侧故单手脉弦,且弦而有力。如果两手寸关尺六部脉皆弦则主寒,乃过用苦寒药物大下、久下后,体内呈虚寒之脉象,且弦缓有力。"③

上述近 40 年来,这一系列《金匮要略》的教材,关于"双弦"与"偏弦"的理解,基本上是一致的,即"双弦,谓两手之脉俱弦","偏弦,谓或左或右之一手脉弦"。

由于没有对原典文本做到细读、精读,而只是人云亦云地套用前人的注释,所以上述这些解释都是不符合原典的,也都是错误的。

近几年又有人在互联网上讲,"双弦脉,也叫作二线脉","寸关尺三部有两条并行的脉管","双弦的感觉是两条平行或交替感觉并行或左右跳",并提出"弦脉有单弦、双弦之分","脉管不是普通那样一根一根的",脉管有分支,"很多脉管有分叉"等等。这些说辞只是丹波元简讲法的翻版。

后世人所谓的"二线脉""弦脉有单弦、双弦之分"等等,在提出这个问题的同时,必然衍生出另一个相关联的问题,即为什么只是弦脉有"二线"?为什么只是弦脉有"单""双"之分?而在原典中,浮脉、沉脉、迟脉、数脉等无"二线"?无"单""双"之分?只有回答了这个问题,弦脉的所谓"二线""寸关尺三部有两条并行的脉管"以及"单""双"之分等说辞才有令人信服的依据。

欲明白"脉双弦",必须先正确理解"脉偏弦"的含义。

在仲景书原典中,根本无"单弦"之说。只有脉弦、脉双弦,脉偏弦。那

① 张家礼.金匮要略[M].北京:中国中医药出版社,2004:228.
② 张琦,林昌松.金匮要略讲义[M].北京:人民卫生出版社,2015:134.
③ 范永升.金匮要略[M].北京:中国中医药出版社,2016:127-128.

么这个"单弦"脉是从哪儿来的？原来是源自后世人对"脉偏弦"的误读与附会。因为经典条文中有"双弦"，所以就臆想，有"双"必有"单"，于是就臆造了"单弦"。这种误读和臆想，此可以从《医宗金鉴·订正仲景全书金匮要略注》中见其一斑，其注曰："偏弦者，或左或右脉单弦也。"

而在经典文本中，只有"偏弦"，根本不存在所谓的"单弦"，与"双弦"相对应的是"偏弦"不是臆想的"单弦"。把"偏弦"解作"单弦"是误读谬解。其实仲景书中的"偏弦"根本就没有所谓"单弦"含义。

不正，曰"偏"；偏，少也，稍也，略微也；偏弦犹"略弦""稍弦"或"偏于弦"。明白了"偏弦"的真正含义，那么，对"脉双弦"的"象"的理解，也就大体上有了头绪。

《辨可下病脉证并治》第 19 条曰："脉双弦而迟者，必心下硬。脉大而紧者，阳中有阴也，可下之，宜大承气汤。"此条又见《金匮玉函经》卷五《辨可下病形证治第十八》，《脉经》卷第七《病可下证第七》。文字略有不同。

极有趣的是，《辨可下病脉证并治》中的这一段文字还隐藏于《金匮要略·腹满寒疝宿食病脉证治》篇第 20 条，文曰："其脉数而紧乃弦，状如弓弦，按之不移。脉数弦者，当下其寒；脉紧大而迟者，必心下坚；脉大而紧者，阳中有阴，可下之。"把上述《辨可下病脉证并治》中的文字"脉双弦而迟者，必心下硬。脉大而紧者，阳中有阴也，可下之，宜大承气汤"。与《腹满寒疝宿食病脉证治》篇中的这段条文对勘，可以发现，《辨可下病脉证并治》中的"脉双弦而迟……"一语，其文意源于《腹满寒疝宿食病脉证治》篇中这段条文的后半段。不同之处，只是在《辨可下病脉证并治》中用"脉双弦而迟"替代了《腹满寒疝宿食病脉证治》篇中的"脉紧大而迟"（表 6）。

表 6　脉双弦与脉紧大而迟比较

《伤寒论·辨可下病脉证并治》	《金匮要略·腹满寒疝宿食病脉证治》
脉双弦而迟者，必心下硬。脉大而紧者，阳中有阴也，可下之，宜大承气汤。	其脉数而紧乃弦，状如弓弦，按之不移。脉数弦者，当下其寒。脉紧大而迟者，必心下坚。脉大而紧者，阳中有阴，可下之。

要理解"脉双弦"与"脉紧大"的关系，还得从弦脉之"弦"说起。

紧言其力，弦言象。弦脉，古人之所以用"弦"命脉，就是形象地用抚琴时,手指下的指感来表达脉象。这种指感的特点是端直而长,有一定的力度,有一定的紧张度。如果没有一定的紧张度,指下就不会有"弦"的感觉,而只能是软绵绵的"丝"或"线"。

弦之所以为"弦",是因为来自"弓"的张力。丝线只有"紧"起来,才称之为"弦"。紧不起来的丝线不能称之为弦。《辨脉法》第 12 条云:"脉浮而紧者,名曰弦也。"从中可见在仲景的心目中"弦"与"紧"的密切相关。之后的《脉经》把二者的关系总结为"弦与紧相类"。

"弦"与"紧"的这种关系也是来自对生活的观察与体验。东汉傅毅《舞赋》中的"弛紧急之弦张兮"一句,把"弦"与"紧"的关系体验得是何等细腻!不紧不急,不能成弦,紧急之后才能弦张。

丹波元简在《脉学辑要》中曾说过:"紧之一脉,古今脉书,无得其要者,皆谓与弦相似。"[1] 这从反面说明了"紧"之与"弦"的若即若离、若是若非的关系。

但是弦与紧又有不同,脉弦是"按之不移也",脉紧是"如转索无常也"。"按之不移"表述的是弦脉的静态。"如转索无常"表述的则是紧脉的动态。

从《辨脉法》第 12 条所言:"脉浮而紧者,名曰弦也。弦者,状如弓弦,按之不移也。脉紧者,如转索无常也。"可以看出,弦是有条件的。"弦"字,左为"弓",右为"丝",丝之所以成"弦",是因为"张"于弓,系在弓背上的"丝"才有张力,无弓之"丝",不能成"弦"。

紧也是有条件的。《说文解字》:"紧,缠丝急也。"急,在这里也是紧的意思。丝之所以能"紧"起来,是因为"缠"。"缠",盘绕,犹旋转也。转动起来的"丝",才有张力,才能紧起来,不转之"丝",是紧不起来的。

文曰"按之不移",是与第三句"脉紧者","转索无常"对比而言。未转之"索"则不能绷紧。索,是绳的一种,所谓"转索"是言"转动的索"。若让"索"紧起来,只能"转"动,转动起来的索才有紧"象"。与张弓的弦的静态相比,旋转的"索"则是摆动不定的,故曰"无常"。此可谓:丝,无弓则不成"弦";索,不转则不呈"紧"。从这个意义讲,紧是动的,弦是静的。

---

[1] 丹波元简.脉学辑要[M].北京:人民卫生出版社,1957:27.

绎读《辨脉法》第 12 条:"脉浮而紧者,名曰弦也。弦者,状如弓弦,按之不移也。脉紧者,如转索无常也。"可以明白最后一句脉紧之"如转索无常"是与前一句脉弦之"状如弓弦,按之不移"的对比。"转索无常"恰是与"按之不移"相对应,"无常"与"不移"颇有些对偶的意蕴。

《腹满寒疝宿食病脉证治》篇第 20 条曰:"其脉数而紧乃弦。"从医理角度审视,此处之"数"表达的不是脉率,不是表述脉的至数,因为弦脉中无"数"这个要素。因此,此处之"数",应当训为"急"。

脉之"数",在仲景书中,根据医理、文理与事理,根据语境,上下文义,可有不同的蕴意。在此表达的不是脉的至数,而是脉搏起伏来去之态势。此处之"数",表达出弦脉中除了脉势应指挺劲,端长平直之外,还有"紧"急之要素。按,《腹满寒疝宿食病脉证治》篇中,本条之"脉数",吴迁本作"脉浮",义胜。

因为"弦"不能离开"弓","弦"一旦离开"弓",即不再是"弦",只能是一根绵软的"丝",所以,结论是"无弓不成弦"。在此,"弓"的作用就是向外撑张,使"丝"保持一定的"紧"张度。从此事理常识中,还可以得出结论:即"无紧亦不成弦"。从中也可以悟解,在脉象之"弦"中,无速度迟数之要素,但是,却有紧张度弛缓之要素。明白了上述事理,也就理解了"脉数而紧乃弦"的道理。

《辨脉法》第 12 条又云:"脉浮而紧者,名曰弦也。弦者,状如弓弦,按之不移也。"浮,在此是言弦脉的脉位浅表,举之有余。紧,在此言弦脉脉势应指有力,脉来指下有一定的绷紧感。通过对《腹满寒疝宿食病脉证治》篇之"其脉数而紧乃弦"与《辨脉法》"脉浮而紧者,名曰弦"的对比讨论,可以得出结论:弦中必有紧象。

"紧"的程度,决定了"弦"的程度,在一定范围内,"弦"的程度越高,那么其中蕴含的"紧"象越是明显。

理解了脉紧与脉弦的关系,那么可以认为,《腹满寒疝宿食病脉证治》之"脉数而紧乃弦",是对弦脉脉象的一般表述,属常规的表达,此在《金匮要略》《痰饮咳嗽病脉证并治》篇中的特定语境下又称之为"平",如"支饮亦喘而不能卧,加短气,其脉平也"。此条文中之"脉平",表达的不是"支饮亦喘而不能卧,加短气"这样一个病人,其脉象是"正常"的,若如此解释,则明显不合医理,正确的理解应当是言此病人之"弦",属平常多见的"普通""标准"的弦脉。

与上述"脉平"对比,"脉偏弦者,饮也"。此"偏弦"即是"微弦",表达的是脉来略有弦象。而《腹满寒疝宿食病脉证治》篇中的"脉紧大",大,猛也,甚也,在同条的上下文意语境之下,表达的是超过一般的"弦",是"更弦",是与"平常""标准"的弦脉对比,"弦"的程度更高状态的特殊表述。

《辨可下病脉证并治》篇第19条,是从《金匮要略·腹满寒疝宿食病脉证治》篇第20条"其脉数而紧乃弦,状如弓弦,按之不移。脉数弦者,当下其寒;脉紧大而迟者,必心下坚;脉大而紧者,阳中有阴,可下之"条文中,撷取后半段"脉紧大而迟者"以下,作为独立的一条,并以"脉双弦"意象"脉紧大"之内蕴。由此可以断言,"脉双弦"等同于"脉紧大"。

更有趣的是,"脉紧大"三个字,在《金匮要略》的另一个重要的传本——明洪武二十八年(1395)吴迁据祝均实所藏古本抄写成的钞本《金匮要略方》中,恰作"脉双弦"。这更说明了"脉双弦"与"脉紧大"之间的异文同义关系。说白了,就是同一个含义。

此明白无误地表达出"脉双弦"就是表述脉"弦"的程度更加明显。

双,两也,犹倍也。双,在这里表达的不是"数量",既不是表达所谓"二线脉"都是弦象,也不是表达左右双手寸关尺都是弦脉;双,在这里表达的是"程度",是弦脉"弦"的程度,也就是表达脉"弦"的"紧张度"。所以,"双弦"就是比典型的弦脉"更弦"或"倍弦"。

又《脉经》卷第六《脾足太阴经病证》有云"寸口脉双紧",这里的"双",意亦同。

从事理与医理脉象上看,只有"弦"与"紧"才有强度大小的"比量"。理解了这一点,才能真正明白"双弦"与"双紧"的原典本意。同时也就明白了为什么经典中没有"双浮""双沉""双迟""双数""双微""双弱""双洪"的道理。

《痰饮咳嗽病脉证并治》篇第13条又云:"肺饮不弦,但苦喘短气。"此条强调脉"不弦"。"弦",才是脉象;"不弦",不是脉象。既然"不弦"不是脉象,那么在此强调"不弦"的用意何在?原来是在表达本证"肺饮","但苦喘短气",其脉是"当弦而不弦"。因为对痰饮病来说,"弦"才是常见的

"平"脉。

把《痰饮咳嗽病脉证并治》篇的相关条文重新排列则是：

肺饮不弦,但苦喘短气(当弦而不弦。见第 13 条);

脉偏弦者,饮也(微弦、稍弦。见第 12 条);

支饮亦喘而不能卧,加短气,其脉平也(弦。见第 14 条);

脉双弦者,寒也(更弦。见第 12 条)。

此恰是表述痰饮病在不同状态下弦脉不同程度的紧张度：

不弦—偏弦(微弦)—平(常弦)—双弦(更弦)。

文本研究很重要,首先应当敬畏原典,若离开原典本意,以一个原典中根本没有的"单弦"为出发点,提出"双弦脉,也叫作二线脉",是"寸关尺三部有两条并行的脉管","双的感觉是两条平行或交替感觉并行或左右跳",以及"有一手两条脉,亦曰双弦","若单弦,只一线耳"等等,此如同构架在半空中的阁楼,这只能算是望风扑影的误读谬解,贻误后学,此风不可长。

本文首次阐明了"双弦"与"单弦"的原典本义,并以本训的方法找出证据判明,《伤寒论》或《金匮要略》乃至中医学理论与实践中,关于痰饮病的诊断上根本就没有什么所谓的一手弦与两手弦的特殊诊断意义,更没有什么自欺欺人的"二线脉"与"寸关尺三部有两条并行的脉管"。

写到这里,我想起我的研究生导师李克绍先生曾谆谆教诲："读书要读于无字处",同时指出："旧注家的错误就是脱离实践,凭空臆想,挖空心思,闭门造车,牵强附会。对这些旧注,如果你不能分辨正确与错误,把前人的一些错误的注释当成正确的理解、学习,那你就学不到《伤寒论》的真正东西。前人的注解,有一些是真知灼见,不是不可以学,但是,要知道这些注解中,也存在一些不正确乃至错误的见解。所以只是读前人的注解,而自己不去用心思索、辨别,那么你就容易被前人的一些错误观点牵着鼻子走。"认真地思索先生的教诲,对于正确地理解"脉双弦""脉偏弦",在思路与方法上应当会有所启发。

把原典中的双弦讲成"二线脉",把偏弦讲成"单弦",这是真正的误读谬论。

少阴脉"如经"与胃气"如经"

"如经"一语见《辨脉法》第22条:"趺阳脉浮而涩,少阴脉如经者,其病在脾。"第24条:"趺阳脉迟而缓,胃气如经也。"欲明白"如经"的含义还得从诊脉法说起。

《灵枢·终始》篇曰"持其脉口、人迎,以知阴阳有余不足,平与不平",此属寸口人迎相参之法。《素问·三部九候论》又曰"人有三部,部有三候","三候者,有天有地有人也"。此所谓三部九候之法,总结曰"三部者,各有天,各有地,各有人"。

而《素问·五脏别论》所云:"气口何以独为五脏主?"成为《难经·一难》"独取寸口"论述的肇始。《一难》指出"寸口者,脉之大要会",因为"人一呼脉行三寸,一吸脉行三寸,呼吸定息脉行六寸",这样,在一昼夜之间,人身营卫循环运行五十次,此所谓"五十度复会于手太阴寸口者,五脏六腑之所终始,故法取于寸口也"。

今本《伤寒论》自序中,仲景曾批评时医:"按寸不及尺,握手不及足;人迎趺阳,三部不参;动数发息,不满五十。"此处的人迎、寸口和趺阳诊法,当是仲景及汉代以前医家在临床中逐渐摸索形成的,对《素问》颇显繁琐的"三部九候"全身遍诊脉法简化过的诊法,可称作"三部诊法"。

对寸口和趺阳诊法的表述,在《伤寒论》条文中多次出现。欲诊断病脉的异常变化,首先必须把握平脉在指下的正常表现。寸口脉的平脉在《素问》中的《玉机真脏论》《平人气象论》等有关篇章都有论述。如《平人气象论》云:"人一呼脉再动,一吸脉亦再动。呼吸定息脉五动,闰以太息,命曰平人。平人者不病也。"《平人气象论》还表述了心、肺、肝、脾、肾五脏的平脉。而关于趺阳脉的平脉则少有论及。

"如经"一语,在赵刻宋本《伤寒论》中,是用于表述少阴脉的。临证诊少阴脉,这当属仲景"三部诊法"的补充。此见《辨脉法》第22条:"趺阳脉浮而涩,少阴脉如经者,其病在脾,法当下利。何以知之?若脉浮大者,气实血虚也。今趺阳脉浮而涩,故知脾气不足,胃气虚也。以少阴脉弦而浮_{一作沉}才见,此为调脉,故称如经也。若反滑而数者,故知当屎脓也。"

"如经",在本条的后文中解释说:"以少阴脉弦而浮_{一作沉}才见,此为调脉,故称如经也。"文中的小字注文"一作沉"是指出这里的"浮"字,在其他的传本中是"沉"。此从今本《太平圣惠方》卷八《敦煌残卷》中可证实,如果从少阴脉反映少阴脏气的角度讲,说少阴脉略显"沉"象,这是符合医理的。

由于少阴脉位于内踝后太溪搏动处,此处脉动应手,系少阴肾气所注。此正值足内踝后跟骨上陷中,肤薄肉少之处,少阴经脉依附骨上而行,脉位浅在,轻取即得。所以少阴脉象当在若浮若沉之间。因此,赵刻宋本此处作"浮",当既合病理,又合事理。

条文强调"少阴脉弦而浮",弦,在此处表达生机之象。少阴脉突出"弦"象,显示出少阴脉气脏气阴中有阳,所以文中称之为"调脉"。所谓"调脉"就是正常的脉象,也即是"如经",此突出的是脉神。

"如经"在赵刻宋本《伤寒论》中,还见于《辨脉法》第24条,有云:"趺阳脉迟而缓,胃气如经也。趺阳脉浮而数,浮则伤胃,数则动脾,此非本病,医特下之所为也。营卫内陷,其数先微,脉反但浮,其人必大便硬,气噫而除,何以言之?本以数脉动脾,其数先微,故知脾气不治,大便硬,气噫而除。今脉反浮,其数改微,邪气独留,心中则饥,邪热不杀谷,潮热发渴,数脉当迟缓,脉因前后度数如法,病者则饥,数脉不时,则生恶疮也。"本条在《辨不可下病脉证并治》篇第14条中重出。

上述条文中所云"趺阳脉迟而缓,胃气如经也",此处的"如经"表达的即是趺阳脉的平脉。经,《玉篇》:"常也。"在这里是正常的意思。此是表述趺阳脉之"迟而缓"属正常脉象。此"迟而缓"是表达脉来从容和缓不徐不疾,此是有胃气的脉象。

《金匮要略·水气病脉证并治》第6条文曰:"趺阳脉当伏"。趺阳脉之所以当"伏",是因为趺阳脉位于足阳明胃经冲阳穴部位,在足次趾、中趾间上行五寸凹陷中。今称第二、第三跖骨与楔状骨之间凹陷搏动处,正常情况下是伏而不弱,主候脾胃之气。"趺阳脉当伏"表达的是脉势,而"趺阳脉迟而缓"既表达脉神,又蕴含脉率。同时,由于趺阳脉处在骨上皮下,所以指下常显浮象,因此,趺阳脉也是在若浮若沉之间,此既合病理,又合事理。

古人按切趺阳脉主要诊察脾胃之气,而《辨脉法》第24条所言"趺阳脉迟而缓",反映出胃气如常。此从一个侧面昭示"迟而缓"是趺阳脉平脉表现之一。趺阳脉的这种"如经"之象,肯定不是唯一的,其必受男女长幼、形体瘦腴、昼夜季节等因素的影响。所以,在《脉经》卷第八中又有"趺阳脉浮缓,胃气如经"之说。不论是"迟而缓"还是"浮缓",突显的是缓,必当有胃气,这就是"如经",属趺阳脉的平脉之象。

"脉有三菽六菽重"

"脉有三菽六菽重",语出《平脉法》第10条"问曰:《经》说,脉有三菽六菽重者,何谓也? 师曰:脉人以指按之,如三菽之重者,肺气也;如六菽之重者,心气也;如九菽之重者,脾气也;如十二菽之重者,肝气也;按之至骨者,肾气也"。菽,豆也,泛指豆类。用豆的重量解说持脉的力度,在可检的中医文献中,《内经》不载,当始见于《难经》。《五难》云:"初持脉,如三菽之重,与皮毛相得者,肺部也。如六菽之重,与血脉相得者,心部也。如九菽之重,与肌肉相得者,脾部也。如十二菽之重,与筋平者,肝部也。按之至骨,举指来疾者,肾部也。故曰轻重也。"《难经》这段话,原文与《平脉法》中的相关条文只差一个字。这段文字又见于《脉经》卷第一。

文曰:"脉人以指按之,如三菽之重者,肺气也;如六菽之重者,心气也……" 这段话是后世在诊病切脉过程中,诊测感知脉象时,对指力大小规范的文献依据,是后世在提出"举、按、寻"时,具体表述指下力度的分寸感。指下轻抚循之曰举,重探取之曰按,轻重之间,委婉索求之曰寻。用"三菽六菽"表达指下"举""按""寻"的力度,那么,"三菽六菽"到底有多大力度? 对这个问题前人的解说多是语焉不详,实质上是不得其解。

相比之下,现代人的解说则是五花八门,这在互联网上有关议题中是议论纷纭。有人说:"古人做事严谨。浮取、中取、沉取的力度大小就像3个豆粒、9个豆粒、15个豆粒那么重。""医生用手指按脉,如3粒小豆一样的重量就能切得脉搏的,是肺气之脉;如6粒小豆一样的重量而切得脉搏的,是心气之脉；如9粒小豆一样的重量而切得脉搏的，是脾气之脉；如12粒小豆的重量而切得脉搏的，是肝气之脉；重按至骨始得脉搏的，是肾气之脉。"这样，就不可避免地产生了一个问题，即"3粒小豆一样的重量""6粒小豆一样的重量""9粒小豆一样的重量"是多少重量呢？于是有人又说："六豆为一铢。也可能是指力度为半铢、一铢半、两铢半，总之很轻。"又有人发议论："菽，大豆，《伤寒论》里说的是像大豆一般大小，""即使不用黄豆而改为东北的大豆，也重不到哪里去。"还有人突发奇想："大豆重量是生的，还是干的大豆？"于是有人做了简单试验，"经实际称重，3粒大豆的质量约为0.7g，15粒的重量约为3.5g，以指在秤上试力，在指与秤面微微接触之际，其力已超3.5g，指感仅仅是刚与皮肤接触的感觉，所以在切脉时，以大豆之重（菽之重）解释用力的度，肯定不对"云云。

更有甚者，还有人把豆的数量拿到实验室做检验。"用目前各种菽（即豆）做实验，先用中医量度的'秤'，再用实验室的分析天平称量，依次是三菽，六菽、九菽、十二菽、十五菽的重量，最后取平均值，获取菽数重量的概念。这种方法可想而知是很困难的。15个豆的重量本来很轻，要转化为指下的力度标准最终还是要以桡动脉的解剖自然标志为参照物。"通过简单试验与实验室较精度的计量，最后得出结论是"不要望文生义，脱离实际地来读经典"。

又有人对这"三菽六菽重"进行了发挥，认为："三菽、六菽、九菽、十二菽"，即是寸口部位的层次。"五部"的划分方法是："一至三菽"为肺部、"四至六菽"为心部、"七至九菽"为脾部、"十至十二菽"为肝部、十三菽至"按之至骨"为肾部。每三菽为一部，每一"菽"代表一个层次，"按之至骨"相当于第十五菽，即最深层。并进一步发挥曰：用"一至三菽之重"的指力诊肺部、"四至六菽之重"的指力诊心部、"七至九菽之重"的指力诊脾部、"十至十二菽之重"的指力诊肝部、"十三至十五菽之重"的指力诊肾部。对照《平脉法》原文，可以看出，上述这些说法，并没有真正理解原典文本的蕴意。

其实条文中的"三菽六菽重"，既不是这样直观地"数豆子"，也不是这样复杂、"玄虚"，神秘莫测。

实际上，本条中的"三菽六菽重"是讨论切脉时指力轻重之分级。文中设定以"菽"（shū）为重量单位，表述切脉时指力的轻重。文中用三个"菽"及其倍数表述的不是其具体的实际重量、数量或力度，而是对重量或力度的"分级比例"，是"抽象的比例"。以三菽、六菽、九菽、十二菽及至骨等表述切脉时指下的力度由轻至重，由轻触肌肤到重切至骨之前力度的"等级比例"。与"菽"的具体重量没有关系。由于人有男女、年有老幼、形有瘦腴、体有高矮，所以对每一个具体人切脉，指下的力度会有很大的不同。尽管力度有大小，但力度之五个由轻至重、由浅至深、由表入里之"等级"不变。三菽、六菽、九菽、十二菽、至骨，其中九菽是指中等力度，三菽是指最轻力度，六菽是指次轻力度，十二菽是指次重力度，至骨是指最重力度。

明白了这个道理，就不用纠缠"三菽六菽"是大豆还是黄豆，是普通豆子还是东北大豆，也不用讨论是干豆子还是生豆子了，也不用在寸关尺三部用豆子的重量寻求心肝脾肺肾的发病与病证了。

"翕奄沉名曰滑"

"翕奄沉"语出《平脉法》第 21 条："问曰：翕奄沉，名曰滑，何谓也？师曰：沉为纯阴，翕为正阳，阴阳和合，故令脉滑，关尺自平。阳明脉微沉，食饮自可；少阴脉微滑，滑者，紧之浮名也，此为阴实，其人必股内汗出，阴下湿也。"

"翕奄沉"是什么含义？

成无己云："脉来大而盛，聚而沉谓之翕奄沉，正如转珠之状也。沉为脏气，故曰纯阴；翕为腑气，故曰正阳。"[1]

实际上，这一句"翕奄沉"讲的不是病机，而是对滑脉形象的微观描述。何以知之？因为原文已讲得很明白："名曰滑。"这句话的意思就是说，"翕奄沉"是滑脉形象的细微描述，而下一句接着讲的才是病机。

明代王肯堂对"翕奄沉"解释得比较合乎情理。王肯堂云："翕奄沉三字状得滑字最好。夫翕者，合也。奄者，忽也。当脉气合聚而盛之时，奄忽之间即已沉去，是名滑也。"[2]

① 成无己.注解伤寒论[M].北京：人民卫生出版社,1963：25.

② 王肯堂.证治准绳[M].上海：上海科学技术出版社,1959：371.

张志聪解"翕"作"聚也"。成无己、王肯堂与张志聪解"翕"为聚，为合，不是没有一点道理，但只对了一半。因为鸟的双翼不先聚合起来，这个鸟是飞不起来的。但是，鸟的双翼只有"聚合"还是飞不起来，所以"浮升"也就无从说起了。重要的是"翕"这个字除了有聚、合的意思之外，还有"起"的寓意。

《老子》第三十六章有云："将欲翕之，必固张之。"这就是说，在闭合的连贯动作中，含有"展开"的元素。起，蕴有"展开"的寓意。

在这一点上，比成无己、王肯堂与张志聪都晚的黄元御对"翕"的理解比较透彻。他说："翕者，浮动之意，脉正浮动，忽然而沉，其名曰滑。"[1] 黄元御论述中的可贵之处，是强调"翕"这个字本身有"浮动"的意思。

李中梓说："张仲景以翕奄沉为滑，而人莫能解。盖翕者，浮也。奄者，忽也。谓忽焉而沉，摩写往来流利之状，极为曲至也。"[2] 他指出在《伤寒论》研究史上，对"翕奄沉为滑"的解释不得要领，但是他认为"翕者，浮也"，又有些偏到另一端了，"翕"确有"升浮"的意思，但又不能完全用"升浮"概括"翕"的全部蕴意。而"摩写往来流利之状"一句，所言极是，"摩写"二字用得非常恰切。

实际上，原文中的"翕奄沉"是形象地概括滑脉细微的指感。用"翕奄沉"三个字的动态形象勾勒出指下滑脉的细小隐微之变化。

翕，《说文解字·羽部》曰"起也"，《尔雅·释诂》曰"合也"。"起"与"合"蕴意都是动态，"起"是言鸟将起飞，合是言翼羽敛合，寓"起"则"合"在其中。翕从合者，鸟将"起"必先敛翼，鸟将"飞"必即开翼，翼开则鸟升浮而腾空。脉来自沉而起，宛若鸟起之翼先合后开而升腾，寓有聚合升浮之象，故以"翕"字概括。

奄，《说文解字》"忽也""须臾也"。沉，沉伏、落下之意。"翕奄沉"犹言脉气聚合圆曲升浮之瞬息，奄忽之间即已沉落；才有升浮的势头，忽微间又有沉降的趋向，此正显圆滑流利之象。此滑象凸显的是盎然的生机，故文曰："沉为纯阴，翕为正阳，阴阳和合。"纯阴是柔濡精纯之阴气，正阳是刚健精粹之阳气。翕升与沉落在瞬息间聚合圆曲，"纯阴"与"正阳"在奄忽间融会和合，表现在寸关尺三部呈圆滑流利之象。此反映出上焦营卫平秘。文中的"关尺自平"一句，正是表述寸关尺三部脉象滑利流畅，平和如常。

① 孙洽熙.黄元御医学全书·伤寒悬解［M］.北京：中国中医药出版社，1996：390.

② 包来发.李中梓医学全书·诊家正眼［M］.北京：中国中医药出版社，1999：410.

"高""章""纲""惵""卑""损"

"高""章""纲""惵""卑""损"等连续九个表述脉象的字,见《平脉法》第23条。文曰:"寸口卫气盛,名曰高。营气盛,名曰章。高章相搏,名曰纲。卫气弱,名曰惵。营气弱,名曰卑。惵卑相搏,名曰损。卫气和,名曰缓。营气和,名曰迟。缓迟相搏,名曰沉。"

宋臣林亿等人在校勘时,用夹注的形式注曰"高者,暴狂而肥";"章者,暴泽而光";"纲者,身筋急,脉强直故也";"惵者,心中气动迫怯";"卑者,心中常自羞愧";"损者,五脏六腑俱乏气虚惵故也";"缓者,四肢不能自收";"迟者,身体俱重,但欲眠也";"沉者,腰中直,腹内急痛,但欲卧,不欲行"。林亿等人把这九个字说成是症状,没有根据。因为原文开始即言"寸口卫气盛",所以此处表述的是寸口脉的脉象。

金代成无己《注解伤寒论》袭用林亿的夹注,援《黄帝内经》对夹注进行诠解,把这几个字讲成对病机与症状的表述,如讲"高"是表述"阴不胜阳",卫气盛于外,"暴狂而肥";讲"章"是"暴泽而光",因为营盛,所以"身暴光泽";讲"纲"是"身筋急脉直",因为"营卫俱盛",所以"筋络满急";讲"惵"是"心中气动迫怯";讲"卑"是"心中常自羞愧";讲"损"是"五脏六腑之虚惵"[1]。

明代王肯堂把这几个字讲成对脉象及其病机的表述,如,讲"高"是指"脉来浮而有力。卫气主表,浮以候之其体在上,今浮中有力,是卫气盛也。以其在上故谓之'高',有升而不降之义焉";讲"章"是"往来分明有条理",与滑脉相近似;讲"纲"是对营卫俱盛的总括;讲"惵"是脉来"濡弱",神志"恍忽",是缘于"卫气弱";讲"卑"是指"脉沉而无力";讲"损"是"阴阳俱虚",脉"举按俱无力"的总括[2]。

① 成无己.注解伤寒论[M].北京:人民卫生出版社,1963:25-26.

② 王肯堂.证治准绳[M].上海:上海科学技术出版社,1959:371-372.

成无己、王肯堂把这几个字要么讲成病机,要么讲成症状,要么讲成具体的脉象。纵观本节全文,都不够贴切。这一些解释都是围绕着具体脉象进行附会,多属随文附饰。日本人大塚敬节则一方面认为"这些是在《黄帝内经》中未有记载的脉象,无法得知其详细形状"。另一方面又勉为其难作出解析。他说:"寸口卫气盛,阳气暴狂而张于外,呈肥满之象,故称之为高。营气盛者,阴血之气溢于外,犹暴泽而光耀,故为章。高与章相互搏结,合而为一,阴阳气血充溢于外,筋肉变得强直,故称之为纲。"① 大塚敬节的解析基本上是重复了成无己的注解。

"高""章""纲""惵""卑""损""缓""沉",这八个字可分为两类,一类是对脉象的抽象或再抽象,一类是对具体脉象的表述。

这八个字,寓意深邃。欲理解在此处的蕴意,必先弄明白本条文之大旨。纵观条文,本条是以先秦诸子习用的逻辑方法对寸口脉所反映出的卫气与营气邪盛、正衰等状态的脉象进行抽象,提出若干具有共性意义的存在于思维中的抽象概念。

本条以先秦逻辑方法从三个层面对寸口脉所反映出的卫气与营气"邪盛""正衰"及"营卫谐和"状态的脉象进行抽象,提出若干具有共性意义的抽象概念。原文分三个条循,纵向对卫气与营血的"盛""弱""和"三种状态进行比较。

虽然条文开宗提出"寸口",但却并没有论及寸口的具体脉象,而是从卫气和营血气的邪盛、正衰以及平和变化的机理与状态中,对脉象抽象出"高""章""纲""惵""卑""损""沉"等 7 个抽象概念,此在先秦逻辑中属"名实关系"中之"名"的范畴。此处之"名"是与"实"相对应,相伴随,对于具体的脉象之"实"来说,是一种超越与抽象。它对不同脉象的抽象过程,在方法论上有些与从社会秩序中抽象出的"忠""孝""仁""义""礼""信"相似。

而"缓"与"迟"与前述 7 个抽象概念对比,相对而言则属具体概念,表达的是脉搏跳动在指下的感觉,尚属"实"的范畴。

卫气与营气的各种变化,反映在脉象上,如浮、沉、迟、数、弦、紧等等

---

① 大塚敬节.伤寒论辨脉法平脉法讲义[M].王宁元,译.北京:华夏出版社,2011:131.

都是能在指下被感知的客观存在的具体概念,这些客观存在,通过手指的感觉反映在人的头脑中,经过多次反复,再抽象出具有共性意义的,存在于思维中,看不见摸不着的更抽象的概念。概念是用词来表达的,而"高""章""纲""惵""卑""损""沉"等就是被借用来表达这些更抽象概念的字。中国的汉字从创造之日起,即具有了表意的特性,因此几乎每一个字的背后都离不开象形表意的影子。上述这几个字所蕴含的意义,确立了其字本身即是一个最明确、最具说服力的概念符号,能够独立地传达意念,能够准确地、直接地表达信息,其特点是更具有抽象性。同时,也可以看作是一种具有象征意义的符号。

本条第一层面"寸口卫气盛,名曰高,营气盛,名曰章。高章相搏,名曰纲"。"卫气盛,名曰高","高"是对"卫气盛"可能出现的脉象如浮、紧、弦、大等等的共有属性的概括,是从浮、紧、弦、大等脉象之"实"中,抽象出具有共性意义之"名"。

《说文解字》:"高,崇也,象台观高之形。"高,本是象形字,象楼台重叠之形。在此借用"高"这个字来表达卫气盛状态下可能出现的若干脉象的共同属性,即脉象的有力与凸显。

"营气盛,名曰章","章"是对"营气盛"可能出现的脉象如洪、滑、数、沉等等的共有属性的抽象概括。章,彰也,显露、显著的意思。

"高"与"章"都具有凸显的蕴意,盛实的卫气与盛实的营气相合交集,则是盛盛相合,"高""章"相搏,此属邪气叠盛益笃,文中从"高"与"章"二字的蕴意中,又抽象出具有共性意义的存在于思维中的更抽象的新概念即"纲"。

"纲",本是系网的大绳,网之有纲,才能"张","张"才能增益、扩展,故有"纲,张之四方"之谓。另,纲寓挺直有力之象,故"纲"字更涵括了"高"与"章"之凸显鸥张之意。

"高""章""纲"是表述邪气盛则实的状态下,脉象共有特性的抽象。

本条第二层面"卫气弱,名曰惵。营气弱,名曰卑。惵卑相搏,名曰损",则是表述卫气与营气虚衰的状态下,脉象共有特性的抽象。"惵"是对"卫气弱"时,寸口可能出现的脉象如虚、细、弱、沉等等的共有属性的概括,是从虚、细、弱、沉等脉象之"实"中,抽象出具有共性意义之"名"。

懔,惧也,怯弱。虚则惧。《素问·生气通天论》曰:"阴者藏精而起亟也,阳者卫外而为固也。"卫气怯弱不能卫外,反映在脉象上是怯弱之势,故以"懔"字概括若干具有虚弱性特点之脉象。

"营气弱,名曰卑",卑,与高相对,寓衰微、虚弱之意。"卑"在此是对"营气弱"时,寸口可能显现的脉象如微、弱、细、虚、涩、代等共有属性的概括,是从微、弱、细、虚、涩、代等脉象之"实"中,抽象出的具有共性意义的"名"。

"懔卑相搏,名曰损","懔"与"卑"都具有怯弱、衰微的蕴意,表达出卫气与营气衰弱时,寸口脉象的共有特征。"损",是从更高层次对"懔"与"卑"所具有的共性存在于思维中的再抽象。《说文解字》曰:"损,减也。"与前文"高"字的凸显特征对比,"损"字的凹减特征正是与之相对应。

本条第三层面"卫气和,名曰缓。营气和,名曰迟。缓迟相搏,名曰沉"。与前文卫气盛、营气盛与卫气弱、营气弱反映在寸口脉象的复杂多样不同,此处之"卫气和"与"营气和"在寸口脉象的表现却是比较单一的。卫气和与营气和的脉象即是常人的平脉,故文曰"卫气和,名曰缓","营气和,名曰迟"。缓,是从紧张度方面表达,不紧曰缓,犹言指下脉来和软柔顺之感。迟,是从速度方面表达,不快曰迟,犹言指下脉来舒徐从容之感。缓与迟一横一纵从两个不同方向表达平人寸口脉的和缓舒悠之象。此缓与迟是言脉象,与前文之"高""章""纲""懔""卑""损"比较,相对而言是具体概念。

"缓迟相搏,名曰沉",则是排除"缓"所蕴含的紧张度属性,排除"迟"所蕴含的速度属性,从中进一步抽象出共性即从容、稳重、沉潜属性,文中选用"沉"这个字来概括。不言而喻,"沉"也是抽象形式的概念,用以表达营卫谐和,阴平阳秘,真气固藏的状态。

后世另有所谓"卑懔"证,此似出自明代戴思恭《证治要诀》:"心中常有所怯,爱处暗或倚门后,见人则惊避,似失志状,此名为卑懔之证,以血不足故。"此属戴思恭附会林亿、成无己等对《平脉法》中本条的解释。其实,从《平脉法》原文"卫气弱,名曰懔。营气弱,名曰卑。懔卑相搏,名曰损"中,看不出有《证治要诀》所言之一系列的具体症状,所以,所谓的"卑懔"只是戴思恭凭空杜撰出来的证候。

伤寒与温病

——太阳病篇第 6 条引发的思考

一

温病在《伤寒论》六病诸篇中明文论述,仅见于第 6 条,文曰:"太阳病,发热而渴,不恶寒者,为温病。若发汗已,身灼热者,名风温。风温为病,脉阴阳俱浮,自汗出,身重,多眠睡,鼻息必鼾,语言难出。若被下者,小便不利,直视失溲;若被火者,微发黄色,剧则如惊痫,时瘛疭,若火熏之。一逆尚引日,再逆促命期。"本条温病,冠在太阳病下,故属太阳温病。与第 2 条"太阳病,发热,汗出,恶风,脉缓者,名为中风"和第 3 条"太阳病,或已发热,或未发热,必恶寒,体痛,呕逆,脉阴阳俱紧者,名为伤寒"对比,这 3 条在表现形式上是一致的。

从《伤寒论》角度看,这里的太阳伤寒、太阳中风、太阳温病,都是伤寒。由此决定了,《伤寒论》之"伤寒"二字具有更为宽泛的含义,也就是说,太阳伤寒不等同于伤寒,这似乎有些白马非马的意味,但若从逻辑上讲,确实如此。太阳伤寒是一个具体的病,而伤寒则是涵括中风、伤寒、温病的总称。

太阳病,发热而渴,不恶寒者为温病。"发热而渴,不恶寒者"在伤寒属于阳明病,而在温病则属于太阳病,说明在仲景的认识中,温病与伤寒的不同。文曰"不恶寒",反映出"冬伤于寒,春必病温"的病机特点;其症状之发热而渴,反映出"壮热为病"的过程。伤寒发热,风寒束表之初,可有"未发热"的过程。而温病由于"寒毒藏于肌肤,至春变为温病",所以不发则已,一发则壮热口渴不恶寒。

本条太阳温病,其证以发热而渴、不恶寒为特点(参见本书上篇《"六经提纲"与"非纲"》)。对本条之温病,不能完全用明清以后的温病概念去框套。

《伤寒论·平脉法》中有关于"伏气"的论述。文曰:"伏气之病,以意候之。今月之内，欲有伏气，假令旧有伏气，当须脉之。"这里关于伏气的思想当源于《黄帝内经》，《素问·阴阳应象大论》曰："冬伤于寒，春必温病；春伤于风，夏生飧泄；夏伤于暑，秋必痎（jiē）疟；秋伤于湿，冬生咳嗽。"此表述了人体感受时令邪气，不是即时发病，而是在潜伏了一段时间之后，在相应的时令里发病。

《伤寒例》又云："中而即病者，名曰伤寒。不即病者，寒毒藏于肌肤，至春变为温病，至夏变为暑病。暑病者，热极重于温也。"又云："从立春节后，其中无暴大寒，又不冰雪，而有人壮热为病者，此属春时阳气，发于冬时伏寒，变为温病。"从上述这几段文字中，可以看出公元 3 世纪前后，中医学对温病的认识和理解。

伤寒与温病作为两个术语或病名同见于《黄帝内经》。关于伤寒的论述，以《素问·热论》的内容为代表；而关于温病，则散见于《黄帝内经》各篇。如《素问·生气通天论》有云："冬伤于寒，春必温病。"《素问·阴阳应象大论》则曰："冬伤于寒，春必温病。"《素问·六元正纪大论》亦云："初之气，地气迁，气乃大温，草乃早荣，民乃厉，温病乃作。"又云："初之气，地气迁，风胜乃摇，寒乃去，候乃大温，草木早荣，寒来不杀，温病乃起。"

关于伤寒与温病的关系，《素问·热论》云："凡病伤寒而成温者，先夏至日者为病温，后夏至日者为病暑。"对此，该篇又作出界定："今夫热病者，皆伤寒之类也。"在这里，"伤寒之类"的含义是什么？《难经·五十八难》作出了诠释："伤寒有五，有中风、有伤寒、有湿温、有热病、有温病。"从中可见，在《黄帝内经》至《伤寒论》时代，中风、伤寒、湿温、热病、温病等热病，都属于伤寒的范围。实际上伤寒所包括的范围还要更宽泛一些，晋代葛洪曾有云："伤寒、时行、温疫，三名同一种耳。而源本小异，其冬月伤于暴寒，或疾行力作，汗出得风冷，至春夏发，名为伤寒。其冬月不甚寒，多暖气及西南风，使人骨节缓堕受邪，至春发，名为时气。其年岁月中，有疠气，兼挟鬼毒相注，名为温病。如此诊候并相似，又贵胜雅言，总名伤寒，世俗因号为时行。"（《肘后备急方》卷二）其所以会有不同的名称，是因为"贵胜雅言，总名伤寒，世俗因号为时行。"几乎与《肘后备急方》同时代的《小品方》对此似有不同的看法："古今相传，称伤寒为难疗之病，天行温疫是毒病之气，而论疗者不别伤寒与天行温疫为异气耳，云伤寒是雅士之辞，云天行温疫是田舍间号耳，不说病之异同也。考之

众经,其实殊矣,所宜不同,方说宜辨。"(《小品方》卷四)

纵观上述各种认识可见,从那个时代就已经开始了关于伤寒与温病关系的讨论。但是,人们对伤寒的认识,似显得更为深刻,以寒统温的倾向似更为突出。这种倾向历经秦汉、魏晋、南北朝、隋唐五代,一直延续到宋代。在这千余年间,实际上凡是外感病统称为伤寒,在治疗原则方面,虽有所发展,但对外感病的论治,几乎都从伤寒之法。

本证治法,仲景告诫不可发汗,"若发汗已,身灼热者,名风温。风温为病,脉阴阳俱浮,自汗出,身重,多眠睡,鼻息必鼾,语言难出。"什么是"风温"?成无己释之曰:"风伤于上,而阳受风气,风与温相合则伤卫,脉阴阳俱浮,自汗出者,卫受邪也。"[1]方有执则云:"风温,谓触犯于温而有风也。"[2]喻昌对上述诸家把风温之"风",解为外受之邪,颇有异议,故曰:"至于风温二字,取义更微,与《内经》劳风之义颇同。劳风者,劳其肾而生风也。然则冬不藏精之人,讵非劳其肾,而风先内炽欤?故才一发汗即带出自汗、身重、多眠、鼻鼾、语难诸多肾经之症。设不发则诸症尚隐伏,不尽透出也。夫肾中之风邪内炽而以外感、汗、下及火攻之法治之,宁不促其亡耶?后人不知风温为何病,反谓温症之外更有风温、湿温、温毒、温疫四证。观其言曰重感于风,变为风温,则是外受之邪与身重、鼻鼾、多眠、少语之故,绝不相涉,可知是梦中说梦也。"[3]从本条文义及风温的形成、症状看,喻昌所言是有一定道理的。但他把风温与劳风对举则有失允当。后世的章虚谷持有类似的观点:"误发其汗,反伤津气,助其邪势,故身更灼热,因而勾起其肝风,鼓动其温邪,故名曰风温。"章虚谷与喻昌对风温看法的共同之处,是他们都从"内"论风。在中医发病学理论中,虽有"风从内生"之说,但从本条文义来看,风温之"风"与内风无涉。

在众多的注家中,程应旄首先明确:"风温即温病之坏病,非温病外又有风温也。"(《伤寒论后条辨》卷四)对此,丹波元简特有评说:"诸家以温病、风温为二证,特程注以风温为温病之坏证。今考宋版及《玉函》,温病、风温连接为一条,且据若发汗已之若字,则程注为得矣。"[4]当代陈亦人先生认为:"结合

[1] 成无己.注解伤寒论[M].北京:人民卫生出版社,1963:55.

[2] 方有执.伤寒论条辨[M].北京:人民卫生出版社,1957:134.

[3] 喻昌.尚论篇[M].上海:上海古籍出版社,1991:156.

[4] 丹波元简.伤寒论辑义[M].北京:人民卫生出版社,1983:6.

证候特点命名,既然太阳病自汗脉缓,可名中风,那么,温病误汗后,灼热自汗,因名风温,似亦无不可。"①先生的阐释是极有道理的,本条温病误治之后,汗出脉浮,恰应风性疏泄之象,以风命温,既明病机又明病象,这正是仲景风温之底蕴。(参见本书中篇《大青龙汤证》)

不论是什么原因,今赵刻宋本《伤寒论》六病诸篇中,关于温病的明文论述,仅此1条。尽管论中有关条证与方药在后世人或今人看来含有温病的意蕴,但张仲景并不认为此属于"温病",所以仍明文"伤寒",或在"伤寒"的范围中讨论。这在后世人看来,《伤寒论》是详于寒而略于温,这的确是一个实实在在的事实。自宋代林亿等校定张仲景《伤寒论》十卷,总二十二篇以来,在《伤寒论》流传的千余年间,这个事实对温病的认识和治疗,产生了不可避免的影响。

由于第6条只告诫温病不可发汗,未明确指出其具体治法,所以,一方面导致了后世对温病的治疗存在着某种程度的盲目性,另一方面,又极大限度地提供了理论与实践的思考空间:或遵循《伤寒论》的理论、原则、方法,治疗温病;或在治疗温病的实践中探索新的理论、原则和方法。庞安时认为:"桂枝汤自西北二方居人,四时行之,无不应验,自江淮间地偏暖处,唯冬及春可行之,自春末及夏至以前,桂枝、麻黄、青龙内宜黄芩也。自夏至以后桂枝内故须随证增知母、大青、石膏、升麻辈取汗也。"(《伤寒总病论》卷一)朱肱重复了庞安时的说法。至金代,刘完素极力反对用辛温的方法治疗温病。他从庞安时和朱肱关于夏至以后有桂枝汤证,用桂枝汤加石膏、知母的论述中得到启发,在《太平惠民和剂局方》凉膈散的基础上加味组成防风通圣散和双解散等凉性方剂,用以治疗外感热病(《伤寒直格》卷下)。对此,汪琥曾评论说:"下卷则自仲景麻黄、桂枝汤外,复载益元散、凉膈散、桂苓甘露饮,共三十四方。推其意,以仲景论寒热二证不分其方,又过于辛热,是书之作实为大变仲景之法者也。"(《伤寒论辩证广注》)

明代王安道提出,温病不得混称伤寒,"伤寒即发于天令寒冷之时,而寒邪在表,闭其腠理,故非辛甘温之剂,不足以散之,此仲景桂枝、麻黄等汤之所以必用也;温病、热病后发于天令暄热之时,怫热自内而达于外,郁其腠理,无寒

---

① 陈亦人.伤寒论译释[M].3版.上海:上海科学技术出版社,1992:317.

在表，故非辛凉或苦寒或酸苦之剂，不足以解之，此仲景桂枝、麻黄等汤，独治外者之所以不可用，而后人所处水解散、大黄汤、千金汤、防风通圣散之类，兼治内外者之所以可用也。"又云："余每见世人治温热病，虽误攻其里，亦无大害，误发其表，变不可言。"（《医经溯洄集·伤寒温病热病说》）

自明代开始，在前人关于温病论述的基础上，温病与伤寒在理论、原则以及方法等方面逐渐分向两歧。

至清代乾隆年间，江南出现一批有勇气、有作为的医家，如叶桂、余师愚、薛生白、陈平伯、吴鞠通、王孟英等，他们在临床中，不断摸索，总结经验，并以自己的主张、创见，著书立说，从而造就了中国医学史上珍贵的温病学经典之作，创立了温病学说。

从温病学说的发展史看，温病学当是源于《伤寒论》；从《伤寒论》研究史看，温病学说补充了《伤寒论》关于温病理论与方法的不足。自温病学说的经典问世以后，治温病主要应当遵循温病学说的理论与方法。但是，由于《伤寒论》对温病学说的创立和发展所产生的影响，以及《伤寒论》关于壮热、谵语、血证、烦渴、大小便等证的理论、方法，《伤寒论》对温病的治疗仍有指导意义，因此，《伤寒论》与温病学经典在治疗外感热病方面更具有互补性。所以有人把二者的关系概括为："仅读伤寒书，不足以治温病，不读伤寒书，亦不足以治温病。"此可谓至理名言。

二

《伤寒论》之后至明清时期，温病学派逐渐得到发展，温病学家的临床实践证明了"不读伤寒书，不足以治温病"的道理。

叶天士与吴鞠通在中国医学史上，是具有重要影响力的卓有成就的医学家，其后几乎还没有人能够超越。后世称叶、吴二位为温病学家，一讲到他们，就想到的是银翘散、桑菊饮、清营汤与犀角地黄汤等温病方，想到的是温病与伤寒的差异，想到所谓的经方与时方的不同。其实，深入研读《临证指南医案》（上海科学技术出版社 1959 年第 1 版，下同）、《未刻本叶氏医案》（上海科学技术出版社 1963 年第 1 版，下同）与《温病条辨》《吴鞠通医案》就会发现，叶天士、吴鞠通才是真正的、在中国医学史上还没有人能超越的经方应用大师。他们能取得这样的成就,首先是具有扎实的《伤寒论》功底,原本就是精研《伤寒论》的大家,是对《伤寒论》的理法方药有了彻悟之后,才有了后来理论与实践上的飞跃。从《临证指南医案》《未刻本叶氏医案》可以看出,如果没有对仲景书作深入研究与思考,叶天士是不可能在遣方用药方面有如此的慧然独悟,达到如此出神入化的境界。从《吴鞠通医案》与《温病条辨》(见《吴鞠通医学全书》)中可以看出,如果没有对仲景书的研究与感悟,吴鞠通是写不出在中国医学史上具有开创性意义的,能够与《伤寒论》比肩的堪称经典的鸿篇巨著。他们的成就正蕴含着当今所提出的"遵循中医药自身发展规律,突出原创性、保持民族性、延续传统性、体现时代性,传承精华,守正创新"的精神。可以说,叶天士、吴鞠通应当是中医学史上成功的"守正创新"的典范。

据不精确的统计,叶天士《临证指南医案》的医案中运用仲景方的约有360首,《未刻本叶氏医案》的医案中运用仲景方的大约有120首。吴鞠通《温病条辨》全书所载200余方,其中选用仲景原方的有30首左右,加减方60首左右。叶、吴的遣方用药,深深地刻有《伤寒论》的印记,此从一个侧面反映出《伤寒论》理论与方药对温病理论与实践的影响。

绍承仲景用原方

从《临证指南医案》《未刻本叶氏医案》与《吴鞠通医案》《温病条辨》中,可以看出,仲景方在叶天士与吴鞠通的脑子里是根深蒂固的。叶、吴二人在临床上,面对病人既不是刻意地用经方,也不是刻意地标榜自己是温病学派,从而刻意地用自己创立的方剂。而是依据病人脉证与自己的经验体会,应当用什么方就用什么方,信手拿来即用。

在他们所创制的方剂中,有经方的影子。在他们所应用的经方中又有自己创制方的元素。

案一 某,40余岁,头项强痛而恶寒,脉浮而紧,无汗。的系伤寒,法当发汗。何得妄为冬温而恣用凉药?

麻黄去节 六钱   杏仁 四钱   甘草 四钱   桂枝 五钱

煮二杯,先服一杯,覆被令微汗周身佳。得汗,止后服。不汗,再服。尽剂,而汗始至足。

次日,伤寒,与麻黄汤,头项强痛已解,脉不浮紧,胃亦开。但受伤太重,阳虚体痛畏寒。与温太阳经脉。

桂枝 六钱　　焦白术 四钱　　甘草 三钱　　防己 一钱

杏仁泥 三钱　　生姜 五片　　广皮 四钱　　熟附子 一钱

大枣去核 二枚

煮三杯,分三次服。《吴鞠通医案·伤寒》

此方是桂枝去芍药加附子汤加味。其中杏仁泥有代替麻黄的含义。说明本证仍有余邪未尽(参考《金匮要略·痰饮咳嗽病脉证并治》篇,第39条苓甘五味加姜辛半夏杏仁汤)。

案二　某二八　风邪阻于肺卫,咳嗽面浮,当辛散之。

麻黄先煮去沫 五分　　杏仁 三钱　　生甘草 三分　　生石膏 三钱
(《临证指南医案》卷二)

本案属风温早期,风邪外束肤表,肤表阳郁,郁热壅肺之轻证。叶天士用的只是麻杏石甘汤轻剂,石膏剂量是麻黄的六倍(《伤寒论》原方麻黄四两与石膏半斤,石膏剂量是麻黄的2倍),从药物用量上看,麻黄只用五分,用量极轻。此属于辛凉疏表轻剂。这与《伤寒论》对比明显不同。

案三　形寒、心悸、咳嗽。小建中汤。(《未刻本叶氏医案》)

形寒伴咳嗽属表证恶寒,形寒与心悸并见,此是虚人外感。《伤寒论》第102条:"伤寒二三日,心中悸而烦者,小建中汤主之。"此人中焦化源不足,其外感,恶寒症状不是太明显,发热也不甚。而是以疲劳、乏力、心悸为特点。

案四　阳伤饮逆,咳嗽腹膨。真武汤。(《未刻本叶氏医案》)

案五　阳微饮逆,咳嗽呕恶。真武汤。(《未刻本叶氏医案》)

"阳伤""阳微"都是阳虚,"腹膨"是水气;咳嗽、呕恶是水饮上逆,这在真武汤方后注中有加减。叶天士在这里用真武汤的依据是《伤寒论》第316条:"少阴病二三日不已,至四五日,腹痛,小便不利,四肢沉重疼痛,自下利者,此为有水气,其人或咳,或小便利,或下利,或呕者,真武汤主之。"本证咳嗽,加五味子、细辛、干姜;呕恶去附子加生姜。

案六　吴氏　二十三岁　二月二十一　头项强痛而恶寒,脉缓有汗,太阳中风,主以桂枝汤。

桂枝　三钱　　白芍　二钱　　炙甘草　二钱　　生姜　三钱

大枣　二个

水五杯,煮二杯。第一杯服后,即食稀热粥,令微汗佳。有汗,二杯,不必食粥。无汗,仍然。

二十四日　不解,于前方内加羌活五钱。

二十五日　服前方已,脉静身凉。不肯避风,因而复中,脉紧无汗,用麻黄汤法。

麻黄　三钱　去节　　羌活　三钱　　桂枝　三钱　　白芍　三钱

炙甘草　二钱　　生姜　三片　　大枣　二个

煮二杯,分二次服。（在药物组成上,是桂枝麻黄各半汤去杏仁加羌活）

二十六日　服前药,不知身重疼痛,其人肥而阳气本虚,平素面色淡黄,舌白湿气又重,非加助阳胜湿之品不可。于前方内加重麻黄用量,再加五钱:

麻黄去节　八钱　　杏仁泥　三钱　　白术　三钱　　桂枝　二钱共成五钱

熟附子　三钱　　炙甘草　三钱（《吴鞠通医案·伤寒》）

此是麻黄汤加白术、附子。

吴鞠通在这里突破了《伤寒论》中桂枝汤后不用麻黄汤的通例。

通过上述案六,研究吴鞠通用桂枝汤的过程,可以从一个侧面了解他对桂枝汤的认识。

《温病条辨》上焦篇第4条曾说:"太阴风温、温热、温疫、冬温,初起恶风寒者,桂枝汤主之。"

桂枝　六钱　　芍药炒　三钱　　炙甘草　二钱　　生姜　三片

大枣去核　二枚

在方后注中吴鞠通强调:"煎法服法必如《伤寒论》原文而后可。不然,不惟失桂枝汤之妙,反生他变,病必不除。"

和前文案六中的桂枝三钱、白芍二钱对比,《温病条辨》上焦篇第4条中,用桂枝六钱,芍药三钱,从这里可以看出,吴氏用桂枝汤更偏于温阳。

吴鞠通在《温病条辨》第5条又说:"太阴温病,恶风寒,服桂枝汤。"前面讲的案六、《温病条辨》第4条与第5条都强调"恶寒"这个症状,案六又强调脉缓。归纳起来,这几条的特点是都强调"恶寒"。"恶寒"在《伤寒论》中,正是仲景反复强调的"表未解也"。

前文所述案六强调"脉缓"。这个脉缓,是"脉不紧"的意思,若脉紧,就是麻黄汤证。案六吴氏案是"恶寒,脉缓,主以桂枝汤"。服桂枝汤本来已经是"脉静身凉"了,因为"不肯避风","因而复中,脉紧无汗",吴鞠通又用上"麻黄汤法"了。为什么吴氏在这里用"麻黄汤法"? 因为"脉紧"。

《伤寒论》第42条说:"太阳病,外证未解,脉浮弱者,当以汗解,宜桂枝汤。"这里的"脉浮弱"是与"脉浮紧"对比。吴鞠通的案六吴氏案,实际上就是对《伤寒论》太阳病篇第42条论述的实践。

《温病条辨·补秋燥胜气论》第3条讲:"伤燥,如伤寒太阳证,有汗,不咳,不呕,不痛者,桂枝汤小和之。"

中焦篇第51条:"湿伤脾胃两阳,既吐且利,寒热身痛,或不寒热,但腹中痛,名曰霍乱。""吐利止而身痛不休者,宜桂枝汤小和之。"

下焦篇第33条讲:"温病解后,脉迟,身凉如水,冷汗自出者,桂枝汤主之。"吴鞠通在此强调"此处用桂枝分量与芍药等,不必多于芍药也"。是因为在《温病条辨》上焦篇第4条的桂枝汤中是桂枝六钱,芍药炒三钱(前面讲的案六,桂枝三钱,白芍二钱)。从中可以看出,吴鞠通用桂枝汤的常规用法是桂枝用量大于芍药用量。而且吴鞠通还在此强调"亦不必啜粥,再令汗出,即仲景以桂枝汤小和之法是也"。上述三条都是实践用桂枝汤"小和之"之法。

"小和之"的方法是有来历的。见《伤寒论·辨霍乱病脉证并治》篇第387条:"吐利止而身痛不休者,当消息和解其外,宜桂枝汤小和之。"

吴鞠通用桂枝汤,虽然是调营卫,和阴阳,但更能看出他用桂枝汤温阳气的思路。而"温阳气",这在仲景那里是用桂枝加附子汤(20条)或桂枝去芍药加附子汤(22条)或小建中汤等。

从《吴鞠通医案》中也可看出,吴氏在用桂枝汤时,多去芍药,在这一点上与叶天士有相同之处。《未刻本叶氏医案》中的有关医案可以证实,如"形寒饮阻,作嗽背痛,桂枝汤去芍加茯苓杏仁"。桂枝汤去芍药,与桂枝用量大于芍药,在思路上存在一致性,但程度的掌握上有差异。

叶天士用桂枝汤时,多去芍药,并加味如:

心悸形凛,不时遗泄,茯苓、炙甘草、桂枝、大枣。

形寒咳嗽脉小,杏仁、桂枝、生姜、炙草、花粉、大枣。

阳伤挟邪形凛,发热咳嗽,脉带歇,恐喘急,杏仁、粗桂枝、生姜、茯苓、炙甘草、大枣。

在《未刻本叶氏医案》中,桂枝汤随证加减,如:

形寒,饮阻作嗽,背痛的桂枝汤去芍药加茯苓、杏仁;

形寒,咳嗽,脉小的桂枝汤去芍药加花粉、杏仁;

脉浮,身热,头痛的桂枝汤加杏仁、花粉、黄芩;

产后营虚,寒侵身痛,形凛的当归桂枝汤去芍药加茯苓等等。

另外,还有自行命名加减后的桂枝汤如:杏仁桂枝汤、玉竹桂枝汤、参归桂枝汤、茯苓桂枝汤等。

通过上面所选的几例,可以看出,叶天士把桂枝汤用活了。叶天士常用桂枝汤治疗伤寒、劳伤外感、温病,用桂枝汤治疗咳嗽、哮喘、痰饮、嗳气、胃痛、脘痞、腹痛、腹胀、胁痛、虚劳、久疟等疾病。

《温病条辨》直接选用仲景原方用药者有桂枝汤、麻杏石甘汤、小柴胡汤、小建中汤、四逆汤、半夏泻心汤、栀子豉汤、白虎汤、白虎加人参汤、大承气汤、黄连阿胶汤、甘草汤、桔梗汤、茵陈蒿汤等30首左右。

加减化裁用变方

加减化裁是指在原方的基础上,进行加减活用,并具有一定的规律性。

炙甘草汤加减化裁

炙甘草汤又名复脉汤。在赵开美翻刻的宋本《伤寒论》第177条的炙甘草汤方后注中说"一名复脉汤"。

第177条原文:"伤寒,脉结代,心动悸,炙甘草汤主之。"炙甘草汤在《伤寒论》中,是用来治虚人外感,营卫不足,感邪后,病人反应不敏感,发热恶寒不明显,只是感到倦怠,心悸不安,心中空虚动惕,按脉时,可见结代。仲景用炙甘草汤。

甘草炙 四两　　生姜切 三两　　人参 二两　　生地黄 一斤

桂枝去皮 三两　　阿胶 二两　　麦门冬去心 半升　　麻仁 半升

大枣擘 三十枚

上九味,以清酒七升,水八升,先煮八味,取三升,去滓,内胶烊消尽,温服一升,日三服。一名复脉汤。

炙甘草汤用人参补五脏安精神；用桂枝、生姜、炙甘草、大枣（桂枝去芍药汤）外调营卫以疏表邪，内和气血以温心阳；用生地、麦冬、阿胶、麻仁滋液养阴以补心血。

叶天士在《临证指南医案》与《未刻本叶氏医案》中，根据自己对此方的理解，把炙甘草汤进行改造。更多的是以生地、麦冬、阿胶、麻仁为主干。

如《临证指南医案·燥》载医案：

张　脉数虚，舌红口渴，上腭干涸，腹热不饥，此津液被劫，阴不上承，心下温温液液，用炙甘草汤（去桂枝、生姜、大枣），以益阴生津为主。

炙甘草　　阿胶　　生地　　麦冬

人参　　麻仁

又，某氏　心中烦热，正值经来而热渴不已，若清肺气大谬。用复脉法。

炙甘草　　生地　　阿胶　　麦冬

枣仁　　蔗浆

此也以益阴生津为主。

又，《未刻本叶氏医案》载，营阴枯槁，心悸嘈杂咳嗽。炙甘草汤加参、姜、生牡蛎、白芍。

值得注意的是，炙甘草汤本来就有参、姜，叶氏在此强调加参、姜，说明叶天士用炙甘草汤，更多的时候不用参、姜。叶天士加减化裁炙甘草汤，用于治疗虚劳、咳嗽、吐血、中风、头风等，相关医案百例以上。

吴鞠通把叶氏医案有关炙甘草汤的应用，提炼、升华，成为《温病条辨》中的加减复脉汤。

《温病条辨》下焦篇第1条："风温、温热、温疫、温毒、冬温，邪在阳明久羁，或已下，或未下，身热面赤，口干舌燥，甚则齿黑唇裂，脉沉实者，仍可下之，脉虚大，手足心热甚于手足背者，加减复脉汤主之。"

炙甘草　六钱　　干地黄　六钱　　生白芍　六钱　　麦冬　五钱　不去心

阿胶　三钱　　麻仁　三钱

本方是炙甘草汤去人参、桂枝、大枣、生姜温养阳气的药物。加益阴气的白芍。煮取三杯，分三次服。剧者加甘草到一两，地黄、白芍八钱，麦冬七钱，日三，夜一服。

吴鞠通说"复脉汤复其津液，阴复则阳留"，"去参、桂、姜、枣之补阳，加白芍收三阴之阴,故云加减复脉汤"。吴鞠通又说:"在仲景当日,治伤于寒者之结代,自有取于参、桂、姜、枣,复脉中之阳。今治伤于温者之阳亢阴竭,不得再补其阳也。用古法而不拘用古方,医者之化裁也。"

吴鞠通《温病条辨》中的加减复脉汤,是源自叶天士《临证指南医案》卷五《温热》的医案:

张五五　劳倦内伤,温邪外受,两月不愈,心中温温液液,津液无以上供,夜卧喉干燥,与复脉汤去姜、桂、参。

从叶天士活用炙甘草汤中,可以看出他对仲景学问的深入理解。从他的医案中可以看出他触类旁通、举一反三的能力,他能从"阴虚"病机中,想到炙甘草汤,从炙甘草汤中,能化裁出育阴潜阳的系列方剂。

实际上《温病条辨》中的若干条文,是吴鞠通在梳理《临证指南医案》的基础上,提炼升华出来的。关于这一点,吴鞠通在《温病条辨》上焦篇第35条中说:"惟叶氏心灵手巧,精思过人,案中治法,丝丝入扣,可谓汇众善以为长者。"吴鞠通又说:"惜时人不能知其一二,然其法散见于案中,章程未定,浅学者读之,有望洋之叹。无怪乎后人之无阶而升也。"吴鞠通"归纳其大概、粗定规模",使学习的人有路可寻。"精妙甚多,不及备录,"他说,学者"细绎叶案,而后可以深造"。

吴鞠通根据叶天士在应用复脉汤治疗阳亢不潜诸证时,习惯选用潜阳之类的药物,如牡蛎、石决明、鳖甲等,提炼、升华为《温病条辨·下焦篇》的系列复脉汤:

如第9条的一甲复脉汤(加减复脉汤去麻仁,加牡蛎一两)。

第13条的二甲复脉汤(加减复脉汤加生牡蛎五钱,生鳖甲八钱)。

第14条的三甲复脉汤(二甲复脉汤内加生龟板一两)。

半夏泻心汤加减化裁

1. 半夏泻心汤去甘草、干姜加杏仁、枳实。

胡　不饥、不食、不便,此属胃病。乃暑热伤气所致。味变酸浊,热痰聚脘。苦辛自能泄降,非无据也。暑热阻气,中痞不运,半夏泻心汤去甘草、干姜加杏仁、枳实(《临证指南医案》卷五《暑》)。

吴鞠通把叶案的这一条提炼、升华为《温病条辨》中焦篇第39条:

阳明暑温,脉滑数,不食不饥不便,浊痰凝聚,心下痞者,半夏泻心汤去人参、干姜、大枣、甘草,加枳实、杏仁主之。

2. 人参泻心汤。

蔡 阳虚夹湿,邪热内陷,所以神识如蒙。议用泻心法。

人参 生干姜 黄芩 川连 枳实 生白芍(《临证指南医案》卷五《湿》)

吴鞠通把叶案的这一条提炼、升华为《温病条辨》中焦篇第54条:"湿热上焦未清,里虚内陷,神识如蒙,舌滑,脉缓,人参泻心汤加白芍主之。"

里虚,所以用人参以顾里虚,用白芍护真阴。湿陷于里,用干姜、枳实之辛通,湿中兼热,故用黄连、黄芩之苦降。

半夏泻心汤见《伤寒论》第149条,原方还有干姜、大枣、甘草。半夏泻心汤原方本来就有人参,吴鞠通应当把这个方子名之为白芍泻心汤或枳实泻心汤。

3. 半夏泻心汤去人参、干姜、大枣、甘草加枳实、生姜。

某 误下,热陷于里而成结胸,所以身不大热,但短气胸满烦躁,此皆邪热内燔,扰乱神明,内闭之象。棘手重恙,仿仲景泻心法。备参末议,再候明眼定裁(《临证指南医案》卷五《温热》)。

《温病条辨》中焦篇第64条取本案之证、法、方义,升华为条文曰"阳明湿温","呕甚而痞者,半夏泻心汤去人参、干姜、大枣、甘草加枳实、生姜主之"。

本证用药指征是"呕甚而痞",这一点与《伤寒论》第149条半夏泻心汤证,第158条生姜泻心汤证是一致的。

因为是阳明湿温,湿与热俱盛,水气上逆则呕,水停膈间则痞。所以去参、姜、枣、草之温,以黄连、黄芩、半夏化湿清热,加枳实、生姜宣通三焦以和胃气。

本条病机为热邪内陷,湿热壅阻中焦,胃气上逆,引发呕逆与痞满。

叶天士、吴鞠通用半夏泻心汤,主要是围绕着黄连、黄芩与干姜、半夏之间的关系变换,或加枳实、白芍。体现出对"苦辛自能泄降"的理解与应用。主要病机是围绕着湿热互结,根据湿热轻重,加减应用。

长期以来,《伤寒论》教材或教学,讲到半夏泻心汤证的病机时,总是讲"寒热互结",这是不准确的。这只是从半夏泻心汤方中有芩、连与干姜,所谓

"以方测证"推测出来的。而叶、吴二位用湿热互结表达半夏泻心汤证的病机,则是切中了要点。这样的病人舌苔必是黄厚腻。

黄连阿胶汤加减化裁

某　春温内陷,下痢,最易厥脱。

川连　　阿胶　　淡黄芩　　炒生地

生白芍　　炙草(《临证指南医案》卷七《痢》)

黄连阿胶汤见《伤寒论》第303条:"少阴病,得之二三日以上,心中烦,不得卧,黄连阿胶汤主之。"黄连阿胶汤在这里是滋养心阴,清泻心火。

叶案此方源自《伤寒论》黄连阿胶汤。是黄连阿胶汤原方去鸡子黄,加炒生地和炙草,意在突显救阴。

吴鞠通把叶案的这一条提炼、升华为《温病条辨》中焦篇第97条:"春温内陷,下痢,最易厥脱。加减黄连阿胶汤主之。"吴鞠通说"热多湿少","热必伤阴,故立法以救阴为主"。

蝶变经方化新形

从白虎汤到化斑汤

白虎汤见《伤寒论》第219条,仲景用它治三阳合病重证。《温病条辨》在上焦篇第16条的白虎汤内加清热解毒凉血的元参、犀角,名曰化斑汤。

吴鞠通说:"病至发斑,不独在气分矣,故加二味凉血之品。"

从麻黄配石膏到香薷配银花

麻黄配石膏,在《伤寒论》中的典型代表是麻杏石甘汤,体现的是辛凉透散。其他还有大青龙汤、越婢汤等。

吴鞠通在《温病条辨》上焦篇第24条中,创制新加香薷饮,从香薷配银花中可见麻黄配石膏的影子。

吴鞠通在方后注中强调,服新加香薷饮是"得汗止后服,不汗再服,服尽不汗,再作服"。在第22条又讲,暑温"形似伤寒",汗大出用白虎汤。

那么,"汗不出"怎么办?在这种情况下,吴鞠通仍然选用汗法。但是,在这里,吴鞠通发汗不用麻黄,而是改用香薷。口渴、面赤、脉洪大而数,不用石膏而改用双花。从中似可以看出,吴鞠通在使用新加香薷饮的时候,他心目中想的是麻杏石甘汤,是用麻杏石甘汤作参考标杆,在思路上离不开麻杏石甘汤的辛凉透散,在具体用药上是依麻杏石甘汤的法,对麻杏石甘汤进行化裁。

吴鞠通在上焦篇第 25 条中说:"伤寒非汗不解,最喜发汗;伤风亦非汗不解,最忌发汗,只宜解肌;此麻、桂之异其治,即异其法也。温病亦喜汗解,最忌发汗,只许辛凉解肌,辛温又不可用,妙在导邪外出,俾营卫气血调和,自然得汗,不必强责其汗也。若暑温、湿温则又不然,暑非汗不解,可用香薷发之。发汗之后,大汗不止,仍用白虎法,固不比伤寒、伤风之漏汗不止,而必欲桂附护阳实表。"(参考《伤寒论》第 26 条、第 20 条)

从吴鞠通的这一段话中,可以看出他对伤寒、中风、温病发汗用药的思路与拿捏。在思路中时刻离不开《伤寒论》,在使用新加香薷饮时,心中想的是麻杏石甘汤。

从麻黄配石膏到芥穗豆豉配银花连翘

吴鞠通在《温病条辨》上焦篇第 4 条中运用银翘散,"太阴风温、温热、温疫、冬温"初起"但热不恶寒而渴者,辛凉平剂银翘散主之"。从银翘散芥穗、豆豉配银花、连翘中,也能看到麻黄配石膏的影子。在吴鞠通的思路里,也是以麻杏石甘汤作标杆,用芥穗、豆豉代替麻黄,用银花、连翘代替石膏。

吴鞠通治风温冬温,初起恶风寒用桂枝汤解肌,对"但热不恶寒"创制银翘散辛凉解表。治暑温,创制新加香薷饮,都是在仲景方重要结构麻黄配石膏的基础上的升华与创新。

从承气汤引发的思维共振

1. 从承气汤到宣白承气汤——顺向思维

宣白承气汤见《温病条辨》卷二中焦篇第 17 条。治"阳明温病,下之不通","喘促不宁,痰涎壅滞,右寸实大,肺气不降者"。

生石膏 五钱　　生大黄 三钱　　杏仁粉 二钱　　栝楼皮 一钱五分

方中能体现"承气"二字的只有大黄一味药。杏仁配石膏体现出麻杏石甘汤的意蕴。因肺气不降,而里证又实者,必喘促寸实,则以杏仁、石膏宣肺气,以大黄逐肠胃之结(关于杏仁代麻黄,见《金匮要略》痰饮咳嗽病脉证并治篇第 39 条)。

吴鞠通从单向的通下,去肠道积热、粪结为主的承气汤,又想到双向地清上,清宣肺热,从而从整体上调整了原来唯一的去邪方向,强化去邪能力。

2. 从承气汤到增液汤——逆向思维

增液汤首见于《温病条辨》卷二中焦篇第11条:"阳明温病,无上焦证,数日不大便,当下之。若其人阴素虚,不可行承气者,增液汤主之。"

元参 一两　　麦冬 八钱连心　　细生地 八钱

水八杯,煮取三杯,口干则与饮,令尽。不便,再作服。

吴鞠通治温病不大便,从两个方面思考,一是热结,用承气法;二是液干,用增液汤。从中看出吴鞠通是以承气汤为标杆,做逆向思考,从另外一个方向用增液扶正的方法通便。

吴鞠通自己对本方做了注解"取元参为君者,壮水制火,通二便,加麦冬、生地,三者合用,作增水行舟之计"。

再进一步分析增液汤,似乎另外还有一层意思,吴鞠通从《伤寒论》的四逆汤得到启发。伤寒,寒邪伤阳,大汗亡阳用四逆汤或通脉四逆汤等。如果外邪伤阴,液竭亡阴怎么办?《伤寒论》阳明病篇中三急下与少阴病篇中三急下,体现出急下存阴之法。但是,此只是间接的被动救阴。

从《伤寒论》第29条中的论述可见:

"得之便厥,咽中干,烦躁吐逆者,作甘草干姜汤与之,以复其阳"。

"若厥愈足温者,更作芍药甘草汤",以复其阴。在这里,甘草干姜汤与芍药甘草汤一个补阳,一个益阴,互相匹配而对应。

"胃气不和,谵语","与调胃承气汤"。

"重发汗,复加烧针"亡其阳,则四逆汤主之。

从这四句话中看出《伤寒论》救阴方面的不足。

吴鞠通面对温病暑热火炽伤阴,热结亡阴的难题,逆向思考,创制增液汤。增液汤以益阴护正为主,此从《伤寒论》角度来看,一定程度上弥补了芍药甘草汤益阴力不足的缺陷,从而能与回阳救逆的四逆汤匹配而相对应。

同时从增液汤衍化出的增液承气汤,以增液救阴、泄热通便——增水行舟之力与调胃承气汤匹配而相对应。从而使治疗外感病,回阳与救阴两个方面得到了完善。

从小柴胡汤到青蒿鳖甲汤

青蒿鳖甲汤见《温病条辨》中焦篇第83条:"脉左弦,暮热早凉,汗解渴饮,少阳疟偏于热重者,青蒿鳖甲汤主之。"

青蒿 三钱　　知母 二钱　　桑叶 二钱　　鳖甲 五钱

丹皮 二钱　　花粉 二钱

吴鞠通说，青蒿鳖甲汤是"用小柴胡法而小变之，却不用小柴胡之药"。在《伤寒论》中，"小柴胡汤以柴胡领邪；以人参、大枣、甘草护正；以柴胡清表热，以黄芩、甘草苦甘清里热；半夏、生姜两和肝胃，蠲内饮，宣胃阳，降胃阴，疏肝；用生姜、大枣调和营卫"。

吴鞠通认为"小柴胡原为伤寒立方，疟缘于暑湿，其受邪之源，本自不同，故必变通其药味"，以青蒿代替柴胡，去人参、甘草、生姜护阳药，改用鳖甲护阴。

柴胡汤因胁痛干呕，所以用生姜、半夏通阳降阴；青蒿鳖甲汤因邪热伤阴，所以用知母、花粉以清热邪而止渴；丹皮清少阳血分，桑叶清少阳络中气分。

吴鞠通总结自己的思路说此为"宗古法而变古方者，以邪之偏寒偏热不同也"。

另外，从大建中汤到蜀椒救中汤的蝶变，从乌梅丸到椒梅汤的蝶变也能看出吴鞠通对仲景理论与方药的深刻理解。

近人程门雪先生曾评论叶天士说："天士为善用经方之法者，历来诸家之用经方，当以此翁为最善于化裁。"

朱彬为吴鞠通《温病条辨》作序时说："余来京师，获交吴子鞠通，见其治疾，一以仲景为依归，而变化因心，不拘常格，往往神明于法之外，而究不离乎法之中，非有得于仲景之深者不能。"

叶天士与吴鞠通若没有对《伤寒论》的深入研究，就不可能有温病学方面的巨大成就。从中可以印证前文那句话"仅读伤寒书，不足以治温病，不读伤寒书，亦不足以治温病"。此也足以说明《伤寒论》对温病认识的"启"，与后世温病学兴起发展的"承"之间不可分离的关系。

恶风与恶寒

在仲景书中，恶寒是诊断表证的重要指征之一。论中第1条即曰："太阳之为病，脉浮，头项强痛而恶寒。"第3条又曰："太阳病，或已发热，或未发热，必恶寒、体痛、呕逆……"等等。又第208条："……若汗多,微发热恶寒者,外未解也。"可见,恶寒说明了邪在表。

成无己在解释第3条时云:"风则伤卫,寒则伤营,卫虚者恶风,营虚者恶寒,营伤寒者,必恶寒也。"[①]方有执在解释第12条时则谓:"原太阳本恶寒,而明其所以亦恶风之情状也。啬啬言恶寒出于内气馁,不足以耽当其渗逼,而恶之甚之意。淅淅言恶风由于外体疏,犹惊恨雨水卒然淅沥其身,而恶之切之意。盖风动则寒生,寒生则肤粟,恶则皆恶,未有恶寒而不恶风,恶风而不恶寒者,所以经皆互文而互言之,不偏此偏彼而立说也。"[②]喻昌在重复了方有执对啬啬恶寒、淅淅恶风的解释之后,又认为:"虽寒与风并举,义重恶风,恶风未有不恶寒者,所以中篇伤寒证中亦互云恶风,又见恶寒未有不恶风者。后人相传谓伤风恶风,伤寒恶寒苟简辨证,误人多矣。"[③]成无己用风伤卫,寒伤营解说恶寒、恶风,不啻引人入迷阵,此不赘述(见本书《大青龙汤证》篇),而单从病机上讲把恶寒恶风对立起来,这也是不妥的。方有执、喻昌把恶风与恶寒又简单地认为是"互文而互言之",无疑,这又混淆了二者之间的不同。

论中第2条既强调太阳伤寒"必恶寒",第35条又特别指出太阳伤寒麻黄汤证"恶风",如果把这看成像方有执、喻嘉言所言之互文的话,那么第12条啬啬恶寒、淅淅恶风并列出现,又当如何解释?

实际上,恶寒与恶风虽然病机上有一致性,但在表现上却是有区别的。

关于这一点,成无己从风伤卫,寒伤营切入,强调了二者在病机上的对立,他在注释第12条时认为:"卫虚则恶风,营虚则恶寒。"其所言对后世影响较大。在《伤寒明理论》中又说:"恶风、恶寒二者均为表证,其恶风则比之恶寒而轻也。恶寒者,啬啬然憎寒也,虽不当风而自然寒矣。恶风者,谓常居密室之中,帏帐之内,则舒缓而无所畏也,一或用扇,一或当风,淅淅然而恶者,此为恶风者也。"[④]成无己对恶寒恶风的解释,影响至今。

今人把这种说法精练为"当风则恶,无风则安"。这种理解有明显的不当之处:一是把恶风简单地解释成怕风,把恶寒简单地解释成怕寒。所谓当风则

[①] 成无己. 注解伤寒论[M]. 北京: 人民卫生出版社, 1963: 54.

[②] 方有执. 伤寒论条辨[M]. 北京: 人民卫生出版社, 1957: 3.

[③] 喻昌. 尚论篇[M]. 上海: 上海古籍出版社, 1991: 24.

[④] 成无己. 伤寒明理论[M]. 上海: 上海科学技术出版社, 1959: 3.

恶,如同身置寒处则怕冷,这些都不能笼统地看成症状,因为正常人也是如此。二是外邪致病是通过机体的反应表现出来的,当基本病机形成之后,疾病的全部症状都是由病机决定的,而不是外邪的持续影响。因此,恶寒、恶风与头痛、汗出、脉浮等,都是由病机决定的。恶风不是由当风引起的,恶寒也不是身置寒处所致。而是身居密室亦恶风,覆被向火犹恶寒。

恶风与恶寒在病机上虽有一致性,但在表现上却是有区别的。寒性凝敛,属静,所以恶寒是来自体内的持续或连续的寒冷感,严重时可出现振战鼓栗,覆被向火亦不得缓解。仲景用啬啬形容寒冷貌,正是描述其蜷缩不展的样子。

风性善行不居,属动,所以恶风是来自体表的时时或阵阵微冷感。在这里是取风之象以比善动不居、时有时无之意,这是一种类比。仲景用"淅淅"形容恶风之轻微,入理至甚。《灵枢·百病始生》篇有云:"毛发立则淅然。"这就是说,"淅淅"是毛发立所给人的一种感觉。《素问·调经论》云:"邪客于形,洒淅起于毫毛。""洒淅"也是毫毛耸立给人的一种感觉。又《素问·诊要经终论》亦有云:"秋刺冬分,病不已,令人洒洒时寒。"洒洒,寒冷感。而"时寒"则谓"洒洒"之时有时无,亦如《金匮要略·痉湿暍病脉证治》之"洒洒然毛耸"。由此可见,洒洒与淅淅所描述的都是人体肤粟毛耸的寒冷感,宛若风之阵阵袭来。恶风是肤粟毛耸的结果,而肤粟毛耸则是卫气不能正常地温分肉、充皮肤、肥腠理的结果。肤粟毛耸也可见于惊恐,这是由于惊则气乱,恐则气下,神不守舍,心无所主,卫气一时失调所致。另外,小便之后,热随尿失,阳气一时虚馁,亦能令人自觉毛耸形寒。《金匮要略·百合狐惑阴阳毒病脉证治》:"每溺时头痛者,六十日乃愈;若溺时头不痛,淅然者,四十日愈。"同书《痉湿暍病脉证治》篇又云:"小便已,洒洒然毛耸。"这样的"淅然"和"洒洒然毛耸"的形象与感觉,是只能用恶风来概括,而不能用恶寒来概括的。

成无己所言"其恶风则比之恶寒而轻也",几为后世注家所承袭,我认为此言有误。若以轻重言恶风恶寒,那么在逻辑上,必是当病情较轻而仅恶风时,必不至恶寒的程度。而当病情较重而已至恶寒的程度时,则必不恶风。但是,《伤寒论》第12条中"啬啬恶寒"与"淅淅恶风"并见,因此成无己所解之谬误处,当是不言自明的了。

《伤寒论》第12条啬啬恶寒与淅淅恶风,并列对举,是说在持续恶寒,肢体蜷缩不展的过程中,同时出现阵阵肤粟毛耸。在这里突出的是恶寒与恶风的不同。第 35 条太阳伤寒麻黄汤证,只讲恶风,不讲恶寒,这既不是互文,也不是本证不恶寒,而是因为第 3 条已明确地指出了"太阳病,或已发热,或未发热,必恶寒"。说明了第 35 条证的恶风是在恶寒过程中的阵阵肤粟毛耸。

因此,把恶风与恶寒以轻重区别或讲成"互文"都是不正确的。

"寒在骨髓"与"热在骨髓"

"寒在骨髓与热在骨髓"语出赵刻宋本《伤寒论》第 11 条:"病人身大热,反欲得衣者,热在皮肤,寒在骨髓也;身大寒,反不欲近衣者,寒在皮肤,热在骨髓也。"成无己注曰:"皮肤言浅,骨髓言深;皮肤言外,骨髓言内。身热欲得衣者,表热里寒也;身寒不欲衣者,表寒里热也。"[1] 成无己以寒热内外浅深释之,未能得其深蕴。程应旄释之曰:"以寒热辨阴阳,表里诚莫逃矣。然有真热,即有假热;有真寒,即有假寒,不察乎人之苦欲,无以测真寒真热之所在而定本标也。病人身大热,反欲得近衣者,沉阴内锢而阳外浮,此曰表热里寒;身大寒,反不欲近衣者,阳邪内菀而阴外凝,此曰表寒里热。寒热之在皮肤者,属标属假,寒热之在骨髓者,属本属真,本真不可得而见,而标假易惑我以形,故直从欲不欲处断之。"(《伤寒论后条辨》卷四)程氏所论,以寒热真假,得其要领,但过拘于皮肤、骨髓内外,即把本条所述看成一个具体的证,未能活看。而汪琥则认为:身大热是太阳病发热之时,欲得近衣是表恶风寒,故仲景法宜用麻黄汤以汗之。身寒不欲近衣是邪已入腑,表无热也,是寒在皮肤,内热亢甚,肤表反作冷也。宜大柴胡汤或三承气汤以下之[2]。汪琥指责成无己、程应旄的说法是"悖谬极矣"。实际上,汪琥忽略了一个极为重要的细节,即条文中的两个"反"字。"反欲得衣"与"反不欲近衣",它所强调和提示的正是疾病的一种特殊过程或表现。

① 成无己. 注解伤寒论 [M]. 北京:人民卫生出版社,1963:56.

② 汪琥. 伤寒论辩证广注 [M]. 上海:上海科学技术出版社,1959:57.

　　汪琥又指出,有人认为"此条非仲景论,系叔和所增入者"。汪琥其说亦不是没有一点根据,康平本中此条即低二格写。所以冉雪峰先生亦认为,本节"康平本系低一格写,不平列连属,似均非仲景原书正文,吾人试咀嚼细读,大可体会领略其低写的蕴蓄旨趣",又云"疑若非原书正文,而辨晰阴阳,辨晰寒热,辨寒热历程","辨晰寒热内外和虚实真假,扼要钩元,以少许胜人多许,迥非唐宗后注家所可企及","虽非原书正文,亦是先代长期经验阅历"①。冉氏的评论大气平允,强调本条的蕴蓄旨趣,所谓"旨趣"者,当绝不仅仅是汪琥所言之发热恶寒,麻黄汤证之明白显现之谓。

　　赵刻宋本《伤寒论》中的本条,不论是来自仲景《伤寒杂病论》原文,还是出自叔和搜采整理文字,其意义都不在于具体的一病一证的诊断,而是集伤寒寒热表里错杂之赜,拟之于典型,赋之于"象"化。

　　本条对寒热真假的表述,反差极大,从而形成鲜明的对比。因此,不能把这些看成临床上具体寒热真假症状的描述。否则,将失去其一般性意义。

　　本条是对临床上寒热真假,复杂疑似表现的大大简化和抽象化,用极鲜明的对比勾勒出寒热真假的反差。从而突出伤寒发病中寒热真假的特殊过程和特殊的临床意义。假象是疾病过程中所呈现出的与即时病机不一致的症状和征象。假象的产生,有一定的病机基础。疾病之所以能产生各种不同的,甚至互相矛盾的症状,这是因为它具有各种不同的本质规定。一方面,疾病的病机本质都要通过一定的现象,即症状和脉象表现出来;另一方面,任何症状或征象,又都是从特定方面表现着病机本质。因此,假象也是病机本质的一个规定、一个方面。从这个意义上讲,假象并不假。

　　《伤寒论》中典型的真寒假热是以第317条少阴病通脉四逆汤证为代表,文曰:"少阴病,下利清谷,里寒外热,手足厥逆,脉微欲绝,身反不恶寒,其人面色赤,或腹痛,或干呕,或咽痛,或利止脉不出者,通脉四逆汤主之。"典型的真热假寒证是以第350条白虎汤证为代表,文曰:"伤寒,脉滑而厥者,里有热,白虎汤主之。"

　　诊断寒热真假,要根据脉象、症状,见微知著。《续名医类案》载一人患伤寒,多治不效,烦躁面赤,乱闷欲绝,时索冷水,脉洪大无伦,按之如丝,李士材

---

①　冉雪峰.冉注伤寒论[M].北京:科学技术文献出版社,1981:50.

诊之曰浮大沉小,阴证似阳也。指出,温剂犹生,凉剂立毙,遂用理中汤加人参附子,煎成,入井水中冷,与饮,甫及一时,狂躁定,再剂而神爽。此例李士材从脉浮大沉小之细微处,独拓思路,并获全功。与此对比,《伤寒论》第11条所述,只能算是一个经过简化的寒热真假的示意图,用以概括伤寒发病寒热真假的病机与表现,不能把本条所述看成一个具体的疾病过程。

"桂枝不中与之也"

"桂枝不中与之也"语出《伤寒论》第16条:"太阳病三日,已发汗,若吐、若下、若温针,仍不解者,此为坏病,桂枝不中与之也。观其脉证,知犯何逆,随证治之。桂枝本为解肌,若其人脉浮紧,发热,汗不出者,不可与之也。常须识此,勿令误也。"本条文中"桂枝不中与之也"的"不中"二字,后世多误解其义。

"不中"二字还见于第98条:"……本渴饮水而呕者,柴胡汤不中与也。"又,第149条:"……但满而不痛者,此为痞,柴胡不中与之……"方有执云:"不中,犹言不当也。"近世有编教材者释之为:"不能再给病人服用。"或谓"不中用之意",或谓"不再给予"云云。这些讲法均不符合文义。

其实首注《伤寒论》的成无己对此注解得非常正确,成氏解"桂枝不中与之也"为"不可复与桂枝汤"。把"不中"解成"不可",尤为恰切。成氏的注解是有所本的,惜未为今人所取。

柯韵伯、程知独具学术慧眼以成注为解。对此,丹波元简曾有一段简明评述:"不中,方氏解为不当,是恐不尔。萧参《希通录》云,俚谈以不可用,为不中用,自晋时已有此语。《左传》成二年,郤子曰,克于先大夫,无能为役。杜预注,不中为之役使。王充耘《读书管见》云,中土见事之当其可者,谓之中;其不可者,谓之不中。于物之好恶,人之贤不肖,皆以之目焉。简按,不中用,见始皇本纪、韩延寿传等。"[①] 上述丹波元简的简略考证,是正确的。王充耘《读

---

① 丹波元简 . 伤寒论辑义［M］.北京:人民卫生出版社,1983:19.

书管见》所云之"中土"，当属黄河流域，今河南省中原之地。有研究者指出，在现今河南省南阳方言中，"中"与"不中"仍习用，而与河南交界的鲁西地区方言中亦然。详王充耘，元人，潜心《尚书》，考订《蔡传》，名曰《读书管见》。又，萧参《希通录》所言之"俚谈"，当属中土方言无疑。按，萧参，宋人，著《希通录》一卷，今见《说郛》卷十七。

其实仲景在第 16 条中，对"不中"已作出自注，惜未引起注家们的注意，所以才舍近求远或曲意为解。仲景在本条后半段云："桂枝本为解肌，若其人脉浮紧，发热汗不出者，不可与之也。"此处的"不可"，不就是与前文"不中"相对应而为之作出注解吗？清人俞樾指出："古书有上下文异字同义者。"（《古书疑义举例》卷一）据此可知，本论第 16 之"中"与"可"，虽上下文异字，而实同义也。

"喘家作"与"喘家作桂枝汤"

赵刻宋本《伤寒论》第 18 条："喘家作桂枝汤加厚朴杏子佳。"原版没有句读。在现今所见流通的各种不同的注本中，大体可见两种句读。

上海科学技术出版社据上海图书馆藏岳峙楼本影印流通的《景岳全书·伤寒典》、上海古籍出版社据《四库全书》文渊阁本影印出版的喻昌《尚论篇》，均作上文读。

今所见流通的方有执《伤寒论条辨》、汪琥的《伤寒论辩证广注》、钱潢的《伤寒溯源集》、沈金鳌的《伤寒论纲目》、陈修园的《伤寒论浅注》以及人民卫生出版社 1983 年排印本丹波元简的《伤寒论辑义》，桂枝汤均属上读，文作"喘家作桂枝汤，加厚朴、杏子佳"，或作"喘家，作桂枝汤，加厚朴杏子佳"。这两种句断无实质性差别，其共同之处都是以"作桂枝汤"四字为一读。

20 世纪 50 年代末 60 年代初，任应秋先生撰著的《伤寒论语译》、成都中医学院主编的中医学院试用教材（即所谓二版教材）《伤寒论讲义》句读亦如此。

另有人民卫生出版社排印本《医宗金鉴》、黄竹斋《伤寒论集注》、中医研究院主编的《伤寒论语译》、江苏省中医学校主编的《伤寒论释义》等,桂枝汤三字均属下读,以"喘家作"三字为一读,句断为"喘家作,桂枝汤加厚朴杏子佳"。湖北中医学院主编的《伤寒论选读》以及五版教材《伤寒论讲义》亦作此处理。

韩愈曾云:"句读之不知,惑之不解。"(《师说》)唐代李匡文亦云:"学识何如观点书。"(《资暇录·字辨》见《说郛》宛委山堂本,弓十四)。清代曾文正说过:"读书以通训诂为本。"这是说读书不仅得先把"字"认识了,而且,还不能读破了句子。读破句子,也是常发生的事情,不识字也不是稀罕的事情。网络上有一句调侃的段子云:南京市郊有大广告牌曰"南京市长江大桥",有好事者朗朗读曰"南京市长,江大桥",引来哄笑。实际上南京并没有这样一位江大桥市长,而是读破了句子,本应读"南京市,长江大桥"。这正应了韩愈先生那句话"句读之不知,惑之则不解!"此岂止"惑之不解",而更弄出了荒谬的笑话。

"喘家作"与"喘家作桂枝汤",句读不同,涉及条文所表达的理与法不同。

"喘家作,桂枝汤加厚朴杏子佳",是言有喘息宿疾的病人,喘息发作,用桂枝汤加厚朴杏子治疗效果佳或最好(条文中的"作"字,当"发作"解)。此属外感新邪引动宿疾喘息发作。按这样理解,用桂枝汤加厚朴杏子的目的是治疗喘息,且有用桂枝汤加厚朴杏子统治喘家喘息发作的含义。这种把桂枝汤加厚朴杏子瞄准"喘"的看法,误读了《伤寒论》原典文本的原意。

其实有这种理解的人,若真遇到喘家发作的"喘"证,张口抬肩,这些人也是不使用"桂枝汤加厚朴杏子"的,所以说这样句读也是脱离临床的。

本条用"佳"来表达对用药的"选择",这在《伤寒论》是仅此一见的。"佳"在此,含有比较的意思。只有比较才能得出"佳"与不"佳"的结论。

桂枝汤加厚朴杏子在仲景的心目中是否真是治喘的最佳选择或最佳用药?纵观仲景书,可以得出结论,仲景治喘之法与方药绝不独此为"佳"。

《金匮要略》之射干麻黄汤、皂荚丸、麦门冬汤、小青龙加石膏汤等均属治喘之方。喘家发作之喘,既有寒热虚实之分,又有错杂而作,因此,绝不可能只有一种"桂枝汤加厚朴杏子佳"之喘。由此看来，把本条句读为"喘家作，桂枝汤加厚朴杏子佳"既不符合原典本意，亦不符合仲景用"桂枝汤加厚朴杏子"的思路。

"喘家作桂枝汤"，作，用也。《伤寒论》第12条方后注云："服一剂尽，病证犹在者，更作服……"第29条："……反与桂枝，欲攻其表，此误也。得之便厥、咽中干、烦躁吐逆者，作甘草干姜汤与之，以复其阳，若厥愈足温者，更作芍药甘草汤与之，其脚即伸。"第104条，柴胡加芒硝汤方后注云："右八味，以水四升，煮取二升，去滓，内芒硝，更煮微沸，分温再服，不解更作。"又，《伤寒论·平脉法》云："假令人病，脉得太阳，与形证相应，因为作汤……"又，《伤寒论·伤寒例》亦云："凡作汤药，不可避晨夜，觉病须臾，即宜便治，……"又云："如服一剂，病证犹在，故当复作本汤服之。"上述这些"作"字，均当"用"讲，都可为"喘家作桂枝汤"作参证。

本条所述之喘家，之所以要用桂枝汤或加厚朴杏子，不是因喘证发作，而是因为这个喘家感受了外邪，具有桂枝汤的适应证。有一点必须指出，喘家感受外邪容易引发喘息，但不是必发喘息。所谓喘家只是表述这个病人既往有喘息的病史，并非指其具有现症的喘息。就本条所述而言，本证病人只有桂枝汤证，而并未发作喘息，因此本证用桂枝汤的目的在于解表，之所以要加用厚朴、杏仁，这是因为本证病人素有喘息宿疾，加厚朴杏仁降气以防宿疾发作，有未病先防之意。所以文曰"桂枝汤加厚朴杏子佳"，效果更好。与此对比，第43条："太阳病，下之微喘者，表未解故也，桂枝加厚朴杏子汤主之。"本证的主要症状是"微喘"，病机是"表未解"，所以用桂枝加厚朴杏子汤的目的是解表平喘，此属正治之法，无比较之意，所以不曰"佳"。

同时，有必要指出，桂枝加厚朴杏子汤所治之喘也只能是表证未解的"微喘"，而喘家发作之"喘"息却绝不仅仅只是"微喘"，因此，对喘家发作之喘，只用桂枝汤加厚朴杏子决不会是"佳"。

从第18条文气看，这当只是一种最佳的选择，而不是唯一的选择。根据条文所述，本证喘家的证候表现，仅仅是一个桂枝汤证，因而若选用桂枝汤治疗，也决非误治，只是在仲景的思路中，尚不属于最"佳"罢了。

"呕吐"与"咳吐"

一

吐,《说文解字》:"写也。"俗作"泻",倾吐、排除之意。泛泛地讲,凡从口排弃,使东西从口中出来,均可称之为吐。如果将呕吐和咳吐对比讨论,则吐可有广义狭义之分。前面讲的吐,可称之为广义之吐。

而所谓狭义之吐,则是指从口排弃之物仅源出于口或口腔。排弃之物为口中泛水、泛酸、涎沫,或源于口、咽、齿龈之血。如《伤寒论》第 378 条:"干呕,吐涎沫,头痛者,吴茱萸汤主之。"《金匮要略·中风历节病脉证并治》:"邪入于脏,舌即难言,口吐涎。"《痰饮咳嗽病脉证并治》:"假令瘦人脐下有悸,吐涎沫而癫眩,此水也,五苓散主之。"《趺蹶手指臂肿转筋阴狐疝蛔虫病脉证治》:"蛔虫之为病,令人吐涎、心痛,发作有时,毒药不止,甘草粉蜜汤主之。"《妇人杂病脉证并治》:"妇人吐涎沫,医反下之……"上述这些"吐",属狭义之吐。又如《伤寒论》第 357 条:"喉咽不利,唾脓血……"《金匮要略·百合狐惑阴阳毒病脉证治》:"咽喉痛,唾脓血……"等,在这里,唾,也是狭义吐的意思。

呕吐是指有声有物,排弃之物源于胃,由于胃气上逆,伴随"呕啊"之声,胃内容之物涌溢于口,从口泻弃于外。如《伤寒论》第 173 条:"伤寒,胸中有热,胃中有邪气,腹中痛,欲呕吐者,黄连汤主之。"《金匮要略·呕吐哕下利病脉证治》中"诸呕吐,谷不得下者,小半夏汤主之","呕吐而病在膈上,后思水者,解,急与之。思水者,猪苓散主之"。这些条文用的是"呕吐"。

在今本仲景书中,又多有把"呕吐"简化为"呕"的用法。如《伤寒论》第 33 条:"太阳与阳明合病,不下利,但呕者……"第 146 条:"伤寒六七日,发热,微恶寒,支节烦疼,微呕……"第 149 条:"伤寒五六日,呕而发热者……"第 185 条:"伤寒,发热无汗,呕不能食……"另外第 172 条、第 230 条、第 377 条、第 379 条等均论及呕。《金匮要略·呕吐哕下利病脉证治》:"呕而肠鸣,心下痞者,半夏泻心汤主之"等。这些条文用"呕"表述呕吐。

在仲景书中,有时还有把"呕吐"简称为"吐"的用法。如《伤寒论》第74条:"中风,发热六七日不解而烦,有表里证,渴欲饮水,水入则吐者,名曰水逆……"第324条:"少阴病,饮食入口则吐……"第359条:"伤寒本自寒下,医复吐下之,寒格,更逆吐下;若食入口即吐……"《金匮要略·呕吐哕下利病脉证治》中"食已即吐者,大黄甘草汤主之","吐后,渴欲得水而贪饮者,文蛤汤主之"等。这些条文是用"吐"表述呕吐。

另外与呕吐有关联的症状,还有"欲吐不吐","心中温温欲吐"。如《伤寒论》第282条:"少阴病,欲吐不吐,心烦,但欲寐……"第123条:"太阳病,过经十余日,心中温温欲吐……"第324条:"少阴病,饮食入口则吐,心中温温欲吐……"等。这些症状当是与呕吐有密切关系的恶心。按,恶心,秦汉以前医典不载,当始见于巢氏《诸病源候论》。在《伤寒论》若干条文中,结合条文语意,"烦"是指"恶心"这个症状(详见本书《麻黄"先煮去沫"与"沫令人烦"》篇)。

与呕相关的还有干呕。《伤寒论》第40条:"伤寒表不解,心下有水气,干呕……"第152条:"太阳中风,下利,呕逆,表解者,乃可攻之,其人漐漐汗出,发作有时,头痛,心下痞硬满,引胁下痛,干呕……"第158条:"伤寒中风,医反下之,其人下利,日数十行,谷不化,腹中雷鸣,心下痞硬而满,干呕……"第324条:"……若膈上有寒饮,干呕者,不可吐也……"第378条:"干呕,吐涎沫……"《金匮要略·呕吐哕下利病脉证治》:"干呕而利者,黄芩加半夏生姜汤主之,"又,"干呕,吐逆,吐涎沫,半夏干姜散主之"。按,干呕为有声无物,虽有胃气上逆而作"呕啊"声,但无胃内容物涌溢,后世李中梓对其描述为"干呕……呕而无所出"。在仲景书中还有另一个症状术语,既包括有声有物之呕吐,又包括有声无物之干呕,这就是呕逆。如《伤寒论》第3条:"太阳病,或已发热,或未发热,必恶寒、体痛、呕逆……"第152条:"太阳中风,下利、呕逆……"

综上所述,在仲景书中,呕吐,或简称为呕,或简称为吐(广义),不论其病机是表、里、虚、实、寒、热、水、湿、饮等,只要影响胃气升降,胃气上逆就有可能导致胃内容物涌溢而泻弃于外。

咳,古作"欬"。《说文解字》欬,"逆气也"。含吸之欲其下,而气乃逆上是曰咳。《素问》有《咳论》篇,专论咳的病因、病机、症状,指出"五脏六腑皆令人咳","肺咳之状,咳而喘息有音,甚则唾血","肾咳之状,咳则腰背相引而痛,甚则咳涎"等。《金匮要略·脏腑经络先后病脉证》曰:"······息引胸中上气者,咳······"

若仅仅气逆上而咳,既无痰涎,也无脓血,此为咳逆上气,即后世所谓之干咳。若伴随气逆上而有痰涎、脓血咳呛于口中,则必须吐出,这就是咳吐。

如前述之肺咳之状,甚则唾血(唾,吐也。此处为咳吐);肾咳之状,甚则咳涎。涎,本作口液,又作黏液。因咳而口中有痰涎,虽不言吐,而吐则是在必然之中的。《金匮要略·肺痿肺痈咳嗽上气病脉证治》"······若口中辟辟燥,咳即胸中隐隐痛,脉反滑数,此为肺痈,咳唾脓血";又,"咳逆上气,时时唾浊······"《金匮要略·胸痹心痛短气病脉证治》:"胸痹之病,喘息咳唾······"同书《痰饮咳嗽病脉证并治》"膈上病痰,满喘咳吐······"等,表述的都是同一个症状,即先咳而后遂吐。在这里,吐弃之物不是口中自生,亦不是胃中涌溢,而是通过气逆上之咳,气道与肺中之痰涎、脓血等物逆呛于口中,此属咳吐。

综上所述,仲景书中虽经常以"吐"来泛指呕吐和咳吐,但是,吐、呕吐和咳吐是有区别的。

本节不惜笔墨来梳理仲景书中呕吐、咳吐以及吐之不同,目的在于试图论析《伤寒论》第19条"凡服桂枝汤吐者,其后必吐脓血也"之含义,以及它所表述的发病过程与发病机制,这正是本节的真正目的。

<h1 style="text-align:center">二</h1>

《伤寒论》第19条:"凡服桂枝汤吐者,其后必吐脓血也。"本条文字虽然不多,总共14个字,但自成无己全面注释《伤寒论》以降,几乎从未能讲清楚过。

成无己释之曰:"内热者,服桂枝汤则吐,如酒客之类也。既亡津液,又为热所搏,其后必吐脓血。吐脓血,谓之肺痿。《金匮要略》曰,热在上焦为肺痿,谓或从汗或从呕吐,重亡津液,故得之。"[①] 此后方有执则云:"桂枝辛甘大热,

---

① 成无己.注解伤寒论[M].北京:人民卫生出版社,1963:59.

胃家湿热本甚者,复得桂枝之大热,则两热相搏于中宫,搏则必伤,甘又令人中满壅气而上溢,所以胃不司纳,反上涌而逆出也。然胃属土,土者金之母,肺属金,金者土之子,母病固传子,胃家湿热甚,则必传之肺,肺受胃之湿热,与邪热搏郁而蒸,久热为火,肺为金,脓血者,金逢火化也。"[①]喻嘉言则谓:"桂枝辛甘,本胃所爱,服之反吐,其人湿热素盛可知矣。湿热素盛,更服桂枝则两热相合,满而不行,势必上逆而吐,吐逆则其热愈淫溢于上焦,蒸为败浊,故必吐脓血,此一大禁也。"[②]成无己、方有执、喻嘉言,都认为本证是湿热素盛,而桂枝又辛甘大热,以热及热,两热相搏,蒸为败浊,故吐脓血。这种讲法,乍听起来也似乎有些道理,但就"吐"而言,两热相搏,也只能热迫血行,若吐血则似通,若吐脓则不通,不合医理。用舒诏的话讲是"从未之见也"!

那么,"脓"从何而来?成无己、方有执、喻嘉言等注家的解释,均未得经文本旨。

钱天来似乎已看出了一点问题的所在,不满意上述诸家的解释,他说:"各注家俱言胃家湿热素盛,更服桂枝,则两热相搏,中满不行,势必上逆而吐,热愈淫溢,蒸为败浊,必吐脓血,此一大禁也。"他特别指出:"方、喻均云尔。"他反诘道:"不知桂枝随已吐出,何曾留着于胸中,岂可云更服桂枝,两热相搏乎?前人遂以此条列为桂枝四禁,岂不谬乎?"他认为"其后必吐脓血句,乃未至而逆料之词也,言桂枝性本甘温,设太阳中风,投之以桂枝汤而吐者,知其人本阳邪独盛于上,因热壅上焦,以热拒热,故吐出而不能容受也。若邪久不衰,熏灼肺胃,必作痈脓,故曰其后必吐脓血也。此以不受桂枝而知之,非误用桂枝而致之也"[③]。钱天来所言"不知桂枝随已吐出,何曾留着于胸中,岂可云更服桂枝,两热相搏乎?"反诘得是何等有力而凿凿!钱天来的一句话,对后世产生了一定的影响。

《医宗金鉴》的作者在桂枝是不是"随已吐出"和"其后必吐脓血"的问题上留有了余地。故云:"凡酒客得桂枝汤而呕者,以辛甘之品能动热助涌故也。若其人内热素盛,服桂枝汤又不即时呕出,则益助其热,所以其后必吐脓

---

① 方有执.伤寒论条辨[M].北京:人民卫生出版社,1957:5.

② 喻昌.尚论篇[M].上海:上海古籍出版社,1991:25.

③ 钱潢.伤寒溯源集[M].上海:上海卫生出版社,1957:13.

血也。然亦有不吐脓血者,则是所伤者轻,而热不甚也。"①《医宗金鉴》特别指出了"服桂枝汤又不即时呕出,则益助其热",显然受到了钱天来的启发。在吐脓血和不吐脓血问题上《医宗金鉴》虽比方有执、喻嘉言灵活而留有余地,但它仍不明白"为什么吐脓血?"其对条文的理解仍没有超出方、喻的认识。核心问题仍然是怎样理解"吐脓血",才符合经文本旨。

由于历代注家屡屡找不到合理的解释,所以,有注家开始对本条提出怀疑。首先提出疑问的当是舒诏,他说:"酒客病,不可与桂枝,得汤则呕者,其后果必吐脓血乎?盖积饮素盛之人,误服表药,以耗其阳,而动其饮,上逆而吐,亦常有之,若吐脓血者,从未之见也,定知叔和有错。"(《新增伤寒集注·太阳上》)丹波元简认同舒诏的说法,认为:"此说似有理。"②

又,近人恽铁樵亦认为:"吐脓血当求其理,体工之变化原多不可思议之事,然不能言其理,当求其经验,若二者皆无,当阙疑耳。"(《伤寒论辑义按》卷一)舒诏、丹波元简、恽铁樵等终于看到本条的要紧处,他们能对吐脓血进行深思,并对以往的随文顺释之说提出疑问,实属可贵。但是,把暂时还不能理解的问题,轻易地认为是"叔和有错"或是传写舛误有讹,似有失允当。

详叶天士曾有一条服桂枝汤失血案载于《临证指南医案》,文曰:"周三四,屡屡失血,饮食如故,形瘦面赤,禀质木火,阴不配阳,据说服桂枝治外感,即得此恙。凡辛温气味宜戒,无妨。六味加阿胶、龟甲、天冬、麦冬。"③按,叶氏本案,只是"屡屡失血",未言"吐脓",且已明言"禀质木火,阴不配阳",且"饮食如故",而其用药又为六味地黄汤加阿胶、龟甲、二冬,一派滋肾润肺之品,因此,可以断言,本证当是肺肾阴虚,阴虚火旺之"咳血",而绝非"吐脓血"。叶氏本案被某些《伤寒论》讲义或教材选入,附在第19条后,以作印证"服桂枝汤吐者,其后必吐脓血也",岂不知,文不对题,搔不及痒。

咳血,作为一个症状术语,出现的时间较晚,似首见于《丹溪心法》,但作为一种疾病表现,它的出现,当可以追溯到人类远古。在《金匮要略》中,咳血被包括在吐血中。《惊悸吐衄下血胸满瘀血病脉证治》有云:"夫吐血,咳逆

① 吴谦.医宗金鉴[M].北京:人民卫生出版社,1982:20-21.
② 丹波元简.伤寒论辑义[M].北京:人民卫生出版社,1983:21.
③ 叶天士.临证指南医案[M].上海:上海科学技术出版社,1959:107.

上气,其脉数而有热,不得卧者,死。"又,"夫酒客咳者,必致吐血,此因极饮过度所致也"。此处之吐血当是指咳血。在《金匮要略》同一篇中,还有另外一种意义的吐血,实为呕血,如"吐血不止者,柏叶汤主之";"心气不足,吐血、衄血,泻心汤主之"。

涧溪老人在评论上述叶氏案时,曾有一段评语云:"风嗽夹火者,服桂枝必吐血,百试百验。"按,本为"风嗽",所以服桂枝汤后之"吐血",当是咳血无疑。而"风嗽挟火者"若误服桂枝汤,其咳血诚如涧溪老人所言"百试百验",但由于无热毒酿脓之病机,所以只能咳血而不能咳脓,绝不会脓血并见。由此可见,涧溪老人之评语亦不能诠释《伤寒论》第19条之吐脓血。

实际上,在方有执的注释中,曾淡淡地提到一个我认为极为重要的论点,惜未能展开和深化,亦未能引起后世注家的注意。这个论点,就蕴含在方有执对本条注释中的最后一句话中:"肺为金,脓血者,金逢火化也。"

此前,在成无己的注释中曾论及肺痿,在病机方面也想到了肺,但本证却不是肺痿,在《金匮要略》中,肺痿虽咳,但不吐脓血,而是口中浊,唾涎沫。钱天来在驳评了方有执、喻嘉言之论后,在讨论吐脓血的病机时,也论及了肺,他说:"若邪久不衰,熏灼肺胃,必作痈脓。"这些注家的论述虽然在一定的程度上把吐脓血和肺联系起来,但由于在理论上是盲目的,不自觉的,因此其诠释极为肤浅,一带而过。

方、钱之后,在这个问题上有见地的当推尤在泾。尤在泾在解释本条时说:"凡服桂枝汤吐者,不必尽是酒客,此其脾胃素有湿热蕴蓄,可知桂枝汤其甘足以酿湿,其温足以助热。设误服之而致吐,其湿热之积,上攻肺中,与表之邪风相得,蒸郁不解,发为肺痈,咳吐脓血,势有必至者矣,仲景因酒客复申其说如此。"[①] 尤在泾的论释可谓发前人之所未发,其可贵之处,在于他机智地自觉地意识到第19条之吐脓血与肺痈之间的内在联系。把"吐"从呕吐的笼套中解脱出来,诠释为咳吐,从而在一定程度上把握住了仲景在本条中所阐述的服桂枝汤之后吐脓血的思路。

明代孙一奎有一呕脓案:"予一族嫂,中年患此半载,咳嗽呕脓血,后竟无事,此亦肺痈症也,脓尽即愈。"(《赤水玄珠》卷四)此处之咳嗽呕脓血即是咳

---

① 尤在泾. 伤寒贯珠集[M].上海:上海科学技术出版社,1959:8.

吐脓血无疑。

《金匮要略·肺痿肺痈咳嗽上气病脉证治》云："咳而胸满，振寒脉数，咽干不渴，时出浊唾腥臭，久久吐脓如米粥者，为肺痈。"又曰："若口中辟辟燥，咳即胸中隐隐痛，脉反滑数，此为肺痈，咳唾脓血。"上述之脉症为肺痈热聚成脓之期。而肺痈之早期表现，则是"寸口脉微（浮）而数，微（浮）则为风，数则为热；微（浮）则汗出，数则恶寒"，"风伤皮毛，热伤血脉，风舍于肺，其人则咳，口干喘满，咽燥不渴，多唾浊沫，时时振寒"。如果对上述脉症进行归纳，肺痈的早期或表证期表现当是"风伤皮毛"，恶寒发热，时时振寒，汗出，咽燥口干，咳喘，多唾浊沫，脉浮而数。不难看出，这样一个"风伤皮毛"的早期肺痈与太阳中风桂枝汤证是何等的相似！

由此可见，《伤寒论》第 19 条"凡服桂枝汤吐者，其后必吐脓血也"所表述的过程，当是肺痈早期"风伤皮毛"的阶段，反被误诊为太阳中风，误服了桂枝汤所引发的变证。

《金匮要略·肺痿肺痈咳嗽上气病脉证治》曰："热之所过，血为之凝滞，蓄结痈脓，吐如米粥。"这样一个风热初客，发热、恶寒、汗出、咳喘，脉浮数之早期肺痈，误服桂枝汤，必助其热，热伤脉络，则必动其血，加速血热结聚蓄毒酿脓之过程。所以第 19 条误服桂枝汤之证，咳吐脓血当是在必然之中。

本条"凡服桂枝汤吐者"之"凡"字，作发语词解义胜。这样一个"风伤皮毛"，"时时振寒"的肺痈早期病人，误服桂枝汤之后，在病情变化上由"时时振寒""多唾浊沫"而变生"时出浊唾腥臭，久久吐脓如米粥"，进而变生咳吐脓血，在病机上则是血热结聚蓄毒酿脓的过程。所以服桂枝汤之后，不是即时咳吐脓血，而是"其后""必（咳）吐脓血"。

"先其时发汗则愈"

"先其时发汗则愈"语出《伤寒论》六病诸篇第 54 条："病人脏无他病，时发热自汗出，而不愈者，此卫气不和也。先其时发汗则愈，宜桂枝汤。"

本证特点是"时发热自汗出"，即发热汗出，时作时止，无定时。病人在

"脏无他病"的前提下,其发热只能是卫阳外浮,阳热郁于肤表,此即《伤寒论》第12条所云"阳浮者,热自发"。卫者,卫外而为固,功在司开合,司开合贵在有度。本证卫阳亢浮,故有"阳浮者,热自发"的可能。卫阳亢浮,导致司开合功能失调,失于合则营阴外泄,必汗出溱溱。因为汗出则郁于肤表之热得以宣散而身凉,故亢浮之卫阳得以暂时平隐、固秘,故表现为一时性的不发热、不汗出。如此反反复复,卫阳浮而发热,卫开营泄则有汗,汗出则热散,肤表郁阳得以泄越,则卫阳复平。此所谓时发热自汗出。从中可见,本证病机仅是"卫气不和也",故症虽发热,但其热势必不笃甚。

本证治疗,文曰"先其时发汗"。因为本证发热汗出是"时发热自汗出",是时作时止,故难以确定发热汗出其"时",其"时"不定,何谈其"先"!

有人以"先其时"给药治疗痛经为例,以解"先其时"的意义如何云云,岂不知月经是定期来潮,因其"时"可定,故才有其"先"之举。假设是月经不定期的病人患有痛经,经前无任何不适,那又何以能"先其时"呢?

仲景在本条之所以能够提出"先其时"发汗之法,是因为本证病人已经确定是"脏无他病"。这是一个非常重要的前提,若没有这个前提,"先其时"则无从说起。仲景之所以对病人做出"脏无他病"的明确结论,是此前已经经过了一个过程。此可以从"时发热自汗出,而不愈者"一句中领悟,这是一个反反复复发热汗出"而不愈"的病人。仲景通过对这个反反复复发热汗出而不愈的病人进行观察和思考,才认识到本证"病人脏无他病",这正是"观其脉证,知犯何逆"的过程。

仲景在作出"病人脏无他病","此卫气不和也"的诊断基础上,提出了"先其时发汗"的治疗方法。所谓"先其时",如前所述,不是发热汗出之先,而是发热汗出症状刚刚露出端倪之际,其时先发汗,放手大胆应用桂枝汤发汗,而免除了"按寸必及尺","握手必及足","人迎、趺阳三部必参","动数发息必满五十"等常规之序。

与《伤寒论》第253条"阳明病,发热,汗多者,急下之……"第254条"发汗不解,腹满痛者,急下之……"之"急下证"相比;与第323条"少阴病,脉沉者,急温之……"之"急温证"相比,本条之"其时先发汗",可谓仲景急汗之法。

麻黄"先煮去沫"与"沫令人烦"

——兼论"烦"有三义

麻黄先煮去沫,语出《伤寒论》若干应用麻黄的方剂方后注。如第35条麻黄汤方后注云"先煮麻黄,减二升,去上沫,内诸药……"。首先对"先煮麻黄""去上沫",进行诠释的是陶弘景。他认为,麻黄"色青而多沫","先煮一两沸,去上沫,沫令人烦"①。在仲景书的有关方药中,仅简略地要求先煮麻黄,去上沫,或去白沫(第31条、第33条、第232条),至于为什么要先煮去沫,仲景没有讲。经陶弘景这样一诠释,使本来也许不是什么问题的"去沫",反而引起后世注家们的关注而成为一个问题。

金代张元素在《医学启源》中,重复了陶弘景的说法,麻黄"煮二三沸,去上沫,不然,令人烦心"②。至明代,王肯堂云:"凡用麻黄,去节,先滚醋烫,略浸片时,捞起以备后用,庶免大发。"③张介宾亦云,麻黄"制用之法,须折去粗根,入滚汤中,煮三五沸,以竹片掠去浮沫,晒干用之,不尔令人动烦"④。清代柯韵伯认为麻黄"去沫者,止取其清阳发腠理之义也"⑤。汪昂在《本草备要》中提出:"煮十余沸,掠去浮沫,或用醋汤略泡,晒干备用。"(《本草备要》卷一)吴仪洛重复了王肯堂和汪昂的说法:"凡用麻黄,去节,醋汤略泡,晒干备用,庶免大发。"(《成方切用》卷三)上述王肯堂、张介宾、汪昂以及吴仪洛等,从仲景的先煮麻黄去沫,发展演化为对麻黄进行煮、烫、泡、晒的加工炮制,把生麻黄变成"制麻黄",其目的是"庶免大发"和"不尔令人动烦"。

至近世,张锡纯进行了一些臆测,认为:"麻黄发汗力甚猛烈,先煮之去其浮沫,因其沫中含有发表之猛力,去之所以缓麻黄发表之性也。"又云:"古方

① 陶弘景.本草经集注[M].北京:人民卫生出版社,1994:271.
② 张元素.医学启源[M].北京:人民卫生出版社,1978,176.
③ 王肯堂.证治准绳[M].上海:上海科学技术出版社,1959:63.
④ 张介宾.景岳全书[M].上海:上海科学技术出版社,1959:923.
⑤ 柯韵伯.伤寒来苏集·伤寒论注[M].上海:上海科学技术出版社,1959:47.

中有麻黄,皆先将麻黄煮数沸,吹去浮沫,然后纳他药,盖以其所浮之沫发性过烈,去之所以使其性归和平也。"①

自陶弘景以降,近1 500年来,对先煮麻黄去沫的认识,要么停留在陶弘景的认识上,要么对其进行某些臆测。其说均未能令人信服。

在仲景书中,用麻黄的方剂约36方。《伤寒论》中用麻黄者13方,无一例外均要求"先煮麻黄,去上沫"。《金匮要略》中用麻黄者约23方,其中约有9方未要求"先煮去上沫",在那些未要求"先煮去上沫"的方剂中,除去丸剂之外,有一个共同的特点,即方剂中药物味数相对比较多,或麻黄的用量相对比较少。如麻黄杏仁薏苡甘草汤四味药物组成,麻黄仅用半两,"上锉麻豆大,每服四钱匕,水盏半,煮八分,去滓";防己黄芪汤四味药物组成,喘者加麻黄半两;桂枝芍药知母汤九味药物组成,麻黄二两;乌头汤五味药物组成,外加蜜二升,麻黄三两;厚朴麻黄汤九味药物组成,麻黄四两;文蛤汤七味药物组成,麻黄三两。综合各种因素,麻黄用量相对比较大的方剂,方后注要求先煮麻黄去沫;麻黄用量相对比较少的方剂,方后注一般不要求先煮麻黄去沫。在这些麻黄用量较多与较少之间,还有一些麻黄的用量比多的要少,比少的要多的一些方剂,对这种情况,仲景似随机地或先煮去沫,或不煮不去沫,量偏多的则先煮,有沫则去之;量偏少的则不先煮,沫极少则无须去之。

千年来,注家们把"麻黄先煮"与"去沫"套叠在一起认识,且把注意力投向"去沫"二字。实际上,先煮麻黄与去沫是两个环节。

纵观仲景书,先煮的药物何止麻黄一味!除了麻黄之外,还有葛根、茵陈、茯苓、蜀漆、栝楼、大枣、栀子、大黄、枳实、厚朴、乌头等。其道理当是多方面的,或因药物质地坚硬,或因质轻量大不先煮不足以煮透取效;或因不先煮,不足以强化气味之效力;或因不先煮不足以顿化药物之锐性。亦有所谓先煮,是与后入药物对比而言,实际上是强调后入,等等。

麻黄,《名医别录》谓,产于晋地及河东。虽为草本状,但多系小灌木,质地比较坚硬,耐久藏而不腐。考古发掘,多次发现距今约3 800年前的墓葬麻

① 张锡纯.医学衷中参西录(合订本)[M].石家庄:河北人民出版社,1974:399,338.

黄①。在《伤寒论》中,大抵开腠发汗必取其力峻迅猛,故大青龙汤、麻黄汤,以水九升,先煮麻黄,减二升;小青龙汤,以水一斗,先煮麻黄减二升。上述三方麻黄煮的时间较长,蒸发消耗水液二升。

而桂枝麻黄各半汤、桂枝二麻黄一汤、桂枝二越婢一汤,均以水五升,仅先煮麻黄一二沸。又麻黄升麻汤以水一斗,仅先煮麻黄亦一二沸;麻黄连轺赤小豆汤,以潦水一斗,先煮麻黄再沸;麻黄附子甘草汤以水七升,先煮麻黄一二沸等,上述诸方仅先煮麻黄一二沸,其意均在轻煮取其力缓。

宋代寇宗奭《本草衍义》载治病疮疱倒靥黑者方一则,麻黄(去节)半两,以蜜一匙匕,同炒良久,以水半升煎,俟沸,去上沫,再煎,去三分之一,不用滓②。《本草衍义》在本方中,对麻黄的用法,与其说强调"去沫",不如说强调"再煎"。

《金匮要略·百合狐惑阴阳毒病脉证治》有百合知母汤、滑石代赭汤、百合鸡子汤、百合地黄汤。其中百合凡入汤剂,"先以水洗百合,渍一宿,当白沫出,去其水"。又,同书《妇人产后病脉证治》篇竹叶汤"用大附子一枚,破之如豆大,煎药,扬去沫"。这就是说,在仲景书中,不独有麻黄先煮,去上沫,而且还有百合先泡,去白沫,亦有附子"煎药扬去沫"。

为什么要去沫?一个非常简单的事理被复杂化了,以至于柯韵伯臆说"取其清阳发腠理之义也",张锡纯悖谬"沫中含有发表之猛力"云云。实际上,沫能令人生厌,难以入口饮服。不独麻黄之沫,凡沫,诸如其他药物的沫,或饮食烹调之沫,饮料酒水之沫,因口感不良,恐均令人难以下咽,不论古人还是今人都是如此,所以,"沫"要去之。先煎"去沫"与煎后"去滓"的道理一样,都是一个极简单的事理,都是为了让煎好的药汁更易于下咽。

其实,前贤早已有人认识到这个浅显得不能再浅显的问题。今本《金匮玉函经》卷七有"方药炮制"一段文字,学者考证,此虽非出自仲景、叔和之手,但必在林亿之前,当为隋唐时人所为。文曰:"凡煎药,皆去沫,沫浊难饮,令人烦。"嗟嗟!此言何等通彻明白,惜未能为今人所闻。

"沫"能令人生厌,所以华阳居士谓"沫令人烦"。此言一出,后世注家附

---

① 夏雷鸣.古楼兰人对生态环境的适应——罗布泊地区墓葬麻黄的文化思考[J].中国社会科学,1997(3):115.

② 寇宗奭.本草衍义[M].北京:人民卫生出版社,1990:58.

会者众,均诠释为"沫令人心烦",意思是沫能使人心里烦躁云云。因而"沫中含有发表之猛力",沫能"大发""令人动烦"等臆说纷起。实际上,华阳居士所谓"沫令人烦"之"烦"字,并非一般意义上的心烦或心里烦躁,而是恶心的意思。

详"恶心"这个术语,就目前所见,当首见于巢元方《诸病源候论》第二十一卷"恶心者,由心下有停水积饮所为也","心里澹澹然欲吐,名为恶心也"。在此前的《黄帝内经》和仲景书中,尚未见到这个术语。

没有这个术语,并不能说那个时代的人没有"恶心"的体验或不存在这个症状或古人没有这种"泛泛欲呕"的感觉,或此前没有关于它的表述。恰恰相反,仲景书中对于恶心这个症状的表述十分精当、贴切、准确。比如第282条之"欲吐不吐",第324条之"温温欲吐",《金匮要略·呕吐哕下利病脉证治》之"似呕不呕,似哕不哕",《肺痿肺痈咳嗽上气病脉证治》之"心中温温液液"。按,温温欲吐,温又作愠。日本人尾台榕堂云:"愠愠,盖谓恶心、愦闷之状也。"①

我认为,在仲景书中,"心烦"这个术语,在特定的条件下,有时是对"恶心"的表述。这在此前的论述中,尚未认识到。

烦,仲景书中习见。若循"因文释义"原则,"烦"字在仲景书中可有三义:

它的最一般的含义就是心烦,或心里烦躁,属于现代所说的精神症状范围。如论中第24条"太阳病,初服桂枝汤,反烦不解……";第38条"太阳中风,脉浮紧,发热恶寒,身疼痛,不汗出而烦躁者……";第46条"……服药已微除,其人发烦目瞑……";第118条"火逆。下之,因烧针烦躁者……";第102条"伤寒二三日,心中悸而烦者……";第107条"……胸满烦惊,小便不利,谵语……";第264条"……胸中满而烦者,不可吐下……"。上述这些"烦",都是烦躁的意思。

其次,烦还有表示程度严重的意思。如第146条"伤寒六七日,发热,微恶寒,支节烦疼,微呕,心下支结……";第174条"伤寒八九日,风湿相搏,身体疼烦……";第175条"风湿相搏,骨节疼烦……";《金匮要略·痉湿暍病脉证治》"湿家身烦疼,可与麻黄加术汤发其汗为宜……";《金匮要略·妇人杂病脉证并治》"……或引腰脊,下根气街,气冲急痛,膝胫疼烦……"等,在这里,"烦"表述疼痛严重。《伤寒论》第156条"……与泻心汤,痞不解,其人渴

---

① 尾台榕堂.类聚方广义［M］.大安株式会社（日）,昭和37年:94.

而口燥烦……"《金匮要略·痉湿暍病脉证治》:"……舌上如胎者,以丹田有热,胸上有寒,渴欲得饮而不能饮,则口燥烦也。"此处之"烦"是表述口燥的严重程度。又,《伤寒论》第 77 条"发汗,若下之,而烦热、胸中窒者……";第 240 条"病人烦热,汗出则解……";《金匮要略·妇人杂病脉证并治》"妇人年五十所,病下利数十日不止,暮即发热,少腹里急,腹满,手掌烦热……"此处之"烦"则表述热的程度严重。

上述这些"烦"字,在某些《伤寒论》讲义或教材中,讲成"疼得心烦""口燥渴得心烦""热得心烦"都是不正确的。

心烦的第三个含义就是恶心。烦,搅扰纠结貌。《史记·乐书》:"水烦则鱼鳖不大。"张守节注曰:"烦,犹数搅动也。"心烦犹胃脘搅扰翻腾难耐、恶心欲吐之状。论中第 96 条"伤寒五六日,中风,往来寒热,胸胁苦满,嘿嘿不欲饮食,心烦喜呕或胸中烦而不呕"之小柴胡汤证,本证之心烦,历来被解释为心中烦躁,但若把条文前后连贯起来分析,与"不欲饮食"和"喜呕"并见的"心烦",当是恶心之意。这里的"心"不是主神明之心,而是第 326 条的"气上撞心,心中疼热,饥而不欲食"之"心",亦即指"胃"而言。若与"胸中烦而不呕"对举,则"胸中烦"才是指"心里烦躁"之意,所以但烦不呕。

第 282 条:"少阴病,欲吐不吐,心烦,但欲寐……"本证之"心烦"历来被解释为心中烦躁,但,若与"欲吐不吐"相连贯,则此处之"心烦"是指"下焦虚有寒",浊阴上逆,胃失和降而欲吐不吐之"恶心"。第 315 条:"少阴病,下利,脉微者,与白通汤;利不止,厥逆无脉,干呕,烦者,白通加猪胆汁汤主之。"此处之"烦",历来被讲成服白通汤之后,阴阳格拒所导致的心中烦躁,这种理解是不正确的。在本条中,"烦"与"干呕"并见,这个"烦"是"恶心"之意,这样讲才合乎临床,合乎医理。

又,第 355 条:"病人手足厥冷,脉乍紧者,邪结在胸中,心下满而烦,饥不能食者,病在胸中,当须吐之,宜瓜蒂散。"本证虽邪结胸中,病在胸中,但满在"心下",烦亦在"心下",此处之"烦"与"心下满""饥不能食"并见,是恶心之意。因为本证病人恶心,有欲吐不吐之感,故用瓜蒂散因势利导以吐之。

综上所述,浊沫令人生厌,难以下咽,故令人恶心。在隋代巢元方以前的医学文献中,烦和心烦,根据文义和具体病证,有"恶心"之意。由此可见,陶弘景先生所言之"沫令人烦",是说"浊沫令人恶心"。

"疑非仲景意"

写这个题目是缘于某些《伤寒论》讲义中一个明显的错误。学术上的不同意见是可以商榷、兼容乃至并存的,但是存在的硬伤,则是不容讨论的。

这本来不是《伤寒论》的学问,因为常常看到在这个地方出现错误,如果这些错误是出现在某些个人的专著上,那么完全可以选择沉默,但是,错误是出现在教师和学生们使用的教学参考书和教材或教科书上,而这些读物是面向人数众多的一茬一茬的学生,学生将流散到全国各地,还可能流散到国外,有鉴于此,为防止谬误流传,贻误后学,故不得不表而出之,有义务进行厘正,把它假设成是学问进行一些必要的梳理。

在今所见赵开美复刻的宋本《伤寒论》中,第 40 条,小青龙汤方后注云:"且荛花不治利,麻黄主喘,今此语反之,疑非仲景意。"第 68 条,芍药甘草附子汤方后注云:"右三味,以水五升,煮取一升五合,去滓,分温三服。疑非仲景方。"第 173 条,黄连汤方后注云:"右七味,以水一斗,煮取六升,去滓,温服,昼三夜二。疑非仲景方。"第 233 条,蜜煎方方后注云:"右一味,于铜器内微火煎,当须凝如饴状,搅之勿令焦著,欲可丸,并手捻作挺,令头锐,大如指,长二寸许。当热时急作,冷则硬,以内谷道中,以手急抱,欲大便时,乃去之。疑非仲景意,已试甚良。"上述之"疑非仲景意""疑非仲景方"这几个字不是仲景所为无疑。

另外,第 103 条,大柴胡汤方后注有云:"一方加大黄二两,若不加,恐不为大柴胡汤。"又,第 174 条,去桂加白术汤方后注云:"此本一方二法,以大便硬,小便自利,去桂也;以大便不硬,小便不利,当加桂。附子三枚恐多也,虚弱家及产妇,宜减服之。"第 313 条,半夏散及汤方后注云:"半夏有毒,不当散服。"这些文字和内容从语气、逻辑上看亦不是仲景所为。

那么,上述这些文字当出自何人之手?

近世有《伤寒论》教学参考书和《伤寒论》教材或讲义把它说成是林亿所为,在注释第 40 条小青龙汤方后注时,认为:"对于方下的加减,疑点较多,后世颇有争议。如下利,或噎,或小便不利,少腹满,或喘,均去麻黄。而麻黄为本方主药,不易理解。故林亿等认为'疑非仲景意',值得重视。"①"对于方下的加减,疑点颇多,故林亿注'疑非仲景意',当存疑待考。"②岂不知林亿针对本条方后注的最后一句"今此语反之,疑非仲景意",早已有按语云:"臣亿等谨按,小青龙汤大要治水。又按《本草》,荛花下十二水,若水去,利则止也。又按《千金》,形肿者,应内麻黄,乃内杏仁者,以麻黄发其阳故也。以此证之,岂非仲景意也?"

林亿在这一段按语中,用反诘的语气问道"难道不是仲景意吗?""岂非仲景意也"这几个字,凿凿可见,林亿用反问的语气肯定了小青龙汤方后注是仲景本意。方后注的"疑非仲景意"一句,绝非林亿所言,当昭然已明。故认为"疑非仲景意"为林亿注,显为悖谬。

在《金匮玉函经·方药炮制》中,小青龙汤方后注亦云:"荛花不治利,麻黄定喘,今反之者,疑非仲景意。"唐朝人王焘编撰的《外台秘要》卷九《咳嗽门》亦有此语:"荛花不主利,麻黄止喘,今语反之,疑非仲景意加减。"康平本《伤寒论》在本方方后注"若喘者,去麻黄加杏仁(旁注:'去皮尖')半升"后,有嵌注:"且荛花不治利,麻黄主喘,今此语反之,疑非仲景意。"可见,此语出现的时间当在林亿前很久。

许叔微认为此类按语出自王叔和。许氏在《普济本事方》卷八大柴胡汤条目中,尝曰:"仲景云,伤寒十余日,热结在里,复往来寒热者,与大柴胡汤,三服而病除。大黄荡涤蕴热,伤寒中要药。王叔和云,若不用大黄,恐不名大柴胡。"大柴胡汤方后注有"一方加大黄二两,若不加,恐不为大柴胡汤"一语,许氏把这句话指认为叔和所言,是有一定道理的。就目前所见,千余年间,仲景书在流传中,历经分合、析出,在林亿之前,真正称得上系统整理过仲景书者,恐唯叔和一人。

19世纪末叶,日本人丹波元简,对此曾有过评述,认为:"荛花以下二十字,盖是叔和语。大柴胡方后云,不加大黄,恐不为大柴胡汤,许氏《本事方》引为叔和语,此段语气,亦与彼条相类,可以证也。且《玉函》《外台》并有此

---

① 李培生,成肇仁.伤寒论[M].2版.北京:人民卫生出版社,2006:85.
② 姜建国.伤寒论[M].北京:中国中医药出版社,2004:67.

语,可见不出于后人手。"①

又,第173条,黄连汤方后注亦云:"疑非仲景方。"而《金匮玉函经》、《千金翼方》、康平本《伤寒论》在本方后,均无此语。第233条,蜜煎导方方后注亦有云"疑非仲景意",《金匮玉函经》《千金翼方》均无,在康平本《伤寒论》中,在"已试甚良"旁,作小字旁注"疑非仲景意"。

林亿等校勘医书,态度审慎,认真严谨,在《校正金匮玉函经疏》中尝云:"圣贤之法,不敢臆断。"在《校正千金翼方表》中亦云:"至于汤药,小小不达,则后人受弊不少,是医方不可以轻议也。臣等不敢肆臆见,妄加涂窜。"

今检1997年6月中医古籍出版社,据明万历二十七年己亥赵开美翻刻宋版影印本、2009年5月日本东洋医学会伤寒金匮编刊小委员会影印中国台北"故宫博物院"藏《仲景全书》编辑成的《善本翻刻 伤寒论·金匮要略》,可见文中凡出自林亿之手的文字,率以"臣亿等谨按"标明,如第14条、第23条、第25条、第27条、第40条、第104条、第154条、第158条、第176条等,条后按语均作此式。

在今赵刻宋本《伤寒论》中,林亿等校勘时所作的大量校语短句均作小字夹注于正文之中,以示与正文的区别。如第38条大青龙汤方后注,"汗多亡阳,遂—作逆虚"。第103条,"心下急—云呕止小安"。第131条,"而反下之—作汗出"。第179条,"脾约—云络是也"。又如第180条,"胃家实—作寒是也"等。与此对比亦可见,"疑非仲景意"等此类大字按语,由来久矣,在林亿之前,毋庸置疑。虽无法证明是叔和所按,但决非林亿所为。

"目瞑"与"瞑目"

目瞑,语出《伤寒论》第46条:"太阳病,脉浮紧,无汗发热,身疼痛,八九日不解,表证仍在,此当发其汗。服药已微除,其人发烦目瞑,剧者必衄,衄乃

---

① 丹波元简.伤寒论辑义[M].北京:人民卫生出版社,1983:58.

解,所以然者,阳气重故也。"本证属风寒外束,腠理闭拒,卫阳郁遏不得宣泄。郁阳内扰心神则烦,上干清窍则可见白睛轻微红赤,且视物昏花。

瞑,成无己释为"视不明也",是正确的。按,瞑,既可作闭目解,亦可作目力昏花解。《灵枢·邪客》篇云:"今厥气客于五脏六腑,则卫气独卫其外,行于阳,不得入于阴。行于阳则阳气盛,阳气盛则阳跷满;不得入于阴,阴虚,故目不瞑。"按因文释义原则,此处之"瞑",作闭目解义胜。

目瞑,又见《金匮要略·血痹虚劳病脉证并治》:"男子脉虚沉弦,无寒热,短气里急,小便不利,面色白,时目瞑……"本证属气血虚衰之虚劳,证见脉虚沉弦,短气里急,面白,目瞑。气不养神,血不养肝,故此目瞑不是畏光闭目,而应当解为视物昏花,才更合乎医理。

《伤寒论》第46条之"目瞑",按文义作视物昏花解为是。但近世有编教材者,解作"闭目懒睁,有畏光感,不喜强光刺激"云云,这样的解释是不正确的。《集韵》:"瞑,目不明也。""目不明"即视物不清,目瞑即是眼睛视物昏花。而所谓"闭目懒睁"当为"瞑目"作解为是。

"昼日烦躁不得眠"

不得眠,见于《伤寒论》第71条"发汗后,大汗出,胃中干,烦躁不得眠……";第76条"发汗,吐下后,虚烦不得眠……";第86条"衄家,不可发汗,汗出必额上陷脉急紧,直视不能眴,不得眠";第221条"阳明病,脉浮而紧,咽燥、口苦、腹满而喘、发热汗出、不恶寒反恶热、身重……若加温针,必怵惕,烦躁不得眠……";第319条"少阴病,下利六七日,咳而呕渴,心烦,不得眠者,猪苓汤主之"。上述诸条不得眠,作不得寐解,似无疑义。

《金匮要略·水气病脉证并治》曾云:"身肿而冷,状如周痹,胸中窒,不能食,反聚痛,暮躁不得眠。"此处之"不得眠"文中特别强调是发于"暮"时,所以,此处之"眠"字亦作睡眠解为是。

《伤寒论》第61条:"下之后,复发汗,昼日烦躁不得眠,夜而安静,不呕、不渴,无表证,脉沉微,身无大热者,干姜附子汤主之。""昼日烦躁不得眠",表述的是烦躁程度和烦躁发作的时间。其病机是阳虚阴盛,阳欲争而无力,得天阳之助方能与阴相争,故昼日烦躁不得眠。此处之"眠"字作睡眠解,亦为历代注家及今人所接受。但是,人类自从在地球上直立起来以后,人们便是按日、月、星三辰的"移动"而劳作生息。逐渐形成了日出而作,日落而息的生活习性。因此,在仲景时代,人昼日即使不烦躁也是不睡眠的,况且在烦躁的情况下岂能得安眠哉!

因此,本条之"眠"字不应当作睡眠解,而作"偃卧""卧息"解为是。《类篇》曰:"眠,偃息也。"《三辅旧事》有云:"汉苑中有柳,状如人形,号曰人柳,一日三眠三起。"(见《丛书集成》3205)可参。

"昼日烦躁不得眠"解作昼日因烦躁辗转不宁,不得安卧。义胜。

另,《金匮要略·肺痿肺痈咳嗽上气病脉证治》有云"咳逆上气,时时唾浊,但坐不得眠",此处"但坐不得眠",这个"眠",也是"卧"的意思,表达这个"咳逆上气"的病人,喘咳严重,不能躺卧,尤其不能平卧。而本条在吴迁本中,则是径直作"卧"。

对"眠"的理解,不只是要符合文理,还要符合医理,更重要的是要符合事理。人类是昼日劳作生息,正常情况下是昼日不睡眠,而是夜间睡眠。即是患病的人,昼日睡眠还是不睡眠这也是顺其自然的事情,因此,不能把昼日不眠,看作是症状。患病的人,昼日卧床则属常见现象,而不得卧则必有其原因。

"渴"与"消渴"

渴,古字作潐。《说文解字》:"潐,欲饮也。"这是一般意义的口渴、口干思饮。

消渴是口干思饮,饮不解渴,故饮后仍思饮,是一种极严重的口渴。与消渴对比,渴是饮能解渴,渴解之后不再思饮。但是,作为症状,渴与消渴之间没有绝对的界限。

渴,在仲景书中是一个常见症状,也是一个具有重要诊断意义的症状。其病机大体可以分为以下几个方面：

一是以热盛为主，伤津不甚明显。这样的口渴比较轻微，一饮即解，如《伤寒论》第6条："太阳病，发热而渴，不恶寒者为温病。"第373条："下利欲饮水者，以有热故也，白头翁汤主之。"另外第38条大青龙汤证、第63条、第162条麻杏石甘汤证，尽管条文中未言渴，但出现轻微的口渴是合乎医理的，是符合病机和病情的。

二是热盛伤津。这样的口渴，虽渴甚，但饮水可解，而津伤严重时也可见饮而不解者（见后文）。如《金匮要略·痉湿暍病脉证治》："太阳中热者，暍是也，汗出恶寒，身热而渴，白虎加人参汤主之。"又如《伤寒论》第168条："伤寒若吐若下后，七八日不解，热结在里，表里俱热，时时恶风，大渴，舌上干燥而烦，欲饮水数升者，白虎加人参汤主之。"

三是阴虚内热，阴津亏竭。如《金匮要略·百合狐惑阴阳毒病脉证治》："百合病，渴不差者，栝蒌牡蛎散主之。"

四是水饮内停，气不化津。如第40条小青龙汤证："伤寒表不解，心下有水气，干呕，发热而咳，或渴、或利、或噎、或小便不利、少腹满，或喘者，小青龙汤主之。"又如《金匮要略·痰饮咳嗽病脉证并治》："先渴后呕，为水停心下，此属饮家，小半夏茯苓汤主之。"

五是阳虚不能蒸化津液。如《伤寒论》第282条："少阴病，欲吐不吐，心烦，但欲寐，五六日自利而渴者，属少阴也。"以上只是大体划分，也只是相对而言，若再细分，还可以分出更多的类型。

消渴，语出《素问·奇病论》："肥者，令人内热，甘者，令人中满，故其气上溢，转为消渴。"在《伤寒论》中，消渴首见于第71条："……若脉浮，小便不利，微热，消渴者，五苓散主之。"又见于第326条："厥阴之为病，消渴，气上撞心……"在《金匮要略》中，专列《消渴小便不利淋病脉证并治》篇。

消渴，原本是一个症状，用现代汉语语法分析，可以把它看成一个动宾结构的词组。消，《说文解字》："尽也，从水。"段玉裁注曰："未尽而将尽也。"《广雅·释诂》："消，减也。"可引申为消除、解除之意。

渴是口干思饮的状态。消渴的本意是表述渴与饮之间的关系和过程。因渴而思饮，饮水以消除口渴，但由于饮后渴仍不除，故再饮以求消除口渴，从而形成了这样一个随渴随消，随消随渴的病态过程。在这里，消不是消失、消耗之意,而是消除、解除之意。渴是状态,消是解除渴这样一个状态的过程。先贤通过建构这样一个词或术语来表述口渴思饮,饮不解渴,故再饮以求解渴的形象。

"消渴"这个词在结构上和"瘙痒"似有共同之处。瘙痒本作搔痒,也是一个症状,其特点是因奇痒难忍,故搔之以求解除其痒,但因搔之而不能解痒,故再搔之,或不停地搔之。

消渴虽然原本是一个症状,是表述口渴思饮,饮不解渴的过程或状态,但,后来经过历代医家的屡屡阐释,逐渐以症命病,从而逐渐由症状转化为病名,这是概念的转化。在《黄帝内经》中,作为症状的消渴和作为病名的消渴并存。这种概念转化的现象,在《黄帝内经》中是常见的,如"黄疸",原本也是一个症状,后来以症状命病,这样一来,黄疸既是症状又是病名。

消渴虽然它的动因是渴,但突出的是消,即突出饮水救渴的过程和形象。因此,在《黄帝内经》中,消渴有时被简约为"消"。《素问·阴阳别论》有云:"二阳结,谓之消。"张介宾释之曰:"阳邪留结肠胃,则消渴善饥,其病曰消。"[1]高士宗亦曰:"结则燥气独盛,故饮水过多,而谓之消。"[2]《淮南子·说山训》尝云:"嫁女于病消者,夫死则后难复处也。"可见在《黄帝内经》时代,秦汉之际,消渴可以简称为消。

由于"消"作为概念而被确立,并且在某种程度上替代了消渴,所以在《黄帝内经》中,还有一些以消为核心,结合病机构建的术语或概念,对消渴进行分类,如"消中"(《腹中论》《脉要精微论》)、"消瘅"(《通评虚实论》《本脏》)、"膈消"、"肺消"(《气厥论》)等。这种命名方式如同"瘙痒"证中有"风瘙"一样,"风瘙"是由风引起的瘙痒。《诸病源候论》列《风瘙身体隐疹候》一章云"邪气客于皮肤,复逢风寒相折,则起风瘙瘾疹"。

《黄帝内经》中的消渴或消,作为一种病,在其发病过程中,可以出现口渴难忍,饮不解渴的症状,但,这样的症状并不一定贯穿疾病的全过程。

《外台秘要》引《古今录验》云:"消渴病有三,一渴而饮水多,小便数,无脂似麸片,甜者,皆是消渴病也;二吃食多,不甚渴,小便少,似有油而数者,此

---

[1] 张介宾.类经[M].北京:人民卫生出版社,1965:399.

[2] 高士宗.黄帝素问直解[M].北京:科学技术文献出版社,1980:58.

是消中病也；三渴饮水不能多，但腿肿，脚先瘦小，阴痿弱，数小便者，此是肾消病也。"[1]按《古今录验》，今不可见，当系隋朝甄立言所作。其所论消渴，反映出南北朝至隋朝这一时期对消渴的认识。宋代许叔微在《普济本事方》中亦转引这一段文字[2]，说明其对消渴病的认识影响之深远。

刘完素在此基础上又进一步阐释："若饮水多而小便多者，名曰消渴；若饮食多而不甚饥，小便数而渐瘦者，名曰消中；若渴而饮水不绝，腿消瘦而小便有脂液者，名曰肾消。"（《三消论》，见周氏医学丛书二集）至王肯堂《证治准绳》，对上消、中消、下消的病机、表现，分别进行了较详细的论述[3]。

今人对消渴的理解，仍不出此藩篱，且以这样的认识去理解仲景书中的消渴。

但是，在仲景书中，消渴不是这个含义。

仲景书中的消渴泛指一切渴思饮水，饮不解渴之症状。后世人，包括今人对仲景书中的消渴按隋唐以后的认识进行理解，把它分为所谓的"真正的消渴"即后世所称的消渴病，和"不是真正的消渴"即非后世所言之消渴病。这种划分，反映的不是仲景的思路，而只是后世人想当然的想法。

那么，仲景关于消渴的思路是什么？

仲景在其撰著的《伤寒杂病论》中（五代以后析出的《伤寒论》中），阐述外感病过程中的五苓散证时指出，五苓散证可以出现消渴，如第71条："……若脉浮，小便不利，微热，消渴者，五苓散主之。"又，第74条："……渴欲饮水，水入则吐者，名曰水逆，五苓散主之。"本条与第71条对比，虽无消渴二字，但仲景仍把它列于《金匮要略·消渴小便不利淋病脉证并治》，说明在仲景看来，本证是渴欲饮水，饮不解渴而再饮，以至于到了水入则吐的程度。文中虽未言消渴，而仲景把它收列在消渴篇中，则水逆证之消渴已在不言之中。

五苓散证作为太阳病的一个过程，它可以出现消渴，但并不是必须出现消渴，或是消渴这个症状必须贯穿其病证过程之始终。五苓散证可以出现消

① 王焘.外台秘要［M］.北京：人民卫生出版社，1955：310.
② 许叔微.普济本事方［M］.上海：上海科学技术出版社，1959：84.
③ 王肯堂.证治准绳·杂病［M］.上海：上海科学技术出版社，1959：353-356.

渴,也可以出现一般性的口渴,这是由病机深浅和病情的轻重决定的。五苓散是化气行水之剂,若所治之证属气不化水,水饮内停,阻遏津液布散,那么口渴则是在所必然。当病情严重时,则会出现渴欲饮水,而饮又不能消解其渴,本能地欲再饮水以消解其渴之状态。刘渡舟先生曾治一张姓病人,口渴欲饮,饮后又渴,咽喉似痛非痛,如有物梗,小便不利,脉来沉弦,舌苔水滑,先生诊为气寒津液不化之证,悉摒生津止渴之药,为开五苓散方,茯苓 30g,桂枝 12g,泽泻 15g,白术 10g,猪苓 15g。服 6 剂后,小便畅利,其病瘥瘳[①]。不仅五苓散证可以出现消渴,凡水运失调,气不能化水,水不能化气,水停不运,不论以什么形态存在,只要是阻遏津液输布,都有可能出现消渴。如《金匮要略·水气病脉证并治》云:"夫水病人,目下有卧蚕,面目鲜泽,脉伏,其人消渴。病水腹大,小便不利,其脉沉绝者,有水,可下之。"可见,关于水病能引起消渴,这在仲景看来,是不容置疑的。

仲景在阐述"厥阴之为病"时,消渴与气上撞心,心中疼热,饥而不欲食并列,从而揭示厥阴病的基本病机是阴虚有热。同样道理,厥阴病可以出现消渴,但并不意味着消渴这个症状,贯穿于厥阴病之全过程。

仲景把伤寒发病过程中出现的消渴与杂病中出现的消渴并列于《金匮要略·消渴小便不利淋病脉证并治》集中讨论。仲景把他所见到的消渴即渴欲饮水,饮不解渴之症状均列于此,这是一种症状分类。其分类的依据是共同具有的渴欲饮水、饮不解渴而又欲再饮的过程和形象。

纵观《金匮要略》22 篇,其体例、分合基本上是按症状进行分类,所以在该书《消渴小便不利淋病脉证并治》篇中,把《伤寒论》中的第 326 条厥阴病之消渴,第 71 条、第 74 条五苓散证之消渴,第 222 条白虎加人参汤证之渴欲饮水和第 223 条猪苓汤证之渴欲饮水均与杂病诸消渴证并列对举讨论,这在仲景看来是自然而然的事情。

综上所述可见,在仲景的思路中,不论什么原因或病机,只要具有渴欲饮水,且饮不能消解其渴者,都是名副其实的消渴。

---

① 刘渡舟.伤寒论临证指要[M].北京:学苑出版社,1993:5.

"发热恶寒"与"往来寒热"

发热恶寒与往来寒热虽然是中医学最常见、最有典型意义的症状,但是,在临床上,发热恶寒与往来寒热是一种怎样的具体表现,在目前的所谓"教材"和"讲义"中,几乎都没有讲清楚。要弄明白什么是"往来寒热",往来寒热是一种什么样的具体表现,还得从发热恶寒说起。

往来寒热是发热恶寒的特殊表现形式。

一

发热恶寒,语出《素问·至真要大论》:"少阳司天,火淫所胜,则温气流行,金政不平,民病头痛,发热恶寒而疟……"在今赵刻宋本《伤寒论》六病诸篇中,首见于第 7 条:"病有发热恶寒者,发于阳也,无热恶寒者,发于阴也。"发热恶寒与无热恶寒,成为仲景辨证伤寒发病阴阳属性的指征性症状。

发热恶寒(或恶寒发热)还见于《伤寒论》第 23 条:"太阳病,得之八九日,如疟状,发热恶寒……"第 27 条:"太阳病,发热恶寒,热多寒少……"第 38 条:"太阳中风,脉浮紧,发热恶寒,身疼痛……"第 120 条:"太阳病,当恶寒发热,今自汗出,反不恶寒发热……"第 143 条:"妇人中风,发热恶寒,经水适来……"第 153 条:"太阳病,医发汗,遂发热恶寒……"第 189 条:"阳明中风,口苦咽干,腹满微喘,发热恶寒……"第 208 条:"阳明病,脉迟,虽汗出不恶寒者,其身必重,短气,腹满而喘,有潮热者,此外欲解,可攻里也。手足濈然汗出者,此大便已硬也,大承气汤主之。若汗多,微发热恶寒者,外未解也……"第 388 条:"吐利汗出,发热恶寒,四肢拘急……"仲景以降,发热恶寒这个术语渗透到中医学各学科领域。但是,发热恶寒是一个什么样的具体表现?后世的《伤寒论》注家和目前流通的《伤寒论》各不同教材却是一滑而过,并没有作过深入的讨论。

要真正理解"发热恶寒"这个症状,还得从"不恶寒,反恶热"这个症状说起。此必须既符合事理,更必须符合医理。

《伤寒论》第 182 条:"问曰,阳明病外证云何? 答曰,身热,汗自出,不恶寒,反恶热也。"第 221 条:"阳明病,脉浮而紧,咽燥口苦,腹满而喘,发热汗出,不恶寒反恶热……""不恶寒反恶热"突出了"恶寒"和"恶热"两个症状的对立与相反。

恶寒是作为主体的病人怕冷的感觉,严重者可有寒战。恶热则是作为主体的病人怕热的感觉,严重者可见烦躁。在这里,强调的是"主体"的"感觉",是病人自己的感觉。

因为是"感觉",所以,病人在"感觉"恶寒时,就不可能同时再"感觉"到恶热;若"感觉"恶热时,也就不可能同时再"感觉"到恶寒。明白了这个道理,那么就容易理解什么是"发热恶寒"了。

当表述一个病人的症状是"发热恶寒"时,"发热"与"恶寒"其实有主体与客体的不同。当病人主体感觉恶寒怕冷时,这是体温上升期,尽管仲景时代没有体温计,医生只能用手切抚病人的肌肤以测病人的体表寒热,但恶寒的病人体温或逐渐缓慢地或急剧快速地在升高,皮肤苍白、干燥无汗,这种现象却是不分古今的事实。

因为病人主体在恶寒怕冷的同时,自己不可能再感觉到发热,因此,所谓"发热恶寒"的"发热",不是病人主体的自我感觉,而只能是客体的感觉,是医生的触诊或病人亲属抚摩时的感觉。

当病人自己开始感到自身发热时,周身会有一种烘热感,这时病人体表的灼热程度(或体温)接近或达到了高峰,其时医生用手切抚病人的肌肤,能感受到病人的皮肤灼热,可见皮肤潮红或出汗,这时的病人已不再感到恶寒怕冷了。

在三阳病,在实证,虽然有时会"或已发热,或未发热,必恶寒",但从总体过程看,恶寒时必发热,但发热时却不一定恶寒;只有在发病的表证期,恶寒与发热并存。在三阴病,在阴证,常见情况是病人瑟瑟怕冷,切抚肌肤感觉不到发热或微有凉感,此称"无热恶寒",后世称之为"畏寒"。但是,在阳虚阴盛,虚阳外越时,恶寒时可伴有大热,也可伴有微热,此属真寒假热。

《伤寒论》中,经典的论述是第 7 条:"病有发热恶寒者,发于阳也;无热恶寒者,发于阴也。"

发热与恶寒,这种主、客体不同的感觉并存,在伤寒发病可以持续至五六日乃至八九日,如《伤寒论》第46条:"太阳病,脉浮紧,无汗发热,身疼痛,八九日不解,表证仍在,此当发其汗。服药已微除,其人发烦目瞑,剧者必衄,衄乃解。所以然者,阳气重故也。麻黄汤主之。"本条虽然在文字表述上没有恶寒,但从发病过程与表现"脉浮紧,无汗发热,身疼痛,八九日不解,表证仍在",可以断定,在本证中,恶寒是必有症状。而且,本证的发热恶寒已持续至"八九日"。

伤寒发病,初受风寒,机体即时反应是肤表紧束,腠理闭拒,分肉失于温养,所以,恶寒这个症状迅即出现,其时病人不发热或发热不明显。随之肤表持续紧束,腠理持续闭拒,机体阳气逐渐趋于肤表,以与外邪抗争,阳气郁聚肤表不得宣泄,因而形成肤表阳郁。这时的病机重点已由寒邪外束,转化为肤表阳郁,发热成为其主要症状之一,至此,客体触到的发热与主体感觉到的恶寒并见。此如《伤寒论》第3条所云:"太阳病,或已发热,或未发热,必恶寒,体痛,呕逆,脉阴阳俱紧者,名为伤寒。"但是,典型的太阳伤寒或早或迟,总是要发热的。

发热与恶寒,这种主、客体不同的感觉并存,还可以间断性地出现。如第23条"太阳病,得之八九日,如疟状,发热恶寒,热多寒少,其人不呕,清便欲自可,一日二三度发……"与第46条所述之证,"发热恶寒"持续至"八九日"比较,第23条所述之证"发热恶寒"经过八九日之后,表邪始衰,由原来的持续"发热恶寒"变化为"如疟状","一日二三度"间断性地发热恶寒。又第25条:"服桂枝汤,大汗出,脉洪大者,与桂枝汤如前法。若形似疟,一日再发者……"此条虽未明言"发热恶寒",但从"形似疟,一日再发者",可以领悟,本证不仅有"发热恶寒"这两个症状,而且还有"形似疟,一日再发"的间断性发作的特点。

这种发热恶寒间断性发作的现象,是发热恶寒的表现形式之一。

二

往来寒热,在今赵刻宋本《伤寒论》六病诸篇中见于第96条:"伤寒五六日,中风,往来寒热,胸胁苦满,嘿嘿不欲饮食,心烦喜呕,或胸中烦而不呕,或渴,或腹中痛,或胁下痞硬,或心下悸,小便不利,或不渴、身有微热,或咳者,小柴胡汤主之。"第 97 条:"血弱气尽,腠理开,邪气因入,与正气相搏,结于胁下。正邪分争,往来寒热,休作有时,嘿嘿不欲饮食。脏腑相连,其痛必下,邪高痛下,故使呕也。小柴胡汤主之。服柴胡汤已,渴者,属阳明,以法治之。"第 136 条:"伤寒十余日,热结在里,复往来寒热者,与大柴胡汤;但结胸,无大热者,此为水结在胸胁也,但头微汗出者,大陷胸汤主之。"第 147 条:"伤寒五六日,已发汗而复下之,胸胁满微结,小便不利,渴而不呕,但头汗出,往来寒热,心烦者,此为未解也,柴胡桂枝干姜汤主之。"第 266 条:"本太阳病不解,转入少阳者,胁下硬满,干呕不能食,往来寒热,尚未吐下,脉沉紧者,与小柴胡汤。"

伤寒发病,正邪相争,由于正气有盛衰,邪气有强弱,故正邪相争可以有不同的表现形式。发热恶寒、热多寒少、寒多热少、无热恶寒、往来寒热、战汗、狂汗、郁冒等,都反映正邪相争的不同态势。伤寒发病五六日或至十余日,原本的"发热恶寒"有可能变化为"往来寒热"。

往来寒热是一种什么样的具体临床表现呢? 近代与当代注家几乎众口一词。如"热来寒往,寒来热往,恶寒与发热交替出现","发热与恶寒交替出现","恶寒与发热交替出现","恶寒与发热交替出现,作止无定时","恶寒与发热交替出现,恶寒时不发热,发热时不恶寒"云云。这些解释没有讲清楚往来寒热的真正特点,因为病人恶寒时肌肤也灼热(体温也是升高的),而且对往来寒热的表述既不符合事理,也不符合医理,违背了临床。

往来寒热的表现形式是虽然作为客体的医生切其肌肤而觉发热或灼热,但"病人自己感觉"却是周身寒冷,自身感觉不到发热,此时属发热恶寒阶段;而当"病人自己感觉"身体发热而恶热时,则又不感觉寒冷,此属发热不恶寒阶段;这种发热恶寒与发热不恶寒的交替,即形成了往来寒热状态。在此状态下,持续发热的病人感到阵阵恶寒。

往来寒热是发热恶寒的特殊表现形式。

病人自身的这种"寒"与"热"交替出现的"感觉",是由于伤寒发病经过五六日之后,邪气由表深入,与正气相搏。正邪分争于"半在里半在外"(详见本书《"半在里半在外"与"半表半里"》篇),互为进退;正胜邪退,邪退于"半在外"则(发热)恶寒,正退邪进,邪进于"半在里"则(不恶寒)反发热。

如此进退交互,寒热休作,故表现为往来寒热。

第96条小柴胡汤方后注云:"若不渴,外有微热者,去人参,加桂枝三两,温覆微汗愈。"注家关于"微热"的解释,多不达意,如成无己云:"外有微热,表未解也,加桂以发汗。"尤在泾云:"不渴外有微热者,里和而表未解也。故不取人参之补里,而用桂枝之解外也。"近人则有谓"若部分病邪仍留于表,则口不渴而仍有微热",又谓"外有微热是尚兼表邪"云云。这些解释都是讲微热和表邪的关系,如"病邪仍留于表"则"仍有微热",此对"微热"的理解是错误的,因为就第96条小柴胡汤证而言,即使"病邪不留于表"也是"发热"的,因为往来寒热的病人,自身不论是往"寒"还是来"热",对于客体的医生来说,病人的肤表都是"热"的。

病人在"往来寒热"的情况下,不可能不发热,而且比较而言,不是"微热",而是一般意义的"发热",也可见到"大热"。

"若不渴,外有微热者,去人参,加桂枝三两,温覆微汗愈"。"渴"属于症状,不"渴"不属于症状。这里的"不渴"与"微热"并见,是表述此热比较而言不是一般意义的"发热",而仅仅是"微热",不是里热而是表热。在此,"微热"是与一般的"发热"对比,而不是与"无热"对比。

再与第96条小柴胡汤方后注"若不渴,外有微热者,去人参,加桂枝三两,温覆微汗愈"对照可见:若"不渴",外有一般的"发热"而不是"微热"则"留"人参,以益气生津扶正(与白虎加人参汤同),"不"加桂枝,不"温覆微汗愈"。在此,"微热"是与往来寒热之"发热"对比而显"微"。

本证原有往来寒热,现或然症突出"微热"恶寒,说明机体正气与外邪相搏,力胜一筹,有驱邪外出之势,故不再是寒热进退,所以,具有"微热"这个或然症的小柴胡汤证,已不再显示往来寒热,而只是"微热""微恶寒"——微发热恶寒。故仲景用小柴胡汤去扶正之人参,而加解表之桂枝。服药后"温覆微汗",说明机体正气在药力的鼓舞下,驱邪走表,此反映出本证正胜邪衰之态势。

此"微热"彰显的是"微恶寒"。

另外,临床还可见病人不发热,只是感觉阵阵恶寒怕冷,常常被误解为是往来寒热。因为病人不发热,不恶寒时无热可言,所以,此不属于往来寒热。此在外感或属虚人感邪,在杂病或属气机失调。此另当别论。

"但见一症便是"与"不必悉具"

"但见一症便是,不必悉具"语出《伤寒论》第101条,"伤寒、中风,有柴胡证,但见一症便是,不必悉具。"本条伤寒、中风,是言太阳伤寒与太阳中风。从《伤寒论》原文可见,在太阳病发病过程中,可以自发地形成桂枝汤证(第12条)、葛根汤证(第31条)、麻黄汤证(第35条)、大青龙汤证(第38条)、小青龙汤证(第40条)、五苓散证(第74条)、大陷胸汤证(第135条)等等,同样在太阳病的发病过程中,也可以自发地形成小柴胡汤证,如第96条、第99条、第100条、第103条、第104条、第148条、第149条等。

因此,本条文曰"伤寒、中风,有柴胡证",是说在太阳伤寒或太阳中风的发病过程中出现的柴胡证;此是太阳病,"邪气因入,与正气相搏,结于胁下",而形成的柴胡证。

在《伤寒论》中,所谓"有柴胡证",其前提是在太阳病的背景下,是指在太阳伤寒和太阳中风的发病过程中有"柴胡证";而不是所谓"伤寒、中风,有柴胡证,但见一症便是少阳病"。这就是说,本条所言,是在太阳伤寒或太阳中风的发病过程中,只要有一个小柴胡汤的适应症状,就可以治以小柴胡汤,而不必小柴胡汤的适应症状悉具。

在此需要特别强调的是,本条讲的是太阳病,与少阳病无涉。

"有柴胡证,但见一症便是,不必悉具"。这里所谓的"一症"是指什么症状呢? 在《伤寒论》研究史,注家们纷争不断。

要了解此"一症"的含义,需要从两个方面对本条进行思考。

一是条文强调,是"有柴胡证"而不是"有少阳病",这是很重要的界定,综观《伤寒论》研究史可以发现,历代众多注家包括今人,在这里或明目张胆地或偷偷地抽换了概念,用"少阳病"换掉了张仲景强调的"柴胡证",从而扰乱了条文的本意,引发无谓的纷争。

二是条文强调"悉具",什么是"悉具"? 在这里,"悉具"有什么含义? 纵观《伤寒论》有关小柴胡汤条文,除了第96条之外,用小柴胡汤的指征是:

太阳病,十日以去,脉浮细而嗜卧者,外已解也。设胸满胁痛者,与小柴胡汤……(第37条);伤寒四五日,身热恶风、颈项强、胁下满、手足温而渴者……(第99条);伤寒,阳脉涩,阴脉弦,法当腹中急痛,先与小建中汤;不差者,小柴胡汤主之(第100条);伤寒,十三日不解,胸胁满而呕,日晡所发潮热,已而微利。此本柴胡证,下之以不得利,今反利者,知医以丸药下之,此非其治也。潮热者,实也,先宜服小柴胡汤以解外……(第104条);妇人中风七八日,续得寒热发作有时。经水适断者,此为热入血室,其血必结,故使如疟状,发作有时,小柴胡汤主之(第144条);伤寒五六日,头汗出,微恶寒,手足冷,心下满,口不欲食,大便硬,脉细者,此为阳微结,必有表,复有里也。脉沉,亦在里也。汗出为阳微,假令纯阴结,不得复有外证,悉入在里,此为半在里半在外也。脉虽沉紧,不得为少阴病。所以然者,阴不得有汗,今头汗出,故知非少阴也,可与小柴胡汤……(第148条);伤寒五六日,呕而发热者,柴胡汤证具……(第149条);呕而发热者,小柴胡汤主之(第379条);阳明病,发潮热,大便溏,小便自可,胸胁满不去者,与小柴胡汤(第229条);阳明病,胁下硬满,不大便而呕,舌上白苔者,可与小柴胡汤……(第230条);本太阳病不解,转入少阳者,胁下硬满、干呕不能食,往来寒热,尚未吐下,脉沉紧者,与小柴胡汤(第266条);伤寒差以后,更发热,小柴胡汤主之……(第394条)等等。

从上述诸条中可见,小柴胡汤的应用可见于"太阳病篇","阳明病篇","少阳病篇","厥阴病篇"以及"阴阳易差后劳复病篇"等,小柴胡汤证的辨证是何等的复杂,又是何等的宽泛!如果应用小柴胡汤,上述这些症状都必须具备,这是既不符合疾病规律,也是完全不可能的事情。

因为在不同的情况下,小柴胡汤证病机反应的表现形式不同,具体症状也不同,从这个角度讲,上述这些条文中小柴胡汤的应用指征,在一个具体的病人身上,不仅"不必悉具",而更重要的是不可能"悉"具,或者根本就不存在所谓的"悉具"。不论从事理上讲,还是从医理上讲都是如此。

那么"不必悉具"是否指第96条之"往来寒热,胸胁苦满,嘿嘿不欲饮食,心烦喜呕"所谓的四个主证不必悉具呢?回答也是否定的。

从上述讨论中可见,对小柴胡汤来说,设想若干个症状"悉具",这是没有临床意义的。因为论中之"脉弦、腹痛","呕而发热","脉弦、胁下及心痛、耳前后肿"以及"伤寒差以后,更发热"等,也"不必悉具",但也都应用小柴胡汤。

由此可以得出结论，"悉具"只是一种认识上理想化的追求，是根本就不存在的。而"不必悉具"是仲景对"悉具"认识的否定，是告诫不要寻求"悉具"。

诊断一个小柴胡汤证，虽然让所有的具体症状都具备是不可能的，但有几个具体症状并存却是常见的，如第96条，"伤寒五六日，中风，往来寒热，胸胁苦满，嘿嘿不欲饮食，心烦喜呕，或胸中烦而不呕，或渴，或腹中痛，或胁下痞硬，或心下悸，小便不利，或不渴，身有微热，或咳者，小柴胡汤主之"。在本条中，不仅有往来寒热，胸胁苦满，嘿嘿不欲饮食，心烦喜呕等四个所谓的主要症状，而且还有七个或然症状。但是，从临床角度看，伤寒、中风在其发病过程中，如果形成小柴胡汤证，则不可能都同第96条一样，而是受病人、发病、病情、病程、病势等各种因素的影响，不同的过程，不同的表现各有变化、各有差异。这就提出了一个临床上需要解决的问题，即应当怎样确定小柴胡汤证？对此，仲景提出了一个原则，这就是"有柴胡证，但见一症便是"。

纵观《伤寒论》有关小柴胡汤应用的条文，这里的"一症"，不是一个具体的症状，而是仲景提供的一个活法，是一个诊断或确定小柴胡汤证的思路。即这个症状不是孤立存在的，而是在病人的若干个症状中能够反映出小柴胡汤证病机的那个症状，这个症状在一定程度上具有不确定性。

如"胸满胁痛""胁下硬满"，孤立地看，好像是小柴胡汤症状，但在第98条中，"不能食而胁下满痛"，"与柴胡汤，后必下重"；如阳明中风，"胁下及心痛"是小柴胡汤证，但第160条，伤寒吐下后，发汗，虚烦，脉甚微，八九日心下硬，"胁下痛"却不是小柴胡汤证；又如"呕而发热者"是小柴胡汤证，但太阳病，发热恶寒，体痛，呕逆，脉阴阳俱紧，虽"呕而发热"却不是小柴胡汤证；再如"伤寒差以后，更发热"是小柴胡汤证，但论中伤寒发热者何其多，却不都是小柴胡汤证。

综上所述可见，"伤寒、中风，有柴胡证，但见一症便是"，是言在伤寒或中风发病过程中，在由若干症状组成的特定背景下，其中能反映出小柴胡汤证病机的症状，就是那个"一症"。这个"一症"可能具有某些特异性，如往来寒热、胸胁苦满等，也可能不具有特异性，如发热、呕吐、脉弦、腹痛等。但都必须在特定的症状背景下，才具有"但见一症便是"的诊断意义。

小便利

小便是人体气化过程的外在表现之一,它显示出人体阳气与津液的动态关系。"小便利"是仲景书对小便状况的常见表述之一,在不同条文中,在不同的语境下,根据文理、文义与医理可有不同的含义。

其中最常见的含义是与"小便不利""小便难""小便涩""小便少"比较,表达小便正常(有时也称作"小便自可"如第229条)。或是由小便不甚通畅逐渐变化为小便通畅,由小便量少逐渐增加并趋向正常的动态过程,这时的"小便利",不是表达小便量特别多,如太阳病篇第28条,温服桂枝去桂加茯苓白术汤一升之后,"小便利则愈";第59条,"勿治之,得小便利,必自愈";如第109条,"伤寒发热,啬啬恶寒,大渴欲饮水,其腹必满;自汗出,小便利,其病欲解";第125条,"太阳病,身黄,脉沉结,少腹硬;小便不利者,为无血也;小便自利,其人如狂者,血证谛也,抵当汤主之";第126条,"伤寒有热,少腹满,应小便不利,今反利者,为有血也,当下之,不可余药,宜抵当丸";第251条,"若不大便六七日,小便少者,虽不受食,但初头硬,后必溏,未定成硬,攻之必溏;须小便利,屎定硬,乃可攻之,宜大承气汤";第395条,"大病差后,从腰以下有水气",白饮和服牡蛎泽泻散后,"小便利,止后服"。这些语境下的表述,都是表达随着气机调达,小便由不利而逐渐恢复畅利,小便由量少而变为正常。

又,第236条茵陈蒿汤证,服汤,"小便当利,尿如皂荚汁状,色正赤,一宿腹减,黄从小便去也";第392条,阴阳易,服烧裈散后,"小便即利";《金匮要略·痰饮咳嗽病脉证并治》的茯苓桂枝白术甘草汤证,服汤后,"小便则利";《消渴小便不利淋病脉证并治》的栝蒌瞿麦丸证,"小便不利者","栝蒌瞿麦丸主之","以小便利,腹中温为知";《疮痈肠痈浸淫病脉证并治》肠痈发病,服薏苡附子败酱散后,"小便当下"。《妇人妊娠病脉证并治》妊娠有水气,身重,小便不利,服葵子茯苓散后,"小便利则愈"。上述这些小便利,也都是与小便不利对比而言,表达小便由不利而变化为利的动态过程。

另外，小便利还有几种特殊含义：

1. 与正常的尿量比较略有增加。如第105条，"伤寒十三日，过经谵语者，以有热也，当以汤下之。若小便利者，大便当硬"；又如第251条，"初头硬，后必溏，未定成硬，攻之必溏；须小便利，屎定硬，乃可攻之，宜大承气汤"。在阳明病篇中，这种与"大便硬"并见的"小便利"，是由于热盛肠燥，阳明燥化亢胜，强化水液泌别，所以在早期阶段，小便比正常量略多，当"大便硬"发展到一定程度而热盛津枯时，小便量反而会逐渐减少。这里的"小便利"，既蕴含比较，又寓意动态。

2. 在特定的条文中是表述小便清长。如第316条："少阴病，二三日不已，至四五日，腹痛，小便不利，四肢沉重疼痛，自下利者，此为有水气。其人或咳，或小便利，或下利，或呕者，真武汤主之。"本证是少阴阳衰不固，衰阳不能制水，所以此处的"小便利"是小便量多而清长。又，《辨不可发汗病脉证并治》第25条："咳而小便利，若失小便者，不可发汗，汗出则四肢厥逆冷。"本条"咳而小便利，若失小便者"属少阴阳虚，下焦水寒之气凌肺。少阴阳衰不固，阳虚不能制水。"小便利"也是小便量多而清长；"失小便"则是膀胱失约而小便失禁。

又，第377条："呕而脉弱，小便复利，身有微热，见厥者，难治，四逆汤主之。"本证原本呕势急迫之时，由于气机逆上，所以小便短涩不利；今呕而脉弱，气馁无力，因此，小便由原本不利而复利。此处的"小便复利"是清长而量多，此属正气不支，阳虚不固。

3. 在特定的条文中意指遗尿。如《痉湿暍病脉证治》："湿家下之，额上汗出，微喘，小便利者死，若下利不止者，亦死。"湿为阴邪，尤易耗损阳气，故误用下法，骤然加速阳气耗损，虚阳急剧浮越，阳气瞬间亡于上，则额头冷汗频频，同时，孤阳拔根，肾关失固，膀胱不约而遗尿失禁。此"小便利"与"额上汗出"并见，且属死证，绝不是所谓小便清长，而是言小便失禁遗尿。

4. 在特定的条文中与无尿比较。病人由无尿变化为有尿，可转危为安，如第111条："太阳病中风，以火劫发汗，邪风被火热，血气流溢，失其常度。两阳相熏灼，其身发黄，阳盛则欲衄，阴虚小便难，阴阳俱虚竭，身体则枯燥，但头汗出，剂颈而还，腹满微喘，口干咽烂，或不大便。久则谵语，甚者至哕，手足躁扰，捻衣摸床；小便利者，其人可治。"本条讲的是误治后的危证。若病人"小便利"，也就是说还有小便，说明气化虽衰竭，但还有一线转机；若其人无尿，则生机垂败，危在即刻。又《辨不可下病脉证并治》："若熏之，则身发黄；若熨之，则咽燥。若小便利者，可救之；若小便难者，为危殆。"上述的"小便利"达不到正常的程度，只是与"尿少""小便难"比较，略有尿量。与"无尿"比较，还算是"有尿"。

"虚烦"与"懊憹"

虚烦和懊憹是《伤寒论》的难点，也是《伤寒论》的疑点，许叔微把懊憹称为"仲景论中极有难晓处"之一。

虚烦，今赵刻宋本《伤寒论》六病诸篇中凡三见。第 76 条："发汗后，水药不得入口为逆，若更发汗，必吐下不止。发汗、吐、下后，虚烦不得眠，若剧者，必反复颠倒，心中懊憹，栀子豉汤主之；若少气者，栀子甘草豉汤主之；若呕者，栀子生姜豉汤主之。"次见于第 160 条："伤寒吐下后，发汗，虚烦，脉甚微，八九日心下痞硬，胁下痛，气上冲咽喉，眩冒，经脉动惕者，久而成痿。"此处之虚烦是因吐下后，发汗伤及脾胃所致，八九日后，出现心下痞硬，胁痛，气上冲咽喉。本证虚烦病机之形成与第 76 条同，其虚烦之含义亦与第 76 条同，但两条之证有浅深轻重之别。再见于 375 条："下利后，更烦，按之心下濡者，为虚烦也，宜栀子豉汤。"（本条还见于《金匮要略·呕吐哕下利病脉证治》）。又，《金匮要略·水气病脉证并治》："医以为留饮而大下之，气击不去，其病不除，后重吐之，胃家虚烦。"

如果我们向病人问诊："您头痛吗？您发热吗？您腹痛吗？"凡是神志正常的病人都能够根据自身的感觉，准确地回答出来。但是，若向病人询问："您虚烦吗？您懊憹吗？"恐怕不仅病人不知如何回答，即使一些研究《伤寒论》的专家，也会茫然不知所云，因为虚烦和懊憹是一个什么样的症状，自成无己以来一直没有讲清楚，至今仍是谬误流传。

虚烦在仲景书中还见于《金匮要略·血痹虚劳病脉证并治》："虚劳，虚烦不得眠，酸枣仁汤主之。"本证之虚烦属阴血不足，阴虚内热而烦，此处"虚烦"，是以病机言症状，以虚释烦，与《伤寒论》第76条等之"虚烦"含义不同。第76条等之虚烦可以援引第375条诠释："按之心下濡者，为虚烦也。"

成无己在解释第76条时曾云："发汗吐下后，邪热乘虚客于胸中，谓之虚烦者，热也，胸中烦热、郁闷而不得发散者是也。热气伏于里者，则喜睡，今热气浮于上，烦扰阳气，故不得眠。心恶热，热甚则必神昏，是以剧者，反复颠倒而不安，心中懊恢而愦闷。"① 又曰："伤寒虚烦何以明之，虚烦者，心中郁郁而烦也。有胸中烦，有心中烦，有虚烦，诸如此者，皆热也。若止云烦者，表热也，及其邪热传里，故有胸中烦，心中烦，虚烦之别。"② 成无己在此对虚烦的论述是把虚烦看成心中烦躁的一种表现，此论对后世影响极大。

方有执对虚烦则谓："虚烦不得眠者，大邪乍退，正气暴虚，余热闷乱，胃中干而不和也。"③ 方氏把虚烦讲成正气暴虚显然是不对的，但"余热闷乱，胃中干而不和也"则给人以启发。

柯韵伯在解释第76条时说："虚烦是阳明之坏病，便从栀子汤随证治之。""栀豉汤本为治烦躁设，又可以治虚烦"。那么，虚烦是一个什么样子的症状呢？柯氏在此处没作正面解释，他说："反复颠倒四字切肖不得眠之状，为虚烦二字传神。"在他看来虚烦似乎就是反复颠倒不得眠。不过他在解释第375条时，则说到点子上。他说："阳明虚烦，对胃家实热而言，是空虚之虚，不是虚弱之虚。"④ 柯韵伯用"空虚之虚，不是虚弱之虚"来解释虚烦是很有见地的。

汪琥在解释第76条时则云："虽经汗吐且下，而伤寒之邪热犹未解也，邪热未解，必乘其人之虚而客于胸中，胸中郁热，因生烦躁，阳气扰乱，不得眠也。"他特别对成无己所讲的"心恶热，热甚则必神昏，是以剧者，反复颠倒"进行驳正，他说："殊不知反复颠倒，非神昏也，乃心胸中郁热烦闷，懊懊恢恢，欲作吐之状耳。"又曰："虚者，正气之虚；烦者，邪气之实。邪热郁于胸中，是为吐证。"并表明"愚以虚烦二字，不可作真虚看"⑤。

---

① 成无己.注解伤寒论[M].北京：人民卫生出版社，1963：82.

② 成无己.伤寒明理论[M].上海：上海科学技术出版社，1959：19.

③ 方有执.伤寒论条辨[M].北京：人民卫生出版社，1957：48.

④ 柯韵伯.伤寒来苏集·伤寒论注[M].上海：上海科学技术出版社，1959：102-103.

⑤ 汪琥.伤寒论辩证广注[M].上海：上海科学技术出版社，1959：80-81.

汪琥其言有可取之处，指出反复颠倒不是神昏，而是"懊懊恼恼，欲作吐之状耳"是很有道理的。但亦有自相矛盾之处，如既言"必乘其人之虚而客于胸中"，"虚者，正气之虚"，又曰"虚烦二字不可作真虚看"云云。

《医宗金鉴》提出："未经汗吐下之烦多属热，谓之热烦；已经汗吐下之烦多属虚，谓之虚烦。"[1]《医宗金鉴》以"虚"诠解本条之虚烦完全是顺文释义，文义不属。

以上注家对虚烦的解释，虽各尽其说，抑或各有可取之处，但是，基本上未能把虚烦讲清楚。尽管有的注家在其诠释中曾偶尔涉及问题的实质，但由于在理论上缺乏自觉性，所以往往一提而过，因此也未能引起后世注家的重视。

那么，虚烦之状当是一种什么样子的症状呢？论中第375条有云："按之心下濡者，为虚烦也。"在此，仲景为什么不切按其他部位而单单切按"心下"呢？这是因为病人自述"心下不适"。按之濡，谓胃脘部不硬，对比之下有空虚感。此处的"按之心下濡"与第221条之"胃中空虚"互为映照，所以文曰："为虚烦也。"《金匮要略·水气病脉证并治》有云："医以为留饮而大下之，气击不去，其病不除，后重吐之，胃家虚烦，咽燥欲饮水。"这里讲得很清楚，是"胃家虚烦"，说明虚烦的部位在胃家。

"胃家虚烦"一不是虚，二不是烦，不是情志症状，而是重吐之后，胃气大伤，胃的受纳腐熟功能失调的见症之一。

实际上，关于虚烦，成无己还有一段更为重要的论述，惜未引起后世注家的注意，他说："虚烦之状，心中温温然欲吐，愦愦然无奈，欲呕不呕，扰扰乱乱，是名烦也，非吐则不能已。"[2]而方有执则谓："胃中干而不和也。"成、方二家尽管在虚烦的整体认识上，论述尚不透彻或有缺陷，但是他们在不自觉中却把"虚烦"与主神明之"心"剥离开，而看到虚烦与"心中饥，食即呕吐"（《金匮要略·五脏风寒积聚病脉证并治》）之"心"的关系，则是很难得的。这里的"心"即是指胃脘部，是"胃"，即《伤寒论》第71条"胃中干，烦躁不得眠，欲得饮水者，少少与饮之，令胃气和则愈"之中的胃。

清朝吕震名曾云："虚烦者，其人无大热，心中温温欲吐而又不能吐，致内

① 吴谦.医宗金鉴[M].北京：人民卫生出版社，1982：76.
② 成无己.伤寒明理论[M].上海：上海科学技术出版社，1959：19.

扰而烦。"(《伤寒寻源·中集》)其说甚是。

"虚烦"之烦，搅扰纠结貌。《史记·乐书》有云："水烦则鱼鳖不大。"注曰："烦，犹数搅动也。"(见本书《麻黄"先煮去沫"与"沫令人烦"》篇)虚烦是胃脘部搅扰纠结、饥饿空虚、欲吐不吐、恶心之感。

与虚烦关系极为密切的另一个症状是心中懊憹。懊憹虽然不是栀子豉汤的特异症状，但却是一个非常重要的症状。

懊憹首见于《素问·六元正纪大论》："火郁之发，太虚曛翳，大明不彰，炎火行，大暑至，山泽燔燎，材木流津，广厦腾烟，土浮霜卤，止水乃减，蔓草焦黄，风行惑言，湿化乃后。故民病少气，疮疡痈肿，胁腹胸背，面首四肢膜愤胪胀。疡痱呕逆，瘛疭骨痛，节乃有动，注下温疟，腹中暴痛，血溢流注，精液乃少。目赤心热，甚则瞀闷懊憹，善暴死。"此处之懊憹与瞀闷并见，解作心中烦乱为是，此属其本义。

懊憹，在仲景书六病诸篇中凡六见，第76条："发汗后，水药不得入口，为逆，若更发汗，必吐下不止。发汗、吐下后，虚烦不得眠；若剧者，必反复颠倒，心中懊憹，栀子豉汤主之。若少气者，栀子甘草豉汤主之。若呕者，栀子生姜豉汤主之。"第134条："太阳病，脉浮而动数，浮则为风，数则为热，动则为痛，数则为虚，头痛发热，微盗汗出，而反恶寒者，表未解也。医反下之，动数变迟，膈内拒痛，胃中空虚，客气动膈，短气躁烦，心中懊憹，阳气内陷，心下因硬，则为结胸，大陷胸汤主之……"第199条："阳明病，无汗，小便不利，心中懊憹者，身必发黄。"第221条："阳明病，脉浮而紧，咽燥口苦，腹满而喘，发热汗出，不恶寒反恶热，身重。若发汗则躁，心愦愦反谵语；若加温针，必怵惕，烦躁不得眠；若下之，则胃中空虚，客气动膈，心中懊憹。舌上苔者，栀子豉汤主之。"第228条："阳明病，下之，其外有热，手足温，不结胸，心中懊憹，饥不能食，但头汗出者，栀子豉汤主之。"第238条："阳明病，下之，心中懊憹而烦，胃中有燥屎者，可攻。"

懊憹还见于《金匮要略·黄疸病脉证并治》，"心中懊憹而热，不能食，时欲吐，名曰酒疸"和"酒黄疸，心中懊憹或热痛，栀子大黄汤主之"。

懊憹，成无己谓："懊者，懊恼之懊，憹者，郁闷之貌。即心中懊懊恼恼，烦烦憹憹，郁郁然不舒畅，愦愦然无奈，比之烦闷而甚者。"[1] 方有执曰："胸膈壅滞

---

① 成无己.伤寒明理论[M].上海：上海科学技术出版社，1959：21.

不得舒快也。"① 这些解释对后世影响很大,近世许多教材承袭此说。或讲成"心中烦郁至甚,扰乱不宁,莫可言喻",或"心里烦郁特甚,使人有无可奈何之感",或谓"烦乱不宁","心中烦乱不安至甚"云云。而"烦乱不宁"说,当承袭于刘完素。刘完素尝云:"懊憹者,烦心热燥,闷乱不宁也,甚者似中巴豆、草乌头之类毒药之状也。"(《伤寒直格》卷中)

总之,这些说法,因因相袭,都是把懊憹理解为心中烦躁,或烦乱不宁,把它看成一个神志方面的症状。

但是,《伤寒论》第 238 条有云"懊憹而烦",在这里特别突出地把"懊憹"与"烦"并列对举,说明懊憹不同于烦,在仲景的理论思路中,懊憹并无烦意。因此,可以得出结论:懊憹不是烦乱不宁。

《伤寒论》中的懊憹与《素问·六元正纪大论》中的懊憹含义不同,词义已发生转移。可以认为,张仲景是借用《黄帝内经》中的懊憹二字的发音,用以模拟他所接触到的中原地区病人的方言。

《金匮要略·黄疸病脉证并治》:"酒疸,下之,久久为黑疸,目青面黑,心中如啖蒜齑状……"何为"啖蒜齑状"?尤在泾有一段精辟论释:"虽曰黑疸,而其原,则仍是酒家,故心中热气熏灼,如啖蒜状,一如懊憹憹之无奈也。"(《金匮要略心典》卷下)赵以德对"心中如啖蒜齑状"则释之曰:"味变于心、咽作嘈杂,心辣如啖蒜齑状。"(《金匮玉函经二注》卷十五)又《金匮要略·五脏风寒积聚病脉证并治》:"心中寒者,其人苦病心如啖蒜状,剧者,心痛彻背,背痛彻心,譬如蛊注,其脉浮者,自吐乃愈。"周扬俊注曰:"心主散,寒入而火郁矣,郁则气既不舒,而津液聚为浊饮,故其苦病如啖蒜者,正形容心中懊憹,不得舒坦,若为辛浊所伤也。"(《金匮玉函经二注》卷十一)对此,尤在泾释之曰:"心中如啖蒜者,寒束于外,火郁于内,似痛非痛,似热非热,懊憹无奈,甚者心背彻痛也。"(《金匮要略心典》卷中)这种"自吐乃愈"的"苦病心,如啖蒜状"之心痛彻背,背痛彻心,譬如虫注,其痛当是来自胃脘。而其"懊憹无奈",此正是赵以德所言之"嘈杂"之状。

仲景书中,讲到心,多用"心下",如"心下有水气""心下悸""心下痞""心下痞硬""心下满",而少用心中。用"心中"者如第 102 条,"伤寒二三日,心

---

① 方有执.伤寒论条辨[M].北京:人民卫生出版社,1957:48.

中悸而烦者"；第326条"厥阴之为病,消渴,气上撞心,心中疼热,饥而不欲食"。而懊侬则均见于"心中",都是心中懊侬。这里的"心中"是指胃或胃脘。

正如《金匮要略·五脏风寒积聚病脉证并治》中所言:"心中风者,翕翕发热,不能起,心中饥,食即呕吐。"这里的"心中饥,食即呕吐",描述的正是胃受纳和腐熟功能失调的状态。

《伤寒论》第221条,"心中懊侬"与"胃中空虚"并列,第228条,"心中懊侬"与"饥不能食"并列,这反映出在仲景的理论思路中,懊侬和胃的内在联系。许叔微似看到了这一点,所以他对懊侬释之曰:"伤寒懊侬意忡忡,或实或虚病胃中。"[①] 徐春甫亦指出:"懊侬胃虚。"[②] 属实还是属虚,当观其脉证而定,而把懊侬这个症状定位于胃,则无疑是正确的。由此,可以得出这样一个结论:心中懊侬就是胃脘部的嘈杂感。

如前所述,元代赵以德以"嘈杂"释"心中如啖蒜齑状"在前,周扬俊、尤在泾以"懊侬之无奈"释"心中热气熏灼,如啖蒜状"在后。而在周扬俊、尤在泾之前,明初时的虞抟以懊侬诠释嘈杂,则显得更为直接明白。

虞抟曰:"夫嘈杂之为证也,似饥不饥,似痛不痛,而有懊侬不自宁之状者是也。其证或兼嗳气,或兼痞满,或兼恶心,渐至胃脘作痛。"[③]

徐春甫继承了虞抟的认识,他说:"夫嘈杂之为证也,倏尔腹中如火发,腔内空空,若无一物,似辣非辣,似饥非饥,似痛不痛,而有懊侬不自宁之状,得食暂止者是也。其证有兼嗳气,或兼恶心,渐至胃脘作痛而成膈噎,此其由也。"[④]

张介宾承袭了虞、徐二家之说,云:"嘈杂一证,或作或止,其为病也,则腹中空空,若无一物,似饥非饥,似辣非辣,似痛非痛,而胸膈懊侬莫可名状,或得食而暂止,或食已而复嘈,或兼恶心而渐见胃脘作痛。"[⑤]

虞抟、徐春甫、张介宾以嘈杂与懊侬互训,可谓之不胶古人陈迹,敢于点化出新。

① 许叔微. 许叔微伤寒论著三种 [M]. 北京:人民卫生出版社,1993:69.

② 徐春甫. 古今医统大全 [M]. 北京:人民卫生出版社,1991:714.

③ 虞抟. 医学正传 [M]. 北京:人民卫生出版社,1965:136.

④ 同②:913-914.

⑤ 张介宾. 景岳全书 [M]. 上海:上海科学技术出版社,1959:390.

此后日本人丹波元简在解释第 76 条时亦指出,懊憹"此似后世所谓嘈杂。《医学统旨》曰:'嘈者,似饥而甚,似躁而轻,有懊憹不自宁之况,皆因心下有痰火而动,或食郁而有热故作。'是也。"① 丹波元简继承了《医学统旨》关于嘈杂和懊憹的论析。按,《医学统旨》,明代叶文龄著。笔者寡闻,虞、徐、张其说似本于此。又按,嘈杂本义为喧闹声,引申为不安宁。叶、虞、徐、张借用嘈杂描述胃脘部的搅扰不宁,以懊憹诠释嘈杂,十分贴切,符合《伤寒论》条文原旨。那么《伤寒论》条文的原旨是什么呢?

当后世注家们沸沸扬扬议论虚烦和懊憹时,他们绕了一个大圈子,舍近求远,却忽略了一个根本性的事实:即《伤寒论》自己已经对懊憹作出了注解。《伤寒论·辨不可发汗病脉证并治》有云:"伤寒头痛,翕翕发热,形象中风,常微汗出,自呕者,下之益烦,心懊憹如饥……"本条亦见于《金匮玉函经》卷五《辨不可发汗病形证治》,另见于王叔和《脉经》卷七《病不可发汗证》。又,《金匮玉函经》曰:"下之益烦,懊憹如饥。"《脉经》曰:"下之益烦,心懊憹如饥。"这里的一句"心懊憹如饥",对于理解本论栀子豉汤证的学术价值不容低估。如此一句"心懊憹如饥",讲清楚了两个问题:

一是能引发饥饿感的是胃。所以此处之"心"是指"胃"而言,正如同"心中疼热,饥而不欲食"之心。

二是胃脘部的"懊憹如饥",即似饥非饥,只能是嘈杂感而不可能是烦躁不宁或其他什么症状。如此一来,何为"心"? 何为"懊憹"? 千年疑团,涣然冰释。嗟嗟! 仲景之明言,何以至今日才得恍然明于世焉!

又,今河南省南阳地区方言把胃脘部的嘈杂感称为"hēnaor"。"naor"发轻声。"hēnaor"与懊憹语音相近。如前所述,可以认为,汉代的张仲景是借用《黄帝内经》中的懊憹二字的发音,用以表述他所接触的地处中原病人的方言。"hēnaor"是否是由懊憹音转而来,当有待从音韵学的角度作进一步研究。

综上所述,可以得出这样一个结论:第 76 条之虚烦是胃脘部空虚饥饿感与欲吐不吐、恶心搅扰纠结之状,是胃的受纳腐熟功能失调,而不是神志症状之所谓心中郁郁而烦。懊憹则是比虚烦更加严重的胃脘嘈杂如饥的感觉。

---

① 丹波元简.伤寒论辑义[M].北京:人民卫生出版社,1983:93.

"七八日续得寒热"与"七八日续得寒热发作有时"

"妇人中风七八日续得寒热发作有时",语出《伤寒论》第 144 条:"妇人中风七八日,续得寒热发作有时。经水适断者,此为热入血室,其血必结,故使如疟状,发作有时,小柴胡汤主之。"

成无己释之曰:"中风七八日,邪气传里之时,本无寒热,而续得寒热,经水适断者,此为表邪乘血室虚,入于血室,与血相搏,而血结不行,经水所以断也。"① 成无己把本条讲成"中风七八日,本无寒热,而续得寒热,经水适断。"这就是说成无己认为是"经水适断于中风七八日",成氏的解说,文义不属,由此产生一个成无己自己没有讲清楚的问题,即经水是什么时候来的?

方有执谓:"适断言值经水正来,适然又断止也。"② 方氏所言与原文"中风七八日"亦难相符,也不合经义。柯韵伯曰:"中风至七八日,寒热已过,复得寒热发作有期,与前之往来寒热无定期者不侔,此不在气分而在血分矣。凡诊妇人,必问月事。经水适断于寒热时,是不当止而止也。必其月事下而血室虚,热气乘虚而入,其余血之未下者,干结于内,故适断耳。"③ 柯氏注意到了本证病机与中风七八日之间的内在关系,其言:"经水适断于寒热时,是不当止而止也。"似有一些道理,但仍不透彻。

今人解释此条则谓:妇人患中风病,已经七八天,又出现恶寒发热之证,而且发作有定时,经水恰巧在此时停止,此为热入血室。或谓:妇人中风,当发热恶寒,若七八日之后,出现往来寒热,若伴经水适断,此为热入血室云云。这些解释的共同之处是"妇人中风,七八天出现恶寒发热"和"中风七八日之后经水适断",此既不合文义亦不合病情。

① 成无己.注解伤寒论[M].北京:人民卫生出版社,1963:110.
② 方有执.伤寒论条辨[M].北京:人民卫生出版社,1957:32
③ 柯韵伯.伤寒来苏集·伤寒论注[M].上海:上海科学技术出版社,1959:131.

句读的错误,引发了不符合事理、不符合医理的解释。(参见本书《"喘家作"与"喘家作桂枝汤"》)

这里有一个问题需要弄清楚,即"经水适断"与发热"如疟状,发作有时"这两个症状之间的关系。

条文中明言"经水适断者,此为热入血室。其血必结,故使如疟状,发作有时"。这里的一个"故"字把因果关系说得很明白,"经水适断"这个症状的出现,反映"热入血室"病机的存在,而"热入血室"病机一旦形成,表现在症状上,它的热型就会从发热恶寒逐渐变化为寒热发作有时。

那么"经水适断",不当断而断于何时才符合本证的病机呢?近世注家多认为经水适断于中风七八日或认为发热之初经水适来,发病之后,热邪陷于血室与血相结而经水适断。这种理解与本证病机不相符。

今人女性月经经期大约3~7天(东汉末年,女性月经经期未可详考)。若按此推论,以成无己及今人所言,中风七八日,经水适断,那么,本证病人经水当是何时而来?若是正值中风之日适来,或中风三四日适来,此岂不与本论第143条,"妇人中风,经水适来"一样?

那么"适"在何时,才符合文义与病机呢?若与第143条"妇人中风,发热恶寒,经水适来"比照,本证当恰是在妇人中风之前经水适来,中风之后,发热恶寒,热入血室,经水适断,不当断而断,其血必结,至七八日由发热恶寒逐渐变化为寒热发作有时。由此可以得出这样一个结论:本证热入血室病机、症状的因果关系当是,经水适来—中风—发热恶寒—热入血室—经水适断—寒热发作有时。

对本条的正确诠解,是基于正确的句读。"妇人中风七八日,续得寒热发作有时。经水适断者,此为热入血室,其血必结,故使如疟状,发作有时……""妇人中风"即恶寒发热,而不是"七八日"才"续得寒热";"热入血室"之后,"其血必结",至"七八日"由发热恶寒变化为"寒热发作有时"之往来寒热。

本条如此句读,才符合事理,符合医理。

痞与痞的"类似症"

"痞"，在仲景书中多见，这是一个什么样的主观症状或客观体征，此应当从仲景书的字里行间去寻求，让张仲景自己来解说。

"痞"在《伤寒论》六病诸篇，可见于以下20余条中。

第96条："伤寒五六日，中风，往来寒热，胸胁苦满，嘿嘿不欲饮食，心烦喜呕，或胸中烦而不呕，或渴，或腹中痛，或胁下痞硬……"

第131条："病发于阳，而反下之，热入因作结胸；病发于阴，而反下之，因作痞也……"

第142条："太阳与少阳并病，头项强痛，或眩冒，时如结胸，心下痞硬者……"

第149条："……若心下满而硬痛者，此为结胸也，大陷胸汤主之，但满而不痛者，此为痞……"

第151条："脉浮而紧，而复下之，紧反入里，则作痞，按之自濡，但气痞耳。"

第152条："太阳中风，下利，呕逆……其人漐漐汗出，发作有时，头痛，心下痞硬满，引胁下痛……"

第153条："太阳病，医发汗，遂发热恶寒，因复下之，心下痞，表里俱虚，阴阳气并竭……"

第154条："心下痞，按之濡，其脉关上浮者，大黄黄连泻心汤主之。"

第155条："心下痞，而复恶寒汗出者，附子泻心汤主之。"

第156条："本以下之，故心下痞，与泻心汤，痞不解，其人渴而口燥烦，小便不利者，五苓散主之。"

第157条："伤寒汗出解之后，胃中不和，心下痞硬，干噫食臭，胁下有水气，腹中雷鸣，下利者，生姜泻心汤主之。"

第158条："……心下痞硬而满，干呕心烦不得安，医见心下痞……此非结热，但以胃中虚，客气上逆，故使硬也，甘草泻心汤主之。"

第 159 条："伤寒服汤药,下利不止,心下痞硬,服泻心汤已……"

第 160 条："伤寒吐下后发汗,虚烦,脉甚微。八九日,心下痞硬,胁下痛,气上冲咽喉,眩冒……"

第 161 条："伤寒发汗,若吐若下,解后心下痞硬,噫气不除者,旋覆代赭汤主之。"

第 163 条："太阳病,外证未除,而数下之,遂协热而利,利下不止,心下痞硬,表里不解者,桂枝人参汤主之。"

第 164 条："伤寒大下后,复发汗,心下痞,恶寒者,表未解也。不可攻痞,当先解表,表解乃可攻痞,解表宜桂枝汤,攻痞宜大黄黄连泻心汤。"

第 165 条："伤寒发热,汗出不解,心中痞硬,呕吐而下利者,大柴胡汤主之。"

第 166 条："……胸中痞硬,气上冲咽喉不得息者,此为胸有寒也,当吐之,宜瓜蒂散。"

第 167 条："病胁下素有痞,连在脐傍,痛引少腹,入阴筋者,此名脏结,死。"

第 244 条："太阳病,寸缓、关浮、尺弱,其人发热汗出,复恶寒,不呕,但心下痞者,此以医下之也……"

另见"辨不可下病脉证并治"篇第 1 条："……阳气反微,中风汗出,而反躁烦;涩则无血,厥而且寒。阳微则不可下,下之则心下痞硬。"同篇第 5 条:"动气在下,不可下。下之则腹胀满,卒起头眩,食则下清谷,心下痞也。"同篇第 10 条:"……医反下之,故令脉数发热,狂走见鬼,心下为痞……"

"痞",在《金匮要略》中,也是常见的术语,如《痰饮咳嗽病脉证并治》篇第 24 条:"膈间支饮,其人喘满,心下痞坚,面色黧黑,其脉沉紧,得之数十日,医吐下之不愈,木防己汤主之……"第 30 条,"卒呕吐,心下痞,膈间有水,眩悸者,小半夏加茯苓汤主之";《胸痹心痛短气病脉证治》篇第 5 条,"胸痹,心中痞,留气结在胸,胸满,胁下逆抢心,枳实薤白桂枝汤主之,人参汤亦主之";第 8 条,"心中痞,诸逆,心悬痛,桂枝生姜枳实汤主之";《腹满寒疝宿食病脉证治》篇第 8 条,"夫瘦人绕脐痛,必有风冷,谷气不行,而反下之,其气必冲,不冲者,心下则痞";《呕吐哕下利病脉证治》篇第 10 条,"呕而肠鸣,心下痞者,半夏泻心汤主之";《妇人杂病脉证并治》篇第 7 条,"妇人吐涎沫,医反下之,心下即痞,当先治其吐涎沫,小青龙汤主之;涎沫止,乃治痞,泻心汤主之"。

纵观上述仲景书中关于痞的表述,可以认定,痞是病人自我体验到的气隔不通,满塞妨闷的感觉。满,是仲景对痞的进一步详细的表述,如在太阳病篇第 149 条中与结胸对比时有言"但满而不痛者,此为痞",说明"痞"中含有"满"的感觉。痞,有时是指医生触诊时手感下的客观有形、有周边、有硬度的结块,如《金匮要略·水气病脉证并治》第 31 条:"气分,心下坚,大如盘,边如旋杯",同篇的枳术汤证之"大如盘,边如旋盘"。不论是"杯",还是"盘",因为"边缘"清楚,所以,此虽不言痞块,但仍是有形痞块。

一

"痞"首先是一个症状或体征。

在仲景书中,作为症状或体征的"痞",在不同条文中的表述,大体可以分为三种形态。

一是气痞。太阳病篇第 151 条:"脉浮而紧,而复下之,紧反入里,则作痞,按之自濡,但气痞耳。"这里明言本条之痞是"气痞"。在此以"气"言"痞",即是表达虽心下满塞不通,但按之空虚。此处的"痞"字,是表达气隔不通,心下满闷不舒的感觉。濡通"软"。

条文中所言"但气痞耳",此处的"气"字,寓含"空虚"的意思,病人感觉心下"痞",心下满塞不通,而医生触之,手下的感觉则是软而不硬。另外,文中的"濡"还强调与第 135 条中"石硬"的比较,意在凸显"气痞"与"痞硬"的反差。

二是痞硬。太阳病篇第 142 条太阳与少阳并病之"心下痞硬",第 157 条生姜泻心汤证之"心下痞硬",以及第 165 条大柴胡汤证之"心中痞硬",文中以"硬"言"痞";又如《辨不可下病脉证并治》篇第 11 条,"亡阳虚烦躁,心下苦痞坚",文中以"坚"言"痞",这里的"痞硬"与"痞坚"首先强调的是"痞",同时突出"痞"的特点,此既表达出病人气隔不通,心下满闷不舒的自我感受,又表达出医生触诊时,手下有抵触之"坚""硬"感。

三是痞块。之所以称之为"痞块",是因为不仅病人有自我感觉之"痞",而且还有医生按诊时,触觉下之"有形"感。如太阳病篇第 167 条:"病胁下

| 390 |

素有痞,连在脐傍,痛引少腹,入阴筋者,此名脏结,死。"从仲景文中的字里行间,可以领悟出,本条之病属"脏结","痞"在"胁下素有"。文中明言"有痞"二字,"有",在此主要不是指症状,而是突显"形"的存在。

"连在脐傍",此处之"痞",不仅有"气隔不通,满塞妨闷不舒的感觉",而且还素有"连在脐傍,痛引少腹"的"脏结"存在,所以,本条所言之"痞"是指有形可检的痞块。

《难经》五十六难中有"痞气",文曰:"脾之积,名曰痞气,在胃脘,覆大如盘,久不愈……留结为积。"此条中"痞气"之"气",形貌也。"气"这个字在此表达的不是"空虚"感,而是表达"痞"的"样子"。本条中所表述的病状"覆大如盘",久不愈之"留结"也是痞块,"覆大如盘"一句是明言痞之有形。只是太阳病篇第167条"病胁下素有""脏结"之痞块,比《难经》五十六难中"脾之积"之"痞气",显得略硬一些。

在仲景书的若干条文中,多见单独称"痞"者,此类条文中的单独一个"痞"字,根据条文所表述的发病过程与症状以及所应用的方药,大体不出上述三种形态。

其一,条文中的"痞"是指"气痞",如太阳病篇第154条、第155条之"心下痞",这些"痞",触诊时,手指下感觉是"按之自濡"。

其二,条文中的"痞"根据条文所表述的发病过程、症状可以确定其"痞"是指"痞硬",如太阳病篇之第149条半夏泻心汤证"心下痞",第156条之五苓散证"心下痞",《金匮要略·痰饮咳嗽病脉证并治》篇木防己汤证之"膈间支饮""心下痞坚"等。这类条文中的"痞",在触诊时,手指下有不同程度抵触之"硬"感,此应归于"痞硬"。

其三,条文中的"痞"是指痞块而言,如太阳病篇第167条"病胁下素有痞",《金匮要略》"水气病脉证并治"篇桂枝去芍药加麻黄细辛附子汤证之"气分,心下坚,大如盘,边如旋杯",又,同篇枳术汤证之"心下坚,大如盘,边如旋盘",此等痞症不仅有"块",而且有"形",它的特点是触诊时,手指下有能够分清边缘轮廓的"块"感。

以上关于"痞"表述的三种含义、三种形态,只是相比较而言,不能绝对分开。"气痞"的"濡"与"痞硬"的"硬"是没有明确界限的,同样,"痞硬"的"硬",与"痞块"的"块"也是没有明确界限的,在某种情况下,痞"硬"到一定的程度,

"形"也就可能从"无形中产生",于是"痞硬"也就逐渐发展成为"痞块"了。从仲景书中可见,心下、心中可"痞",如太阳病篇第142条、153条、154条、155条、156条、158条、160条、152条、165条等。胁下可"痞",如第96条、第167条;胸中可"痞",如第166条。虽然部位不同,但"痞"的感觉则是基本相同的,即"气隔不通,满塞妨闷"。

特别需要提出的是,太阳病篇第149条所云"若心下满而硬痛者,此为结胸也,大陷胸汤主之,但满而不痛者,此为痞……"虽然文中强调"但满而不痛者,此为痞",但纵观本条全文,此"但满而不痛"是与大陷胸汤证的"心下满而硬痛"对比而言,是"托痞以言结胸",重点是表述结胸。而结胸的特点是"膈内拒痛",即胸膈内撑胀疼痛,此处的"拒",是由内向外撑胀的意思。严重者可以"从心下至少腹,硬满而痛不可近",可见结胸以撑胀疼痛为主要症状。而对比之下,"痞"是以"气隔不通,满塞妨闷"为主要感觉,但却不是毫无痛感,不论是"气痞"还是"痞硬"或是"痞块",在"气隔不通,满塞妨闷"的同时,会伴有一定程度的痛感,这种痛感有时会伴随痞感而突显,有时可在或有或无之间,隐隐而痛,此属"痞"的常见表现。而至"病胁下素有痞,连在脐傍",则是"痛引少腹"扯拉"阴筋"而剧痛(第167条)。又如《胸痹心痛短气病脉证治》:"心中痞,诸逆,心悬痛,桂枝生姜枳实汤主之。""心中痞"而又"悬痛",即胃脘部痞满且伴牵拉扯痛。这些表述说明,仲景书中的某些"痞"是有疼痛感的。而当"痞"的疼痛感显得尤为突出而成为患者的主要感觉时,这时"痞"已成为某种"痛证"的伴随症状了,在证候的分类上已不再属于"痞证"了。不称为"痞证",不等于此病人没有"痞"的感觉。只有这样理解仲景书中的"痞",才贴近临床,符合临床。所以《说文解字》释曰:"痞,痛也。"《说文解字》的解析揭示出痞最原始、最敏感的特征,也是最本质的特征之一。因此,对"但满而不痛者,此为痞",不可看死,读死。

二

"痞"有时是一个"证"。

痞,是"证",还是"症",这在仲景书中是活的,这需要从语境中辨别。证、症,古字作"證";近现代以来,证、症从"證"字分化出来,《现代汉语词典》把"證"作为证、症的繁体字或异体字。在中医学中以"证"字表述证候,含病机、症状、脉象等;以"症"字表述具体的症状。基于简化字的规范应用,必须探究条文中原来的"證"字的含义,若是指证候而言的,用"证"字,若是指一个具体的"症状"而言的用"症"字,这样才能符合条文本意与医理。

仲景书中有以症状命病证的传统,如《金匮要略》中的"胸痹心痛短气病脉证治""痰饮咳嗽病脉证并治""呕吐哕下利病脉证治"等篇中,都含有以"症状命证"的现象。所以《金匮要略》之"病脉证治"中,用"证"不用"症"。在中医学中,以"症状"命"证"的历史现象与传统是改变不了的。

在仲景书中,不论"气痞""痞硬"还是"痞块",它最直接的病机,是气机逆乱,升降失调。而引发气机逆乱,升降失调的深层病机则是多方面而又复杂的。不论寒热、虚实,湿浊、痰饮,积食、血瘀,都可以引发气机逆乱,升降失调。而且上述这些病机变化又可能是错综交织的,如寒挟痰饮、热壅湿浊、正虚邪陷、痰水结聚等。

同时,气机逆乱、升降失调与湿浊、痰饮、积食、血瘀互为因果,循环不已。如气机逆乱,气结生痰,进而痰滞阻遏,气机则更加逆乱,故其证更"痞上加痞"。

又如气机逆乱,升降失调,则气机阻滞,水停为饮。饮聚为痰,痰饮壅遏则一方面表现为心下痞硬,同时痰饮壅遏更加阻滞气机,于是循环不已,"痞上加痞"。

患者"痞"的感觉日渐明显加剧,其病机日渐盘结深重。所以病程日久,某些原本的"痞而濡"有可能逐渐变化为"痞而硬",某些原本无形的"痞硬",有可能逐渐变化为有形的"痞硬"而成为"痞块"。

从这个角度讲,痞可以是属寒、属热、属实、属虚,属寒热错杂,属虚实相兼等等,从而可以形成多个不同的证。同时,这些证在一定的条件下,还有可能互相转化。

纵观仲景书中有关"痞"的论述,在对比中可以发现,当今某些《伤寒论》教材在言及《伤寒论》中"痞"的时候,违背仲景原典文本的本意,妄意谬解,以致谬种流传。

如有认为"《伤寒论》中'痞'包括痞证和痞状两类。标准的痞证如前所述（按，指五泻心汤证）是指邪热内入直接引起中焦气机升降失常，而出现心下痞胀为主的一类病证，主要分为热痞、热痞兼阳虚、寒热错杂痞三大类，在顾及兼证的情况下，针对病机的治疗必须清热泻火，故各方中均有黄连、黄芩以泻火。而痞状作为一个症状可见于多种疾病"，"故痞状之证并不是真正的痞证"。"《伤寒论》中为了区别痞证与痞证的类似证，列举了以下几种痞的类似证"，并认为"这些都不是真正的痞证"：①"水蓄气滞之痞"（第156条五苓散证之心下痞）；②"中虚饮逆之痞"（第161条旋覆代赭汤证之痞）；③"协热下利之痞"（第163条桂枝人参汤证之心下痞硬）；④"表里俱虚之痞"（第153条太阳病先汗后下误治之心下痞）；⑤"阳虚饮逆之痞"（第160条伤寒吐下、发汗后误治之心下痞硬）；⑥"胆胃热结之痞"（第165条大柴胡汤证之心中痞硬）；⑦"饮停胸胁之痞"（第152条十枣汤证之心下痞硬）；⑧"痰食阻膈之痞"（第166条瓜蒂散证之胸中痞硬）；⑨"脏结之痞"（第167条胁下素有之痞）；⑩"太阳与少阳并病之痞"（第142条太阳与少阳并病之心下痞硬）。持此论者还认为："《伤寒论》中的痞证是疾病在传变过程中产生的一个特殊病证，即邪气内入阳明，使火热痞塞中焦气机而成，故治疗上始终不离泻火消痞的原则。为了区别痞证与痞的类似证，《伤寒论》特意将相关条文排列在一起，以起到鉴别的作用。"[1]

又有人认为："临床中可以见另一类心下痞满的病症，其病机实质是其他脏腑的病变影响了脾胃气机，笔者将此归属为心下痞类似证。《伤寒论》中涉及的心下痞类似证，主要如下。"它们分别是五苓散证、十枣汤证、桂枝人参汤证、大柴胡汤证[2]。

这种把五泻心汤证之痞，毫无逻辑根据地先圈定为"真正的痞证"或"标准的痞证"，而把其他病机引发的痞称之为"痞证类似证"或甩到所谓"备考"中的做法是错误的，是对仲景论痞的谬解，是背离仲景书本旨的。

因为谬创了一个所谓的"真正的痞证"或"标准的痞证"与非"真正的痞证"，于是，有人把太阳病篇159条赤石脂禹余粮汤证之痞、第156条五苓散证之痞、第161条旋覆代赭汤证之痞、第163条桂枝人参汤证之痞、第165条大

① 乔珊.《伤寒论》痞证探讨[D].成都：成都中医药大学，2015：20-29.
② 张潞帆，崔艳兰，刘纳文.《伤寒论》痞证探析[J].天津中医药，2015，32（7）：417-419.

柴胡汤证之痞、第152条十枣汤证之痞等说成是"痞证的类似证"。这些谬解不是立足于仲景书中是怎么说的,而是这些作者自己先主观地给"痞"画上一个"圈",再根据这个圈定的"五个泻心汤证"的范围设置一个"定义",主观上人为地再把有关"五个泻心汤证"的条文放进这个圈内,以支持这个"痞"所谓的"定义",从而达到"自圆其说"的目的,而把大量不支持他个人所设置的"定义"的条文甩到一边,列到所谓的"类似证"中。这些谬解不是这些年轻作者们的独创,而是来自他们在本科阶段所学过的教材。在此教材中,把痞证设置了五项,即大黄黄连泻心汤证、附子泻心汤证、半夏泻心汤证、生姜泻心汤证、甘草泻心汤证。另外又设置了所谓的"痞证类似证"[①]。

　　赤石脂禹余粮汤证之"痞",在病机上肯定不同于泻心汤证所治之痞。但却不能说赤石脂禹余粮汤所治疗的"痞",不是"痞"。这种说法的要害是先主观地圈定只有"泻心汤所治之痞"才是"痞",其他的"痞"不是"痞",若按这个歪理推论,是否可以说,射干麻黄汤所治之"咳嗽"是咳嗽证,麦门冬汤治的咳嗽,不算是"咳嗽"证,只能算是咳嗽的类似证呢? 不言而喻,其结论是错误的。这就像"黄色的狗是真正的狗","黑色的狗不是真正的狗,只是狗的类似动物"一样,这在逻辑上是何等的荒谬!

　　设想把仲景书有关半夏泻心汤证条文中的症状,放在两个不同的患者身上,两个患者对症状的表述会有很大的差异,一人可能以呕吐为主要症状,另一人可能是以心下痞为主要症状。从临床上看,若患者是以"痞"作为主诉,那么此"痞"可以当作是一个"证"。若患者是以"呕吐"作为主诉的,那么其所伴见的"心下痞"只能算是一个症状。

　　太阳病篇第149条:"若心下满而硬痛者,此为结胸也,大陷胸汤主之,但满而不痛者,此为痞……宜半夏泻心汤。"此在与"结胸证"对比之后,指出"但满而不痛者,此为痞"证。而在《呕吐哕下利病脉证治》中:"呕而肠鸣,心下痞者,半夏泻心汤主之。"此条中虽然也有"心下痞",但却是以"呕吐"为主要症状,所以属"呕吐"证,因此列在《呕吐哕下利病脉证治》篇中,而文中的"心下痞"只是"呕吐"证中伴见的一个症状。

　　又如太阳病篇第157条:"伤寒汗出解之后,胃中不和,心下痞硬,干噫食

---

① 姜建国.伤寒论[M].北京:中国中医药出版社,2004:目录2,151-157.

臭,胁下有水气,腹中雷鸣,下利者,生姜泻心汤主之。"生姜泻心汤在这里治疗的是"痞硬"证。而在《呕吐哕下利病脉证治》篇中:"病人胸中似喘不喘,似呕不呕,似哕不哕,彻心中愦愦然无奈者,生姜半夏汤主之。"在此,尽管病人有"彻心中愦愦然无奈"之"痞"感,但,却以"恶心"欲呕为主要症状,所以仲景书把本证列在《呕吐哕下利病脉证治》中,说明此病人属"呕吐"证,而不称"痞证"。在这里,痞,只是这例"呕吐证"中的一个具体症状。

从这里可见,虽然同是"痞",但,有时是指一个具体症状,有时是指一个病证,其中有一定的不确定性,所以人为地划分哪些是痞证,哪些不是痞证,这是违背仲景书本旨的,也是脱离临床的。而且还弄出来一个类似证,更是荒谬至极。

在痞的认识上,先贤早已有明晰论述。

早在明代,张介宾以《伤寒论》为依据,从临床出发把痞分为四大类,即"虚寒之痞""饮食偶伤致为痞""实滞之痞""外邪之痞"[1]。

李克绍先生综合痞的特征与病机,把《伤寒论》条文中所涉及的"痞"分为五大类,即气痞、痞硬、寒痞、坏痞、水饮致痞[2]。刘渡舟先生从不同的角度提出火痞、水痞、水气痞、痰气痞、热痞与呕利痞等[3][4]。先辈的分类思路不是人为地从主观上进行臆断,而是根据《伤寒论》条文的文意与病机变化的内在逻辑,进行客观归纳、提炼,在此基础上做出本质上的分类。

先贤对"痞"的分类,也许有不完善之处,但却没有让人费解的脱离临床的所谓"类似证"。

仲景书,白纸黑字明明说是"痞",约1 800年后的你凭什么能说这不是"痞"呢? 在你那里竟弄成为"类似证"。那么,仲景书中有没有"痞"的所谓"类似证"呢? 回答是肯定的,有! 但却不是第159条"心下痞硬"之赤石脂禹余粮汤证,不是第156条"心下痞"之五苓散证,不是第161条"心下痞硬"之旋覆代赭汤证,不是第163条"心下痞硬"之桂枝人参汤证,不是第165条"心中痞硬"之大柴胡汤证,不是第152条"心下痞硬满"之十枣汤证,而是下列各条中的有关症状。

① 张介宾.景岳全书[M].上海:上海科学技术出版社,1968:411-413.

② 李克绍.伤寒论语释[M].济南:山东科学技术出版社,1982:122-137.

③ 刘渡舟,傅士垣.伤寒论诠解[M].天津:天津科学技术出版社,1983:95-104.

④ 刘渡舟.伤寒论临证指要[M].北京:学苑出版社,1993:57,71.

三

仲景书中的"痞",原本要么是指"证候",要么是指"症状",单就"痞"来说,"痞"就是"痞",没有含含糊糊,"似痞非痞"之说。

那么仲景书中能不能找出一些"痞"的"类似证"呢?其实,若真想为"痞"找出一些所谓的"类似证",仲景书中还真能找到,如太阳病篇第28条桂枝去桂加茯苓白术汤证之"心下满微痛"、第67条茯苓桂枝白术甘草汤证之"心下逆满"、第96条小柴胡汤证之"胸胁苦满"、第98条小柴胡汤证之"胁下满痛"、第99条小柴胡汤证之"胁下满"、第103条大柴胡汤证之"心下急"、第148条阳微结之小柴胡汤证"心下满"、第149条大陷胸汤证之"心下满硬痛";又如第134条大陷胸汤证、第150条太阳少阳并病下后之结胸证、第171条太阳少阳并病之针刺证、阳明病篇第251条小承气汤证等之"心下硬";再如第146条柴胡桂枝汤证之"心下支结"、第143条热入血室证之"胸胁下满"、第205条阳明病不可攻证之"心下硬满"、太阴病篇第273条太阴病误下后变证之"胸下结硬"、厥阴病篇第355条瓜蒂散证之"心下满而烦"等。

在《金匮要略》中,如《妇人产后病脉证治》篇阳旦汤证之"心下闷",《水气病脉证并治》篇桂枝去芍药加麻黄细辛附子汤证,同篇之枳术汤证,以及《呕吐哕下利病脉证治》篇大承气汤证之"心下坚",《黄疸病脉证并治》篇谷疸证之"胃中苦浊"等等。

纵观仲景书上述诸条文中有关症状的表述,因为文中无"痞"字,看起来似可以勉强算是"痞"或"痞证"的"类似证",但实质上仍属痞证,只是因为语境不同,表达的重点不同,条文中未称之为"痞"罢了。

心、心中与心下

心、心中、心下,在仲景书中,难以严格区分,三者之间是同中有异,异中有同。要理解它的含义,不能离开条文的语境,必须根据文理、义理与医理来确定,有时也难以完整、准确、理想化地理清。

心的形态属性与藏象属性

"心"这个字,《伤寒论》出现率很高,在赵刻宋本中出现百次以上。依据"心"字后面连缀词的不同,心可表达出不同的含义。

《伤寒论》中的"心"以及整个中医学中的"心",不能和现代解剖学中的心相扯混淆。现代解剖学中的"心",讲的是具体形态与结构。中医学中的"心"讲的是藏象,其内涵是功能与联系。有业内学人讲中医藏象,往往讲着讲着就跑到了现代解剖学的脏器上了。

在中国文化肇始与中医学的发端时期,"心"这个字也包含形态。史料证实,中医学对人体内部的认识始于原始的解剖术。在我国,医学的起源与农业、畜牧业的发展密不可分。可以认为,对动物施行解剖术,对动物内部结构的认识,这对于了解人体内部的结构和形态,有必然的启示,且必激发联想与推测。不论出于什么目的,先民最终还是自觉不自觉地对人体施行了解剖术。于省吾先生通过对有关甲骨文考察,认为先民曾有过剖腹肢解活动。甲骨文研究证明,先民不仅割解牲畜,而且割解俘虏,以为祭牲。在这个过程中,被动地从视觉和感觉方面了解了人体形态结构。

在甲骨文中,象形的"心"字,正像现代解剖学视野下的动物和人心脏的直观轮廓形态。从甲骨文和金文中"心"字的象形和变化,可以窥见实物的心在先民的肉眼直观下,所取得的视觉效果。

《灵枢·经脉》篇曰"心手少阴之脉,起于心中,出属心系,下膈,络小肠……";"小肠手太阳之脉,起于小指之端……入缺盆,络心,循咽,下膈……";"脾足太阴之脉,起于大指之端……入腹属脾,络胃,上膈,挟咽……其支者,复从胃,别上膈、注心中……"从这些"起于心中""络心""注心中",经络的"上膈""下膈"的论述,可以推断出"心"的大体位置。

尽管在中国古代,曾有过解剖的实践,而且今人中不乏有对此津津乐道者,但是,中国古代的解剖术终究未能发展成为近代意义的解剖学。尽管先人们对人体的认识起始于古代解剖术,中医学的创生与古代解剖实践密切相关,但,中医学最终未能沿着解剖术所启示的思路发展。其中的原因当然是多方面的,在先秦文化和哲学渗透的影响下,中医学只能沿着整体思维的轨迹运动、发展。在古人的视野中,作为生物的人,属于自然的一部分,所以古人在对自然界宇宙天地进行整体认识、整体把握时,对人体结构、人的生命活动,也只能进行整体认识和整体把握。中医学的理论大厦最终是建立在整体意义的藏象基础之上,而不是解剖意义的脏器之上。

"心"而能够称"下",这实际上是对"心"的间接定位。那么中医学中的"心"在哪里呢? 这在包括《黄帝内经》在内的中医经典中,尚未能找到确凿的表述证明"心"在人体内的具体位置。但是从《黄帝内经》有关经络的循行轨迹中,似可以联想到它的形影,如"脾足太阴之脉""上膈挟咽,连舌本,散舌下,其支者,复从胃别上膈,注心中";"心手少阴之脉,起于心中,出属心系,下膈,络小肠";"小肠手太阳之脉""交肩上,入缺盆,络心,循咽,下膈";"肾足少阴之脉""其支者从肺出络心,注胸中";"心主手厥阴心包络之脉,起于胸中,出属心包络,下膈";"三焦手少阳之脉""入缺盆,布膻中,散络心包,下膈"等等,通过经络循行的上膈、下膈,可以推论,作为"君主之官"的"心"居胸内膈上,人体正中。关于这一点,也被汉代的许慎证实。他在《说文解字》中说:"心作♥,"并谓"心,人心","在身之中,象形"。心,"在身之中",这里的"中"是"中心、正当中"的意思(见本书《藏、藏府与藏象》),此讲的是心的"位置";"象形",说明在许慎的认识中,"心"是有形可据的,此讲的是心的形质。

《素问·痿论》,"心主身之血脉";《灵枢·邪客》,"心者,五脏六腑之大主也,精神之所舍也";《素问·灵兰秘典论》,"心者,君主之官也,神明出焉"。归纳经典中有关论述,"心"在《黄帝内经》中被赋予两个重要的功能,一是主血、主脉,二是主神明、藏神。主血、主脉表达出心的"形"与"脏"的属性;主神明、藏神,表达出心的"神"与"象"属性。

"心"有时是指主神明,主血脉的心

在仲景书中,"心"这个字,根据文理、义理与医理,是指《黄帝内经》藏象中的心。如《辨脉法》:"阳反独留,形体如烟熏,直视摇头者,此为心绝也。"此处的"心"是指主血藏神,形神俱蕴的"心"。

太阳病篇第29条,"伤寒脉浮,自汗出,小便数,心烦";第88条,"汗家重发汗,必恍惚心乱";第169条,"伤寒,无大热,口燥渴,心烦";阳明病篇第221条,"若发汗则躁,心愦愦反谵语";少阴病篇第303条,"少阴病,得之二三日以上,心中烦";第310条,"少阴病,下利,咽痛,胸满,心烦";第319条,"少阴病,下利六七日,咳而呕渴,心烦不得眠"。这几处"心烦""心乱""心愦愦"的"心"主要是讲主神明的心。

《平脉法》第1条"肾沉心洪",此处的"心"是讲"脉有三部,尺寸及关",是指主血脉的"心"。太阳病篇第49条,"若下之,身重、心悸者,不可发汗";第82条,"太阳病发汗,汗出不解,其人仍发热,心下悸";第102条,"伤寒二三日,心中悸而烦";第177条,"伤寒脉结代,心动悸,炙甘草汤主之";厥阴病篇第356条,"伤寒,厥而心下悸",这里的"心悸""心动悸""心中悸""心下悸"中的"心",主要是指主血主脉的心。

细究上述这些"心"的本义,首先都属于"君主之官",但有时倾向于"神""象",有时倾向于"形""藏",在特定的语境下,有时也包含了"形"与"神"两层含义。

"心"有时是指藏象中的"胃"

在仲景书中的条文中,"心"或"心"字后面缀以表达范围的词如"中""下""内"等,根据条文语境语意多有泛指被称为"水谷之海"的胃的含义。

如《辨脉法》第24条,"邪气独留,心中则饥,邪热不杀谷";《平脉法》第5条,"里实护腹,如怀卵物者,心痛也";《平脉法》第29条,"卫为气,气微者心内饥,饥而虚满,不能食也";又如太阳病篇第123条,"太阳病,过经十余日,心下温温欲吐";第148条,"伤寒五六日,头汗出,微恶寒,手足冷,心下满";少阴病篇第324条,"少阴病,饮食入口则吐,心中温温欲吐";厥阴病篇第326条,"心中疼热,饥而不欲食,食则吐蛔";《辨不可发汗病脉证并治》篇第13条,"咳者则剧,数吐涎沫,咽中必干,小便不利,心中饥烦";《金匮要略·五脏风寒积聚病脉证并治》篇,"心中饥,食即呕吐";《中风历节病脉证并治》篇中"侯氏黑散"所治的"大风、四肢烦重,心中恶寒"等。上述这些"心内饥""心中饥""心痛""心下温温欲吐""心下满""心中恶寒"等,依据文理、文义把这些"心"理解为"水谷之海"的"胃",显得更合乎医理。

再如太阳病篇第158条,"干呕心烦,不得安";第76条,"心中懊憹";第78条,"身热不去,心中结痛";第79条,"伤寒下后,心烦腹满";第96条,"伤寒五六日,中风,往来寒热,胸胁苦满,嘿嘿不欲饮食,心烦喜呕";第134条,"短气躁烦,心中懊憹,阳气内陷";第147条,"但头汗出,往来寒热,心烦";少阴病篇第282条,"少阴病,欲吐不吐,心烦,但欲寐"。上述条文中的"心烦""心中懊憹""心中结痛"中的"心"也是指"胃"。"心中懊憹"是表述胃中的恶心、搅扰、嘈杂、灼热感(见本书《"虚烦"与"懊憹"》)。"心"的这种用法,在现代汉语的北方口语中仍习用,如"烧心",是表达胃脘部或胸骨后的灼热感。

要再次强调的是,根据文理、义理与医理,在不同的语境下,这里的"心烦"与前文的"心烦",含义不同。前文的"心烦"是"心"主神明的功能失调,此处的"心烦"是胃内搅扰纠结,恶心欲吐的感觉。同样的道理,前述的"烧心",在另外的语境下,又用于表达"焦虑",此时此境的"心",又是表达主神明的"心"了。

"心"有时是指胸脘部位

在今本仲景书的条文中,"心"不只是指主血藏神的心,也不只是指"水谷之海"的胃,有时是泛指胸脘部位。从文理与医理上看,更多的是用"心下""心中"泛指胸脘部位,同时,又在字里行间蕴含藏象之"心"与受纳之"胃"。

如《辨脉法》第26条,"脉浮而大,心下反硬";

《辨脉法》第27条,"阴气前绝,阳气后竭者,其人死,身色必赤,腋下温,心下热也";

《平脉法》第41条,"奔气促迫,上入胸膈,宗气反聚,血结心下";

太阳病篇第28条,"翕翕发热,无汗,心下满微痛";

第40条,"伤寒表不解,心下有水气";

第67条,"伤寒,若吐,若下后,心下逆满,气上冲胸";

第 75 条,"未持脉时,病人手叉自冒心";

第 103 条,"呕不止,心下急,郁郁微烦";

第 127 条,"太阳病,小便利者,以饮水多,必心下悸";

第 134 条,"阳气内陷,心下因硬,则为结胸";

第 135 条,"心下痛,按之石硬";

第 137 条,"从心下至少腹,硬满而痛不可近";

第 138 条,"小结胸病,正在心下,按之则痛";

第 142 条,"太阳与少阳并病,头项强痛,或眩冒,时如结胸,心下痞硬";

第 146 条,"伤寒六七日,发热,微恶寒,支节烦疼,微呕,心下支结";

第 149 条,"心下满而硬痛";

第 152 条,"发作有时,头痛,心下痞硬满,引胁下痛";

第 154 条,"心下痞,按之濡";

第 155 条,"心下痞,而复恶寒";

第 156 条,"本以下之,故心下痞";

第 157 条,"胃中不和,心下痞硬";

第 158 条,"医见心下痞,谓病不尽";

第 159 条,"伤寒服汤药,下利不止,心下痞硬";

第 163 条,"协热而利,利下不止,心下痞硬";

第 164 条,"伤寒大下后,复发汗,心下痞";

第 165 条,"伤寒发热,汗出不解,心中痞硬";

阳明病篇第 205 条,"阳明病,心下硬满";

第 251 条,"无太阳柴胡证,烦躁,心下硬";

少阴病篇第 321 条,"少阴病,自利清水,色纯青,心下必痛";

第 355 条,"心下满而烦";

《金匮要略·胸痹心痛短气病脉证治》"心中痞,诸逆,心悬痛"等。

上述这些"心下""心中""心"从文理、义理与医理上看,理解为胸脘部位显得更贴切。

第 64 条,"发汗过多,其人叉手自冒心,心下悸,欲得按",本条讲发汗过多,伤及心阳,心阳虚则心神不宁,心惕惕然而动悸,慌慌然而空虚,故文曰"欲得按",病人本能地以双手交叉按"悸"的"部位",而不是在主观上寻求按主血、藏神的"心"。

这里也说明了一个问题,在中医学经典中,包括《伤寒论》,没有发现"虚里"的搏动与脉结代、心动悸的关联。所以,"叉手自冒"的部位与"悸"的部位,只是一个范围。这个范围可以是胸,可以在脘,也可以在胸脘,从临床角度看,这个位置或范围可以因病人的感受与表述而略有差异。

若与太阳病篇第 65 条的"脐下悸",《金匮要略·痰饮咳嗽病脉证并治》篇的"脐下有悸",《五脏风寒积聚病脉证并治》篇的"心伤者,当脐跳",以及《伤寒论》第 386 条理中丸方后注中的"脐上筑"、《辨不可下病脉证并治》的"脐周动气"对看,相比较,那么,"心下"二字对"悸"的"位置"认定则有更重要的意义。另外,《伤寒论》第 154 条:"心下痞,按之濡,其脉关上浮者,大黄黄连泻心汤主之。"在这里,心下满塞不通,属邪热壅滞胃脘,用泻心汤泻胃中的壅热,胃和则壅开痞散。

《金匮要略·惊悸吐衄下血胸满瘀血病脉证治》:"心气不足,吐血,衄血,泻心汤主之。"在这一条中,吐血,衄血是心火亢盛,迫血妄行,所以泻心汤在这里泻的是心火。从这两条对比中,似可以看出,泻心汤的"心"也有两重性,在不同的语境下,依据文理与医理,有时可以理解为主血藏神的"心",有时应当理解为"水谷之海"的胃。

惊与悸

火逆与惊惧

惊,作为病因、病机和症状见于《黄帝内经》,如《素问·举痛论》曰:"惊则心无所倚,神无所归,虑无所定,故气乱矣。"在仲景书中,"惊"的发作,最常见的诱因是火法治疗。

火法,包括温针、烧针、火灸及熨法,是汉代和汉代以前常用治疗方法,早在《素问·异法方宜论》中,即有"脏寒生满病,其治宜灸焫。"火法易引起并发症,尤其易引发惊恐、怖惧。古人已认识到这一点,所以仲景在书中不断地告诫:"太阳伤寒者,加温针必惊也"(太阳病篇第119条);"若被火者,微发黄色,剧者如惊痫……"(第6条);"伤寒脉浮,医以火迫劫之,亡阳,必惊狂……"(第112条);"微数之脉,慎不可灸。因火为邪,则为烦逆……"(第116条);阳明病,"若加温针,必怵惕"(第221条)等等。从中可以看出,怖惧、惊恐与火法的关联性。仲景把火法引发的以"惊"症为代表的若干并发症称之为"火逆"(第116条、第118条)、"火邪"(第114条、《金匮要略》奔豚气病篇第1条)或"火劫"(第111条)。

由于火法能给病人带来视觉上的撞击、刺激,肉体上造成疼痛伤害,所以可引发不同程度的惊惧。尽管在若干与火法相关条文中,并未表述惊恐,但在证候的底面,惊恐却是有不同程度的存在。区别只是短暂的一过性恐惧,还是持续性或间断性的恐惧。如《惊悸吐衄下血胸满瘀血病脉证治》篇第12条:"火邪者,桂枝去芍药加蜀漆牡蛎龙骨救逆汤"证,本条只言"火邪"并未言"惊",而《伤寒论》第112条同样是"桂枝去芍药加蜀漆牡蛎龙骨救逆汤"证,对"火邪"的证候进行了诠释,文曰:"伤寒脉浮,医以火迫劫之,亡阳,必惊狂,卧起不安。"

火法虽然易引发惊症,但并不是说只有火法才能引发惊症。仲景书中,其他的治疗方法运用不当也能引发惊症,如太阳病篇第107条:"伤寒八九日,下之,胸满烦惊……"少阳病篇第264条,少阳中风不可吐下,"吐下则悸而惊"。可见吐、下法运用不当也能引发惊症。

"火逆""火邪""火劫"极易引发惊怖、恐惧。惊则气乱。《举痛论》曰:"惊则心无所倚,神无所归,虑无所定,故气乱矣。"气乱则神散,心动惕不安,所以惊怖是引发心动悸不安的重要原因。

惊惧与动悸

悸,早在《素问·气交变大论》可见,文曰:"民病身热,烦心躁悸,阴厥上下中寒……"此外,《黄帝内经》中还有关于"悸"的形象表述。如《素问·至真要大论》曰:"太阳司天,寒淫所胜……胸腹满,手热。肘挛,掖肿,心澹澹大动。"澹,《说文解字》:"水摇也。"摇,是摆动、晃动的意思。"心澹澹大动"就是表述病人自身感觉到"心"的"摆动""晃动"感。此虽不言"心悸"二字,但却是真真实实地表述"心悸"。

悸，《说文解字》："心动也。"而正常情况下，人是感知不到"心动"的。人自身一旦感觉到"心动"，那就是病态。因此"悸"是一个症状或一个病证。虽然《素问·平人气象论》中有云："胃之大络，名曰虚里，贯膈络肺，出于左乳下，其动应衣，脉宗气也。""乳之下，其动应衣，宗气泄也。"尽管在古代先人解剖术里认识到"心"，但"心"在人体内的具体位置，这在古人的意识里，还是模糊的，今人通过"手太阴之脉""上膈属肺，从肺系横出腋下，下循臑内，行少阴、心主之前"；"心手少阴之脉，起于心中，出属心系，下膈络小肠"；"小肠手太阳之脉""绕肩胛，交肩上，入缺盆络心"；"心主手厥阴心包络之脉，起于胸中，出属心包络，下膈"；"三焦手少阳之脉""入缺盆，布膻中，散落心包"等经络的"入缺盆""上膈""下膈"的循行，可以确定"心"是在膈上胸内。但在《黄帝内经》时代，尚未认识到"虚里"的搏动与脉搏和"心"的关系。

先人创造"悸"这个字，含有"心"的要素。汉代人许慎说："从心，季声。"许慎吸纳、总结了公元前社会公众对"悸"这个字的认知与理解。说明古人早已意识自身曾经体验到的胸腹内的一种"莫名"的，带有"颤恐"感的"摆动""晃动"是与"心"有关联的。

而《伤寒论》似朦胧地认识到脉搏与心跳的关系，这可以从太阳病篇第177条，"伤寒脉结代，心动悸"中看到踪迹。

在《金匮要略》中，把"惊"与"悸"并列讨论，列有"惊悸吐衄下血胸满瘀血病脉证治"篇，首条文曰："寸口脉动而弱，动即为惊，弱则为悸。"

"惊"可引发"悸"。在一定意义上可以说，有惊必发悸。"悸"，有时是短暂一过性的，有时是持续性的；有的是生理性的，有的是病理性的；有的表现为轻缓，有的表现为重笃。在仲景书中，有时文中虽不言"悸"，但"悸"却是在不言中。

虽然"惊"是最常见的重要的直接或间接引发动悸的病因病机，但，却不能认为凡"悸"都是"惊"引发的。如太阳病篇第82条"太阳病发汗，汗出不解，其人仍发热，心下悸"，本证心下悸是由发汗不当引发的。又如第49条"脉浮数者，法当汗出而愈。若下之，身重心悸者，不可发汗"，本证心悸则是由下法引发的。在仲景书中，饮水过多也会引发心悸，如太阳病篇127条，文曰

"太阳病,小便利者,以饮水多,必心下悸"。

尽管"惊"以外的其他因素,也可引发动悸,但,"悸"作为症状,作为"病的过程",却或显或隐,或多或少蕴含有"惊"的要素。这表现在"人"会感觉到在"心"的"摆动""晃动""颤恐"中,裹挟着一缕莫名的惊惧。从一定意义说,"悸中有惊"。

在伤寒的发病与治疗过程中,悸是常见多发症状。如《伤寒论》第49条:"脉浮数者,法当汗出而愈。若下之身重,心悸者,不可发汗,当自汗出乃解。"

第64条:"发汗过多,其人叉手自冒心,心下悸欲得按者,桂枝甘草汤主之。"

第65条:"发汗后,其人脐下悸者,欲作奔豚,茯苓桂枝甘草大枣汤主之。"

第82条:"太阳病发汗,汗出不解,其人仍发热,心下悸,头眩,身瞤动,振振欲擗地者,真武汤主之。"

第96条:"伤寒五六日,中风,往来寒热,胸胁苦满,嘿嘿不欲饮食,心烦喜呕,或胸中烦而不呕,或渴,或腹中痛,或胁下痞硬,或心下悸……"

第102条:"伤寒二三日,心中悸而烦者,小建中汤主之。"

第127条:"太阳病,小便利者,以饮水多,必心下悸;小便少者,必苦里急也。"

第177条:"伤寒,脉结代,心动悸,炙甘草汤主之。"

第264条:"少阳中风,两耳无所闻,目赤,胸中满而烦者,不可吐、下,吐、下则悸而惊。"

第265条:"伤寒,脉弦细,头痛发热者,属少阳。少阳不可发汗,发汗则谵语,此属胃,胃和则愈,胃不和,则烦而悸。"

第318条:"少阴病,四逆,其人或咳,或悸,或小便不利,或腹中痛,或泄利下重者,四逆散主之。"

第356条:"伤寒,厥而心下悸者,宜先治水,当服茯苓甘草汤……"

第386条:"霍乱,头痛发热,身疼痛,热多欲饮水者,五苓散主之;寒多不用水者,理中丸主之。"方后注中"若脐上筑者,肾气动也,去术加桂四两""悸者,加茯苓二两"。

再如《金匮要略》中可见于:

《惊悸吐衄下血胸满瘀血病脉证治》篇第 1 条:"寸口脉动而弱,动即为惊,弱则为悸。"同篇第 13 条:"心下悸者,半夏麻黄丸主之。"

《中风历节病脉证并治》篇附方:《千金》三黄汤方后注悸加牡蛎三分。

《血痹虚劳病脉证并治》篇第 4 条:"男子面色薄者,主渴及亡血,卒喘悸,脉浮者,里虚也。"同篇,"虚劳里急,悸,衄,腹中痛,梦失精,四肢酸疼,手足烦热,咽干口燥,小建中汤主之。"同篇附方《千金翼》炙甘草汤:"治虚劳不足,汗出而闷,脉结悸,行动如常,不出百日,危急者十一日死。"

《痰饮咳嗽病脉证并治》篇第 7 条:"水在肾,心下悸。"同篇第 12 条:"夫病人饮水多,必暴喘满。凡食少饮多,水停心下,甚者则悸。微者短气。"同篇第 30 条:"卒呕吐,心下痞,膈间有水,眩悸者,小半夏加茯苓汤主之。"

在仲景书中,动悸感不仅在心、心中、心下(参见本书《心、心中与心下》),在不同的病证中,还可出现于脐与脐上、脐下、脐左、脐右等。如《辨太阳病脉证并治》篇第 65 条:"发汗后,其人脐下悸者,欲作奔豚,茯苓桂枝甘草大枣汤主之。"如《奔豚气病脉证治》篇第 4 条:"发汗后,脐下悸者,欲作奔豚。"《痰饮咳嗽病脉证并治》篇第 31 条"假令瘦人脐下有悸……"等等。

仲景有时把脐与脐周的动悸称作"动气",如《辨不可发汗病脉证并治》《辨不可下病脉证并治》有"动气在右""动气在左""动气在上""动气在下"的表述,这里的"右""左""上""下"表达的是脐的周围。

有时还把脐与脐周的动悸称作"筑"或"跳",如《辨脉法》第 32 条"齐筑湫痛",这里的"齐"同脐;筑,如杵捣动,此指跳动,动悸。再如《辨霍乱病脉证并治》篇理中丸方后注中,"若脐上筑者,肾气动也"。《五脏风寒积聚病脉证并治》篇第 10 条"心伤者……心中痛而自烦,发热,当脐跳……"等等。

在仲景书中,"悸"除了有以上"动气""筑"或"跳"的表述之外,还有更直接的体验性的内在感受如"上气""气上冲""心乱",这些体验可见于若干证候的发病过程中。如《痉湿暍病脉证治》篇第 12 条:"太阳病,无汗而小便反少,气上冲胸……"同篇第 22 条防己黄芪汤证方后注:"气上冲者加桂枝三分。"《奔豚气病脉证治》篇第 1 条:"奔豚病,从少腹起,上冲咽喉,发作欲死,复还止,皆从惊恐得之。"同篇第 2 条:"奔豚,气上冲胸,腹痛,往来寒热,奔豚汤主之。"同篇第 3 条:"发汗后,烧针令其汗,针处被寒,核起而赤者,必发奔豚,气从少腹上至心,灸其核上各一壮,与桂枝加桂汤主之。"(本条又见太阳

病篇）

再如《痰饮咳嗽病脉证并治》篇第 36 条："青龙汤下已。多唾口燥,寸脉沉,尺脉微,手足厥逆,气从小腹上冲胸咽……"《水气病脉证并治》篇第 21 条,"病者苦水,面目身体四肢皆肿,小便不利,脉之,不言水,反言胸中痛,气上冲咽,状如炙肉,当微咳喘……""阳损阴盛,结寒微动肾气上冲,喉咽塞噎……""气上冲"是只有病人自己才能体验到的有气自下而上的"冲击"感,伴随着气的"冲击",病人感到"颤恐""惊惧",此种状态下的病人,出现异常的"心动"感,这就是"悸",所以"气上冲"也属"悸"的范畴。太阳病篇第 67 条"心下逆满,气上冲胸","奔豚病,从少腹起,上冲咽喉,发作欲死",即属此类。条文中虽未言"悸",但心阳不足,水饮上逆,凌心则悸。

太阳病篇第 88 条"汗家,重发汗必恍惚心乱",这里的"恍惚",表达的是神思不定;"心乱",从表象上看是神思迷惑,实质上内在的则是心动悸不安。

仲景书条文中有时虽未言"悸",但从证候症状中可透射出"悸"感存在的可能。如除了太阳病篇 177 条"伤寒脉结代,心动悸"脉与症并言之外,《胸痹心痛短气病脉证治》篇:"胸痹之病,喘息咳唾,胸背痛,短气,寸口脉沉而迟,关上小紧数,栝蒌薤白白酒汤主之。"本条文中虽未言脉结代与动悸,但脉显"寸口脉沉而迟,关上小紧数",其脉来特点是在沉迟中,间断夹杂数疾之象(亦可能在沉数中,间断夹杂迟涩之象),其所以强调"关上",是突显气血运行困阻,其脉来的表现是,上不及寸,下不及尺,短促而顿踬如"豆",在仲景书中此属动脉。"动脉"常常并见心悸。

如果把"喘息咳唾,胸背痛,短气,寸口脉沉而迟,关上小紧数"诸脉症立体化,置于一个活生生的病人身上,这个病人在现代医学的听诊中,可表现为脉律绝对不齐,(第一心音)心音强弱不等,脉率或小于心率;在心电图检查中,可显示房颤的特征。结合条文中的若干症状,尤其是"胸背痛,喘息、短气",似可诊断为"心绞痛伴房颤"。而"房颤"的病人常可伴有胸脘动悸感(参见本书下篇"寸口脉沉而迟,关上小紧数")。但是,房颤具有一定的隐匿性,有时症状并不明显,所以有的病人会否认心悸。

这里强调"有时"或"常常",是基于临床上的事实。其意是要表达,临床上所见到的"脉结代"病人,并不是都必感到"心动悸"。从临床上看,太阳病篇 177 条"伤寒脉结代,心动悸"应当是张仲景的个案。因为在临床上,确实有的病人虽然明显出现结代脉,或"脉律绝对不齐",且"心电图"中"波"的大小、形态和振幅均不相同,西医诊断为"心房颤动",但病人并无"心悸"或"心慌"的感觉。结论是心悸不一定脉结代,脉结代常常并见心悸,但不一定必然心悸。因此,基于"以临床事实为依据"的原则,可以说"心悸"只是"脉结代"常常出现的并见症状,而不是必见症状。根据这一点也可以从一个侧面说明,所谓的"以脉测症"的不确定性。张仲景在太阳病篇第101条中说过,"伤寒中风,有柴胡证,但见一症便是",如果病人"伤寒,脉弦细",你能测到病人肯定会出现哪一个具体症状呢?

动悸与用药

仲景治悸有若干方子,有代表性的方子是太阳病篇第177条的炙甘草汤,主治"脉结代,心动悸",特点是桂枝与人参同用,温阳益气,安神以定悸。

另有厥阴病篇第356条的茯苓甘草汤,主治"厥而心下悸",特点是桂枝与茯苓同用,温阳行水化饮,以定恐悸。还有《惊悸吐衄下血胸满瘀血病脉证治》篇第12条的桂枝去芍药加蜀漆牡蛎龙骨救逆汤,主治"惊狂,卧起不安"(又见辨太阳病篇第112条)。条文中虽不言悸,但悸却是必有之症。本方特点是桂枝与牡蛎龙骨同用,壮心阳敛心神,安魂魄以定悸。

此外,太阳病篇第64条桂枝甘草汤,治"叉手自冒心,心下悸,欲得按";第102条小建中汤,治"心中悸而烦",突出桂枝与甘草配伍,壮心阳以定心悸。

《痰饮咳嗽病脉证并治》篇第36条桂苓五味甘草汤,治"青龙汤下已,多唾口燥,寸脉沉,尺脉微,手足厥逆,气从小腹上冲胸咽"。突出桂枝配茯苓甘草,温阳化气行水定悸。

太阳病篇第107条柴胡加龙骨牡蛎汤中,桂枝配茯苓化气行水定悸,人参配牡蛎龙骨以镇惊邪、安魂魄、定恐悸。太阳病篇第118条桂枝甘草龙骨牡蛎汤中,桂枝配甘草壮心阳,配牡蛎龙骨敛神镇惊定悸。

综观仲景书中治悸的若干方剂,桂枝、茯苓、人参、牡蛎、龙骨在定悸的应用配伍中有重要意义。而桂枝、茯苓、人参、牡蛎在相关药方的方后注中得到特别强调。尤其是桂枝,几乎是"悸必用桂",其中最突出的论述则是"桂枝加桂汤,更加桂二两","加桂满五两,所以加桂者,以能泄奔豚气也"。"奔豚"属心阳虚衰不能制下,下焦水寒之气上冲心胸,病人自觉脘腹以下有气直上冲击喉咽,怀中"有如豚上窜"之感。此寒水凌心,条文中虽未言"悸",则"悸"必在其中。"加桂满五两"意在温阳壮心,平冲定悸。

桂枝,《神农本草经》"主治上气咳逆","补中益气";《名医别录》谓"温筋通脉止烦"。用桂枝温阳壮心,下气降逆,平冲定悸,这是仲景的发明,是从"主治上气咳逆""通脉止烦"中悟解出的智慧。

在少有的方后注中,仲景特别强调桂枝平冲定悸的功效。如《痉湿暍病脉证治》篇防己黄芪汤证中云:"风湿,脉浮身重,汗出恶风。"方后注强调"气上冲者,加桂枝三分"。本证虽有风湿外邪,但阳气虚馁,病人可见心阳虚而气逆心悸,在此加桂枝,不是解表,而是定心悸。

李克绍先生从仲景书中归纳出:桂枝"壮心阳,降逆气"。

少阴病篇第 318 条四逆散方后注云"悸者加桂枝五分",欲理解其中的蕴意,必须先思考四逆散证的病机。这就需要首先明白方后注中,腹痛为什么加附子。纵观本方用药加减,本证"四逆"是阳气被阴寒水湿阻遏,阴遏阳郁,阳气不能外达四末所致,所以本证"四逆"与四逆汤证的"四逆"病机截然不同。本证悸与厥并见,此属阳气不振,寒湿水气凌心,所以加桂枝,意在壮心阳化气以定悸。

研究四逆散证,"悸者加桂枝五分",可与《惊悸吐衄下血胸满瘀血病脉证治》篇"心下悸者,半夏麻黄丸主之"合并深入思考。

半夏麻黄丸所治之"心下悸"属寒饮闭遏心阳,心阳不宣。方中用麻黄,意在开破水饮,发越阳气。对照四逆散证"悸者加桂枝五分"与"心下悸者,半夏麻黄丸主之",可以发现,在病机上,在治则上,在用药上,有异曲同工之处。

辨霍乱病篇第 386 条,霍乱"寒多不用水者",若见脐上筑动,此属"肾气动也",肾水有上凌之势,仲景提示去升散走表的白术,加平冲降逆的桂枝四两。

茯苓,《神农本草经》"主胸胁逆气忧恚,惊邪恐悸","久服安魂,养神"。仲景用茯苓,除了化气行水之外,用其安神止惊定悸则是一大特点。

小柴胡汤证若气机郁滞,水不化气而凌心,则可能出现心下动悸不安。太阳病篇第 96 条方后注提示,"心下悸,小便不利""加茯苓四两"。

霍乱病篇第 386 条,霍乱"寒多不用水者",因"呕吐而利",气机逆乱,引发水停心下,症见心下悸,仲景在理中丸方后提示说"悸者加茯苓二两"。

在仲景书中,定悸常见桂枝茯苓同用。如太阳病篇第 65 条"发汗后,其人脐下悸者,欲作奔豚,茯苓桂枝甘草大枣汤主之"。第 67 条"心下逆满,气上冲胸"苓桂术甘汤主之。第 356 条"厥而心下悸",茯苓甘草汤主之。《痰饮咳嗽病脉证并治》篇第 36 条"青龙汤下已""气从小腹上冲胸咽""与茯苓桂枝五味甘草汤"。同篇第 31 条"假令瘦人脐下有悸""五苓散主之"等等,在这些条文中,定悸都是桂枝茯苓同用。

人参,《神农本草经》"主补五脏,安精神,定魂魄,止惊悸"。牡蛎,《神农本草经》治"惊恚怒气"。

《中风历节病脉证并治》篇附《千金》三黄汤"治中风手足拘急,百节疼痛,烦热心乱",气逆加人参三分,悸加牡蛎三分。从方后注药物加减中可见,仲景治悸不仅关注桂枝、茯苓,有时还加人参、牡蛎。

太阳病篇第 107 条柴胡加龙骨牡蛎汤中,桂枝、茯苓、人参、牡蛎同用,治疗"胸满烦惊,小便不利,谵语,一身尽重,不可转侧",此虽未言"悸",但,在"烦惊"的阴影中,必游弋着悸动的幽灵。

这里强调的是桂枝、茯苓、人参、牡蛎这四味药的定"悸"功效,在相关方剂的方后注中,得到仲景的格外关注。此并不是说,仲景书中再没有运用其他的药物定悸。恰恰相反,龙骨在仲景书中就常常与牡蛎同用于镇惊、安神、定悸。

牡蛎与龙骨在仲景书中具有明显的配伍特征。按,牡蛎,仲景书中除去重出十三见。计太阳病篇第 107 条柴胡加龙骨牡蛎汤、第 112 条桂枝去芍药加蜀漆牡蛎龙骨救逆汤、第 118 条桂枝甘草龙骨牡蛎汤、第 147 条柴胡桂枝干姜汤;辨阴阳易差后劳复篇第 395 条牡蛎泽泻散,以及小柴胡汤方后注。在《金匮要略》中,见"百合狐惑阴阳毒病脉证治"篇栝蒌牡蛎散、"疟病脉证并治"篇附方《外台秘要》牡蛎汤、"中风历节病脉证并治"篇侯氏黑散、同篇风引汤、同篇《千金》三黄汤、"血痹虚劳病脉证并治"篇桂枝加龙骨牡蛎汤、"妇人妊娠病脉证并治"篇白术散。

龙骨,仲景书中除去重出共七见。太阳病篇第 107 条柴胡加龙骨牡蛎汤、

第 118 条桂枝甘草龙骨牡蛎汤、第 112 条桂枝去芍药加蜀漆牡蛎龙骨救逆汤。"中风历节病脉证并治"篇风引汤、"血痹虚劳病脉证并治"篇桂枝加龙骨牡蛎汤、同篇天雄散、"惊悸吐衄下血胸满瘀血病脉证治"篇桂枝去芍药加蜀漆牡蛎龙骨救逆汤。

牡蛎龙骨同用五方,桂枝甘草龙骨牡蛎汤、桂枝去芍药加蜀漆牡蛎龙骨救逆汤、桂枝加龙骨牡蛎汤、柴胡加龙骨牡蛎汤以及《中风历节病脉证并治》篇的风引汤等五方都是牡蛎龙骨同用。

心慌与心悸是有区别的。现代人表达心慌,多用心跳加快,慌,这个字,蕴有急忙的意思,含有"快"的要素。病人感到胸脘部有快速的"扑腾""扑腾"的感觉,其感觉中有一种踏实感。重点在心跳加快上,在寸口脉上可显脉象数疾。

而心悸,可表现为心跳或快或慢;胸脘部可有"空荡""飘动"感,其感觉中有一种莫名的空虚、憋闷感,同时还可伴有或轻或重,或隐或显的惊恐感。重点在心跳快慢不整或心跳过快、过慢,在寸口脉上可显"结代脉""雀啄脉"或脉象数疾或脉缓涩迟滞。当然这也不能完全绝对化。

"半在里半在外"与"半表半里"

今赵刻宋本《伤寒论》中,只有"半在里半在外",语出本论太阳病篇第148 条。张仲景从来没说过"半表半里"。

但是,从《中医基础理论》《中药学》到《方剂学》以及各临床学科,凡是讲到少阳病或小柴胡汤,几乎无不讲"半表半里"者。讲"半表半里"的人,都不假思索地张口就讲这是张仲景《伤寒论》说的。后世那些讲《伤寒论》的人,包括目前不同版本的《伤寒论》讲义或教材,也都在喋喋地讲"半表半里"是张仲景说的,但是,在今人所能见到的赵开美影刻的宋本《伤寒论》和今本《金匮要略》里,都没有"半表半里"这个所谓的术语。

把"半表半里"说成是张仲景《伤寒论》的内容,是谬误流传。

既然张仲景从来没说过"半表半里",《伤寒论》里只有"半在里半在外",

那么,这个"半表半里"是从哪里半路杜撰出来而又强加给张仲景的呢?

"半表半里"是成无己在《注解伤寒论》中,解释第96条、第97条等若干条文时所杜撰出来的。如:

第96条:"伤寒五六日,中风,往来寒热,胸胁苦满,嘿嘿不欲饮食,心烦喜呕,或胸中烦而不呕,或渴,或腹中痛,或胁下痞硬,或心下悸,小便不利,或不渴、身有微热,或咳者,小柴胡汤主之。"成无己诠解曰:"病有在表者,有在里者,有在表里之间者。此邪气在表里之间,谓之半表半里。"这是成无己注解《伤寒论》六病诸篇时,首次给半表半里下的定义。

其文又曰:"今邪在半表半里之间,未有定处,是以寒热往来也。""今止言胸胁苦满,知邪气在表里之间。""嘿嘿者,邪方自表之里……不欲食者,邪在表里之间。"①

成无己在解说小柴胡汤时又云:"伤寒邪气在表者,必渍形以为汗,邪气在里者,必荡涤以为利,其于不外不内,半表半里,既非发汗之所宜,又非吐下之所对,是当和解则可矣。"②

第97条:"血弱气尽,腠理开,邪气因入,与正气相搏,结于胁下。正邪分争,往来寒热,休作有时,嘿嘿不欲饮食。脏腑相连,其痛必下,邪高痛下,故使呕也。小柴胡汤主之。服柴胡汤已,渴者,属阳明,以法治之。"成无己释之曰:"邪在上焦为邪高,邪渐传里为痛下,里气与邪气相搏,逆而上行,故使呕也。与小柴胡汤,以解半表半里之邪。"③

第98条:"得病六七日,脉迟浮弱,恶风寒,手足温。医二三下之,不能食,而胁下满痛,面目及身黄,颈项强,小便难者,与柴胡汤,后必下重。本渴饮水而呕者,柴胡汤不中与也。食谷者哕。"成无己释之曰"得病六七日,脉迟浮弱,恶风寒,手足温,则邪气在半表半里……"④。

第99条:"伤寒四五日,身热恶风,颈项强,胁下满,手足温而渴者,小柴胡汤主之。"成无己注曰"邪在表则手足通热,邪在里则手足厥寒,今手足温者,

---

① 成无己.注解伤寒论[M].北京:人民卫生出版社,1963:87.

② 成无己.伤寒明理论[M].上海:上海科学技术出版社,1959:58.

③ 同①:89.

④ 同①:90.

知邪在表里之间也……"①。

第101条："伤寒中风,有柴胡证,但见一症便是,不必悉具。凡柴胡汤病证而下之,若柴胡证不罢者,复与柴胡汤,必蒸蒸而振,却复发热汗出而解。"成无己注解云"柴胡证是邪气在表里之间也……"②。

第104条："伤寒,十三日不解,胸胁满而呕,日晡所发潮热,已而微利,此本柴胡证,下之以不得利,今反利者,知医以丸药下之,此非其治也。潮热者,实也。先宜服小柴胡汤以解外,后以柴胡加芒硝汤主之。"成无己注释曰:"伤寒十三日,再传经尽,当解之时也。若不解,胸胁满而呕者,邪气犹在表里之间,此为柴胡汤证。"③

第142条："太阳与少阳并病,头项强痛,或眩冒,时如结胸,心下痞硬者,当刺大椎第一间、肺俞、肝俞,慎不可发汗。发汗则谵语、脉弦,五日谵语不止,当刺期门。"成无己释曰:"邪在表,则可发汗,邪在半表半里,则不可发汗。"④

第147条："伤寒五六日,已发汗而复下之,胸胁满微结,小便不利,渴而不呕,但头汗出,往来寒热,心烦者,此为未解也,柴胡桂枝干姜汤主之。"成无己释之曰:"今胸胁满,微结,小便不利,渴而不呕,但头汗出,往来寒热心烦者,即邪气犹在半表半里之间,为未解也。胸胁满,微结,寒热心烦者,邪在半表半里之间也。"⑤

第149条："伤寒五六日,呕而发热者,柴胡汤证具,而以他药下之,柴胡证仍在者,复与柴胡汤。此虽已下之,不为逆,必蒸蒸而振,却发热汗出而解。若心下满而硬痛者,此为结胸也,大陷胸汤主之。但满而不痛者,此为痞,柴胡不中与之,宜半夏泻心汤。"成无己释之曰:"伤寒五六日,邪在半表半里之时,呕而发热,邪在半表半里之证,是为柴胡证具。"

第150条："太阳少阳并病,而反下之,成结胸,心下硬,下利不止,水浆不下,其人心烦。"成无己释曰:"太阳少阳并病,为邪气在半表半里也。"⑥

① 成无己.注解伤寒论[M].北京:人民卫生出版社,1963:90.

② 同①:91.

③ 同①:92.

④ 同①:109.

⑤ 同①:111.

⑥ 同①:112,113.

第 171 条:"太阳少阳并病,心下硬,颈项强而眩者,当刺大椎、肺俞、肝俞,慎勿下之。"成无己注云:"太阳为在表,少阳为在里,即是半表半里证。"

第 172 条:"太阳与少阳合病,自下利者,与黄芩汤;若呕者,黄芩加半夏生姜汤主之。"成无己释之曰:"太阳少阳合病,自下利,为在半表半里。"①

第 229 条:"阳明病,发潮热,大便溏,小便自可,胸胁满不去者,与小柴胡汤。"成无己注云"大便溏者,应气降而胸胁满去,今反不去者,邪气犹在半表半里之间……"

第 230 条:"阳明病,胁下硬满,不大便而呕,舌上白胎者,可与小柴胡汤,上焦得通,津液得下,胃气因和,身濈然汗出而解。"成无己释之曰"若胁下硬满,虽不大便而呕,舌上白苔者,为邪未入腑,在表里之间……"

第 231 条:"阳明中风,脉弦浮大而短气,腹都满,胁下及心痛,久按之气不通,鼻干,不得汗,嗜卧,一身及目悉黄,小便难,有潮热,时时哕,耳前后肿,刺之小差,外不解,病过十日,脉续浮者,与小柴胡汤。"成无己云"若外证不解,虽过十日,脉续浮者,邪气犹在半表半里……"②。

第 264 条:"少阳中风,两耳无所闻,目赤,胸中满而烦者,不可吐下,吐下则悸而惊。"成无己注曰:"邪在少阳,为半表半里。"

第 266 条:"本太阳病不解,转入少阳者,胁下硬满,干呕不能食,往来寒热,尚未吐下,脉沉紧者,与小柴胡汤。"成无己注曰:"胁下硬满,不能食,往来寒热者,邪在半表半里之间。"③

综合成无己对上述若干条文的注释,不难发现,成氏不仅混淆了《伤寒论》中的小柴胡汤证与少阳病的不同(参见本书中篇《少阳病与柴胡汤证》),而且把小柴胡汤证与少阳病的病机概括为"邪在半表半里"。那么,所谓的"半表半里"是什么含义呢?成无己言:"邪气在表里之间,谓之半表半里。"邪气之所以能到达"表里之间",是因为邪气"传经"的缘故。

成无己通过对《伤寒论》有关条文的注解,经过反复论述、阐释,从而形成了他的关于"传经"的系统观点。他在解释第 23 条"太阳病,得之八九日,如

① 成无己.注解伤寒论[M].北京:人民卫生出版社,1963:121.

② 同①:140,141.

③ 同①:150,151.

症状,发热恶寒,热多寒少,其人不呕,清便欲自可……"时说:"伤寒八九日,则邪传再经又遍,三阳欲传三阴之时也,传经次第,则三日传遍三阳,至四日阳去入阴,不入阴者为欲解,其传阴经,第六日传遍三阴,为传经尽而当解。其不解,传为再经者,至九日又遍三阳,阳不传阴则解。"[1] 结合第 4 条、第 5 条、第 8 条等有关条文的注解,成无己的传经说内容可以概括为:伤寒按六经顺序循经相传,始于太阳终于厥阴,日传一经,六日传六经,六日不愈,则七日从厥阴再传太阳,以次相传。

成无己的所谓"邪气在表里之间,谓之半表半里",实际上是他"传经"臆说的产物。

由成无己"创造"的这个半表半里"术语",得到了后世众家的承袭,如方有执在解释第 96 条云:"往来寒热者,邪入躯壳之里,脏腑之外,两夹界之隙地。所谓半表半里,少阳所主之部位。"[2] 魏荔彤云:"伤寒之为病,太阳罢则传阳明,阳明无所复传则危矣,幸赖少阳居于半表半里为之出路。"(《伤寒论本义》卷之七)《医宗金鉴》云:"少阳之邪,进可传太阴之里,退可还太阳之表,中处于半表半里之间。"[3] 尤在泾云:"往来寒热者,少阳居表里之间,进而就阴则寒,退而从阳则热。"[4]

方、魏、尤以及《医宗金鉴》在解说第 96 条时,已经都离不开所谓的"半表半里"了。经过众多后世及当代注家的转抄、承袭、强化和传播,至今已经扩散到了中医学的各个学科,从《中医基础理论》《中医诊断学》《中药学》《方剂学》到临床各学科,凡是讲到少阳病或小柴胡汤,都毫无例外地动引《伤寒论》,把"半表半里"说成来源于《伤寒论》,从而把成无己的东西强加给张仲景。

第 148 条:"伤寒五六日,头汗出,微恶寒,手足冷,心下满,口不欲食,大便硬,脉细者,此为阳微结,必有表,复有里也。脉沉,亦在里也。汗出为阳微,假令纯阴结,不得复有外证,悉入在里,此为半在里半在外也。脉虽沉紧,不得为少阴病。所以然者,阴不得有汗,今头汗出,故知非少阴也,可与小柴胡汤。

① 成无己.注解伤寒论[M].北京:人民卫生出版社,1963:60.

② 方有执.伤寒论条辨[M].北京:人民卫生出版社,1957:30.

③ 吴谦,医宗金鉴[M].北京:人民卫生出版社,1982:182.

④ 尤在泾.伤寒贯珠集[M].上海:上海科学技术出版社,1959:124.

设不了了者,得屎而解。"成无己解释此条,一方面说:"伤寒五六日,邪当传里之时,头汗出,微恶寒者,表仍未解也。手足冷,心下满,口不欲食,大便硬,脉细者,邪结于里也。"指出"表邪未解","邪结于里",另一方面又说:"与小柴胡汤,以除半表半里之邪。"而成氏所谓的"半表半里",又是其在对若干条文的解释中,反复强调的"表里之间"。按成氏的解释即是小柴胡汤治疗的"半表半里之邪"就在"表里之间",而表里之间的邪气又是"未解"的"表邪"和"结于里"的"邪"。这是何等的矛盾!

实际上本条只强调一个问题:阳微结,必有表,复有里,与小柴胡汤。

伤寒本当发热、恶寒、无汗、脉浮或浮紧;至五六日,症见恶寒已微,说明表邪始衰;手足冷、心下满、口不欲食、大便硬、脉细,都不属伤寒表证;心下满、口不欲食、大便硬三个症状并见,说明外邪开始逐渐深入,里热始结,阳郁初成。

阳郁气结,气机失调,郁阳不达四末——故手足冷;

郁阳上蒸——则症见头汗出;

阳郁不伸,气结不畅——故脉道不展,脉细滞而有力;

"脉沉,亦在里也",里——指少阴病,此与后文"脉虽沉紧,不得为少阴病"互为对应;脉沉亦主少阴病,典型的少阴病,属阴寒结聚,只能是无热恶寒,所以文曰"假令纯阴结,不得复有外证"。

本证头汗出,而少阴病不得有汗,汗出属亡阳(第283条)。故本证尽管有微恶寒,手足冷,以及脉沉细或脉沉紧,但因为"头汗出",所以不可能是少阴病。

仲景把本证的病机概括为:"此为半在里半在外也",也就是"必有表,复有里"之意。

"必有表,复有里"——表证未解,阳郁气结。

仲景选用小柴胡汤:宣达阳气,疏通阳结,清解郁热。服汤后,上焦得通,津液得下,则表邪自解,阳结散而郁热清。

从对148条的分析中,可以看出,张仲景的"半在里半在外"之"半在里",是缘于"脉沉",所以讲"亦在里也";他所讲的"半在外",是缘于"微恶寒",所以"复有外证"。

仲景的这一句话讲得很清楚,"半在里半在外"不是"表里之间",而是"必有表,复有里"之意。"必有表,复有里"在这里是指表证未解,阳郁气结;

此属于既有表证,又有里证之类的证候。

张仲景的"必有表,复有里也",是"亦表亦里",此处的"里"是对比而言。而成无己的所谓"半表半里"则是"表里之间",是"非表非里"。

张仲景的"半在里半在外"与成无己的所谓"半表半里"迥异。

噫吁嚱!在这个问题上,业内假装睡着的人太多,这是永远都叫不醒的!

"不可余药"与"余勿服"

《伤寒论》第 126 条:"伤寒有热,少腹满,应小便不利,今反利者,为有血也,当下之,不可余药,宜抵当丸。""不可余药"义颇难解,历来歧义纷出。

成无己云:"……然此无身黄屎黑,又无喜忘发狂,是未至于甚。故不可余驶峻之药也。可与抵当丸,小可下之也。"[①] 方有执云:"变汤为丸,然名虽丸也,犹煮汤焉。夫汤,荡也。丸,缓也。变汤为丸而犹不离乎汤,其取欲缓不缓,不荡而荡之意欤。且曰不可余药,言即使如上篇之用汤(按,抵当汤),犹未为对,必如是而后可,亦奇制也。"[②] 喻昌曰:"伤寒蓄血较中风蓄血更为凝滞,故变上篇之抵当汤为丸,煮而连滓服之,与结胸项强似柔痓用大陷胸丸同意。""其曰不可余药者,即本汤不变为丸不可得矣。"[③] 程应旄云:"随经之血,热气所过而遗也,有热之血,热气先聚而结也。故虽上条(按,第 106 条)之桃核承气汤、抵当汤,皆属余药,不可与也。宜从抵当汤变易为丸,煮而连滓服之。使之直达病所,化血而出。"(《伤寒论后条辨》卷五)钱潢云:"不可余药者,言既无如狂、喜忘及身黄之证,不须以桃仁承气及抵当汤之快剂荡涤之,但宜以抵当作丸,小其制而又分其势以缓下之,庶无太过之弊而无伤于正气也。"[④] 近有学者认为,"不可余药"之"余"通"与",即"不可与药"。其语气与《金匮要略·腹满寒疝宿食病脉证治》"寒疝腹中痛,逆冷,

① 成无己.注解伤寒论[M].北京:人民卫生出版社,1963:101.

② 方有执.伤寒论条辨[M].北京:人民卫生出版社,1957:79.

③ 喻昌.尚论篇[M].上海:上海古籍出版社,1991:60.

④ 钱潢.伤寒溯源集[M].上海:上海卫生出版社,1957:80.

手足不仁,若身疼痛,灸刺诸药不能治……"中之"不能治"相同。其说亦牵强。

上述诸说均难达文意。《伤寒论》中第306条,桃花汤方后注有云:"右三味,以水七升,煮米令熟,去滓,温服七合,内赤石脂末方寸匕,日三服。若一服愈,余勿服。"在此,仲景明言,本方可以日三服,但,根据病情变化,若服一次病愈,那么,就不需要再服药了。因此"余勿服"是说"余药勿服",亦即剩余的药不再服。

又,"余勿服"还见于论中第208条大承气汤方后注:"右四味,以水一斗,先煮二物,取五升,去滓,内大黄,更煮取二升,去滓,内芒硝,更上微火一两沸。分温再服。"在此,仲景告诫,"分温再服后",若大便得下,则"余勿服"。

与第126条之"不可余药"对照,"余勿服"与"不可余药"二者恰是正反两个方面。"不可余药"正是"药不可余"之意。此处之"药不可余",当有两层含义,一是煮取的七合药液,要全部服用,不可剩余;二是由于抵当丸是以水煮丸,所以破碎后的药丸渣滓细末,也不可剩余。这样,既有内服丸药的特点,把药末全部服下,又有汤剂的特点,药效捷速,因此,才有"晬时,当下血"的可能。

"潮热"与"海潮"

潮热,在《伤寒论》中首见于第104条,"伤寒,十三日不解,胸胁满而呕,日晡所发潮热,已而微利。此本柴胡证,下之以不得利,今反利者,知医以丸药下之,此非其治也。潮热者,实也,先宜服小柴胡汤以解外……"。潮热,在本论凡十二见,除第104条之外,还见于第137条"太阳病,重发汗而复下之,不大便五六日,舌上燥而渴,日晡所小有潮热,从心下至少腹,硬满而痛不可近者,大陷胸汤主之";第201条"阳明病,脉浮而紧者,必潮热发作有时……";第208条"阳明病,脉迟,虽汗出不恶寒者,其身必重,短气,腹满而喘,有潮热者,此外欲解,可攻里也。手足濈然汗出者,此大便已硬也,大承气汤主之……";第209条"阳明病,潮热,大便微硬者,可与大承气汤,不硬者,不可与之……"；第 212 条"伤寒，若吐，若下后不解，不大便五六日，上至十余日，日晡所发潮热，不恶寒，独语如见鬼状……"；第 214 条"阳明病，谵语，发潮热，脉滑而疾者，小承气汤主之……"；第 215 条"阳明病，谵语，有潮热，反不能食者，胃中必有燥屎五六枚也……"；第 220 条"二阳并病，太阳证罢，但发潮热，手足漐漐汗出，大便难而谵语者，下之则愈，宜大承气汤"；第 229 条"阳明病，发潮热，大便溏，小便自可，胸胁满不去者，与小柴胡汤"；第 231 条"阳明中风，脉弦浮大而短气，腹都满，胁下及心痛，久按之气不通，鼻干，不得汗，嗜卧，一身及目悉黄，小便难，有潮热，时时哕，耳前后肿，刺之小差。外不解，病过十日，脉续浮者，与小柴胡汤"。另第 208 条又云："其热不潮，未可与承气汤。"潮热在《伤寒论》中是一个很有特点的术语，是一个运用大承气汤非常重要的指征，所以第 208 条强调"其热不潮，未可与承气汤"。

那么，什么样的发热才算是潮热呢？潮热又是一个什么样的形象呢？成无己释曰："伤寒潮热，何以明之？若潮水之潮，其来不失其时也。一日一发，指时而发者，谓之潮热。若日三五发者，即是发热非潮热也。潮热属阳明，必于日晡时发者乃为潮热。"又曰："少阳王于寅卯（按，即 3 时至 7 时），太阳王于巳午（按，9 时至 13 时），若热于此时发者，为邪未入胃，岂得谓之潮热，必待日晡所发者乃谓之潮热。"①

成无己关于潮热的解释是错误的，对后世的误导影响很大，今人仍承袭他的解说。

由于有了成无己关于潮热和潮水的解释，所以本文才把潮热与潮水联结了起来，这是因为若要弄明白成无己的这一段话，首先得先明白什么是"潮水之潮"和"一日一发，指时而发"。

唐代诗人白居易诗曰：

早潮才落晚潮来，

一月周流六十回；

不独光阴朝复暮，

杭州老去被潮催。

从诗中可见，"潮"分为早潮与晚潮，早已是中国人的生活常识，且已进入

---

① 成无己. 伤寒明理论［M］. 上海：上海科学技术出版社，1959：5.

诗人的诗句。

什么是潮？潮是定时涨落的海水。海水涨是潮，海水落也是潮。如果海水上涨的现象发生在白天，就称为"潮"；发生在晚上则称为"汐"。

海水的周期性、定时涨落，这是先人早已发现的一种自然现象，早在《山海经》中，已有关于"潮汐"的记载，并知道了潮汐与月球的关系。这里的"定时"，不是所谓的"固定的时间"，而是指"周期性"。

现代物理科学已经证明这是月亮和太阳对地球各处的引力不同所引起的海水水位周期性的涨落现象。海水涨落规律是：每天涨潮有两次，相隔 12 小时多一点。高潮时间一般能维持一个多小时然后才开始退潮，最低潮时间是在两次高潮中间的时间。这就是每 24 时 48 分，发生两次高潮和两次低潮。由高潮到低潮约经过 6 时 12 分，由第一个高潮到第二个高潮约经过 12 时 24 分。

涨潮时间每天不同，15 天轮回一次。下一天涨潮时间是头天涨潮时间向后推迟 0.8 小时（48 分钟），可根据夏历日期计算每天涨潮的时间，如夏历每月初一到十五：涨潮时间 = 日期 ×0.8，夏历每月十六到三十：涨潮时间 =（日期 –15）×0.8，夏历初一，十五为子午潮，涨潮时间为半夜 12 点及中午 12 点，下半月即将农历日数减 15 再乘以 0.8 即得。如夏历十九日为：（19–15）×0.8=3.2 小时，即早晨 3 点 12 分和下午 3 点 12 分为涨潮时间。

由于地理位置的不同，导致高潮间隙的差异。如同是夏历初五，在威海海域第一个低潮时在 7 时 50 分，而在厦门海域则是 10 时。

从中可见，这种海水潮起潮落现象出现在每一天的时间是在变化着的，在不同地区出现的时间也是不同的（表 7）。

表 7　福建漳州海域的潮汐起落大约时间

时间	第一次最低潮	第二次最低潮	循环日期
初一	6 时 40 分	18 时 40 分	十六
初二	7 时 30 分	19 时 30 分	十七
初三	8 时 20 分	20 时 20 分	十八
初四	9 时 10 分	21 时 10 分	十九
初五	10 时 0 分	22 时 0 分	二十

时间	第一次最低潮	第二次最低潮	循环日期
初六	10 时 40 分	22 时 40 分	二十一
初七	11 时 30 分	23 时 30 分	二十二
初八	12 时 20 分	0 时 20 分	二十三
初九	13 时 10 分	1 时 10 分	二十四
初十	14 时 0 分	2 时 0 分	二十五
十一	14 时 40 分	2 时 40 分	二十六
十二	15 时 30 分	3 时 30 分	二十七
十三	16 时 20 分	4 时 20 分	二十八
十四	17 时 10 分	5 时 10 分	二十九
十五	18 时 0 分	6 时 0 分	三十

成无己也许从来没见过大海，所以他对"海潮"，只是想象中的"一日一发，指时而发"。这显然是错误的。

由于成无己关于"潮"的理解不合"事理"，是错误的，所以导致了他对"潮热"的注解也是谬误的，受成无己的影响，上述所列历代诸家的若干关于潮热的解释也都是错误的。

成无己对潮热的谬解有两个方面的错误，一是讲潮热的形象是"若潮水之潮，其来不失其时也。一日一发，指时而发者"，按成氏的说法是只有一日一发的发热，才可能是潮热，此显然是不合医理的；二是这个一日一发的发热还必须是"其来不失其时"，"指时而发"，这就是说这个发热必须是定时发热，那么，这个定时定在什么时间呢？成氏又认为必须是"日晡所"，这显然也是不合医理的。

按，日晡，申时，下午四时前后。所，通"许"，不定之辞，表略数。对比前述潮水的涨落，成无己用"潮水"的涨落来解释"潮热"现象，显而易见：此"潮"非彼"潮"！

成无己《注解伤寒论》问世后，由于此书有了对原文的注释，受到初学人的喜欢，以至于使林亿等校定的宋版《伤寒论》逐渐被冷落，自宋代治平二年（1065）以后，至明代万历年间（1573—1620），在大约 550 年之间，已经逐渐少见,而再至清初(康熙元年为 1662 年),在大约 600 年之后,宋版《伤寒论》已近湮晦,世人已经很少见到了。这说明了成无己的《注解伤寒论》已经基本上或是完全地替代了林亿等校定的宋版《伤寒论》而充列于书肆和医生的案头。所以,成无己对《伤寒论》注解,不论是正确观点还是错误的谬说,一并得到了广泛的流传,时至今日,其影响仍遍及中医专业的讲义和各类教科书中。

指出《伤寒论》研究史中的这种现象,并不是否定成无己对《伤寒论》研究的贡献,而只是实事求是地回归《伤寒论》的原旨,以使对《伤寒论》的解释更合乎事理,更合乎医理。

必须认清,成无己关于潮热的论述是谬误的,既不合乎事理,也不合乎医理。

其实,早在 19 世纪,日本江户时期的伊藤凤山,曾针对成氏关于潮热论述的谬误进行了驳正:"此说非也,《阳明篇》曰,阳明病,脉浮而紧者,必潮热,发作有时。果若如成氏所说,一日一发,指时而发者,谓之潮热,则'发作有时'一句属蛇足。其说之非,可以知矣。"①

今人解潮热为"定时发热,如潮水之汛定时而至"或"发热如大海涨潮一样,定时而发"或"发热如大海涨潮一样,多于午后定时而发",这些对潮热的解释,其核心是"定时",或是"定时发热",或是"下午定时发热"云云。当明白了上述关于潮汐的时间变化,也就发现把"潮热"讲成与"大海涨潮一样"的发热,这是何等的荒谬!

如果潮热是"发热如大海涨潮一样,多于午后定时而发",这是把潮热定在"午后定时而发",所以"如大海涨潮一样"的"发热",只有"午后定时而发"才能称之为"潮热"。那么,阳明病除了所谓"午后定时而发"的潮热之外,其他时间,比如上午,是发热还是不发热?如果上午也发热,也就是这个病人是整日发热,那么这个"午后定时而发"又定的什么"时"?这又有什么意义?如果上午不发热,热只是每天"午后定时而发",这在《伤寒论》中是什么病?

在《伤寒论》中,有很多论述只发热而不发潮热的条文,但是却没有论述只发潮热而不发热的条文。只发潮热而不发热的病是有的,但那属于杂病。

---

① 郭秀梅,冈田研吉.日本医家伤寒论注解辑要[M].北京:人民卫生出版社,1996:265.

　　通过上述讨论,从这些条文中的"潮热"可见,"潮热"与发热是两个不同的术语,两个不同的概念,两个不同的症状;潮热不等同发热,在《伤寒论》中,病人潮热时一定发热,潮热是发热的特殊表现,但发热时,不一定有潮热现象,故有"其热不潮"(第 208 条)之说。

　　在《伤寒论》中,上述若干条文的表述,不论有潮热还是无潮热,这些病证都有发热症状,即"潮热"是在发热症状持续存在状况下的一种特殊的发热现象;虽然在《伤寒论》中,多处提到日晡所发潮热,但日晡所发热并非都是潮热。同时,潮热也并非都发于日晡所。所谓"必潮热发作有时",并不是说"发热定时发作"就是潮热,而是说潮热现象有时发作,有时不发作。

　　综上所述,潮热并不是表述"发热如大海涨潮一样,午后发热"或"午后定时发热"。

　　潮,不论是涨潮还是落潮,潮水都是阵阵起伏,冲拍着岸滩。潮,是描述临海所见海浪阵阵潮涌的形象:呼——,海水向海滩一阵推进,海水涌上海滩,哗——,海水瞬间又退缩回大海,海水似复退回原处,这样,在海边上可见海水永恒地在日复一日,年复一年地一进一退地冲拍着海滩。

　　潮,是张仲景"远取诸物",以观物取象的方法所取得的"象"。张仲景正是取"呼——,海水向海滩一阵推进,海水涌上海滩,哗——,海水瞬间又退缩回大海"的"象",来表述伤寒发病过程中病人感觉到反复出现的"呼——,一阵烘热,热势从胸中而向头面冲涌;瞬间热势又从头面回落而消散。一会儿,呼——,又一阵烘热,热势又从胸中而向头面冲涌",这种一阵阵地有如潮水冲涌的烘热感,张仲景用"潮热"来表述。

　　潮热不含有发热与时间的关系。

　　潮热是表述病人发热的感觉,即在持续发热的同时,一阵阵地有如潮水上涌的烘热感,其时病人发热加重,反映里热外蒸之病势。这种发热现象,可以不定时地出现,而由于天人相应关系的影响,以午后四时前后尤为明显。在杂病,还可见于痨瘵病人的晚期,阴虚火旺,虚火炽张,可有夜间潮热,伴有骨蒸盗汗。

　　另外中年女性进入更年期后,白天和夜间也会出现潮热阵阵,并伴有面色阵阵潮红。所谓"潮红"就是面色一阵一阵地泛红,反复出现。而不是面色一天只红一次,所谓"一日一发,指时而发",更不是面色一天中只在下午"日晡所"时才红一次。潮热之"潮"如同潮红之"潮",明白了"潮红",也许会有助于正确理解"潮热"。

另外,在汉语的语汇里还有个"心潮",心潮是什么? 心潮就是形容心情像波涛冲击一样,阵阵激动,不能平静。这种状态既不能持久,也不是一天只出现一次,或只在下午出现一次。它突出的是"阵阵"。若"澎湃"起来,这就是"心潮澎湃","澎湃"谓浪潮相击。明白了"心潮"和"心潮澎湃",你也就明白了"潮"的含义。所谓"心潮"终归不会是每日一次,或每天下午一次吧!

所以,把"潮热"说成是"定时发热,如潮水之汛定时而至"或"发热如大海涨潮一样,定时而发"或"发热如大海涨潮一样,多于午后定时而发",都是错误的。

"发黄"与"胆汁外溢"

在今赵刻宋本《伤寒论》中,发黄、身黄、身目为黄以及谷疸,表述的都是肢体皮肤及目睛发黄,严重者可见小便发黄。如《伤寒论》第6条:"太阳病,发热而渴,不恶寒者为温病……若被火者,微发黄色,剧则如惊痫,时瘈疭,若火熏之。一逆尚引日,再逆促命期。"第111条:"太阳病中风,以火劫发汗,邪风被火热,血气流溢,失其常度。两阳相熏灼,其身发黄……"第125条:"太阳病,身黄,脉沉结,少腹硬,小便不利者,为无血也;小便自利,其人如狂者,血证谛也,抵当汤主之。"第134条:"太阳病,脉浮而动数,浮则为风,数则为热,动则为痛,数则为虚,头痛发热,微盗汗出,而反恶寒者,表未解也。医反下之……则为结胸,大陷胸汤主之。若不结胸,但头汗出,余处无汗,剂颈而还,小便不利,身必发黄。"第187条:"伤寒脉浮而缓,手足自温者,是为系在太阴。太阴者,身当发黄,若小便自利者,不能发黄……"第199条:"阳明病,无汗,小便不利,心中懊憹者,身必发黄。"第200条:"阳明病,被火,额上微汗出,而小便不利者,必发黄。"第206条:"阳明病,面合色赤,不可攻之,必发热。色黄者,小便不利也。"第231条:"阳明中风,脉弦浮大而短气,腹都满,胁下及心痛,久按之气不通,鼻干,不得汗,嗜卧,一身及目悉黄,小便难,有潮热……"第236条:"阳明病,发热汗出者,此为热越,不能发黄也。但头汗出,身无汗,剂颈而还,小便不利,渴引水浆者,此为瘀热在里,身必发黄,茵陈蒿汤主之。"第259条:"伤寒发汗已,身目为黄,所以然者,以寒湿在里不解故也。以为不可下也,于寒湿中求之。"第262条:"伤寒瘀热在里,身必黄,麻黄连轺赤小豆汤主之。"第260条:"伤寒七八日,身黄如橘子色,小便不利,腹微满者,茵陈蒿汤主之。"第261条:"伤寒,身黄发热,栀子柏皮汤主之。"第278条:"伤寒脉浮而缓,手足自温者,系在太阴。太阴当发身黄,若小便自利者,不能发黄……"第195条:"阳明病,脉迟,食难用饱,饱则微烦头眩,必小便难,此欲作谷瘅……"

综观《伤寒论》上述有关发黄的论述,检阅自20世纪80年代以来的各种不同的《伤寒论》教材、讲义,以及各种名目繁多的参考书等等,对《伤寒论》发黄、身黄病机的解释,虽表述形式略有简繁的不同,但有一点则是雷同的,几乎所有的发黄的病机都是"……影响了肝胆疏泄功能""胆汁外溢"。如"邪热熏灼肝胆,胆液不循常道,可外溢于肌肤而发黄"或"热灼肝胆,胆汁不循常道外溢肌肤则通身黄染"或"血瘀于里,肝失疏泄,胆汁不循常道,外溢于肌肤则身黄";又如"湿热郁蒸,影响胆汁运行,使其不循常道外溢肌肤而发黄";"寒湿郁滞影响肝胆疏泄必有胆汁外溢而发黄";"热盛被火,互助其威,熏灼肝胆,肝失疏泄,胆汁不循常道而溢于周身";"若脾虚湿郁又能影响肝胆功能,导致肝失疏泄,胆汁外溢,而出现黄疸";"寒湿或湿热蕴结中焦,肝胆疏泄失职,胆汁外溢";"因湿热郁遏于中焦,影响肝胆疏泄功能,使胆汁外溢,故出现目黄、身黄、小便黄等黄疸症状";"湿热郁蒸,使胆汁不循常道而外溢,故出现身、目、小便俱黄之黄疸病";"寒湿中阻,影响肝胆疏泄功能,胆汁不循常道,外溢肌肤,故身、目、小便俱黄";"影响肝胆疏泄,以致胆汁不循常道而外溢肌肤,故身必发黄"。如此种种,均离不开"肝胆疏泄失职,胆汁外溢"之类的套话与抄袭。

从上述可见:不论是寒湿发黄、湿热发黄,还是瘀血引起的发黄,最终统统都能拐弯到"影响肝胆疏泄","胆汁外溢"而发黄云云。

这种解释即是编书人自己,在心里也难免怀疑。这种所谓的"解说"说穿了只是一种自欺欺人的搪塞。

凡是"发黄",都用这种不中不西的雷同解说,已充斥了中医学各学科领域近百年。

其实,在中医学中,早有从"胆"论述发黄的理论,但却不是后世乃至今人凡遇"发黄"统统是"胆汁外溢"。

清代人喻昌有云:"夫酒者,清冽之物,不随浊秽下行,唯喜渗入者也。渗入之区先从胃入胆……胆热既无可宣,又继以酒之热,时之燥,热淫内炽,脉见促急,几何不致极意耶,故胆之热汁满而溢出于外,以渐渗于经络则身目俱黄,为酒瘅之病。以其渗而出也,可转驱而纳诸膀胱,从溺道而消也。"(《寓意草·论钱小鲁嗜酒积热之证治法不同》)同是喻昌,他在解释《金匮要略·黄疸病脉证并治》"寸口脉浮而缓,浮则为风,缓则为痹。痹非中风。四肢苦烦,脾色必黄,瘀热以行"时曰:"其义取《伤寒》风湿相搏之变证为言,见风性虽善行,才与湿相合,其风即痹而不行,但郁为瘀热而已。及郁之之极,风性乃发,风发遂夹其瘀热以行于四肢,而四肢为之苦烦,显其风淫末疾之象;夹其瘀热以行于肌肤,而肌肤为之色黄,显其湿淫外渍之象。"(《医门法律》卷六)喻昌对发黄的解释是因病人、因发病而异。

喻昌"胆之热汁满而溢出于外"的酒瘅发黄说与后世乃至今人的"胆汁外溢"不同。

"胆汁外溢"是中医业内某些人士,把自己不理解的中医"黄疸",以浅陋的西医知识曲意附会而炮制的"万金油"说辞。实际上,即使近、现代西医的内、外、妇、儿各学科的"黄疸"也不都是"胆汁外溢"。除了阻塞性黄疸是因胆管阻塞导致胆汁淤积形成"外溢"之外,许多溶血性黄疸,如疟疾、阵发性睡眠性血红蛋白尿以及食鲜蚕豆引发的蚕豆病、中医学中的胎黄等,另外肝细胞性黄疸,如药物引起的发黄等,都不能用"胆汁外溢"解释其病理,更不能指导其用药。

纵观《伤寒论》有关发黄的论述,发黄的病机总体上可分为两大类:

一是血瘀发黄,其中可以包括血热互结而血瘀和血气流溢,两阳熏灼而血瘀,如第125条、第6条、第111条。"瘀"被热灼,熏蒸肤表,蒸变黄色,充斥肌肤。

二是湿郁发黄,其中可以包括湿热发黄与寒湿发黄,如六病诸篇第134条、第199条、第206条、第231条、第236条、第260条、第261条、第187条、第259条、第278条、第195条等。湿热酝酿,蒸化,濡染黄化,流于肌肤。有湿无热不能发黄,即是寒湿发黄,亦含有短暂湿热郁积生热之病机。

另外还有在病机上湿热与瘀血并重或近于并重、交叉的发黄,如阳明病篇第 200 条、第 262 条。为了便于讨论,虽然列有湿热与瘀血并重、交叉的发黄,但是,不论病机重点有何偏重,发黄,都离不开热蒸。无热不发黄,发黄必有热;也都离不开湿郁,无湿不发黄,发黄必有湿;发黄同样也都离不开血瘀,无瘀不发黄,发黄必有瘀。只是热、湿、瘀的程度不同,在不同的疾病阶段,病机重点不同罢了。

瘀血发黄是热灼瘀血,火逆发黄是燔灼营血,两阳相熏灼,血溢脉外;不论是瘀血还是血溢脉外,都属于离经之血,离经之血是没有"气"的死血,经过邪热的熏灼,蒸变为黄色,则身目发黄。血本是赤色,"中焦受气取汁,变化而赤是谓血"。赤色的离经之血被热熏灼,熏蒸于肤表,蒸变为黄色。黄色与青色、紫色都是血之变色,都是"瘀"之外征。

热蒸郁湿,热重则湿热发黄,热轻则寒湿发黄。

阳明病篇第 259 条云:"伤寒发汗已,身目为黄,所以然者,以寒湿在里,不解故也。以为不可下也,于寒湿中求之。"

"伤寒,发汗已",能够"身目为黄"者,其"伤寒"不是一般意义的发热恶寒之伤寒,与阳明病篇第 187 条对照,系"伤寒脉浮而缓,手足自温者"。其证当属"系在太阴",此既可小便不利而发展为太阴病,也可以小便自利而发展为阳明病。小便利与不利,关乎湿之有无,小便利则湿从燥化,不能发黄,病发阳明;小便不利,水停为湿,则病发太阴。

本证伤寒,发其汗,能够身目为黄,其原因有二:一是其人素有内湿,发汗更伤脾阳,内湿益甚。二是发汗鼓荡邪热,造成湿与热酝酿之机。只有湿热郁蒸,才能濡染黄化,流于肌表、身目发黄。

发黄必有湿,无湿之酿则不能发黄;发黄必有热,无热之蒸亦不能发黄。

无论是湿热发黄还是寒湿发黄,发黄作为一个具体的症状、一个具体的过程,均源于湿热的酝酿、蒸化。单就"发黄"这一具体症状、这一局限的"点"来说,寒湿发黄与湿热发黄在发生机制上没有本质的区别。"证"不同于"症状",若就"证"来说,寒湿发黄证与湿热发黄证则有阴阳属性的不同。这是因为,证的阴阳属性主要取决于机体阳气的盛衰,在发黄证中,湿邪作为主要病因,随机体阳气的盛衰,可能产生从阳化热或从阴化寒两种不同的变化趋势,从而形成两种不同的过程：外感寒湿较盛，或误治后损伤阳气，中阳相对不足者，机体化热迟缓或无力化热，湿邪从阴化寒，则可形成寒湿发黄证；若中阳相对充盛者，机体化热迅速，湿邪从阳化热，则可形成湿热发黄证。

寒湿发黄证的形成是一个比较复杂的复合过程，机体虽然有邪热，但热郁不甚，热势不张，仅能勉强形成热郁蒸湿之势而发黄，却不能热化为阳热实证。此正如釜底之薪少，仅能令釜中之水温，而不能令其沸。在寒湿发黄证中，邪热蒸湿发黄仅仅是一个局部的、短暂的过程，而证的总体演变趋势仍是从阴化寒，故寒湿发黄证总的病机则是"寒湿在里不解故也"。

"于寒湿中求之"，是仲景确立的治疗原则，体现出治病求本的精神。条文未列方药，后世韩祗和为此设制茵陈茯苓汤、茵陈茱萸汤等，既用姜、附、茱萸之辛温体现出"于寒湿中求之"治本精神，又用苦寒之茵陈、木通等清热利湿以治黄。

"脾约"与"脾弱"

脾约，首见于《伤寒论》第 179 条："太阳阳明者，脾约是也……"对其脉证分析，施方用药则见于第 247 条："趺阳脉浮而涩，浮则胃气强，涩则小便数，浮涩相搏，大便则硬，其脾为约，麻子仁丸主之。"本条另见于《金匮要略·五脏风寒积聚病脉证并治》。

对本证病机的认识，后世看法不一。成无己的注释，对后世影响较大，后世不少注家原文转录成氏的文字。

成无己云："趺阳者，脾胃之脉，诊浮为阳，知胃气强；涩为阴，知脾为约。约者，俭约之约，又约束之约。《内经》曰：饮入于胃，游溢精气，上输于脾，脾气散精，上归于肺，通调水道，下输于膀胱，水精四布，五经并行，是脾主为胃行其津液者也。今胃强脾弱，约束津液，不得四布，但输膀胱，致小便数，大便难。"[1]此后，方有执承袭成氏此说云："浮为盛阳，故主胃强，涩为阴虚，故小便

---

[1] 成无己.注解伤寒论［M］.北京：人民卫生出版社，1963：145.

数。约,约束也,胃为脾之合,脾主为胃以行其津液,胃强则脾弱,脾弱则不能为胃行其津液以四布,使其得以偏渗于膀胱,为小便数,大便干而胃实,犹之反被胃家之约束而受其制,故曰其脾为约也。"① 汪琥则又对成说之"胃强脾弱"进行诠释:"成注以胃强脾弱,为脾约作解,推其意,以胃中之邪热盛为阳强,故见脉浮,脾家之津液少为阴弱,故见脉涩。仲景用麻仁丸者,以泻胃之阳,而扶脾之阴也。"② 经过汪琥的诠释,成无己的"脾弱"就变成"脾家之津液少而为阴弱"。

至程郊倩时,则把"脾约"的病机讲成"脾阴不足"。程曰:"脾约者,脾阴外渗,无液以滋,脾家先自干槁了,何能以余阴荫及肠胃,所以胃火盛而肠枯,大便坚而粪粒小也。麻仁丸宽肠润燥以软其坚,欲使脾阴从内转耳。"(程应旄《伤寒论后条辨》卷七)

自成无己把脾约解作为脾弱以来,注家们对成氏之说多有阐释、发挥,而少有异议和驳正者。唯喻昌对成氏之说颇不以为然,曾就这个问题答门人问:"门人问:脾约一症,胃强脾弱,脾不为胃行其津液,如懦夫甘受悍妻之约束,宁不为家之索乎? 余曰:何以见之? 曰:仲景云,趺阳脉浮而涩,浮则胃气强,涩则小便数,浮涩相搏,大便为难,其脾为约,麻仁丸主之。以是知胃强脾弱也。余曰:脾弱即当补矣,何为麻仁丸中反用大黄、枳实、厚朴乎?""仲景说胃强,原未说脾弱","设脾气弱即当便泄矣,岂有反难之理乎? 相传谓脾弱不能约束胃中之水,何以反能约束胃中之谷耶?"③ 喻氏的反诘有理而有力,所言"相传谓"不就是指自成说之后方有执等因袭之相传吗? 这一"相传"而至今日,目前教科书中流行的说法仍不离成说之窠臼。喻昌之诘问,虽历经350年之久,但今天读起来,仍显得是那样的有理有力。

脾约不是脾弱,更不是脾虚。

本证的主要脉证是趺阳脉浮而涩,大便硬,小便数。仲景把本证的病机归纳为"其脾为约"。自成无己把"脾约"讲成"脾弱",谓"今胃强脾弱,约束津液不得四布"以来,历经方、汪、柯、程等的阐释,仲景书中的"脾约"被置换成

① 方有执.伤寒论条辨[M].北京:人民卫生出版社,1957:96.
② 汪琥.伤寒论辩证广注[M].上海:上海科学技术出版社,1959:138.
③ 喻昌.尚论篇[M].上海:上海古籍出版社,1991:101.

"脾弱"进而又变作"脾阴虚"。近人又把脾约讲成"脾虚津亏肠燥,而致大便坚硬难出",又有云"涩主脾阴不足,且胃热约束脾之转输功能,不能为胃行其津液,使津液偏渗膀胱"等等。由"脾约"—"脾弱"—"脾阴虚"恰似一个"偷梁换柱"的过程。

本证的主要症状是大便硬和小便数。仲景对大便与小便之间的内在关系深有认识。《伤寒论》第105条云:"……若小便利者,大便当硬……"第244条云:"……小便数者,大便必硬……"第250条云:"太阳病,若吐,若下,若发汗后,微烦,小便数,大便因硬者,与小承气汤和之愈。"第251条:"……若不大便六七日,小便少者,虽不受食,但初头硬,后必溏,未定成硬,攻之必溏;须小便利,屎定硬,乃可攻之。"第174条方后注云:"以大便硬,小便自利,去桂也;以大便不硬,小便不利,当加桂。"又《金匮要略·痉湿暍病脉证治》云:"湿痹之候,小便不利,大便反快,但当利其小便。"从以上各条文可见,在仲景的认识中,大便的溏与硬和小便量的多与少是互为因果的。大便溏,小便量必少;大便硬,小便量必多。大便硬,小便数,其病在胃;大便溏,小便少,其病在脾。

如果把脾约证的病机讲成脾弱或脾虚,那么,它的主要症状应当是大便溏,小便少。此正应喻昌所言,"设脾气弱,即当便泄矣",而本证原文的表述恰恰与此相反。有人讲,"涩主脾阴不足",从而把本证的病机讲成脾阴虚[①],这种讲法是错误的。

脾阴虚的病机当是在仲景之后大约1500年才逐渐被认识到的。其代表人物当是与方有执几乎同时代的缪希雍。脾阴虚与胃阴虚、脾阳虚长期混淆,至明、清以后才从实践到理论逐渐被认识,至现代才予以明确和鉴别。显然,用脾阴虚解释仲景之脾约,既违背了历史与逻辑,又违背了仲景的思路。而且,脾阴虚具有众所周知的临床症状以及相应的治疗方法与方药,这与本证原文所表述的主要症状、治法和方药显然悖逆。单就麻子仁丸来说,不论怎样兜圈子,要把它讲成滋养脾阴的方剂,都是难以自圆其说的。

本证的脉涩,这是小便量多,津液过多耗损的外在反映。冉雪峰先生指

---

① 姜建国.伤寒论[M].北京:中国中医药出版社,2004:204.

出："涩缘小便数,不是乃小便数,因果未容倒置。"① 而为什么小便数? 注家们并未作出深入的解释,方有执有一个令人难以信服而又被后世乃至今人引用以作搪塞的说法,即"津液偏渗膀胱"。至于为什么会"偏"渗膀胱,并未言及。这里的一个"偏"字宛若盾牌而遮盖了一切,最终还是以脾虚或脾阴虚为由。

脾约证的病机重点在胃而不在脾。

太阴主湿,功在运化。运化主要是输布津液的过程。阳明主燥,功在燥化。燥化主要是调节、消耗津液的过程。运化和燥化是水液在体内输布、气化、濡润、耗散、排泄总过程的两个方面。前者是"供",后者是"需"。这"供"和"需"之间的稳定关系既是脏腑功能活动正常的标志,又是脏腑功能活动必不可少的条件。如果脾虚,运化功能低下,津液不能正常输布,则水液内停而为饮,如苓桂术甘汤证就属于这个类型。不言而喻,其病机重点在输布的过程。在症状上,一方面,由于水液内停水不化气而大便鹜溏,小便量少,如《金匮要略·水气病脉证并治》所云"趺阳脉伏,水谷不化,脾气衰则鹜溏";另一方面,由于输布不利,水液不能满足阳明燥化的正常需要而口渴。

如果脾的运化功能正常,津液得以正常输布,但由于阳明燥化不足,津液的正常耗散降低,调节失宜,也能导致水液泛溢而为饮。这时病机重点则在燥化过程。阳明病篇中的第 243 条吴茱萸汤证就属于这个类型的典型表现。对此,冉雪峰先生曾有论述:"燥从湿化,湿胜则燥从其化,燥盛则湿反其化。本燥屎栏(指第 238 条、239 条、240 条、241 条、242 条——笔者注),即是燥化太过,本条(指第 243 条——笔者注)又兜转穷到燥化不及。"②

如果把吴茱萸汤证的基本病机概括为燥化不及,那么与此恰恰相反的脾约证的病机则应当概括为燥化太过。具体说,就是脾的运化功能正常,津液虽得以输布,但由于阳明燥化太过,加速了津液的耗散和排泄,因而体内对水液需求增大,反映在脉象上就是"趺阳脉涩"。阳明燥化功能亢奋,即"胃气强",反映在脉象上就是趺阳脉浮。与阳明燥化功能亢奋对比,太阴运化功能则是

① 冉雪峰.冉注伤寒论[M].北京:科学技术文献出版社,1982:523.

② 同①:516.

相对不足,津液输布"供不应求",太阴脾的运化功能受到阳明胃的燥化功能的制约。这才是"趺阳脉浮而涩","其脾为约"的机制。

应当看到,肠道干涩仅是整体病机变化的局部反应。如果把吴茱萸汤证和脾约证对比来看,前者是胃阳不足,阳明燥化不及;后者则是胃阳病理性亢奋,阳明燥化太过。因此二者基本病机都在阳明胃,而不在太阴脾。

"格阳"与"戴阳"

辨少阴病篇第 317 条:"少阴病,下利清谷,里寒外热,手足厥逆,脉微欲绝,身反不恶寒,其人面色赤;或腹痛,或干呕,或咽痛,或利止脉不出者,通脉四逆汤主之。"

柯韵伯对此提出:"若反不恶寒或咽痛、干呕是为亡阳,其人面赤色,是为戴阳,此下焦虚极矣。"[1] 柯韵伯引"戴阳"这个术语解释"其人面色赤",对后世有极大的影响。

林澜在解释第 317 条时说:"盖格者,拒格不相入也。亦曰隔阳,阴阳间隔欲离绝也。又曰戴阳,浮于上部如戴也。"(《伤寒折衷》卷八)钱潢亦持同论,曰:"寒甚则面不当赤,而反赤色,虚阳上浮而戴阳也。"[2] 后世由此引申为格阳于外为格阳,格阳于上为戴阳。

由于第 317 条通脉四逆汤方后注有云"面色赤者加葱九茎",而第 314 条之白通汤中有葱白四茎,因此又有注家云,第 314 条少阴病白通汤证必有面赤这个症状,并且把它的病机概括为"阴盛戴阳证"。如此一来,戴阳也就成为格阳的一个别称,或称格阳于上为戴阳。此解有误。其实,成无己对本条的诠释较为稳妥,他在解释"面色赤"时曾曰:"身热,不恶寒,面色赤为外热,此阴甚于内,格阳于外,不相通也。"[3] 方有执云:"身反不恶寒,面色赤而外热者,格

---

① 柯韵伯.伤寒来苏集·伤寒附翼[M].上海:上海科学技术出版社,1959:58.
② 钱潢.伤寒溯源集[M].上海:上海卫生出版社,1957:315.
③ 成无己.注解伤寒论[M].北京:人民卫生出版社,1963:165.

阳于外也。"① 喻昌曰:"系群阴格阳于外,不能内返也。"② 成、方、喻诸家用格阳来解释"面色赤"是正确的。

仲景在条文中把病机概括为"里寒外热",上述诸家用"阴盛格阳"来阐释其病机可谓言简意赅。《灵枢·脉度》篇有云:"阴气太盛,则阳气不能荣也,故曰关。阳气太盛,则阴气弗能荣也,故曰格。"关,隔也,格亦隔也。本证属阴盛于内,阳气被格拒于外。

文献研究证实,"戴阳"《灵枢》《素问》不载,似首见于《伤寒论》辨厥阴病篇第 366 条:"下利,脉沉而迟,其人面少赤,身有微热,下利清谷者,必郁冒汗出而解,病人必微厥,所以然者,其面戴阳,下虚故也。"本证戴阳之病机,从"必郁冒汗出而解"和"下虚故也"来看,一方面下焦虚寒,另一方面微邪郁表。

郁冒,又见《金匮要略·妇人产后病脉证治》:"新产妇人有三病,一者病痉,二者病郁冒,三者大便难。""亡血复汗,寒多,故令郁冒"。郁冒,又简称为"冒",如辨太阳病篇第 93 条:"太阳病,先下之而不愈,因复发汗,以此表里俱虚,其人因致冒,冒家汗出自愈。"综上所述,郁冒的形成有两个因素:一是体虚,二是微邪郁表,其证虽可有热,必不甚,阳气怫郁,故面少赤。对此汪琥有一段论述颇有些道理:"面少赤,身微热,下焦虚寒,无根失守之火浮于上、越于表也,以少赤微热之故。其人阳气虽虚,犹能与阴寒相争,必作郁冒汗出而解。郁冒者,头目之际郁然昏冒,乃真阳之气能胜寒邪,里阳回而表和顺,故能解也。"(《中寒论辩证广注》卷中)由此可见,其面戴阳是由郁冒所致,郁冒是由外邪所致。虽有虚的因素,但尚不到阴盛格阳的程度,所以能够通过郁冒汗出而解。若是阴盛格阳,绝不可汗出,汗出必致亡阳。由此可见,戴阳不是格阳,也不是格阳于上。戴阳是阴中有阳,汗出邪散。格阳是纯阴无阳,汗出则浮阳亡散于顷刻。

因此,用戴阳解说通脉四逆汤证、白通汤证以及白通加猪胆汁汤证有误。

① 方有执.伤寒论条辨[M].北京:人民卫生出版社,1957:118.
② 喻昌.尚论篇[M].上海:上海古籍出版社,1991:123.

"热多欲饮水"与"寒多不用水"

　　"热多欲饮水"与"寒多不用水",语出《伤寒论》"辨霍乱病脉证并治"第386条:"霍乱,头痛发热、身疼痛,热多欲饮水者,五苓散主之;寒多不用水者,理中丸主之。"对于本条"热多"与"寒多"的理解,历来歧义纷出。

　　沈明宗云:"此言霍乱须分寒热而治也。头痛、发热、身疼痛者,风寒伤于表也。外风而夹内热,食痰以致吐利,必欲饮水,当以五苓两解表里,使邪从汗出,里邪即从小便而去。不欲饮水者,寒多无热,胃阳气虚,当以理中丸温中散寒为主。此以表里寒热辨证治病则霍乱一证毕矣。"(《金匮要略编注》卷二)沈明宗把霍乱以热多寒多分为寒热而治,于理中丸似可解而于五苓散则不可解。

　　钱潢谓:"热多欲饮水者,非阳明胃热渴欲饮水之证也,"而是"因寒邪内犯太阳之腑,故膀胱为津液之所藏,寒在下焦,气液不能上腾而为涕唾,所以虚阳在上,热多而欲饮水,即如太阳中篇所谓脉浮数而烦渴者,五苓散主之之义也"[①]。钱潢绕了一个大圈子,就是为了把本条五苓散的应用与第72条联系起来,用以说明"热多欲饮水者"即是第72条的脉浮数而烦渴。钱潢的认识是错误的,因为仲景在此处用五苓散的立意不是水饮内停。

　　近世有解释为:热多欲饮水,小便不利者,为表邪不解,里气不和,内杂水湿,以致气机不利,清浊失利而主以五苓散;若寒多不用水而吐利较重,则表明邪在阴分,太阴阳虚,中焦虚寒,寒湿内盛,而不得运化所致。亦即"自利不渴者,属太阴也"的互文。又有云,"热多"与"寒多"是相对而言等等,其说不一,亦不达经旨。

　　仲景对霍乱的基本认识可以从第382条、第383条的表述中概括。第382条"问曰:病有霍乱者何? 答曰:呕吐而利,此名霍乱"。第383条"问曰:病发热、头痛、身疼、恶寒、吐利者,此属何病? 答曰:此名霍乱。霍乱自吐下,

---

　　① 钱潢.伤寒溯源集[M].上海:上海卫生出版社,1957:295-296.

又利止,复更发热也"。从中可见,霍乱既有突出的里证"呕吐而利",又有典型的表证"发热恶寒"。而仲景对霍乱的辨治,主要是依据发热恶寒的不同表现。

条文中的"热多"与"寒多"是对发热恶寒不同状态的表述。

霍乱的症状特点是"呕吐而利",但其发热恶寒的表证却有热多寒少与寒多热少的不同。这种不同,反映出邪正关系的不同状态。热多寒少欲饮水,反映的是正邪相搏,正气抗邪有力的状态;寒多热少不用水,反映的是正虚邪盛,有阳虚里寒之趋势。

不论是热多欲饮水,还是寒多不用水,其共同的症状都是"呕吐而利",且小便必短少不利。但是,当病情进一步发展,正气大虚,阴寒内盛严重,而至阳气失于固摄时,小便可由不利而利,量由少而变多。此正如第389条所言:"既吐且利,小便复利而大汗出,下利清谷,内寒外热,脉微欲绝者,四逆汤主之。"这与寒多不用水者,理中丸主之之霍乱相对比,此时的霍乱已不再是寒多热少不用水,而是阴寒内盛,无热恶寒而蜷卧,或虚阳浮越而烦躁不得卧寐,亡阳或在顷刻。

由此可见,仲景治霍乱,仍不离第159条的治利思路:"伤寒服汤药,下利不止,心下痞硬,服泻心汤已,复以他药下之,利不止;医以理中与之,利益甚。理中者,理中焦,此利在下焦,赤石脂禹余粮汤主之。复不止者,当利其小便。"若遵循本条所体现出的仲景治利思路对其辨治霍乱进行分析,则热多欲饮水者,正气抗邪有力,用五苓散意在调节三焦气机,振奋三焦阳气,分利小便而止水泄;寒多不用水者,有阳虚里寒之势,用理中丸燮理中焦,温中阳以止利;若既吐且利,小便复利,内寒外热,脉微欲绝,有虚阳外脱,亡阳于顷刻之势,当急救回阳,治以四逆汤或通脉四逆汤。由此可以清晰地显现出仲景关于霍乱的一整套轻则分利,重则理中,危则回阳的辨治方略。

"哕"与"干呕"

哕,始见于《素问·宣明五气》:"胃为气逆为哕。"在《素问》与《灵枢》中,另有若干篇论及哕。

在《伤寒论》中首见于辨太阳病篇第 98 条："得病六七日,脉迟浮弱,恶风寒,手足温,医二三下之,不能食而胁下满痛,面目及身黄,颈项强,小便难者,与柴胡汤,后必下重。本渴饮水而呕者,柴胡汤不中与也。食谷者哕。"另见于第 111 条:"太阳病,中风,以火劫发汗,邪风被火热,血气流溢,失其常度,两阳相熏灼,其身发黄。阳盛则欲衄,阴虚小便难。阴阳俱虚竭,身体则枯燥,但头汗出,剂颈而还,腹满、微喘、口干、咽烂,或不大便,久则谵语,甚者至哕……"辨阳明病篇第 194 条:"阳明病,不能食,攻其热必哕。"第 209 条:"……若不转矢气者,此但初头硬,后必溏,不可攻之,攻之必胀满不能食也。欲饮水者,与水则哕……"第 226 条:"若胃中虚冷,不能食者,饮水则哕。"第 231 条:"阳明中风,脉弦浮大而短气,腹都满,胁下及心痛,久按之气不通,鼻干,不得汗,嗜卧,一身及目悉黄,小便难,有潮热,时时哕……"第 232 条:"脉但浮,无余证者,与麻黄汤。若不尿,腹满加哕者,不治。"辨厥阴病篇第 380 条:"伤寒,大吐,大下之,极虚,复极汗者,其人外气怫郁,复与之水以发其汗,因得哕。"第 381 条:"伤寒,哕而腹满,视其前后,知何部不利,利之即愈。"在《金匮要略》中有《呕吐哕下利病脉证治》篇,该篇中收有与《伤寒论》第 381 条相同的条文。《金匮要略·脏腑经络先后病脉证》中有云:"……阴病十八,何谓也? 师曰:咳、上气、喘、哕、咽、肠鸣、胀满、心痛、拘急……" 又,《呕吐哕下利病脉证治》云:"干呕、哕,若手足厥者,橘皮汤主之。"又云:"哕逆者,橘皮竹茹汤主之。"

综观《灵枢》《素问》《伤寒论》以及《金匮要略》,对哕证的病机、治疗都有较详细的论述,但后世对哕证的理解,歧义纷杂。

有以哕为咳逆者。朱肱说:"咳逆者,仲景所谓哕者是也。"(《类证活人书》卷十一)

咳逆,《伤寒论》六病诸篇中不见,仅见于《辨脉法》和《平脉法》二篇。《辨脉法》第 37 条云:"伤寒咳逆上气,其脉散者死。"《平脉法》第 35 条云:"营卫俱微,则根叶枯槁,而寒栗咳逆。"朱肱指称:"咳逆者,仲景所谓哕者是也。"毫无根柢,这是朱肱自己的臆断。

由于《伤寒论》六病诸篇中,但有哕而无咳逆,所以《类证活人书》误以咳逆为哕。其又曰:"伤寒咳逆,此证极恶,仲景经中不载,孙真人云:咳逆遍寻方论,无此名称。深穷其状,咳逆者,哕逆之名,盖古人以咳逆为哕耳。大抵咳逆

者,古人所谓哕是也。"(《类证活人书》卷十一)

成无己在解释上述《辨脉法》第37条这段话时,引用《备急千金要方》"以喘嗽为咳逆"①。又曰:"哕者,俗谓之咳逆者是也。饐,近于哕。饐者,但胸喉间气饐塞不得下通,然而无声也,若哕则吃吃然有声者是也。"②如此一来,成无己把哕与喘嗽又混淆了。此后,严用和在《济生方》中重复了朱肱的说法:"夫咳逆之病,考详诸书,无该载者,唯孙真人云:咳逆,遍寻方论,无此名称,但古人以咳逆为哕耳。"(《济生方》卷二)详严氏著《济生方》,值宋宝祐癸丑即公元1253年,此已去掌禹锡、林亿等校勘《灵枢》《素问》《太素》《伤寒论》《金匮要略》近200年。

《素问·气交变大论》曰:"岁金太过……甚则喘咳逆气……咳逆甚而血溢。"《素问·六元正纪大论》曰:"血溢目赤,咳逆头痛,血崩胁满……其病热郁于上,咳逆呕吐","民病咳逆,心胁满引少腹"。《金匮要略·肺痿肺痈咳嗽上气病脉证治》有云:"病咳逆,脉之何以知此为肺痈?""咳逆上气,时时唾浊",又曰:"鼻塞清涕出,不闻香臭酸辛,咳逆上气,喘鸣迫塞。"《金匮要略·痰饮咳嗽病脉证并治》云:"咳逆倚息,短气不得卧,其形如肿,谓之支饮。"又曰:"咳逆倚息不得卧,小青龙汤主之。"《金匮要略·惊悸吐衄下血胸满瘀血病脉证治》曰:"夫吐血,咳逆上气,其脉数而有热,不得卧者,死。"《神农本草经》亦云,桂"主上气咳逆"。孙真人所云之"方论"当是指他所见到的"仲景要方"。如果说生活在隋末唐初的孙思邈所云"咳逆,遍寻方论,无此名称",尚可有因,那么南宋末年的严用和亦云"考详诸书,无该载者",则其论有失详察。

上述这些有关咳逆的论述都是指咳嗽气逆,是咳嗽气逆的简约称谓,而非指哕意。哕,在秦汉以前是和"噫、嚏、咳"并列的不同症状,《礼·内则》尝云:"不敢哕、噫、嚏、咳。"

所以,哕的本意不是咳逆。

有以哕作干呕者,此说似当始于李东垣。在王好古编辑其业师李杲的医学著述《此事难知》中,释吐为"有物无声",释呕为"有物有声",释哕为"无

---

①　成无己.注解伤寒论[M].北京:人民卫生出版社,1963:16.

②　成无己.伤寒明理论[M].上海:上海科学技术出版社,1959:24.

物有声"（《此事难知》卷上）。

陶华曰，哕者，"即干呕之甚，其声浊恶而长，呕则声短而小，呕为轻，哕为重，皆有声而无物出"（《伤寒全生集》卷之二）。又曰："夫呃逆者，俗谓呃忒是也，才发声于咽喉，则遽止，轧轧然连续数声，其声短促不长，古谓之哕，非也。哕与干呕无异，但其声浊恶而长，比之呃忒大有径庭矣，若将呃逆紊为哕与咳逆，误人尤多。"（《伤寒全生集》卷之三）这种以干呕释哕，对后世影响很大。

但是，在仲景书中，哕和干呕是两个不同的症状，反映出不同的病机。《伤寒论》辨太阳病篇第 12 条："太阳中风，阳浮而阴弱，阳浮者，热自发，阴弱者，汗自出，啬啬恶寒，淅淅恶风，翕翕发热，鼻鸣干呕……"第 40 条："伤寒表不解，心下有水气，干呕……"第 152 条："太阳中风……其人漐漐汗出，发作有时，头痛，心下痞硬满，引胁下痛，干呕短气……"第 158 条："伤寒中风，医反下之……心下痞硬而满，干呕心烦不得安……"辨少阳病篇第 266 条："本太阳病不解，转入少阳者，胁下硬满，干呕不能食，往来寒热……"辨少阴病篇第 315 条："……利不止，厥逆无脉，干呕烦者，白通加猪胆汁汤主之……"第 317 条："少阴病，下利清谷……或腹痛，或干呕，或咽痛，或利止脉不出者……"第 324 条："……若膈上有寒饮，干呕者，不可吐也，当温之，宜四逆汤。"辨厥阴病篇第 378 条："干呕吐涎沫，头痛者，吴茱萸汤主之。"另，《金匮要略》干呕凡七见。如《呕吐哕下利病脉证治》："干呕、吐逆、吐涎沫，半夏干姜散主之。"又如《妇人产后病脉证治》："产后风续之，数十日不解，头微痛，恶寒，时时有热，心下闷，干呕……"

综上所述可见，哕和干呕是并列的两个不同症状。尤其在《呕吐哕下利病脉证治》篇中："干呕，哕，若手足厥者，橘皮汤主之。"干呕和哕作为两个症状，在同一条中并列出现，就更能说明其二者之间的不同。

纵观《灵枢》《素问》《伤寒论》《金匮要略》有关咳逆、哕、干呕的论述及后人的释义，考其是非，则可见，在经典中上述三个症状各有论述，条分缕析，并无牵混。而其牵混则始于后世人的误植。

成无己把哕描绘成"吃吃然有声"；严用和则把咳逆描述为"哕至八九声相连，收气不回"（《济生方》卷二）；而王好古则云："咳逆，孙真人断之为哕逆，哕者，干呕是也，即非咳逆也。夫咳逆者多种，或水渍于肺而心痞，或连咳不已而气逆，或喜笑过多而气噎，或咽饮错喉而气呛，或急食干物而气塞，皆能作咳逆之声，世呼谓之吃忒是也。"（《济生拔粹·阴证略例·少阴咳逆》）经过后世人的误植，今人从中可见，咳逆、哕、干呕是何等牵混。

以朱丹溪为例，朱丹溪一方面认为"有声有物谓之呕吐，有声无物谓之哕"，另一方面又云："咳逆为病，古谓之哕，近谓之呃。"[①] 对此，张介宾颇有些微词："及观丹溪之言，在《纂要》则曰，孙真人误以哕为咳逆。是谓哕非咳逆也。在《心法·附录》则曰，咳逆为病，古谓之哕，近谓之呃。此又谓哕即咳逆也。在《呕吐门》则又曰，有声有物谓之呕吐，有声无物谓之哕。此又以干呕为哕也。"故此他驳评曰："前后不一，何其自谬若此。"同时，他又指出"海藏、河间诸公有以哕为干呕者，有以咳逆为噎者，总皆谬矣"。为此，张介宾提出了自己的看法："余析而判之曰，哕者，呃逆也，非咳逆也；咳逆者，咳嗽之甚者也，非呃逆也；干呕者，无物之吐，即呕也，非哕也。"[②] 张介宾的解释是正确的。

在张介宾之前，王肯堂早就指出："呃逆，即《内经》所谓哕也，或曰成无己、许学士固以哕为呃逆，然东垣、海藏又以哕为干呕，陈无择又以哕名咳逆，诸论不同。"他又进一步指出："哕义具在《内经》，顾诸家不察耳。"（《证治准绳·杂病》）

哕，《说文解字》："气牾也。"牾，逆也。哕的本义是气逆，但不是一般的气逆，它有自己的特点。这种气逆的表现可以从《灵枢·杂病》篇对哕的三种不同的治法中得到启示。

《灵枢·杂病》篇说："哕，以草刺鼻，嚏，嚏而已；无息而疾迎引之，立已；大惊之亦可已。"第一种治法是以草刺鼻，令打喷嚏而哕愈。第二种治法是屏气片刻，待气逆将发时，以快而深的吸气迎之则哕愈。第三种治法是出其不意，突然惊吓之则哕愈。可以肯定，这三种治法既不可以用于治疗咳嗽气逆，亦不能治干呕之甚者。它所治疗的气逆是气上冲声门，发出呃呃声者。呃呃，以声象意。以呃呃声来表述这种气逆的特点，十分恰切，所以张介宾有云："因其呃呃连声，故今以呃逆名之。"又云："呃逆一证，古无是名，其在《内经》本

---

① 田思胜，等.朱丹溪医学全书［M］.北京：中国中医药出版社，2006：133，134.

② 张介宾.景岳全书［M］.上海：上海科学技术出版社，1959：350.

谓之哕。"①

清朝刘奎在《松峰说疫》中另有治呃逆之法:在煎成的汤药碗中,用筷子"十"字架在碗上,令病人自持碗,屏息,于筷子四空处,"每空吸药一口,圆转挨次吸之,持碗不得换手,一顺吸去。服后觉渐轻,然时作止,又迟二三日始愈"。他又说:"此泛常饮水治呃良方,以之服药,冀其获效。"②此法实无神秘之处,而在于屏息以调气机,这与《灵枢·杂病》篇,以"无息而疾迎引之"之法治哕可谓是异曲同工。

刘奎虽然用这个在原理上与《灵枢·杂病》篇之"哕,以草刺鼻,嚏,嚏而已;无息而疾迎引之,立已;大惊之亦可已"相同的方法治愈了这个"病",但他并不认为所治的是"哕",而认为此是"呃逆"。他不认为哕就是呃逆。他有一段辩文尝曰:"至于哕之一症,经中杂病篇直作呃逆,而河间、海藏则以哕为干呕。张介宾谓呃逆古无是名,其在《内经》即谓之哕,是特古今之称名不同。而哕与呃逆断不可混为一症也。哕,虽以河间、海藏说为是,而《东垣十书·溯洄集》中,则谓哕之声浊,恶长而有力,直至气尽而后止,非如干呕之轻而不甚也。是较之刘、王所说,则更明白晓畅矣。至于呃逆,即东垣所谓吃忒者,是此症称名不一,随其方言而呼之,有曰格得者,有曰打呃者,有曰打歌得者,总与哕为二症,明系今之所谓打呃是也。"③松峰山人提出哕与呃逆断不可混为一症,把张介宾基本上已梳理清楚的问题又一次搅扰乱了,以致近世仍有称哕为干呕者。

在不同时期的医学著述中,哕的概念几经有变,或以哕作干呕,或以咳逆作哕,从而致使哕、干呕、咳逆乃至于噫、嚏互相牵混。实际上,哕之本意是呃呃有声之气逆,李东垣所谓吃忒,王肯堂、张介宾谓之呃逆,今人俗谓打呃忒,西医学所谓之"膈肌痉挛"是也。

① 张介宾.景岳全书[M].上海:上海科学技术出版社,1959:350.

② 刘奎.松峰说疫[M].北京:人民卫生出版社,1987:106.

③ 同②:195.

膀胱与胞：藏津液与盛尿及其他

"膀胱"一词，仲景书凡九见。《伤寒论》中见太阳病篇第106条："太阳病不解，热结膀胱，其人如狂，血自下，下者愈。其外不解者，尚未可攻，当先解其外；外解已，但少腹急结者，乃可攻之，宜桃核承气汤。"本条在可发汗病篇与可下病篇中被拆分重出。

少阴病篇第293条："少阴病，八九日，一身手足尽热者，以热在膀胱，必便血也。"厥阴病篇第340条："病者手足厥冷，言我不结胸，小腹满、按之痛者，此冷结在膀胱关元也。"

在《金匮要略》中见"水气病脉证并治"篇第30条："师曰：寸口脉迟而涩，迟则为寒，涩为血不足。趺阳脉微而迟，微则为气，迟则为寒。寒气不足，则手足逆冷；手足逆冷，则荣卫不利；荣卫不利，则腹满胁鸣相逐，气转膀胱……"

"黄疸病脉证并治"篇第2条："趺阳脉紧而数，数则为热，热则消谷；紧则为寒，食即为满。尺脉浮为伤肾，趺阳脉紧为伤脾。风寒相搏，食谷即眩，谷气不消，胃中苦浊，浊气下流，小便不通，阴被其寒，热流膀胱，身体尽黄，名曰谷疸。额上黑，微汗出，手足中热，薄暮即发，膀胱急，小便自利，名曰女劳疸；腹如水状，不治。心中懊侬而热，不能食，时欲吐，名曰酒疸。"

又第14条："黄家，日晡所发热，而反恶寒，此为女劳得之；膀胱急，少腹满、身尽黄，额上黑，足下热，因作黑疸，其腹胀如水状，大便必黑，时溏，此女劳之病，非水也。腹满者难治。硝石矾石散主之。"

"妇人产后病脉证治"篇第7条："产后七八日，无太阳证，少腹坚痛，此恶露不尽；不大便，烦躁发热，切脉微实，再倍发热，日晡时烦躁者，不食，食则谵语，至夜即愈，宜大承气汤主之，热在里，结在膀胱也。"

膀胱这个概念或术语在中国文化与中医学术的话语体系中，已存在数千年了，原本不存在什么问题，近20年来，突然成了问题，业内不少人热衷于讨论膀胱是什么？实际上他们也还正在费力思考着脾是什么、肝是什么、三焦是什么、募原是什么、经络是什么等等。诸如有人认为"《黄帝内经》中的膀胱在结构上是指包括尿脬而除外大肠、胞宫和精室等内生殖器官,含有腹腔液、以腹膜为其外壁的盆腔空间"。文章作者认为"尿脬为一上大下小的倒锥体,正面观纵径大于横径"。"由于尿脬位于膀胱之中,故推断膀胱为包含尿脬的腹部空间,从尿脬所处的位置看,它位于西医解剖学的盆腔之中。盆腔为类似盆一样的扁宽形内腔,是由骶骨岬、弓状线、耻骨梳、耻骨结节及耻骨联合上缘构成的环形界线以下的小骨盆,又称真盆腔的内腔,其形状更符合膀胱一词的几何特征"[①]。在这里,作者把"尿脬"与"膀胱"对立起来。还有人认为:"中医'膀胱'不仅仅是一个被动的贮尿液的器官,按中医脏腑理论对它的阐述,它囊括了整个西医泌尿系统的功能。""中医膀胱的功能与整个泌尿系统相当"。文章作者"在对中医脏腑的形态学基础进行了系列研究后认为,中医之'脾'的实质在细胞的微观层面可能是线粒体,在解剖学的宏观层面是肝脏;中医之'肝'在细胞的微观层面可能就是配体 - 受体 - 细胞信号转导系统,在宏观层面是神经系统、内分泌系统;中医之'肾'在细胞的微观层面可能是染色体,在解剖学的宏观层面是性腺;中医之'心包'在解剖学上对应的脏器是血脑屏障"[②];又有认为《灵枢·五味论》"膀胱之胞"的"胞"为膀胱的"外候",即阴囊。还认为"胞"是指囊性器官,可以表示膀胱、子宫、阴囊等,并提出"各类中医基础理论教材中有关描述古人对尿液生成排泄机理认识的内容,恐需要重新改写"云云[③]。

从上述几家论述中,可以看出有关学者总是自觉地或身不由己地抛掉中医学术话语,把中医学的藏象以现代解剖学、生理学或西医"微观"为标杆,探讨藏象的"实质"是什么,其结果却是曲意进行附会,从而乱了中医学术自己的阵脚。

欲理解中医学术中的"膀胱"与"胞"的含义,还得使用传统的中医学术话语,从汉代或汉代以前中医经典文本对"膀胱"与"胞"的论述说起。

---

① 王燕平,张维波,李宏彦,等.《黄帝内经》"膀胱"概念解析[J].中医学报,2019,34(1):9-14.

② 郑敏麟,阮诗玮,谢永财,等.论中医"膀胱"在解剖学上对应脏器是整个泌尿系统[J].辽宁中医药大学学报,2014,16(3):78-80.

③ 孙基然,刘洋,马其南,等."膀胱"与"胞"、"津液"与"尿"及相关诸问题[J].中华医史杂志,2017,47(5):262-272.

"文化杂合"混淆了中医藏象与西医脏器

在中国传统文化与中医学术话语中,所讲的心肝脾肺肾,是3 600多年前的甲骨文中就已经存在的中国汉字;这是中华大地数千年前就形成的土生土长的术语或概念。原本,心就是心,肝就是肝,脾就是脾,肺就是肺,肾就是肾,这从来都是毫无疑问的事情,在500年前是不成问题的。但是,现今却成了部分中医业内人士内心的纠结之处,从而变成了连篇累牍论述的课题了。

传教士曲意附会藏象术语译"脏器"

实际上,近代解剖学、生理学及欧洲医学早年初传入中国时,传教士与其合作的中国学人在翻译的过程中,为让国人能勉为接受,对有关人体内脏的名称及结构之间相互关系的术语选用与表述时,原本是曲意附会和借用或套用了中华本土的中医藏象术语。

史料记载,欧洲医学作为外来医学开始传入中国,当是在17世纪,那时正值中国明末清初时期。以利玛窦、汤若望等为代表的一些传教士,在把西方宗教输入中国的同时,也把欧洲文艺复兴后逐渐兴起的近代科学技术和医学一起带到了中国。传教士多习医科,故借医传教成为传统。因此,有的传教士在通过教堂或教堂开设的医院给周边中国人看病的同时,还把欧洲医学称作"西医"翻译成中文,介绍给中国的士大夫。在这个过程中,"为了适应中国人的理解习惯,采取了一种所谓'文化杂合'的翻译方式,即从汉语中寻找词汇,来解释西方新鲜事物,通过这种'文化杂合'使技术术语得以汉译"[①]。这里所谓的从"汉语中寻找词汇",实际上就是从中国固有的中医学术话语体系中"寻找词汇"。有研究指出,19世纪中叶,值清朝道光年间,英国来华传教士艾约瑟在翻译《身理启蒙》时,"将原文中第九节脊柱中的'upper lower'译为中医概念的'上下二焦'",翻译过程中"会有很多基于本土化并尊重中国读者的

---

① 王佳娣.明末清初来华传教士翻译活动特点及其影响因素[J].湖南工程学院学报,2014,24(3):36-38.

译例"，"译例本土化，让医学概念更形象更易于中国社会"①。

谢天谢地，如果艾约瑟当时把"upper lower"真的翻译成"上下二焦"，那21世纪的今天，会有多少中医业内人士在热衷研究第九节椎骨与上下二焦的关系！

如果当年传教士把"nerve"这个英文词语翻译成"经络"，那么现今的业内人士，是不是会又多了一项研究热点？多亏了当年的传教士们把 lymph 音译为"淋巴"，如果当年"艾约瑟们"突发联想，把"lymph"意译成中医学术中的"气"，那么今天的中医学又遇上另一个大麻烦了，当然，也许会成为中医业内一些人士的又一个研究"实质"的热点了。

由于东西方文化的差异，思维方式的不同，使"艾约瑟们"在翻译的过程中，所"挪用"和附会的中医术语词汇，大多数都不是完全对应的表达，从而使同一个术语或词项，在中医与西医的话语中外延与内涵不同或二者根本不着边。因此给固有的传统中医学的传承制造了极大的麻烦。同时也给那些在思维方式上游走在中西医边缘的人士提供了兴奋点。

其实，"艾约瑟们"已经制造的一个典型的麻烦，就是把"spleen"翻译成在功能上八竿子打不着边的中医学藏象中的"脾"，于是造成了如今"脾"的实质研究很热闹的景象②③④⑤⑥。其中有人提出"中医'脾'在解剖学上对应的脏器非脾非胰而是肝"，尤为荒唐的是有人竟指责这是中医的"千古谬误"⑦。何其荒唐！这位作者没有搞清楚究竟是谁的谬误，从而颠倒了是非。

从艾约瑟翻译过程中的这个细节，可以看出当年西方传教士是怎样附

① 李东.清末民初在华传教士西医译作的归化研究[J].成都师范学院学报，2016，32（4）：92-96.

② 周灏.中医藏象脾的实体探析[J].光明中医，2014，29（1）：8-9.

③ 刘旭，朱邦贤，诸剑芳，等.脾脏实体之中西文化认知考辨（一）——《黄帝内经》时代对"脾脏"实体的认知[J].中华中医药杂志，2017，32（2）：482-486.

④ 刘旭，朱邦贤，诸剑芳，等.脾脏实体之中西文化认知考辨（二）——《难经》的"脾脏"实体认知及"脾"与 spleen 对应的形成[J].中华中医药杂志，2017，32（3）：952-955.

⑤ 赖敏，徐爽，贾春华.脾之解剖实体与脾胃角色转变的隐喻分析[J].北京中医药大学学报，2021，44（12）：1079-1085.

⑥ 张鹤，白宇宁，刘绍能，等.现代医学视角下中医"脾主运化"探析[J].北京中医药，2022，41（2）：179-181.

⑦ 郑敏麟.纠正千古谬误：中医"脾"在解剖学上对应的脏器非脾非胰而是肝！[J].辽宁中医药大学学报，2010，12（12）：72-75.

会、"挪用"了已有数千年历史的中医固有的概念或术语了。我们可以想象他们是怎样推敲、斟酌,处心积虑地附会、挪用中医固有的藏象术语,把 "heart" 译作心脏,把 "liver" 译作肝脏,把 "spleen" 译作脾脏,把 "lung" 译作肺脏,把 "kidney" 译作肾脏,而把 "bladder" 翻译成膀胱只是另外的其中之一。

可以设想,当年"艾约瑟们"在翻译过程中,如果把这些"西洋文"不是作意译,而是音译,那么现今,在这个具体问题上,反映出的中医学思维认知会是什么样子? 中西医学术的关系会是一种什么样的境况?

历史上这种附会的状况,好像有点倒转,在中医学藏象问题上,现今总有人不由自主地把中医的藏象,以西医解剖或生理为标杆,用力地曲意附会着西医的解剖或生理。从当年西医东渐初期传入中国时,小心翼翼地把内脏器官曲意附会在中医藏象,到现今又有人在谦卑曲意地把中医藏象附会到解剖的器官,在这个现象中,会给我们带来什么样的联想与思考?

藏象是生命运动现象不可进行解剖研究

祝世讷先生从系统中医学的角度指出:"中医有解剖研究,更有超解剖研究,没有像西医那样孤立地依赖解剖研究。从西医东渐以来,许多人批评中医解剖研究落后,没有像西医那样以解剖研究为基础,据此认为'中医不科学'。这种批评是错误的:一不懂医理,二不懂医史,三不懂人结构的复杂性,更不懂得医学更需要超解剖研究。""中医之道以人为本,研究的根本方向不是人体,而是人的生命运动。人生命运动的结构与功能是复杂的,其基本特征是不具有解剖形态的,不可进行解剖研究。因此,中医虽然进行了必要的解剖研究,但人生命运动的结构与功能都在解剖视野之外,不能用解剖的方法进行研究,因而开辟和发展了非解剖研究"[①]。从这个意义上说,中医学所固有的藏象——心、肝、脾、肺、肾以及膀胱等都属"生命运动的结构与功能"的统一体。生命运动体现在"气化"上。只有有生命的人才有"气化"活动,一个没有生命的人是没有气化活动的,人一旦失去了生命,则神机化灭,那么曾经活生生人的"藏象"也就不存在了,剩下的只有尸体中孤立的器官了。明白了这个道理,那么膀胱的功能是什么也就容易理

---

① 祝世讷.中医学原理探究[M].北京:中国中医药出版社,2019:204-207.

解了。

祝世讷先生又指出："迄今的事实证明,中医与西医不可通约的理论,是中医在西医视野之外,独立地研究和发现的医学事实和规律,是中医独到的发现与发明,它形成中医的基本理论。"中医"五藏的生理病理等内容与解剖器官五脏迥异,也找不到单独的解剖形态,在解剖台上看不到"。"中医的超解剖研究及其成果,当然无法与西医的解剖研究及其成果相通约"[①]。

在藏象的问题上,中医业内某些人在现代解剖学面前缺乏应有的自信。

经典叙事藏象中的膀胱既存津液又盛尿

膀胱这个概念或术语除了《黄帝内经》《伤寒论》之外,《神农本草经》也论及了。如在防葵条下有云,治"膀胱热结,溺不下"。在蒲黄条下则曰:"主心腹膀胱寒热,利小便。"

在《难经》四十二难中,更有早期解剖行为的详细记录:"膀胱重九两二铢,纵广九寸,盛溺九升九合。"

上述《难经》四十二难中的这段文字,还见于《史记·扁鹊仓公列传》;另外,在同篇中所载淳于意诊案中,有云:"臣意诊其脉,曰:病气疝,客于膀胱,难于前后溲,而溺赤。病见寒气则遗溺,使人腹肿。"

从经典中可见,中医学中的膀胱,就是藏象中的膀胱,突出的是"象",此与17世纪后传入中国的现代解剖学中原本称为"bladder"的膀胱在内涵上是有区别的。

膀胱藏津液与盛尿是不同语境下的同一个事实

经典中膀胱藏津液。

《灵枢·本输》篇说:"膀胱者,津液之腑也。"《素问·灵兰秘典论》说:"膀胱者,州都之官,津液藏焉,气化则能出矣。"《难经·三十五难》亦云:"膀胱者,津液之腑也。"经典文本明明白白地说膀胱"津液藏焉"是"津液之腑"。中医学经典反复强调,膀胱是藏津液的。当今学者毋庸置疑。

经典中膀胱盛尿。

① 祝世讷.中医学原理探究[M].北京:中国中医药出版社,2019:89,20,94.

有人认为,"膀胱盛尿"的观点是受西医学的影响而产生的。这种说法是错误的,是毫无文献根据的。

《灵枢·五癃津液别》篇说:"天寒则腠理闭,气涩不行,水下流于膀胱,则为溺与气。"溺,音 niào,同尿,属异体字。

《难经·四十二难》又说,膀胱"盛溺九升九合"。

膀胱盛尿,经典言之凿凿。当今学者同样毋庸置疑。

上述膀胱"藏津液"与膀胱"盛尿"都是经典的论述。数千年来,关于膀胱"藏津液"与膀胱"盛尿",这根本就不是什么问题,而如今在中医学术界少数人那里则成为纠结在心的,解不开的疙瘩。

其实,膀胱"藏津液"与"盛尿"是同一个事实的两个侧面。在西汉或更早的《黄帝内经》时代,或者在更早的夏商周先民话语里,把尿看作津液这是再平常不过了。所以在经典文本的不同语境下,膀胱"内容液"有时被称为"尿",有时被称为"津液",此不必大惊小怪。如《灵枢·刺节真邪》篇说,"茎垂者,身中之机,阴精之候,津液之道也。故饮食不节,喜怒不时,津液内溢,乃下留于睾……"在这里,"茎垂者""津液之道"之津液,是指"尿"而言无疑。而"津液内溢"之津液,此当是指津液的本义。在这个问题上,应当先明白文本的本义,悟透语境,而且还需要环顾上下文例。

基于气化理论认识膀胱藏津液与盛尿

西汉人韩婴的《韩诗外传》说:"膀胱,液之府也。"在这里,"液"是对流体的总概括。这在古人的视野与思维中都属于广义的津液。依《黄帝内经》论述,膀胱藏津液,毋庸置疑。

膀胱的"内容液"是动态的,是无时不在变化着的。《素问·灵兰秘典论》中有经典表述:"膀胱者,州都之官,津液藏焉,气化则能出矣。"在这里,"气化"是什么?气化就是人体气的运动。表现为升降出入。《素问·六微旨大论》说:"出入废则神机化灭,升降息则气立孤危。故非出入,则无以生长壮老已;非升降,则无以生长化收藏。是以升降出入,无器不有。"关键是"升降出入,无器不有"。从中可以领悟,膀胱藏津液,是通过气化才能实现的生理功能。

"无器不有"的气化是中医学特有的概念,是指气的运化,是对人的生命运动过程的认识与概括。升降出入,从宏观上讲,"体现在人的生命运动的发生、发育、发展"①,从微观上讲,体现在看不见,摸不着的"气化"过程,这个过程只能从生命现象中去悟解。藏象之所以是"藏象",是因为在不停进行着气化运动,而气化运动一旦停止了,"人"失去了生命,那么"藏象"也就不存在了。这正是业内某些人士的困惑之一。

立足于中医学特有的"气化"理论,从膀胱"内容液"产生过程的来路角度看,如果病人津亏无以气化,则膀胱无"内容液",如果气不化津而水聚,则膀胱亦无"内容液"。如果膀胱无"内容液"的程度严重,这在经典中称之为关格。《伤寒论》"平脉法"篇第 15 条说:"关格不通,不得尿,"同篇第 26 条又说:"关则不得小便,"阳明病篇第 232 条说:"若不尿,腹满加哕者不治。"此种状况是属作为"津液之腑"的膀胱"无津液",这是重病状态。

立足于中医学特有的"气化"理论,从膀胱"内容液"排泄过程的去路角度看,如果膀胱"内容液"处于"出入废""升降息"的状态,这时则会排泄困难,欲尿而不能,此即为《灵枢·本输》篇所说的"闭癃",《素问·宣明五气》说"膀胱不利为癃",此已属"神机化灭""气立孤危"。有气即是"津液"是"尿",能够"气化"而自控排出,这在《伤寒论》中称"小便利"。一旦"无气"或"少气",膀胱的"内容液"则成为"死水",此即称为"癃",此时则需要化气行水或决渎逐水。这个道理与"有气是血,无气是瘀"具有一致性。

同样的膀胱"内容液",从产生的角度看,多称其为"津液";从排泄的角度看,多称其为"尿"。如《素问·刺禁论》说:"刺少腹中膀胱,溺出。"

与膀胱"内容液"类似的还有胃、大肠、小肠的"内容物",其饮食物的转化机制与膀胱"内容液"具有一致性。《素问·六节藏象论》中把膀胱与胃、大肠、小肠、三焦并列,称其为"器",曰:"能化糟粕,转味而入出者也。"什么是"器"?王冰归纳胃、大肠、小肠、膀胱的功能后说:"凡虚中而受物者皆谓之器。"它的功能主要是"化"且能"转味",这个过程也是《素问·六微旨大论》所说的"升降出入,无器不有"的"气化"。

通过这个看不见的,只有活生生的人才具备的"化"且"转味"的过程,"食气入胃""饮入于胃",经过"化"而"转味",其精微"化"为气血津液,其

---

① 祝世讷. 中医学原理探究 [M]. 北京: 中国中医药出版社, 2019: 188.

"糟粕"最后以看得见的形态排出体外。饮食物转化为糟粕的过程是不停的、缓慢的,而且是模糊的,没有绝对的非此即彼的明确界限,但是,通过"转"的过程,最后的结果却是发生了"看得见"的质的变化,此是显而易见的。

同样的道理,在这里,由"津液"转化为"尿"的过程也是模糊的,也是没有非此即彼的界限。随着语境的不同,在经典里,有时称其为"津液",有时称其为"尿",今人大可不必对此纠结,或大惊小怪。

与"尿"相类似的问题,还存在于对汗、唾、泪、涕的认识。汗、唾、泪、涕产生的过程或长或短,此在活生生的人体内都属津液,但是,随着短暂瞬间的排泄,一旦离开人体,即失去了"气",其津液属性,也就旋即随之消亡而成为人体排泄的废物。《灵枢·决气》篇说:"腠理发泄,汗出溱溱是谓津。"这里讲的就是腠理发泄时,汗的"津液"属性"存"与"亡"的瞬间"过程"。同样,唾、泪、涕也是如此。要理解这个过程,此需要意会,需要琢磨,才能从模糊转向清晰,从误解转向理解,从肤浅走向深刻。中医学中的这种只能意会难以言传的知识,一旦用确切语言表达出来,也许不可避免地要失去原来的面目或部分地失去原来的面目,从而显得干瘪、苍白、毫无神韵(参见本书《整体观念与直觉思维》)。

综上所述,膀胱可归纳为三义:一是膀胱的脏腑本义。另有脬,《说文解字》,脬,旁光也,段玉裁注曰:"脬,俗作胞。旁光,俗皆从肉。"《史记·扁鹊仓公列传》正义云:"膀,横也。胱,广也。体短而又名胞。胞,虚空也,主以虚承水液。"[1] 主津液者,广而言之也。因为膀胱盛尿,所以称"津液之府"。

二是指躯体部位,如《伤寒论》厥阴病篇第 340 条:"病者手足厥冷,言我不结胸,小腹满、按之痛者,此冷结在膀胱关元也。"此处的膀胱关元并列,理解为小腹合乎医理。

三是指人体足太阳膀胱经,如《灵枢·本输》篇云:"膀胱出于至阴,至阴者,足小指之端也,为井金。"

在文本中,具体是指本义,还是指部位,或是指经络,或还有另外所指,此需要依语境与上下文例确定。

---

① 张灿玾,徐国仟.针灸甲乙经校注 [M].北京:人民卫生出版社,1996:48.

"胞"与膀胱相关而又不同

与膀胱相关的术语是"胞"。胞在《伤寒论》中,见"辨不可下病脉证并治"第12条,文曰:"脉浮而大,浮为气实,大为血虚。血虚为无阴。孤阳独下阴部者,小便当赤而难,胞中当虚……"

在《金匮要略》中既见于"妇人妊娠病脉证并治"篇第4条,文曰:"师曰:妇人有漏下者,有半产后因续下血都不绝者,有妊娠下血者,假令妊娠腹中痛,为胞阻,胶艾汤主之。"又见"妇人杂病脉证并治"篇第8条,文曰:"妇人之病,因虚积冷结气,为诸经水断绝,至有历年,血寒积结胞门,寒伤经络凝坚。"同篇第19条又文,"问曰:妇人病饮食如故,烦热不得卧,而反倚息者,何也?师曰:此名转胞,不得溺也。以胞系了戾,故致此病。但利小便则愈,宜肾气丸主之"。

经典叙事中"胞"有三义

归纳以上经典所述(排除后世历代解说),在仲景书,乃至《黄帝内经》,在汉晋时期,胞,可蕴含三义:

其一是胞的实体器官本义,是指胎衣。此见许慎《说文解字》:"儿生裹也。"段注:"胞谓胎衣。"按,胞的胎衣本义,在仲景书中未见。据可检文献,见《针灸甲乙经》卷十二:"若胞衣不出,众气尽乱。"

其二胞有时用指藏象膀胱。此时通"脬"。脬,俗作胞。最早可见于《五十二病方》。脬,指膀胱,历来无疑义。

其三有时是指女子胞,又称子藏、子宫。按,子宫见《神农本草经》紫石英条下,谓主治"女子风寒在子宫"。仲景书中多称"血室",《金匮要略》"妇人妊娠病脉证并治"篇称"子脏"。

因为"胞"有时是指女子胞,所以又派生了"胞中""胞门""胞阻""胞脉""胞之络脉"等这样一些与女子胞有关联的术语。

讲到"胞",有两个难点或疑点。

"度量切循""解剖而视"看膀胱

一是"膀胱之胞,薄以懦",语出《灵枢·五味论》篇:"酸入于胃,其气涩以收,上之两焦,弗能出入也。不出即留于胃中,胃中和温,则下注膀胱,膀胱之胞,薄以懦,得酸则缩绻,约而不通,水道不行,故癃。""膀胱之胞,薄以懦",这里的"之",应当看成助词,表示领有、连属关系。在此,"膀胱",是有"横"有"广"的整体形象与轮廓;"胞",是其局部的质地;"薄"与"懦",是质地的状态。此句"膀胱之胞,薄以懦",是表述"膀胱的胞膜"不仅视觉下可见其静态的"厚薄",还可以看到"得酸则缩绻"的瞬间动态过程与形象,而且还有触觉下,手感质地的"柔软"。从中可见此处之"胞",不是另外的所谓什么"脏器",而是指膀胱的局部胞膜。

《难经·四十二难》曾云:"膀胱重九两二铢,纵广九寸,盛溺九升九合;口广二寸半。"此处用"纵广九寸"勾勒出膀胱的形象。从这里可以看出"膀胱"二字是表达其纵横整体之形,勾勒整体轮廓;而"胞薄以懦"则是表达曾经汉代以前古老解剖视野下的膀胱局部,是从细微处表达其质地"薄"而柔软。按,懦,柔软的意思。此可谓古代解剖"度量切循""解剖而视"的成果。从原典文本的行文来看,此处的"膀胱"与"胞",是指"度量切循""解剖而视"过程中,同一视野下,脏器的整体与局部关系。

"胞系了戾"与"转胞"

二是"胞系了戾",见《金匮要略》"妇人杂病脉证并治"篇第19条,文曰:"妇人病,饮食如故,烦热不得卧,而反倚息者,何也? 师曰:此名转胞,不得溺也。以胞系了戾,故致此病。但利小便则愈,宜肾气丸主之。"在仲景书研究史上,几乎所有的注家都一致认为,因为这个妇人"不得溺",用肾气丸治疗,小便通利了,则此"转胞"可愈。此"了戾"状态下的"胞",是指"膀胱"而言,是膀胱"转"了。千年来几乎异口同声。近人也几乎一致肯定这里的"胞"就是膀胱。如"'胞'在此指膀胱,'胞系'是指与膀胱相连的尿道"[1]。又有学人先提出一个"胞中的概念",设定"胞中是中医基础理论中所指的人体某一部位的专用名词术语,可理解为少腹内的生理部位,内藏有膀胱、女子胞,为冲、任、督之起源"。接着又提出了一个"大转胞概念",认为"如果以'胞'指'胞中'为前提,那么'胞系'就不是指具体的组织形态,而是指属于胞中各器官之间的生理功能的维系。'胞系了戾'是指胞中正常的生理联系在致病因素作用下而乖戾不顺之病理现象"。文章作者特别强调自己"提

---

① 骆书信.《金匮》"胞系了戾"析[J].河南中医,1985,5(2):27.

倡此说","并姑且将此称为大转胞概念"①。

我一直怀疑这些说法的正确性,因为这些说辞背离语境,缺少文献依据。

这里有一个重要的前提一直悬而未解,或是诸作者有意忽略,或是刻意回避。这就是如果把这里的"胞"讲成"膀胱",那为什么,"胞系了戾"的"转胞"证,仲景把它列在《妇人杂病脉证并治》篇,而且条文中明明白白指出,此是"妇人病,饮食如故"。所以,诸多作者的文章,在这里把"胞系了戾"的"转胞"证的"胞"讲成"膀胱",都不能自圆其说。那么,这里的"胞",到底应当是指什么才合乎医理、合乎事理呢?

笔者断然认为:此"胞"应当是指"女子胞",依据就是原典文本中清晰明白表达此属"妇人病"。

实际上,从本条内容以及"师曰"二字中,我们可以看出此是张仲景的治疗个案,并与学生围绕着这个病案进行讨论的过程。本条在《脉经》卷九《平阴中寒转胞阴吹阴生疮脱下证》篇中,表述得更加个体化:"问曰,有一妇人病,饮食如故,烦热不得卧,而反倚息者,何也? 师曰:得病转胞,不得溺也。何以故? 师曰,此人故肌盛,头举身满,今反羸瘦,头举中空感,胞系了戾,故致此病。但利小便则愈,宜服肾气丸,以中有茯苓故也。"本条"胞系了戾""转胞"作为病或证与"阴中寒阴吹阴生疮脱下"诸证并列,不言自明地表达出,此"胞"是"女了胞"无疑。

令我高兴的是,在中国知网上搜索到一篇与众多"转胞"之"胞"是膀胱的观点不同的论文——《"胞系了戾"辨》。该文作者袁博渊亦认为此处的"胞"应当是"女子胞",是指"子宫"。"胞系"并不是指某器官,而应理解为"女子胞的维系"②。在众多的诠解中,袁博渊的见解与我长时间的思索不谋而合,符合医理,符合临床,无疑是正确的。

袁文的一个重要的论据,正是从古至今被忽略的,"胞系了戾"之"转胞",在张仲景那里,是文字凿凿地列在《妇人杂病脉证并治》篇,而且条文中明文标示"妇人病,饮食如故,烦热不得卧,而反倚息者,何也? "

当然,《金匮要略》列在"妇人病"篇中的病证也并不完全都是妇人病,其

---

① 杨文喆,张再良.《金匮要略》转胞析[J].上海中医药杂志,2004,38(5):46-48.

② 袁博渊."胞系了戾"辨[J].广西中医药,1986,9(2):44.

中个别病证男子也会发生,但这种状况,仲景必有文字另加以说明,如《妇人杂病脉证并治》篇第8条文曰:"妇人之病,因虚、积冷结气,为诸经水断绝,至有历年,血寒积结胞门,寒伤经络,凝坚在上,呕吐涎唾,久成肺痈,形体损分。在中盘结,绕脐寒疝;或两胁疼痛,与脏相连,或结热中,痛在关元。脉数无疮,肌若鱼鳞,时着男子,非止女身。"在这里,仲景特别指出,此种病证,"非止女身",男子亦可"时着"。即在男子也属常见病。

袁文指出:若把"胞"解释为"膀胱",则应编入《消渴小便不利淋病脉证并治》篇。张仲景之所以把本篇文字编入"妇人病"篇,正是提醒医家,这里的"不得溺",是由于子宫的病变引起,不要误认成了膀胱病变。袁博渊的推论极有道理。袁文使我较长一段时间思考并被困扰的问题得到佐证。可惜袁文没有进一步深入下去落实结论,没有回答"胞系了戾"的"转胞"证,在现代临床上是一个什么病证。他认为"这个病的成因,主要是由于妊娠胎气不举,阻压膀胱所致"。可惜,这个结论是不准确的。因为同样的逻辑,如果是"妊娠胎气不举,阻压膀胱所致",那么本条本证就应当列在《妇人妊娠病脉证并治》篇。这个问题如果不能圆满回答,那么一切说辞都显得苍白干瘪无力。

《妇人妊娠病脉证并治》篇第7条文曰:"妊娠,小便难,饮食如故。"对比而言,症状类同的"饮食如故""不得溺"的"胞系了戾"之"转胞"证,列在《妇人杂病脉证并治》篇,而不是列在《妇人妊娠病脉证并治》篇,说明"胞系了戾"之"转胞"确是"杂病"而非"妊娠病"。

"胞系了戾",此处的这个"系",本义是细丝,"连也""联缀也"。在此引申为连接、维系"胞"的"系膜",名词化。了戾,戾,曲也,反也。本义是迂回曲折,此引申为"松弛"的意思。"系"之所以能够从有一定张力,能起到维系、稳固"胞"作用的正常状态,而变化为"纡"而"曲"的异常状态,是因为此"系膜"必已张力降低而松弛。由此可见,"胞系了戾"表达的是维系、稳固"胞"的"系膜"松弛下垂。所谓"转胞"不是表达"胞"的扭转,而是表达"胞"的移位、下垂。

那么,这个"胞"到底应当是指什么才合乎医理、事理呢?

试把原典文本条文中的平面症状,放在一个立体的活生生的妇人身上,会是一个什么形象呢? 病人饮食正常,烦热不能平卧。不得小便,排尿困难,只能斜靠着,呈半卧位。对这样一位患病的妇人,中医医生望闻问切,会诊断为元气虚衰,气机紊乱,"胞系了戾"引发膀胱气化失调,神机滞钝,而"闭癃"不得尿,此称"转胞"。

那么,这个"转胞"病又到底是一个什么样的能让现代病人或社会公众认知,心里清楚明白的病证呢? 王叔和在《脉经》同篇中称为"脱下"。文曰:"少阴脉浮而动,浮则为虚,动则为痛,妇人则脱下。"张仲景之后,不足百年的皇甫谧,在《针灸甲乙经》中给它重新命名曰"阴挺"。"阴挺",《黄帝内经》与仲景书中不见,可检文献,见《针灸甲乙经》卷十二。"阴挺"多属肾气亏虚,元气下陷,肾气丸大补肾气以举陷治本,治"阴挺"恰合病机。

同样这个病人,如果病家又请西医医生问触叩听会诊,大概率的诊断会是什么病证呢? 本文认为可能是Ⅱ度以上的"子宫脱垂"。因为Ⅱ度以上的"子宫脱垂",能够压迫盛尿的膀胱,不仅能引发尿频尿急,而且能引发急性排尿困难。若子宫体脱出,出现在可见到的视野内,就是《脉经》所说的"脱下"。

袁博渊在文章中援引《外台秘要》医案:"用蒲席卷人倒立,令头至地,三反则通。"这是古人运用最古老的重力方法,暂时缓解女子胞下垂外挺对脬的压迫,缓解膀胱功能滞钝,可勉强排尿,此属治标之法。按,此见《外台秘要》卷第二十七范汪方。

需要指出的是,原本"胞系了戾"的妇人,在妊娠期间会加重"转胞"不得尿的症状,此属"胞系了戾"病证的特殊状况,生产之后,症状可略有缓解,但不能根除。

这里讲"胞系了戾"之"转胞"可能是Ⅱ度以上的"子宫脱垂",此并不否定历代医家在"转胞"的"名义"下对膀胱诸病证的治疗。

后世的注解都是一家之言,不能作为讨论的依据。只是由于一代一代的误读致使谬误流传。正确的方法应当是从经典文本中找出原典的解释。

对此类问题的理解,语境是重要前提之一。研读文献需要"身临其境",关键是研究原典文本,不是研究后世人的注解,更不能"拿鸡毛当令箭"。应当特别小心,别有意无意地把成无己等后世人的注解奉为圭臬,尤其不能被成无己等后世人的解释牵着鼻子走。

用中医思维方式思考中医学术

近几十年来,业内不少人士热衷于探讨藏象等以及中医独特的术语如经络、三焦、命门、募原等的"实质",其结果是众所周知的令人失望。其原因就是在方法论与思维方式上迷失了方向。

对中医学藏象与证的理解和把握,需要运用以象求意的方法领悟其中的蕴意,需要牢牢地把握和运用中医学术话语权。不能掉进现代生理、解剖的"坑"里。"膀胱藏津液"与"膀胱盛尿",以及"膀胱"与"胞"的界定,在经典中不同的语境下赋予了不同的含义。这在古人心目中是自然而然的,根本就不是什么所谓的"学问",而在某些现代业内人士心目中则成了大问题。单纯从中医学术史来看,这是学术进步了,还是学术倒退了呢?

这不能不牵扯到思维方式或思维方法上。现今业内不少人士,在讲心肝脾肺肾藏象时,讲着讲着就身不由己地滑到解剖的脏器中去了。

"思维方式决定学术视野","不同的思维方式决定了特定的学术视野","在医学中目前流行的是两种不同的思维方式。即中医的系统思维和西医的还原思维。这两种思维方式的性质不仅不同,而且具有一定或深刻的相悖性,中医与西医之不可通约,正是由中医的系统思维与西医的还原思维之不可通约造成的"[①]。

研究中医的学问,就应当用几千年来形成的中医的思维方式思考中医的学术,用中医的学术话语表达中医的学术。有关"膀胱""胞"及其"藏津液""盛尿"的所谓"问题",只是对中医藏象扭曲认识的缩影,从中可折射出中医学术研究的现状及未来的走向。

《黄帝内经》或根据最新出土文献显示的更早年代以来,中医学使用的概念都是中华文化土生土长的。中医学话语体系的特色是用独有的术语表达以"藏象"为代表的固有的医学思想、基础理论及所蕴含的内在精神、学术理念,这对整个世界来说,都具有原创性意义。已有数千年历史的中医学术话语体系不能丢!应当受到重视。

---

① 祝世讷.中医学原理探究［M］.北京:中国中医药出版社,2019:121-122.

"马刀"与"马刀侠瘿"

一

马刀侠瘿,在仲景书中见《金匮要略·血痹虚劳病脉证并治》篇。文曰:"人年五六十,其病脉大者,痹夹背行,若肠鸣,马刀侠瘿者,皆为劳得之。"

马刀侠瘿,更早见于《灵枢·经脉》篇:"胆足少阳之脉,起于目锐眦……是动则病口苦,善太息,心胁痛。不能转侧,甚则面微有尘,体无膏泽,足外反热,是为阳厥。是主骨所生病者,头痛颔痛,目锐眦痛,缺盆中肿痛,腋下肿,马刀侠瘿,汗出振寒。疟,胸胁肋髀、膝外至胫绝骨、外踝前及诸节皆痛,小指次指不用。"本条另见《针灸甲乙经》卷二上①。

又见《灵枢·痈疽》篇:"发于腋下,赤坚者,名曰米疽。治之以砭石,欲细而长,疏砭之,涂以豕膏,六日已,勿裹之。其痈坚而不溃者,为马刀挟瘿,急治之。"本条另见《针灸甲乙经》卷十一。

此外,《针灸甲乙经》卷三《腋胁下凡八穴第十八》有云:"渊腋,在腋下三寸宛宛中,举臂取之。刺入三分,不可灸。灸之不幸,生肿蚀马刀疡,内溃者死,寒热生马疡可治。"

另,《针灸甲乙经》卷八《五脏传病发寒热第一下》文曰:"呕,厥寒,时有微热,胁下支满,喉痛嗌干,膝外廉痛,淫泺胫酸,腋下肿,马刀瘘,肩肿吻伤痛,太冲主之。"

同篇曰:"胸中满,腋下肿,马刀瘘,善自啮舌颊,天牖中肿,淫泺胫酸,头眩,枕骨颔颅痛,目涩,身痹,洒淅振寒,季胁下支满,寒热,胸胁腰腹膝外廉痛,临泣主之。"

同篇又曰:"寒热颈肿,丘墟主之。寒热,颈腋下肿,申脉注之。寒热酸痛,

① 本文引用《针灸甲乙经》原文系张灿玾、徐国仟主编,1996年人民卫生出版社出版《针灸甲乙经校注》。

四肢不举,腋下肿,马刀瘘,喉痹,髀膝胫骨摇,酸痹不仁,阳辅主之。"

又《针灸甲乙经》卷十《水浆不消发饮第六》文曰:"腰清脊强,四肢懈堕,善怒,咳,少气郁郁然不得息,厥逆,肩不可举,马刀瘘,身瞤,章门主之。"

又,同书卷十一《寒气客于经络之中发痈疽风成发厉浸淫第九》:"马刀肿瘘,渊腋、章门、支沟主之。"

同书卷九《肝受病及卫气留积发胸胁满痛第四》有云:"胸满,马刀,臂不得举,渊腋主之。"

归纳前文可见,在经典文本中,除了"马刀侠瘿"一语之外,还有与其相关的"马刀瘘""马刀伤""马刀肿瘘""马刀"等等。

因此,要理解"马刀侠瘿"的含义,首先需要先弄明白"马刀"是什么。

二

什么是"马刀"? 后世包括当今注家或语焉不详,含糊其词或避而不解。

如张志聪在解释《金匮要略》中的这一条时说:"陷脉为瘘,留连肉腠,故有马刀侠瘿之疾矣。"[①]张氏的注释是避而不解,根本没有触及"马刀"是什么的问题,只是用"陷脉为瘘,留连肉腠"一句来搪塞,反而更令人费解。黄元御在《灵枢悬解》"痈疽"篇中说:"马刀侠瘿,即瘰疬也,弯如马刀,挟于缨旁故名。"[②]黄元御把此处的"马刀"讲成后世人见到或想象中的骑马人佩带的金属"弯形的马刀",此属望文生义的谬解。

《医宗金鉴》在解释"血痹虚劳"篇中这一条时,注曰"气血荣卫虚痹不行,故为马刀",而对"马刀"未解一字。只提到"侠瘿之瘿字当是'瘰'字"[③]。高学山认为:"马刀者,尖长而形似之,故名。侠与挟同,言挟于腋下也。瘿者,如槐柳楷木,舒发之性不畅,而凝结为繁丝乱绪之瘿瘤也。言尖长如马刀之瘿瘤,挟于腋下之谓。"[④]高学山和黄元御同样,也是望文生义,把此"马刀"讲成"尖形"的真实"马刀"。

① 郑林.张志聪医学全书[M].北京:中国中医药出版社,1999:946.

② 孙洽熙.黄元御医学全书[M].北京:中国中医药出版社,1996:334.

③ 吴谦.医宗金鉴[M].北京:人民卫生出版社,1963:498.

④ 高学山.高注金匮要略[M].上海:上海卫生出版社,1956:77.

近代陈伯坛说:"曰马刀,是腋下之症结,缘手足阳明脉皆入缺盆,肺系横脉则出腋下,拦截久之,如以金刃断阳明,形容胃脉之旁落,无需佩刀在马腹,光射其四蹄,故以马刀二字形容之。"① 陈伯坛对这一条的注解,"无需佩刀在马腹,光射其四蹄",想象得有些诗意了,也是把此"马刀"认作彼"马刀"了。

清代尤在泾在引文中曰:"瘰生乳腋下曰马刀,又夹生颈之两旁者为侠瘿。侠者,挟也。马刀,蛎蛤之属,疮形似之,故曰马刀。瘿,一作缨,发于结缨之处,二疮一在头,一在腋下,常相联络,故俗名病串。"② 丹波元简引尤在泾注文,并认为"马刀侠瘿"即是《灵枢》中的"寒热瘰疬及鼠瘘寒热之证"③。

尤在泾与丹波元简把此"马刀"释为"蛎蛤之属",大方向是正确的,惜意犹未尽。

今随机选择当代《金匮要略》教材的不同版本,归纳其对"马刀侠瘿"的解释,概括如下:

1963 年二版教材《金匮要略讲义》认为,马刀侠瘿是"结核生于腋下名马刀,生于颈旁名侠瘿,二者常相联系,或称瘰疬"④。

此后,李克光因袭了二版教材的表述,认为"结核生于腋下名马刀,生于颈旁名侠瘿,二者常相联系,或称瘰疬"⑤。

张琦、林昌松又抄袭了李克光的表述,认为,马刀侠瘿是"结核生于腋下名'马刀',生于颈旁名'侠瘿',二者常相联系,或称为瘰疬病"⑥。

张琦在另一版教材中认为,"马刀侠瘿出自《灵枢·经脉》等。指瘰疬,其生于腋下,形如马刀的名为'马刀';生于颈旁如贯珠的名为'侠瘿'"⑦。此一句"形如马刀",陷入不求甚解,人云亦云的境地。

范永升抄袭了李克光的表述,认为,马刀侠瘿是"生于腋下形如马刀的名

① 陈伯坛.读过金匮[M].北京:人民卫生出版社,1958:77.

② 尤在泾.尤在泾医学全书[M].北京:中国中医药出版社,1999:118.

③ 丹波元简.金匮玉函要略辑义[M].北京:人民卫生出版社,1983:77.

④ 湖北中医学院.金匮要略讲义[M].上海:上海科学技术出版社,1963:61.

⑤ 李克光.金匮要略讲义[M].上海:上海科学技术出版社,1985:69.

⑥ 张琦,林昌松.金匮要略讲义[M].北京:人民卫生出版社,2003:66.

⑦ 张琦.金匮要略讲义[M].上海:上海科学技术出版社,2008:72.

为'马刀'。生于颈旁如贯珠的名'侠瘿'"①。范永升也认为是"形如马刀",至于"马刀"是什么,没有讲清楚。

王新佩、贾春华认为:"马刀、侠瘿,结核生于腋下,形如马刀的名为'马刀'。生于颈旁如贯珠的名为'侠瘿'。二者常相联系,或称瘰疬。"②此是抄袭了张琦的表述,其"形如马刀的名为马刀",仍未能脱离望文生义的陷坑。

林昌松、贾春华认为,马刀侠瘿是"结核生于腋下名为'马刀',生于颈旁名为'侠瘿',两者常相联系,或称为瘰疬病"③。此是抄袭了李克光的表述。

范永升、姜德友等再次重申,"马刀侠瘿,病名。属瘰疬之类。生于腋下,形如马刀的名为'马刀'。生于颈旁如贯珠的名为'侠瘿'"④。此仍是抄袭李克光的表述。

贾春华、钟相根认为,"马刀、侠瘿:结核生于腋下,形如马刀的名为'马刀';生于颈旁如贯珠者,名为'侠瘿'"⑤。此仍是抄袭了张琦的表述。

从《灵枢》到《金匮要略》,为什么会有这样一个令历代医家费解的名称?为什么会形成这样一个循环抄袭的怪圈?关于"马刀"与"马刀侠瘿"的符合文理、符合医理的解释应当是什么?

教材的特征之一是反映学科的最新成果,从一个方面反映出学科的当代最新学术水平与编撰编辑水平。从当代《金匮要略》各不同版本教材对"马刀侠瘿"的解释中,可以管窥其不求甚解,突显互相抄袭的现象,此似可以窥见业内《金匮要略》研究状况之一斑。尽管标榜"创新""精编",但难以看出创新或精编的亮点。

另有顾漫、周琦据《天回医简》考证,认为马刀"不是对痈疽形状的描述""当是指人体的某一部位""其病特征是发病部位在腋下,为足少阳脉循行所过,属于痈疽一类的病证,治疗常取用邻近的渊腋穴。故其与发于颈项的

① 范永升.金匮要略[M].北京:中国中医药出版社,2016:69.
② 王新佩,贾春华.金匮要略[M].北京:中国中医药出版社,2017:87.
③ 林昌松,贾春华.金匮要略讲义[M].北京:人民卫生出版社,2021:65.
④ 范永升,姜德友.金匮要略[M].北京:中国中医药出版社,2021:67.
⑤ 贾春华,钟相根.金匮要略[M].北京:中国中医药出版社,2021:38.

瘰疬本非一病,不应混淆"①。顾文绕了一个圈子也未能讲清楚为什么把"人体的某一部位"称作"马刀"。

姜燕认为"马刀当指身体部位,而非病名"。"马刀表示的当是与臂、四肢、腋下、喉、胁下、身等相对等的一个身体部位,这是一条中部厚窄两头宽扁、沿耳后乳突自外上向内下方斜行的肌肉,形似马刀,故以之名之"②。

综上所述,黄元御认为"马刀侠瘿"是其"瘿""弯如马刀"。高学山认为"马刀者,尖长而形似之,故名"。陈伯坛认为马刀"如以金刃断阳明""无需佩刀在马腹,光射其四蹄,故以马刀二字形容之"。张琦认为马刀是瘰疬生于腋下,"形如马刀的名为马刀"。范永升认为"马刀侠瘿"是"生于腋下形如马刀的名为'马刀'"。贾春华等认为"结核生于腋下,形如马刀的名为'马刀'"。姜燕认为"沿耳后乳突自外上向内下方斜行的肌肉,形似马刀,故以之名之"。

按,考古学家指出,在中国历史上,以"马"命名的刀,出现得很晚。

考古学家认为,中国最早的马刀似应该是汉代的"环首刀"。这从出土的山东沂南汉画像墓中的执刀骑兵便可知。这种环首刀刀体是细长型,虽属军刀,却没有"马刀"的称谓。此与后世人尤其与现代人想象中的马刀"大异"。因此,"马刀"作为一种军刀的"俗称"当是后世或近代才逐渐形成的事情。所以把《灵枢》时代的"马刀"释作后世骑兵佩用的金属刀,此属望文生义,可谓风马牛不相及!

因此,不论怎么想象,上述黄元御,高学山、陈伯坛、张琦、范永升、贾春华、姜燕等以"形似"汉代"细长"的,以尚不存的"马刀"概念或称谓,来比拟疽或瘿的形象或"身体部位"等等,此既不符合历史事实,也不符合事理、医理。

又按,马刀,系药名。今可检索文献当首见于《神农本草经》下品,虫部。称其"生江湖池泽及东海""味辛微寒""治漏下赤白,寒热,破石淋,杀禽兽贼鼠"。《名医别录》称马蛤。又,马蛤《尔雅》称:"蜌蠯,今江东呼蚌,长而狭

---

① 顾漫,周琦.据天回医简校读《内经》五则[J].中医药文化,2022,17(2):181-186.

② 姜燕.医古文的学习和研究需要文字训诂学素养[J].北京中医药大学学报,2009,32(5):301-313.

者为蠯。《说文》: 蠯, 蜌也。"

李时珍释曰:"俗称'大'为'马',其形象刀,故名。"引陶弘景曰"李当之言,生江汉,长六七寸,食其肉似蚌","曰蛤,曰蠯皆蚌字之音转也,古今方言不同也。""吴普《本草》言马刀即齐蛤,而唐、宋《本草》失收,陈藏器重出"[①]。

在历代注家中亦有释马刀为蛤者,如尤在泾、丹波元简均认为"马刀,蛎蛤之属。疮形似之。故名马刀"。惜未引起后世学人的关注。说明编教材的人并未认真深入地研究经典文本,而是循惯性思维,只是从前人的注解中寻求释文的章句。

其实最早释马刀为"蛤"者,当是明代潘楫撰著的《医灯续焰》。潘楫云:"马刀,蛤蛎之属,痛形似之。侠瘿者,发于结缨之处,人迎之下颈侧也。二痛一在腋,一在颈,常相联系,故俗名疬串。"[②] 从中可见,尤在泾是抄袭了潘楫的核心观点,而丹波元简则是转抄了尤在泾的释文字句。潘楫所说的"马刀,蛤蛎之属,痛形似之"。不仅指出"马刀,蛤蛎之属",更重要的是强调"痛形似之"。

何任先生主编的《金匮要略校注》虽然指出"马刀,长形蚌名",但只是强调"结核而生于腋下名马刀。"因为缺少了非常关键的"痛形似之"的蕴义,总是让人生疑:"蚌怎么会生长在腋下?"所以仍然令人费解。

实质上,《灵枢》引"马刀"来表述"瘿",其思路来自中国传统文化中的"观物取象",在此是从"马刀"(蚌)的具体视觉表象与触觉表象中取其狭而长,略呈弧形,表面光滑,边沿清晰,且有一定硬度的"象",潘楫一句"痛形似之",深得其义。通过"立象以尽意",来表达"瘿"的特征。

三

瘿,《说文解字》:"颈瘤也。"瘿,在中医经典中是用以表达生长在颔与颈之间的"结"。其"结"的明显特点是"夹"在颔与颈之间的皮里肉外而不显

---

① 李时珍. 本草纲目［M］. 北京: 人民卫生出版社, 1981: 2524.

② 潘楫. 医灯续焰［M］. 北京: 人民卫生出版社, 1988: 296.

露。古人在生活中发现，这种发生在颔颈之间的皮里肉外而不显露的"结"，还好发生于腋下。

"马刀侠瘿"，侠与"挟"通，夹着，挟持的意思。此语的核心是"侠瘿"。"侠瘿"属动宾结构，表达"瘿"处在被夹挟着的状态。"马刀"本是名词，在此是形容词化作"瘿"的定语前置，以突显此处的"瘿"，是像"马刀"（蚌）那样有一定硬度的、光滑的、椭圆形、边缘清楚的特征。其表达的蕴义是"夹挟象马刀（蚌）那样的瘿"。此正是"痛（瘿）形似之"之谓。

而人体在生理态势下，具有夹挟状貌特征的重要部位，只有颔颈之间的颔下和上臂与胸上部之间的"腋"，另外虽有外阴及会阴部位，但此处生发"瘿"的概率极低，所以经典中极少论及。

古人已经发现，颔下和"腋"下是"瘿"的好发部位，且有典型表现，故"痛形似之"，称其为"马刀侠瘿"。

"马刀侠瘿"一语之外，经典中还有"马刀瘘""马刀伤""马刀肿瘘"以及直称"马疡""马刀"者。按，瘘，《说文解字》瘘，颈肿也。又按，瘘通瘤，与疡同。

《针灸甲乙经》卷八《五脏传病发寒热第一下》有云"腋下肿，马刀瘘"，此处之"肿"与"瘘"属对应互训。"马刀伤"，伤，通"疡"，疽疮溃破。

从经典中可见，"瘘""疡"都属瘿，是瘿发生、发展、变化中的不同阶段。更有直称"马疡"者，如《针灸甲乙经》卷三《腋胁下凡八穴第十八》有云："渊腋，在腋下三寸宛宛中，举臂取之，刺入三分，不可灸。灸之不幸，生肿蚀马刀疡，内溃者死，寒热生马疡可治。"

文本中亦有简称"马刀"者，此属省文。经典中省文例，明代顾炎武有专论，文曰"古人多以语急而省其文者"（见《日知录》卷三十二）。《针灸甲乙经》卷九《肝受病及卫气留积发胸胁满痛第四》有云："胸满，马刀，臂不得举，渊腋主之。"属其例。又《灵枢·痈疽》篇："发于腋下赤坚者，名曰米疽。治之以砭石，欲细而长，疏砭之，涂以豕膏，六日已，勿裹之。其痈坚而不溃者，为马刀挟瘿，急治之。"这一段文字在《诸病源候论·疽候》中被引用时则作"发于掖（腋）下，赤坚者，名曰米疽也；坚而不溃者，为马刀也。""马刀挟瘿"即被"语急而省其文"作"马刀"。前文"马疡"亦属其例。

文本中，腋下"肿"有时是泛指瘿、瘘、疡，有时是指瘿发生、发病过程的阶段性表现。但是,从经典中亦可见,并不是把所有的项、颊"肿"都看作是瘿、瘰、疬。所以在经典中,有时"肿"与瘿、瘰、疬并见。如在《针灸甲乙经》卷十一《寒气客于经络之中发痈疽风成发厉浸淫第九》中"项肿不可俯仰""颊肿痛""项痛肿""膺肿"与"马刀肿瘘"并列,并采用不同的针刺治法。

另外,与"马刀侠瘿"有关联的还有瘰疬、鼠瘘。《灵枢·寒热》篇:"寒热瘰疬在于颈腋者""此皆鼠瘘,寒热之毒气也,留于脉而不去者也。""鼠瘘之本,皆在于脏,其末上出于颈腋之间,其浮于脉中,而未内著于肌肉,而外为脓血者,易去也。"这段文字又见于《针灸甲乙经》卷八《五脏传病发寒热第一》。

又,《灵枢·邪气脏腑病形》篇,脉"涩甚,为呕血;微涩;为鼠瘘,在颈、支腋之间,下不胜其上,其应善酸矣"。此节文字另见《针灸甲乙经》卷四《病形脉诊第二下》。

此"鼠瘘"称其为"鼠"者,是言"其浮于脉中,而未内著于肌肉",处皮里肉外之间,指下滑动无定,时有时无而有"走窜"之势。所以"瘰疬""鼠瘘"在症状表现与性质上与"马刀侠瘿"同类。由于发病的不同阶段,或症状表现略有差异,或者地域不同、历史阶段不同,从而形成不同的视角,于是会有同一个证候而有不同的名称,出现同病异名,同证异称的现象。

《针灸甲乙经》的内容是西晋皇甫谧取材于《素问》《灵枢》《明堂》,其"撰集三部,使事类相从,删其浮辞,除其重复,论其精要"所成,由于上述三部书是源自不同历史时期、不同地域流传的资料,或是不完整的简牍,或一代一代人口耳相传,陆续由不同时代不同人物搜采、积累、编撰而集其大成,所以在内容上体现出其历史性、地域性和众人创作性。因此,尽管在内容上"删其浮辞,除其重复,论其精要",但不可避免地存在内容上的矛盾或表述不一致之处。了解了这一点,就明白了诸如鼠瘘、瘰疬实际上与"马刀侠瘿"所表述的是同一个病证。

四

马刀,是古代对一种蚌类的称呼。可能是地域性称呼,或是方言,或是俗称。经典借用这种"蚌",取其狭长,略呈弧形,边沿清晰,表面光滑,且有一定硬度的"象",以比类颌下与腋下发生的包块、瘿瘤,且涵括包块、瘿瘤发展变化过程中不同阶段的表现。

"马刀侠瘿",表达颌下与腋下发生的包块、瘿瘤的状态与形象。"马刀"本是名词,在此是形容词化作"瘿"的定语前置。"侠瘿"属动宾结构,表达"瘿"处在被夹挟着的状态。

"趺蹶"与"手指臂肿"

"趺蹶手指臂肿"一语见于以现今各版本《金匮要略》讲义等为代表的今本《金匮要略》以及 2013 年何任主编《金匮要略校注》第十九篇篇目,"趺蹶手指臂肿转筋阴狐疝蛔虫病脉证治"。

上述各版本《金匮要略》本篇篇目"趺蹶手指臂肿转筋阴狐疝蛔虫病脉证治"中的"趺蹶手指臂肿"一语,不论从症状或病证名称上看,还是从文理、义理乃至医理上看,都有费解之处。所以《医宗金鉴》对其篇中与此语有关条文,"师曰:病趺蹶,其人但能前,不能却。刺腨入二寸。此太阳经伤也"与"病人常以手指臂肿动,此人身体瞤瞤者,藜芦甘草汤主之",坦诚地表达:"证、刺俱未详,必有缺文,不释。"但是,《医宗金鉴》对原文却径改"趺"为"跌"[1]。丹波元简在评论《医宗金鉴》对本条的注释时,认为"此说近似",而且,也认同改"趺"为"跌"[2];其后,陈修园在《金匮要略浅注》中,对本条的解释只是抄袭了尤在泾注文,同时,亦把条文中的"趺"径改为"跌"[3];近人陈伯坛《读过金匮要略》,也是把"趺"径改为"跌"[4]。

而更多的注家对"趺蹶"的解释多是随文敷饰,并无具体训释。如尤在泾在解释"师曰:病趺蹶,其人但能前,不能却。刺腨入二寸。此太阳经伤也"这一条时,随文顺释曰:"人身经络,阳明行身之前,太阳行身之后,太阳伤,故

① 吴谦.医宗金鉴[M].北京:人民卫生出版社,1963:635.
② 丹波元简.金匮玉函要略辑义[M].北京:人民卫生出版社,1983:257.
③ 林慧光.陈修园医学全书[M].北京:中国中医药出版社,2003:277.
④ 陈伯坛.读过金匮卷十九[M].北京:人民卫生出版社,1956:284.

不能却也,太阳之脉,下贯腨内,刺之所以和利其经脉也。"① 尤氏绕了一大圈,根本没有涉及"跗蹶"到底是什么症状的话题。

跗蹶是一个什么病或什么症状? 在《金匮要略》研究史上一直没有讲清楚。

现今不同版本的《金匮要略》教材均自称"采用宋林亿等诠次,明赵开美校刻的《金匮要略方论》为蓝本进行编写",但是,通过校读则可以发现,实际上编书人并没有认真地对勘、校读过赵开美校刻的《金匮要略方论》。

要弄清楚"跗蹶"的含义,还得从《金匮要略》文本的沿革说起。

《金匮要略》作为张仲景《伤寒杂病论》中的"杂病"部分,是在历史的动荡变迁、跌宕莫测中流传下来的。因此,要理解"跗蹶",不仅要把"跗蹶"放在条文中研究,还需要把条文置于传本的背景中思考。

自宋治平三年(1066),林亿等宋臣对王洙从朝廷馆阁所收藏的虫蛀破旧书籍中发现的《金匮玉函要略方》进行校勘、编次整理、刊刻之后,尽管又曾"镂板施行",但据版本学家考证,至南宋之后,日渐流行不广。到了元代之后,《金匮玉函要略方》在民间渐至罕见。

明代万历二十七年(1599)赵开美在编次、刊刻《仲景全书》时,把他所见到的《金匮要略方论》收为《仲景全书》的第四种。惜赵开美刻《仲景全书》至清初时,除极少数藏书家珍藏且秘不示人之外,民间已无踪迹。

1956年人民卫生出版社曾据赵开美刊刻《仲景全书》中的《金匮要略方论》影印出版,1997年6月中医古籍出版社影印出版赵开美刊刻《仲景全书》,其第四种《金匮要略方论》始再度在民间通行(图3)。由于赵刻本中附有邓珍序,所以版本学家认为赵刻本是以邓

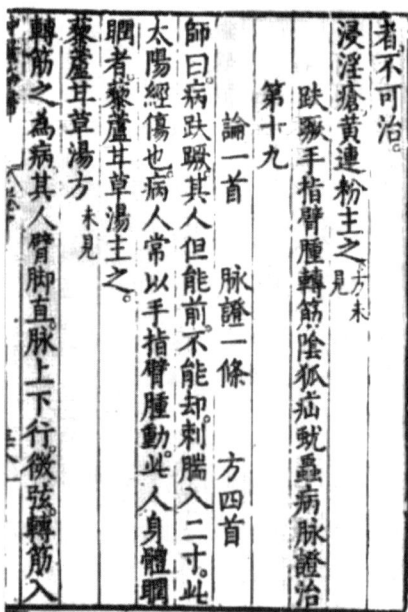

图3　1997年中医古籍出版社影印出版
赵开美刊刻《仲景全书》中的
《金匮要略方论》书影

---

① 尤在泾. 金匮要略心典[M]. 北京: 中国中医药出版社, 1992: 137.

珍本为底本。但邓珍本的真实面目世人并不清楚。

在赵开美翻刻《金匮要略方论》"趺蹶手指臂肿转筋阴狐疝蛔虫病脉证治"第十九篇中，"师曰：病趺蹶，其人但能前，不能却，刺腨入二寸，此太阳经伤也。病人常以手指臂肿动，此人身体瞤瞤者，藜芦甘草汤主之"是作为一个条文"论一首"列为首条①。惜长期以来，这一关键点，未能引起学界的关注。

究其原因，正如日本学者真柳诚先生所认定那样，清代以降，在民间流通的多是另一传本，即明代万历十三年（1585）由医家徐镕校合古本和新本而成的传本。此传本由刻书家、藏书家吴勉学于1598年校刊，并于1601年被编入《古今医统正脉全书》。这个传本经多次重印、修刻出版，而流传于世。今称"徐镕本"或"徐镕校本"。真柳诚指出，"徐镕校本"的近代影印本被收入1935年所刊《四部丛刊正编》，以此为据的翻刻本及排印本，非常普及。日本多纪元简《金匮玉函要略方论辑义》也是以这个版本作为主要底本。真柳诚认为，徐镕本的底本之一虽是邓珍本，但他在参照底本的同时"又望文生义"并有恣意校正、修正之倾向，"原书中还有不少误刻之处，本版虽流布较广，但无论研究内容还是作为校勘底本均不合适"②。

但由于徐镕校本的流传日长且广，自明清以来，已形成了强势的影响力，因此尽管邓珍本、吴迁本陆续面世已40余年，但自觉或不自觉地承袭徐镕校本，仍是当代业内人研读《金匮要略》的思维定势。

如2013年何任先生主编，殷品之、杨百茀、刘渡舟、欧阳锜诸老先生审定的中医古籍整理丛书《金匮要略校注》，尽管在校注说明中，明言本书的"底本为公元1340年的元代仿宋本刻本《新编金匮方论》（邓珍本）"，且主校本之一为"公元1599年明万历二十七年，赵开美的《仲景全书·金匮要略方论》（简称赵开美本）"，但是，此《金匮要略校注》"趺蹶手指臂肿转筋阴狐疝蛔虫病脉证治"篇中，这一节内容的条文文本格式是分列为两条，且未出校注说明③。而这正是采用了其"校注说明"中所说的另一个主校本——"公元1601年明万历二十九年吴勉学的《古今医统正脉全书·金匮玉函要略方论》（简称

---

① 仲景全书［M］.北京：中医古籍出版社，1997：38.

② 真柳诚，梁永宣，段逸山，等.《金匮要略》的成书与现存版本问题［J］.中华医史杂志，2009，39（6）：357-362.

③ 何任.金匮要略校注［M］.北京：人民卫生出版社，2013：165.

医统本)"的格式①,而此所谓的"医统本"正是世传的徐镕校本。

可见当今业内,《金匮要略》的徐镕本影响之大!

明末至清代以降,诸家的误读,源于他们所能见到的和所研读的《金匮要略》传本。而他们当时所能见得到的《金匮要略》传本,大多是"徐镕本"。恰恰是在这个传本中,"师曰:病趺蹶,其人但能前,不能却,刺腨入二寸,此太阳经伤也"与"病人常以手指臂肿动,此人身体瞤瞤者,藜芦甘草汤主之"是分列为两条。

近 400 年来的《金匮要略》注本大都如此,近 70 年来的中医药院校的《金匮要略》讲义,也毫无例外都是分列为两条②③④⑤⑥⑦⑧⑨⑩,似可以断定,把本节分列为两条的始作俑者当是徐镕校本。

近 40 年来,经过版本学家的努力,仲景书版本研究取得重大成果。

真柳诚先生于 1983 年在北京大学图书馆,发现公元 1340 年刊刻的邓珍本。研究认为这是现存刊刻时间最早的《金匮要略》传本。于是曾经突兀地、孤零零地附在赵刻本中的邓珍序才得以续接上该书正文的原文,于是元代邓珍本才终于显露出"真面目"。2007 年真柳诚根据沈津先生提供的线索,在上海图书馆找到吴迁据祝均实所藏古本抄写本,学界称"吴迁本"⑪。

真柳诚认为,吴迁钞本"体现出他非常忠实于原本加以认真抄写。他同时参考邓珍版,发现不同之处又用简明易懂的方式加以说明,这一点也可佐证吴迁不会随意改变其他文字""应该说,由于吴迁本的出现,今后对经文的训

---

① 金匮要略(四部丛刊子部 上海涵芬楼影印)[M].徐镕,校.上海:上海书店,1985:37.

② 湖北中医学院.金匮要略讲义[M].上海:上海科学技术出版社,1963:197.

③ 李克光.金匮要略校注[M].上海:上海科学技术出版社,1985:223.

④ 张琦,林昌松.金匮要略讲义[M].北京:人民卫生出版社,2003:236.

⑤ 张琦.金匮要略讲义[M].上海:上海科学技术出版社,2008:249-250.

⑥ 范永升.金匮要略[M].北京:中国中医药出版社,2016:234.

⑦ 王新佩,贾春华.金匮要略[M].北京:中国中医药出版社,2017:295-296.

⑧ 林昌松,贾春华.金匮要略讲义[M].北京:人民卫生出版社,2021:197.

⑨ 范永升,姜德友.金匮要略[M].北京:中国中医药出版社,2021:227.

⑩ 贾春华,钟相根.金匮要略[M].北京:中国中医药出版社,2021:295-296.

⑪ 日本东洋医学会伤寒金匮编刊小委员会.善本翻刻 伤寒论·金匮要略[M].东京:茑友印刷株式会社,2009:239-325,327-411.

诂、解释等,会比使用既往所知的诸种版本有更大收益"①。

张承坤、赵雅琛、沈澍农等认为邓珍本与吴迁本"两体有别,吴迁本为正,邓珍本留有改动痕迹","二本的某些异文,邓珍本有明显的修改痕迹,反映出邓珍本是在《金匮要略》原书基础上进行了主观改动",且"全书讹误脱衍很多,虽然为元代孤本,但很难称为善本"。而"吴迁本最大程度保留了北宋官刻《金匮要略》的原貌,是目前存世本中最正宗最权威的传本"②。

依据北京中医药大学邱浩先生提供的元代邓珍版、明代徐镕版以及明代吴迁写本相关资料,通过对上述三个版本与赵刻本的对勘校读可见,在邓珍本、吴迁写本与赵刻本中,本节文字作为一条列在篇首(图4),图中左为吴迁写本,右为邓珍本。

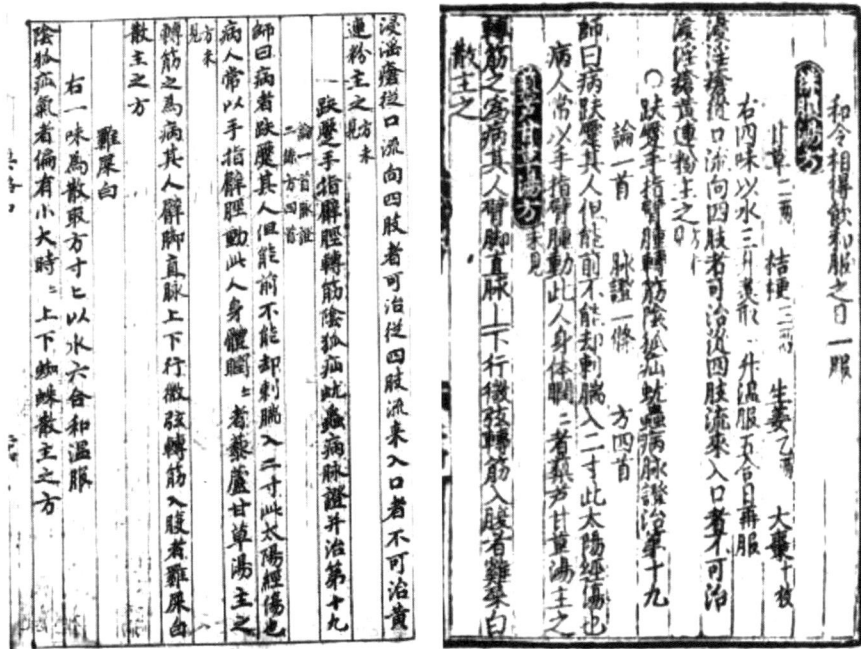

图4　吴迁本书影与邓珍本书影

① 真柳诚,梁永宣,段逸山,等.《金匮要略》的成书与现存版本问题[J].中华医史杂志,2009, 39(6):357-362.

② 张承坤,赵雅琛,沈澍农.《金匮要略》吴迁本与邓珍本对比研究[J].中医药文化,2019,14 (1):88-96.

而在徐镕本中,上述文字分列为两条(图 5):

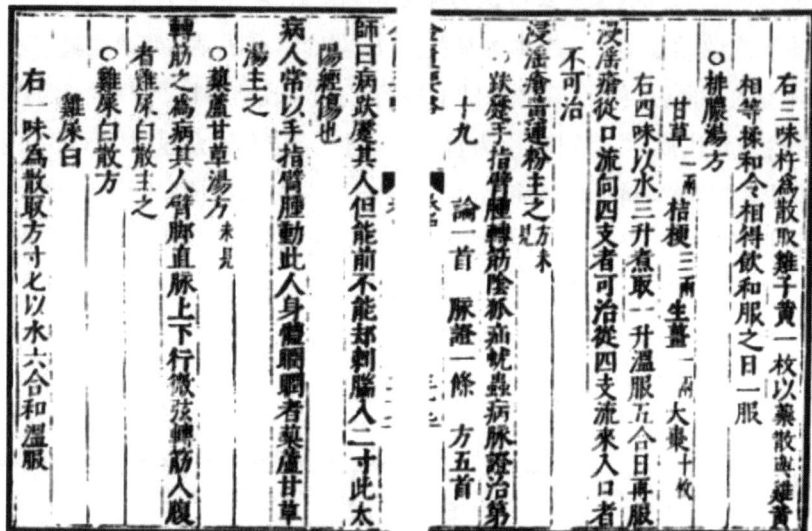

图 5　徐镕本书影

按,林亿等校定《伤寒论》时,在序中说"证外合三百九十七法",于是首次在《伤寒论》研究史上,提出了"证"与"法"的概念,并在每篇的篇目下列有"合 × × 法,方 × × 首",此属林亿等校定时对书中"法"与"方"的统计。此后在校定《金匮要略》时也按此例,也有类似的统计,只是名目有所改变,在每篇的篇目后列有"论 × 首　脉证 × 条　方 × 首"。

本篇篇目后,有林亿等小字注文,在邓珍本中是"论一首,脉证一条,方四首",在吴迁本中是"论一首,脉证二条,方四首",在赵刻本中与邓珍本同。此处的"论一首"是指本节全部文字。而在徐镕本中则是"论一首,脉证一条,方五首"。徐镕本中,虽然同样有小字注文"论一首",但其"论一首"却是仅指本节文字的前一部分,即"师曰:病趺蹶,其人但能前,不能却,刺腨入二寸,此太阳经伤也"。而后一部分"病人常以手指臂'肿'动,此人身体瞤瞤者,藜芦甘草汤主之"则是另外单列为一条,计入在"方"内,所以,徐镕本中的"方"比前三个版本中"方"多一首而计成"五首"。

邱浩认为:"在现今可检索文献资料中,徐镕校本是本节文字明确分列作两条的最早版本。唯明吴迁钞本'此太阳经伤也'最后一字抵所在行最后一格,'病人常以手指臂胫动'另起一行,究竟作一段条文还是作两段,不易判断。但把本节文字分列为两条，当不是徐镕本人所为。详，明万历间徐镕校、吴勉学刻《金匮玉函要略方论》书前《目录》后《大明应天徐镕按》曰：'若篇注论几首，脉证几条，台头高下，有圈无圈，则仍旧本所书云。'从徐镕的这一段话中可知，徐镕校本当有所本，其中'论一首，脉证一条，方五首'，不似臆改所为。"邱浩认为，"宋钦宗名赵桓，凡宋钦宗之后宋代刻本，主要为今可见南宋刻本、南宋刻本影刻本或影钞本或翻刻本，'丸'一般均避讳作'圆'，此乃避讳宋钦宗赵桓音近之'嫌名'。徐镕校本'某某丸'均作'某某圆'，如'乌梅丸'作'乌梅圆'等。故此处'旧本'，一定是南宋刻本或据南宋刻本旧钞本。结论是南宋刻本或据南宋刻本旧钞本，此篇篇首本节文字，已作两段条文"。

可以肯定的是，生活在 16 世纪的徐镕，未曾依据 14 世纪曾经流通过的邓珍本《金匮要略方论》和吴迁本《金匮要略方》进行过校勘或未采纳邓珍本、吴迁本的认定。

徐镕校、吴勉学刻《金匮玉函要略方论》，在明清时期则是流传最广、误导性影响最大的传本。

条文的外在形式蕴含着文本的内在意义。上述条文不同的分合格局，直接牵扯到对该节文字的理解，从而决定了对文本所表述的症状、脉象及病机的认识。

吴迁本、邓珍本与赵刻本中："师曰：病趺蹶，其人但能前，不能却，刺腨入二寸，此太阳经伤也。病人常以手指臂肿动，此人身体𥄉𥄉者，藜芦甘草汤主之。"林亿等把此节文字作为完整的一条，列为本篇的首条而确定为"论"，且全篇只有此一首，故篇目下记有小字注文"论一首"。因为藜芦甘草汤有名无方，所以林亿等未将其计在"方"内。

本条条文论述了"趺蹶"。在本篇中，"趺蹶"首先是症状，同时又是以症状命病，而成为病名。此与痹、痿、厥、癫、狂等既是症状又是病名同类。此种方式在经典中多见。趺蹶，当它在语境中是作为病名存在时，它包含着若干相关症状；当它在语境中作为具体症状时，它与"手指臂肿动""身体𥄉𥄉"并列。

趺蹶，"趺"，本义是足背，在此泛指"足"。"蹶"，"僵也"，僵硬的意思。此引申为僵挺而不灵活。后世《医宗金鉴》、陈修园《金匮要略浅注》以及近代陈伯坛《读过金匮卷十九》等均径改"趺"为"跌"。径改经典原文，此缺少文献依据，不可取。若有不同见解，注家当通过出注的方式表达。

在本条中，"趺蹶"作为症状，具体表现是足的整体性僵挺而不灵活。按，"刺腨入二寸，此太阳经伤也"，此属自注文，又称"夹注"。这种表述形式在经典中常见。此是用自注的形式对前文进行注释，指出足的僵挺不灵活与"其人但能前，不能却"的病机是"太阳经伤"。因为足太阳经"下合腘中，以下贯腨内"，产生其症状的直接原因是太阳经脉循行的腨部筋脉紧张僵硬。所以针刺治疗的具体方法是"刺腨入二寸"。

从文理与义理上看，"病人常以手指臂肿（胫）动，此人身体眴眴者，藜芦甘草汤主之"，上接"其人但能前，不能却"。

在本条中，"趺蹶"作为病名，除了足僵挺不灵活的局部症状之外，还具有全身性症状，即"病人常以手指臂肿动，此人身体眴眴"。陆渊雷先生说："肿动字，不词，不可强释。"[1] 意思是说词意不明，费解。

又按，邓珍本与赵刻本本篇首条中，"手指臂肿动"之"肿"，在吴迁本中，作"胫"。义胜。膝下踝上曰"胫"，俗称小腿。文中的"手指、臂"与"胫"并列，泛指人体四肢。"动"，摇也，摇动不宁。此是描述病人四肢颤动不宁，所以下文又补充说"此人身体眴眴"。眴，颤动，在此表述肌肉抽缩跳动，如《素问·气交变大论》所言"肌肉眴瘛"。

综合条文叙述，纵观病人局部症状与全身症状，勾勒出趺蹶病的整体形象，即病人四肢肌肉颤动不宁，行走时，足脚整体僵挺不灵活。所谓"但能前，不能却"是表达伴随病人向前行走的趋势，躯体重心向前，同时因小腿肌肉不停颤动，步态紊乱，摇晃不定，所以行走时，颤颤巍巍，难以自持调整。

通过上述校读，依据"符合文理义理与医理"的原则，条文"病人常以手指臂'肿'动"一句，当依吴迁本本篇首条作"病人常以手指臂'胫'动"。

对照《金匮要略》邓珍本、赵刻本与何任《金匮要略校注》以及各不同版本《金匮要略》讲义，对本节条文进行校读，可以发现本篇篇目"趺蹶手指臂肿转筋阴狐疝蛔虫病脉证治"篇的费解之处。

若依"症状"或"病证"对本篇篇目作出句读，则是"趺蹶手指臂肿，转筋，阴狐疝，蛔虫病脉证治"。纵贯本篇全文，邓珍本与赵刻本中各6条，何任校注本中共7条。其中，"趺蹶手指臂肿""转筋""阴狐疝""蛔虫病"，不论

---

① 陆渊雷.金匮要略今释［M］.北京：人民卫生出版社，1955：400.

是作为"症状"或是作为"病证"都有专文论述。篇内正文中虽然有关于"手指臂肿动"的条文，但却只是表述"此人身体瞤瞤"，而与"肿"无关，突出的是"动"，整篇内容无单独论及"手指臂肿"的相关条文与文字。显然篇目中的"手指臂肿"与本篇全文内容不相符。

在古今《金匮要略》研究史上，没有任何一位注家与教材编写者，讲清楚篇目中的"手指臂肿"是哪儿"肿"了？试问，是手"肿"？指"肿"？臂"肿"？还是手、指、臂全肿？更或是病人全身"肿"？关于这个"肿"字，注家与教材编写者应当讲清楚，而不是回避。若讲不清楚，就应当像陆渊雷先生那样实事求是，明说此处"不词""费解"。

此从文理、义理与医理中，可以看出邓珍本、赵刻本与何任《金匮要略校注》以及各不同版本《金匮要略》讲义，本篇篇目中的"漏洞"。这就是篇目中的这个"肿"字，不知何所来，亦不知何所去，更重要的是不知何所指。

通过对上述《金匮要略》邓珍本、赵刻本与何任《金匮要略校注》以及各不同版本的《金匮要略》讲义中篇目"趺蹶手指臂肿转筋阴狐疝蛔虫病脉证治"，与吴迁本对勘，可见"手指臂肿"，吴迁本作"手指臂胫"。"肿"，疑属"胫"字形似讹误。当从。

按，"手指、臂、胫"只是人体四肢三个部位，既不是症状也不是病名，此与本篇篇目中的"症状"或"病名"文例不相符。通过本校，可见吴迁本中本篇首条作"手指臂胫动"，文曰"病者趺蹶，其人但能前，不能却。刺腨入二寸，此太阳经伤也。病人常以手指臂胫动，此人身体瞤瞤者，藜芦甘草汤主之"。版本学家认为，吴迁本较逼真于林亿校定本，因此，"手指臂胫动"一语当从。

应当指出的是，尽管邓珍本、赵刻本"趺蹶手指臂肿转筋阴狐疝蛔虫病脉证治"篇首条中，把"胫"误讹为"肿"，但"肿"下有"动"字，可取。这个"动"字，有力地佐证了吴迁本中本篇首条"手指臂胫动"，以及篇目"趺蹶手指臂胫转筋阴狐疝蛔虫病脉证并治"中，"胫"后当补"动"字的确凿性与合理性。

由上述可见，不仅邓珍本、赵刻本以及徐镕本篇目"趺蹶手指臂肿转筋阴狐疝蛔虫病脉证治"中，"动"字脱漏，吴迁本篇目中的"趺蹶手指臂胫"，"胫"后亦脱漏"动"字。据本校内证当补。

"趺蹶手指臂胫动"在体例与行文格式上，与篇目"胸痹心痛短气病脉证治"类同。

如《胸痹心痛短气病脉证治》篇条文曰："今阳虚知在上焦，所以胸痹心痛者，以其阴弦故也。""胸痹不得卧，心痛彻背者，栝蒌薤白半夏汤主之。"又曰"胸痹之病，喘息咳唾，胸背痛，短气……""胸痹，胸中气塞，短气……"等等，从中可见心痛与短气都是与胸痹并列的症状；而当以胸痹名病时，"胸痹"作为病证，则涵括"心痛"与"短气"等相关联的症状。依此文例，"趺蹶手指臂胫动"在篇目中，属同一个病证而与"转筋""阴狐疝""蛔虫病"并列。

综合前述，本篇的篇目当作《趺蹶手指臂胫动转筋阴狐疝蛔虫病脉证并治》为是。

何任《金匮要略校注》本与当今各版本教材中本篇的第 1 条与第 2 条，当依从吴迁本作为一条为是，即"师曰：病趺蹶，其人但能前，不能却，刺腨入二寸，此太阳经伤也。病人常以手指臂肿动，此人身体瞤瞤者，藜芦甘草汤主之"。

前述条文中的"病人常以手指臂肿动"，"肿"，当依吴迁本改"胫"为是。

条文中自注例

读《伤寒论》，条文时有冗复，有的条文前后不顺畅，文气不贯。这是仲景在撰著《伤寒杂病论》时，受时代的文化传统影响，在著文时夹入了注释说明的词句。抑或后世人整理、传抄时，窜入己意以作诠释，以致今人读起来，某些条文有晦涩不畅或跳跃不谐之感，这也是形成后世歧义纷争的原因之一。

在以研究古汉语语法及文字训诂学著称的近代学者杨树达先生撰著的《古书疑义举例续补》中，有"文中自注例"一节，文曰："古人行文，中有自注，不善读书者，疑其文气不贯，而实非也。"史学界认为这是杨氏的一大发现，如他指出《史记》卷五十八《梁孝王世家》："自山以东，游说之士，莫不毕至。齐人羊胜公孙诡邹阳之属，公孙诡多奇邪计。"这句话直读下去，语气不贯。吴汝纶在《评点史记》中，甚至怀疑"齐人"句下有脱字。其实，这句话是解释上句"自山以东，游说之士，莫不毕至"的。今为加句读如下：

自山以东，游说之士莫不毕至——齐人羊胜、公孙诡、邹阳之属——公孙诡多奇邪计。

《史记》卷一百四《田叔列传》叙及田仁事云:"月余,上迁拜为司直,数岁,坐太子事,时左丞相自将兵,令司直田仁主闭守城门,坐纵太子,下吏诛死。"上文既云"坐太子事",下文又云"坐纵太子",语意有若复沓,其实正文乃为"坐太子事,下吏诛死"。"时左丞相"三句乃注文,所以详述"坐太子事"四字者也。今用新标点法表之:则为"数岁,坐太子事——时左丞相自将兵,令司直田仁主闭守城门,坐纵太子——下吏诛死"。

又,《史记》卷二十八《封禅书》:"天下名山八而三在蛮夷,五在中国。中国华山、首山、太室、太山、东莱,此五山,黄帝之所常游,与神会。"现句读如下:"天下名山八,而三在蛮夷,五在中国——中国华山、首山、太室、太山、东莱——此五山,黄帝之所常游,与神会。""中国华山、首山、太室、泰山、东莱"是上文"五在中国"的注文(杨树达《古书疑义举例续补》卷二)。

史学界对杨先生的发现予以很高评价,认为这种义例的发现,极有价值,确能说明问题,解决问题,对阅读历史书籍的人们启示了一个新方法[1]。

其实杨树达先生发现的"文中自注例"不仅见于中国古代史籍、经籍,由于文化传统的影响,在中医古典医籍中也存在这种"文中自注例"。今师其例,试于《伤寒论》中,得义十数例,对于理解论中条文当有意义。

第23条:"太阳病,得之八九日,如疟状,发热恶寒,热多寒少。其人不呕,清便欲自可,一日二三度发,脉微缓者,为欲愈也。脉微而恶寒者,此阴阳俱虚,不可更发汗、更下、更吐也。面色反有热色者,未欲解也,以其不能得小汗出,身必痒,宜桂枝麻黄各半汤。"

对本条,学术界歧义纷争。自赵嗣真以降,多认为"仲景之意,盖得之八九日,如疟状,发热恶寒,热多寒少十六字为自初至今之证。下文乃是拟病防变之辞,当分作三截看"。程应旄把这种观点归纳为"作一头,下面分三脚"(参见本书中篇《桂枝麻黄各半汤证》)。按"自注例"分析,本条中的"脉微而恶寒者,此阴阳俱虚,不可更发汗、更下、更吐也"一句是前文"脉微缓者"的注文,是对"脉微缓者"的进一步阐释和鉴别。

第30条:"问曰:证象阳旦,按法治之而增剧,厥逆,咽中干,两胫拘急而谵语。师曰:夜半手足当温,两脚当伸。后如师言,何以知此?答曰:寸口脉

---

① 张舜徽. 中国古代史籍校读法[M]. 上海:上海古籍出版社,1962:215.

浮而大,浮为风,大为虚,风则生微热,虚则两胫挛。病形象桂枝,因加附子参其间。增桂令汗出,附子温经。亡阳故也。厥逆,咽中干,烦躁。阳明内结,谵语烦乱。更饮甘草干姜汤,夜半阳气还,两足当热,胫尚微拘急,重与芍药甘草汤,尔乃胫伸,以承气汤微溏,则止其谵语,故知病可愈。"本条文字冗复,长期以来,学术界认为本条义理前后抵牾,一直是《伤寒论》难点之一。

本条通过问答的形式对第 29 条进行解释。"证象阳旦",毕竟不是阳旦,这同第 166 条所云"病如桂枝证"一样,虽像而不是。所以第 29 条"伤寒脉浮,自汗出,小便数,心烦,微恶寒,脚挛急",与桂枝汤治之而增剧,出现一系列变证:厥逆,咽中干,两胫拘急而谵语。本条的难点在"病形象桂枝,因加附子参其间。增桂令汗出,附子温经。亡阳故也"。

根据第 29 条和本条文义,可以断定,"病形象桂枝,因加附子参其间"是对第 29 条的第一段和本条的第一句的阐释。而"增桂令汗出,附子温经"是对前一句的自注文。"增桂令汗出"是阐述"病形象桂枝"和"反与桂枝欲攻其表"误治的后果。"附子温经"是说明"因加附子参其间"的目的。

试师杨树达先生"自注例",本节当是"病形象桂枝,因加附子参其间——增桂令汗出,附子温经——亡阳故也"。其正文乃是"病形象桂枝,因加附子参其间,亡阳故也"。

又,条文中,"厥逆、咽中干、烦躁、阳明内结、谵语烦乱"一句,是对第 29 条甘草干姜汤证、芍药甘草汤证和调胃承气汤证若干症状的罗列、归纳。结合第 29 条和本条前半部分讨论,可以知道,在上述若干症状中,还应当有"脚挛急"或"两胫拘急"。文中甘草干姜汤、芍药甘草汤与调胃承气汤并列,与前半段文字中罗列的若干症状,它们之间的关系,在语法上称之为"下文分承上文",是分别对应关系。

即"厥逆、咽中干、烦躁"者,甘草干姜汤主之,"夜半阳气还,两足当热"。"胫尚微拘急,重与芍药甘草汤,尔乃胫伸"。"阳明内结、谵语烦乱",是对第 29 条"胃气不和"的阐释,当"以承气汤微溏,则止其谵语"。如此诠解,则本条文气相贯,医理、文义自当通顺。

第 41 条:"伤寒,心下有水气,咳而微喘,发热不渴。服汤已渴者,此寒去欲解也。小青龙汤主之。"

本条"服汤已渴者,此寒去欲解也",是对前文"不渴"的自注,对"不渴"作进一步解释。若不这样理解,本条文意不贯,"小青龙汤主之"一句有若悬空,前后不着边际。

第45条:"太阳病,先发汗不解,而复下之,脉浮者不愈。浮为在外,而反下之,故令不愈。今脉浮,故在外。当须解外则愈,宜桂枝汤。"

本条"浮为在外"以下至"故在外"一句,是对前文"脉浮者不愈"的自注。

第53条:"病常自汗出者,此为荣气和,荣气和者,外不谐,以卫气不共荣气谐和故尔。以荣行脉中,卫行脉外。复发其汗,荣卫和则愈,宜桂枝汤。"

本条"以荣行脉中,卫行脉外"是对前文"卫气不共荣气谐和"的注释。

第67条:"伤寒,若吐若下后,心下逆满,气上冲胸,起则头眩,脉沉紧。发汗则动经,身为振振摇者。茯苓桂枝白术甘草汤主之。"

本条"发汗则动经,身为振振摇者"与后文"茯苓桂枝白术甘草汤主之",文意不顺。此是一句自注文,警示本证不可发汗。

第98条:"得病六七日,脉迟浮弱,恶风寒,手足温,医二三下之,不能食,而胁下满痛,面目及身黄,颈项强,小便难者,与柴胡汤,后必下重。本渴饮水而呕者,柴胡汤不中与也。食谷者哕。"

本条所述之证不是柴胡汤证,所以"与柴胡汤,后必下重。"行文至此,仲景又旁及不宜用柴胡汤的,还有其他证,其中包括"本渴饮水而呕者,柴胡汤不中与也"。这是对前文中"与柴胡汤"一句的注文。所以,"食谷者哕"在文气上与前文"后必下重"相贯。

第104条:"伤寒,十三日不解,胸胁满而呕,日晡所发潮热,已而微利。此本柴胡证,下之以不得利,今反利者,知医以丸药下之,此非其治也。潮热者,实也。先宜服小柴胡汤以解外,后以柴胡加芒硝汤主之。"

本条"潮热者,实也",与前文"此非其治也",文气不贯。若仔细推敲,当与"日晡所发潮热,已而微利"相贯续。由此可知,自"此本柴胡证"以下至"此非其治也",当属自注文,是对前文的"潮热"和"微利"作进一步注释。

第116条:"微数之脉,慎不可灸,因火为邪,则为烦逆。追虚逐实,血散脉中,火气虽微,内攻有力,焦骨伤筋,血难复也。脉浮,宜以汗解,用火灸之,邪无从出,因火而盛,病从腰以下必重而痹,名火逆也。欲自解者,必当先烦,烦乃有汗而解,何以知之,脉浮故知汗出解。"

本条"追虚逐实,血散脉中,火气虽微,内攻有力,焦骨伤筋,血难复也"一句是对前文"因火为邪,则为烦逆"的注文,对火逆的病机作进一步阐释。下文"脉浮,宜以汗解"在文气上与"因火为邪,则为烦逆"相贯。

第118条:"火逆。下之,因烧针烦躁者,桂枝甘草龙骨牡蛎汤主之。"

本条句读多作"火逆下之,因烧针烦躁者,桂枝甘草龙骨牡蛎汤主之。"但"火逆"与"下之",以及与"因烧针烦躁者"之间,文气不贯。在第116条,火逆作为病名出现:"脉浮,宜以汗解,用火灸之,邪无从出,因火而盛,病从腰以下必重而痹,名火逆也。"因此,"火逆下之"作一读,于医理难通。对此注家的解释多有歧义。又,因为本条文字简略,缺少回旋的余地,所以一直是《伤寒论》难点之一。注家们多释为"先是火攻,又复下,再烧针",这样就产生了一个问题:火逆的含义是什么? 烧针是不是火逆? 按此解释,便成为"火逆,下之,再火逆"。因此在道理上有自相矛盾之处。若按"文中自注例"推敲,本条"下之,因烧针烦躁者"一句,当是前文"火逆"的注文。本条正文是"火逆,桂枝甘草龙骨牡蛎汤主之"。此与《金匮要略·惊悸吐衄下血胸满瘀血病脉证治》中的"火邪者,桂枝去芍药加蜀漆牡蛎龙骨救逆汤主之"例同。

第120条:"太阳病,当恶寒发热,今自汗出,反不恶寒发热,关上脉细数者,以医吐之过也。一二日吐之者,腹中饥,口不能食;三四日吐之者,不喜糜粥,欲食冷食,朝食暮吐,以医吐之所致也。此为小逆。"

本条前有"以医吐之过也",后又有"以医吐之所致也",读起来似文理复沓,实际上本条从"一二日吐之者"至"以医吐之所致也"一节是前文"以医吐之过也"的注文,是对误吐的进一步分析,指出发病后不同日期的误吐可导致不同的变证。

第203条:"阳明病,本自汗出,医更重发汗,病已差,尚微烦不了了者,此必大便硬故也。以亡津液,胃中干燥,故令大便硬。当问其小便日几行,若本小便日三四行,今日再行,故知大便不久出。今为小便数少,以津液当还入胃中,故知不久必大便也。"

本条中"以亡津液,胃中干燥,故令大便硬"一句是前文"此必大便硬故也"的注文,以解释大便硬的病机。后文"当问其小便日几行",文气与前文"此必大便硬故也"相贯。

第210条:"夫实则谵语,虚则郑声。郑声者,重语也。直视谵语,喘满者死,下利者亦死。"

本条中,"郑声者,重语也"是对前文"虚则郑声"的注释说明。本条虽是谵语与郑声对举,但重点是阐述谵语及其不良的预后。故正文当是:夫实则谵语,虚则郑声。直视谵语,喘满者死,下利者亦死。

第217条:"汗出谵语者,以有燥屎在胃中,此为风也。须下者,过经乃可下之。下之若早，语言必乱，以表虚里实故也。下之愈，宜大承气汤。"

本条"下之若早，语言必乱，以表虚里实故也"一句是前文"过经乃可下之"的注文。因为本证汗出是"此为风也"，表证未解，所以注文进一步强调，"下之若早，语言必乱"。如此句读，"下之愈，宜大承气汤"一句在文气上与"过经乃可下之"相贯续。

第219条："三阳合病，腹满身重，难以转侧，口不仁，面垢，谵语，遗尿。发汗则谵语，下之则额上生汗，手足逆冷。若自汗出者，白虎汤主之。"

本条"若自汗出者"与前文"下之则额上生汗，手足逆冷"文气不贯。实际上"发汗则谵语，下之则额上生汗，手足逆冷"一句是对前文的注释，告诫本证当禁汗禁下。"若自汗出者"在文气上与前文"谵语，遗尿"相贯。

第244条："太阳病，寸缓、关浮、尺弱，其人发热汗出，复恶寒，不呕，但心下痞者，此以医下之也。如其不下者，病人不恶寒而渴者，此转属阳明也。小便数者，大便必硬，不更衣十日，无所苦也。渴欲饮水，少少与之，但以法救之，渴者，宜五苓散。"

本条自"如其不下者"至"无所苦也"，当是前文"但心下痞者，此以医下之也"一句的注文，意在阐释本证若不经误下，可转属为阳明病脾约证。前曰"心下痞"，后续"渴欲饮水，少少与之，但以法救之，渴者，宜五苓散"。如此句读，文气贯通。若与第156条"本以下之，故心下痞，与泻心汤，痞不解。其人渴而口燥烦，小便不利者，五苓散主之"互参，本证之理法方药一如明了。

第282条："少阴病，欲吐不吐，心烦，但欲寐，五六日自利而渴者，属少阴也。虚故引水自救。若小便色白者，少阴病形悉具。小便白者，以下焦虚有寒，不能制水，故令色白也。"

本条中的"虚故引水自救"一句，前后文气不贯，属注文，以释前文"自利而渴"之机制。又"小便白者，以下焦虚有寒，不能制水，故令色白也"一节是对前文"小便色白者"的注释。若对本条重新句读当是如下：

少阴病，欲吐不吐，心烦但欲寐，五六日自利而渴者，属少阴也。——虚故引水自救——若小便色白者，少阴病形悉具。——小便白者，以下焦虚有寒，不能制水，故令色白也。

依据"文中自注"之例研究《伤寒论》，可以理顺难解冗沓的条文，可以化解无端的争纷。当然，今天看这些"文中自注"，或确出自仲景之手，或出自叔和之手，抑或出自后世人之手，此不可一概而论。杨树达先生发现的古文"文中自注"之例，对于破读今本《伤寒论》，当有重要意义。

跋

本书第 3 版新增的内容是 2009 年第 2 版之后,断断续续写就的读书心得,算起来快 15 年了。其中有极少量涉及《黄帝内经》与《金匮要略》的内容,因为在文字内容上与《伤寒论》有密切关联,所以也收在其中。

时间过得真快,往事还历历在目如昨日,不觉一瞬间人生就 82 岁。不算再版,算起来我几十年来写就了 7 部专著(含一部融医案医话医事于一体的从医回忆录),其中 4 部得到人民卫生出版社的鼎力支持,借此机会我要表达我的衷心感谢。

本书第 3 版出版计划,在 2018 年之前,就已经在人民卫生出版社通过了选题,并立了项。中间因主、客观上的原因,包括那时手头上还有正在进行中的《赵刻宋本伤寒论疏证》,其后山东科学技术出版社的《伤寒解惑论述义》以及中华书局的《伤寒论》译注等,所以第 3 版的进度进行得有些缓慢。因为本书是关于对若干相对独立的问题一个一个地进行讨论,在时间上有较大的自由度,可以利用零散时间穿插进行,所以数年来,这项工作虽然进行得缓慢,但却也一直不停地在进行着。2022 年下半年,因各种原因,我门诊工作暂停。在这一段时间内,本书第 3 版的进度难得地有所加快,现在终于脱稿了。前些日子与人民卫生出版社编辑联系,落实了交稿事宜。于是心中有了一种久违的轻松感,几年来心中的这块石头也总算落了地。

以我一生学习中医学问、临床从事中医工作、讲台讲授中医学术,一路走来 60 年的体会,丰富多彩的中医学术的根深深地扎在经典中,尤其是盘结在经典文本的字里行间之中,这个"根"扎得深,扎得牢。作为中华民族伟大的发明之一,作为中国传统文化的重要内容,中医学能够不间断地延续到今天,是因为它的经典《黄帝内经》《伤寒论》《金匮要略》《神农本草经》等如同儒家经典一样,得到一代一代的传承。

中医经典铸就了中医学术的脊梁,是中医学的"圣经"。中医学术如果丢掉了经典,失去了经典"经"的"教义",那就失去了历经数千年的中医学术话语体系。那么,中医学立即会走上浅薄之路,而逐渐走向消亡。

中医学术话语体系不能丢,中医学术话语权不能丢! 保护、捍卫、传承、发展中医学术话语权应当受到重视。

中医学一旦断了脊梁,就永远站不起来!

一千多年前,中医学开始逐渐传入日本,传入日本后的中医被日本人称为"汉方医",明治维新后,"汉方医"日渐衰落。传统真正的"汉方医"已不存在,近代以来,日本所谓的"汉方医"只是注重一方一药的运用。近日,我在互联网上见到不止一篇文章在说,日本已经把仲景书中的方剂与一些后世有良效的中医名方制成颗粒中药,社会大众有需求者,可以按说明书上说的症状,"对号入座",自行选药服用。这让国内一些人士羡慕,于是有人按这个思路也在复制,据说是为了增加中国在国际中药市场上的份额,从这个角度讲也很有些道理。殊不知日本把方剂制成颗粒中药的过程与现实,正是日本"汉方医"废医存药,衰落的后果。对中医学术来说,这不是什么好事。日本"汉方医"之所以衰落、消亡,是因为近现代以来,逐渐忽视了对经典的研究,丢掉了"观其脉证,知犯何逆,随证治之"这个灵魂。失去了灵魂的"汉方医",已不再是曾经辉煌过的汉方医。可以断言,失去了灵魂的所谓"汉方医",再也培育不出丹波元简等在中国中医学界很有影响的大家了。日本"汉方医"的衰亡与现状,是不是应当引起我们的高度警觉!

近几十年来,业内不少人士热衷于探讨藏象、经络、三焦、命门、募原等中医独特的术语及其"实质",其结果是众所周知的令人失望。原因就是在方法论与思维方式上迷失了方向。

对中医学藏象和证的理解与把握,需要运用以象求意的方法领悟其中的蕴意。不能以现代生理学、解剖学为标杆。如"膀胱藏津液"与"膀胱盛尿",以及"膀胱"与"胞"的界定,在经典中不同的语境下赋予不同的含义。这在古人心目中是自然而然的,根本就不是什么所谓的"问题"。

这不能不牵扯到思维方式或思维方法。现今业内不少人士,在讲心肝脾肺肾藏象时,讲着讲着就身不由己地滑到解剖的脏器中去了。

祝世讷先生说,"思维方式决定学术视野""不同的思维方式决定了特定的学术视野""在医学中目前流行的是两种不同的思维方式。即中医的系统思维和西医的还原思维。这两种思维方式的性质不仅不同,而且具有一定或深刻的相悖性,中医与西医之不可通约,正是由中医的系统思维与西医的还原思维之不可通约造成的"。

祝世讷先生在他的专著《中医学原理探究》中强调:"因为中医基本原理与西医相悖,多年来屡遭排斥和否定,许多重要内容被扭曲、改造、阉割、异化,造成众多混乱和错误。因此,本研究不得不从拨乱反正入手,正本清源,使之回归到纯正的中医理论和实践,从中揭示中医基本原理的本义,再从现代科学和哲学来论证这些原理的科学性,以及其在新世纪新千年复兴的价值。"祝世讷先生指出,中医复兴,已成定局,"对于此非常之时,非常之势,所提出的非常问题,""不能不冲破'以西解中'的新传统,特别是那种回避中西医差异,鄙中媚西地致力于以中补西的做法;不能不冲破拿中医赶时髦的营销模式,特别是那种抛弃基本原理,只为'应时上市'而打造贴签的市侩做法。坚决地从头开始,从根上开始,回到中医五千年最基本的理论和实践,回到中国的传统思想文化,正宗地正统地认识和理解中医基本原理的本义"。

根据《黄帝内经》内容或最新出土文献显示,中医学使用的概念都是中华文化土生土长的。中医学的话语体系用独有的概念、术语表达以"藏象"等所蕴含的"天人关系"为核心的医学思想、医学经典和知识体系及其内在精神,这对整个世界来说,都具有原创性。当今想要真正传承、守正中医的学术,当务之急是必须用几千年来所形成的中医思维方式来思考中医的学术,用中医固有的学术话语体系表达中医的学术。前文所言有关"膀胱""胞"及其"藏津液""盛尿"所谓"问题"的纷争,只是当前业内有关人士对中医藏象学说缺少强大底气而扭曲认识的缩影。

李克绍先生在《伤寒解惑论》中说,学习"伤寒论","要和《黄帝内经》《神农本草经》《金匮要略》结合起来"。由《黄帝内经》《神农本草经》《伤寒论》与《金匮要略》构建的中医经典是中医学术的根。《"十四五"中医药文化弘扬工程实施方案》指出"遵循中医药自身发展规律,突出原创性、保持民族性、延续传统性、体现时代性,传承精华,守正创新"。由《黄帝内经》《神农本草经》《伤寒论》与《金匮要略》所孕育出来的中医学术及其数千年来的延续历程,正体现出它的"原创性""民族性""传统性"与"时代性"。当代需要传承的正是这样的精华。对中医学术来说,"守正"就是完整地继承以《黄帝内经》《伤寒论》等为代表的,中华民族所创造和积累的,关乎人的生命与健康的文明成果,准确地理解中医经典与历代医家的精辟论述。"守正"就是要守住这个"根",守住这个精华。根一旦削弱了,则会无根可守。

《"十四五"中医药文化弘扬工程实施方案》明确要求要遵循"中医药自身发展规律",这里强调的"自身",我的理解就是要用中医理论去阐释中医临床实践中所遇到的新问题,通过中医的临床实践不断地总结、升华、创新理论。这就是要用中医学的原创学术思想,原创理论原理,原创思维方式,原创学术话语,去认识、解决临床现实中所遇到的这些新问题。历史已经证明,数千年来,中医学术就是这么一步一步走过来的,一步一步完善、丰富、总结、发展起来的。历史上金元四大家学术争鸣与繁荣及明清温病学说的兴起,无不是遵循"中医药自身发展规律"的创新与发展。

尽管今天的中医学术与实践,所面对的临床现实中的新问题和中医学史上曾经有过的争议和困扰不能相提并论,但中医学术的传承发展依然不能背离自身发展规律。当今中医业内从业人所面临的"守正",一是要"守"得住,二是要"守"得"正"。"守"不住,"根"就丢了,"守"不"正"则就长歪了。对《"十四五"中医药文化弘扬工程实施方案》中所提出来的"突出原创性、保持民族性、延续传统性、体现时代性,传承精华,守正创新",要保持应有的敬畏心。

坚定中医藏象学说的自信,是事关中医学术的守正、传承、创新与发展的大事情。中医人对中医学术自信,对中医藏象学说自信的底气是来自对中华民族"5 000多年文明传承基础上的文化自信"。

牢牢地把握遵循中医药自身发展规律,用中医学思维方式思考中医学术这个大方向。

系统中医学的开创者祝世讷先生论断:"中医是中国第一大科学发现与发明""中医复兴,已成定局,无可阻挡"。我非常赞同先生的论断。这也引起我的思索,联想到日本"汉方医"衰落与现状,有时会冷不丁冒出几分杞人忧天般的莫名迷茫和忧虑——未来30年或50年后的中医会是什么样子? 未来的中医学会不会在表面热闹的底下隐藏着颓势? 如果未来30年或50年间,复兴后的中医学是辨证论治的螺旋式上升,那应当是归属系统理论升华后的全新辨证论治,它的灵魂依然是"观其脉证,知犯何逆,随证治之"的个体化治疗。

若有幸,本书第 3 版在 30 年或 50 年之后,仍受到业内读者的关注,那么,这说明那时,在中医业内人士中,仍有《黄帝内经》《伤寒论》《金匮要略》等中医经典文本的拥趸与研究者,这也从一个侧面折射出中医复兴正在路上。也算是冥冥中馈送我的一份慰藉。

祝世讷先生说:"中医复兴关键在学术。"(《中医学原理探究·跋》)中医经典是中医学术之根。中医经典文本研究不绝,中医学术就会在跌宕中连绵传续,复兴才有希望。

脱稿之际,不免浮想联翩,于是拉杂文字,直抒胸臆。回想 60 年岐黄之路,宛如昨日! 人老了,难免沧桑之感,"情随事迁,感慨系之矣"。

李心机　时年八十二
2024 年 10 月 15 日于历下感佩居

2 版后记

初学《伤寒论》只感到它的生涩和枯燥，因为李克绍先生说这是经典，所以才有了印证大师所说的"就是不想读，却也硬着头皮读"的经历。打破惰性和惯性后重读《伤寒论》，才发现，原来经典是读一遍有一遍的体会，读一遍有一遍的感悟，每读一遍就会产生一种豁然清新、通达的心境，在读的过程中去体悟，这是一种潜移默化的浸润。

人的一些智慧，没有年龄和阅历的积累是不可能拥有的。一个人在成长的过程中，输入的是时间、年华和阅历，输出的则是经过升华的智慧。

经典会让你逐渐成长起来，推动着你走向成熟。

岁月的流逝，让我们在不知不觉中走过少年、步入青年、告别中年、迈入老年，一路上快乐并艰辛着的感觉令人回味，真的挺美好。笔者20岁上大学本科学习中医专业，26岁毕业后在基层医院临床工作了10年，36岁时适逢国家改革开放，又读了伤寒论专业研究生，一晃66岁了。

1999年由人民卫生出版社推出了本书的第1版，本书意在突出疑难，重心是"点"，力在深度；2003年人民卫生出版社出版了笔者的《伤寒论通释》，该书意在突显系统，重心是"面"，力在广度；2004年人民卫生出版社又出版了笔者的《伤寒论图表解》，该书意在突显直观，重心是"简"，力在通俗。目下，已小隐于山，正用心感悟生活的平静、安然和自得的乐趣，做点自己愿意做的事情。

虽然年过花甲，近几年已离开讲台，但总有几个随诊的本科生、研究生和青年教师，最近又多了几名来自马来西亚的学生，他们常常问及的是《伤寒论》方面的问题。

2006年3—4月间，曾应邀去中国台湾长庚大学中医系讲学。那里的老师们很敬业，学生很勤奋，学生的国学功底比较好，与师生们讨论、交流的题目都离不开《伤寒论》。其间受当地中医学术团体与学生社团的邀请，为学术界同仁及学生作过多次《伤寒论》学术演讲，时常接待来访的学生并与之交流，谈话的内容也是《伤寒论》。学生们还在自己校园的网络论坛（BBS）上发表了一些关于我的几本书的评论，上传了祖国大陆中医学术期刊上关于这几本书的评论。

在长庚大学讲学期间，有幸与这个学校的传统中国医学研究所所长张恒鸿教授进行了座谈，交流了祖国大陆与台湾地区的中医学教育与学术概况。经中医系沈建忠主任热情、周到的安排，办公室许权维先生亲自驾车带我和同去的刘家义教授访问了设在台中市的"中国医药大学"中医学系，与苏奕彰教授、陈立德教授、张世良教授等诸位先生进行了交流。在这个大学讲授《伤寒论》的老师对我说，他们早已向学生们推荐了我写的《伤寒论疑难解读》与《伤寒论通释》，那里中医专业的学生们对我和这几本书，已经很有些了解。

4月，晴朗、明媚的一天，陈紬艺、陈淼和二位中医师来访。陈紬艺先生是一位80多岁的长者，提倡自然疗法，著有《金元四大家医学新解》等，编辑《自然疗法》杂志；陈淼和先生在一所大学做兼职教授，他对《伤寒论》有独到的理解，在我赴台湾地区讲学之前，曾收到过他的来信，在信中讨论了有关《伤寒论》的问题，他对拙著《伤寒论通释》赞誉有加。去年年底我又收到淼和先生寄来的用台北"故宫博物院"藏赵刻宋本与康平本等对校的《伤寒卒病论》台湾本。二位先生的来访，使我们有机会热烈地讨论中医学、《伤寒论》以及自然疗法等很广泛的话题。

一天，在长庚大学的图书馆阅览室里，一位在读的研究生认出了我，在我第一次来到的台湾地区竟有认识我的人，真让我意想不到，颇有他乡遇知己的感觉。此后这位有才华的年轻学子时常来到长庚大学蕴德楼我住的客房与我交流，话题不离《伤寒论》；他是一位很勤奋、朴实的青年，他认真读过我写的书，所以有很多交流的话题。从他那里我了解到《伤寒论疑难解读》与《伤寒论通释》在台湾地区中医专业学界很受欢迎。一次他带来了他的大学本科同学，这位同学拿来了他读过的《伤寒论通释》，我非常惊异地发现，书内通篇都有他阅读时用笔整齐画着的密密麻麻的、红色的、绿色的、黄色的曲线。顿时让我感动！我写的书在海峡彼岸竟有如此真诚的读者！

这次再版所增加的部分，大多是这次台湾地区讲学、讲座、交流的内容和近几年来与学术同仁及学生们讨论的内容。

夜已深沉，寂静的夜。灯影下，有些笨拙的手指敲击着键盘，散发出的轻灵脆声与窗外沙沙柔和的雨声交融低婉,激荡着我的心海,涌动起我的思绪。再过一个月,恩师李克绍先生离开我们就 12 周年了。一个雷雨天,本来还是晴空万里,突然间,雷鸣中,大雨滂沱,先生安详平静地走了,那是 1996 年的 7 月 2 日。先生一生,淡泊名利,严谨治学,勤奋著述,他正直、睿智、质朴、真挚的形象,十几年来常常浮现在我的眼前。我从先生那里学到了很多东西,其中最大的收获,就是学会了研究学问的方法,先生几十年耳提面命的教诲永远铭记在我心底。此刻我更加怀念恩师李克绍先生,他永远活在我的心中。

感念恩师!

李心机

2008 年 6 月 3 日

1 版后记

　　校读完了人民卫生出版社寄来的清样之后，心里油然产生了一种言犹未尽之感。是书虽名曰《伤寒论疑难解读》，但却做不到把《伤寒论》中的全部疑难问题都做出自己满意的解释。这就是说，还有不少疑难问题，如少阴病三急下证、火逆证等，本书还未能涉及，这尚有待于学术界同仁共同努力。另外，即便是本书已经论及的问题，也只是我个人读书、研究的体会，尚属一家之言，读者欲从"误读传统"中走出来，并理解本书所阐述的观点，或许还需要一个过程。

　　书中所引《伤寒论》原文，均引自重庆人民出版社 1955 年出版、重庆市中医学会新辑宋本《伤寒论》，并参考了人民卫生出版社 1991 年出版、刘渡舟教授主编的《伤寒论校注》。《金匮要略》原文，引自上海科学技术出版社 1963 年出版、湖北中医学院主编的《金匮要略讲义》，并参考了人民卫生出版社 1983 年出版、丹波元简编撰的《金匮玉函要略辑义》，以及人民卫生出版社 1956 年影印本《金匮要略方论》。本书所引《灵枢》《素问》原文以及诸家之说，由于版本不同，个别文字亦略有出入，故此说明。

李心机

于山东中医药大学中医文献研究所

1998 年 12 月 2 日